NMS

Cirugía

TERCERA EDICIÓN

Casos clínicos

NMS

Cirugía

TERCERA EDICIÓN

Casos clínicos

Bruce E. Jarrell, MD
President
University of Maryland, Baltimore
Baltimore, Maryland

Stephen M. Kavic, MD
Professor of Surgery
Program Director, Residency in Surgery
University of Maryland School of Medicine
Baltimore, Maryland

Eric D. Strauch, M.D.
Professor of Surgery
Clerkship Director, Medical Student Rotation
  in Surgery
University of Maryland School of Medicine
Baltimore, Maryland

● Wolters Kluwer

Philadelphia • Baltimore • New York • London
Buenos Aires • Hong Kong • Sydney • Tokyo

Av. Carrilet, 3, 9.ª planta, Edificio D
Ciutat de la Justícia
08902 L'Hospitalet de Llobregat
Barcelona (España)
Tel.: 93 344 47 18
Fax: 93 344 47 16
Correo electrónico: consultas@wolterskluwer.com

Revisión Científica:
Dra. María Magdalena Cavazos Quero
Médico Especialista en Cirugía General y Laparoscopia
Hospital General Regional 1 Dr. Carlos MacGregor Sánchez Navarro, IMSS, México
Miembro de la Asociación Mexicana de Cirugía General

Dr. Bardo Andrés Lira Mendoza
Especialista en Medicina de Urgencias
Diplomado en Medicina de Aviación
Adscrito al Servicio de Urgencias del Hospital General de Zona 32, IMSS, México

Dirección editorial: Carlos Mendoza
Traducción: Wolters Kluwer
Editora de desarrollo: Cristina Segura Flores
Gerente de mercadotecnia: Simon Kears
Cuidado de la edición: M&N Medical Solutrad, S.A. de C.V.
Maquetación: M&N Medical Solutrad, S.A. de C.V.
Adaptación de portada: ZasaDesign / Alberto Sandoval
Imagen de portada: Adobe Stock | #332342563 | por Georgiy
Impresión: C&C Offset-China / Impreso en China

CCS0722

Agradecemos a los numerosos mentores que nos han aconsejado a cada uno de nosotros a lo largo de nuestras carreras. Estamos siempre en deuda con ellos.

Deseo agradecer a mi esposa, Leslie, y a mis maravillosos hijos todo su apoyo durante mi carrera, y su comprensión durante la redacción de las numerosas ediciones de NMS Surgery — BEJ

Dedicado a mi amada esposa, Jennifer, y a mi encantadora hija, Emily — SMK

Deseo agradecer a mi esposa, Cecilia, a mis fantásticos hijos, Jacob, Julia, Jessica y Jenna, y a mis padres todo su amor y apoyo — ES

Prefacio

Bienvenido a la tercera edición de *NMS. Cirugía. Casos clínicos.*

Los casos de este libro representan la forma en que los cirujanos piensan y toman decisiones sobre los problemas clínicos. Hemos intentado escribirlo de forma que nos permita "hablar con usted" mientras lo lee, para que el libro sea lo más parecido a la enseñanza en persona.

Los casos están organizados por sistemas y abordan las presentaciones comunes de los problemas clínicos. Las pistas de la historia y la exploración física, las imágenes radiológicas y otras figuras le ayudarán a formular un diferencial y, en última instancia, un diagnóstico. Encontrará variaciones de casos para ayudarle a considerar el tratamiento adecuado de pacientes con diversas complicaciones y padecimientos coexistentes.

También hemos creado una mayor alineación y sinergia con la obra complementaria *NMS. Cirugía*, incorporando una organización y un flujo similares en ambos textos.

Las estadísticas, las pruebas y las directrices prácticas se han actualizado en todo el libro. Además, los lectores familiarizados con *NMS. Cirugía. Casos clínicos* notarán la adición de cientos de ilustraciones a todo color para esclarecer e ilustrar mejor los conceptos clave.

Agradecemos a cada uno de los colaboradores el enorme trabajo realizado en esta edición. Sus contribuciones, claves y de gran calidad, han hecho agradable nuestro trabajo como editores. También agradecemos al equipo editorial de Wolters Kluwer su orientación y apoyo durante todo el proceso.

Bruce E. Jarrell, MD
Stephen M. Kavic, MD
Eric D. Strauch, MD

Colaboradores

Emily Bellavance, MD
Virginia Surgical Institute
Richmond, Virginia

Marshall Benjamin, MD
Chair of Surgical Services
Baltimore Washington Medical Center
Baltimore, Maryland

Molly Buzdon, MD
Surgical Associates of York Hospital
York, Maine

Clint D. Cappiello, MD
Assistant Professor of Surgery
Johns Hopkins Medicine
Baltimore, Maryland

W. Bradford Carter, MD
Main Line HealthCare
Bryn Mawr, Pennsylvania

John L. Flowers, MD
Executive Vice President and Chief Medical
   Officer
Greater Baltimore Medical Center
Baltimore, Maryland

Bruce E. Jarrell, MD
President, University of Maryland, Baltimore
Baltimore, Maryland

Thomas Scalea, MD
Physician-in-Chief, Shock Trauma Center
University of Maryland School of Medicine
Baltimore, Maryland

Eric D. Strauch, MD
Professor of Surgery
Clerkship Director, Medical student rotation
   in surgery
University of Maryland School of Medicine
Baltimore, Maryland

Julia H. Terhune, MD
Assistant Professor of Surgery
University of Maryland School of Medicine
Baltimore, Maryland

Michelle Townsend Day, MD
Chief of Radiology, MedStar Union
   Memorial Hospital
Baltimore, Maryland

Katherine Tkaczuk, MD
Professor of Medicine
University of Maryland School of Medicine
Baltimore, Maryland

Contenido

3   Cicatrización de heridas 38

Bruce E. Jarrell, Eric D. Strauch

Parte II: Trastornos específicos

4   Trastornos torácicos y cardiotorácicos 49

Bruce E. Jarrell, Eric D. Strauch

Parte III: Temas especiales

12 Traumatismos, quemaduras y sepsis 377

Bruce E. Jarrell, Thomas Scalea, Molly Buzdon

13 Trastornos quirúrgicos pediátricos 442

Clint D. Cappiello, Eric D. Strauch, Bruce E. Jarrell

Parte I: Fundamentos

Cuidados preoperatorios

Bruce E. Jarrell • *Molly Buzdon* • *Eric D. Strauch*

Alcanzar el objetivo

Principios de los cuidados preoperatorios

- El objetivo general de la cirugía es mejorar la vida del paciente mediante la corrección de una mala condición clínica, la realización de un diagnóstico o la paliación del dolor y las molestias.
- Todos los procedimientos tienen relación riesgo/beneficio. Para que una intervención sea apropiada y valga la pena, el beneficio debe superar al riesgo.
- El riesgo es difícil de evaluar, pero sin duda incluye entender lo siguiente: ¿Qué pretende corregir la cirugía? ¿Qué tan invasivo es el procedimiento? ¿Qué complicaciones comunes se producen? ¿Qué enfermedades preexistentes y concurrentes tiene el paciente? ¿Cómo se está tratando la enfermedad?
- Las herramientas de evaluación más importantes en medicina son la historia clínica y la exploración física. Una buena anamnesis y exploración física guiarán al clínico en cuanto a las intervenciones diagnósticas de laboratorio, radiológicas y de otro tipo necesarias para la atención del paciente.
- Todas las pruebas que se soliciten deben ser comprobadas y evaluadas, y el resultado tiene que correlacionarse con el estado clínico del paciente. Se requiere tratar a la persona, no a las radiografías ni a las pruebas de laboratorio.
- Para las intervenciones electivas, el paciente debe estar en condiciones óptimas (diabetes, hipertensión y cardiopatía bajo control; libre de procesos infecciosos activos; sin el hábito de fumar; con función renal estable, y sin nuevos síntomas o procesos). Si no es así, la cirugía debe posponerse hasta que se resuelvan estos problemas.
- Para los procedimientos urgentes o emergentes, es conveniente atender los problemas existentes en la medida de lo posible.

PRINCIPIOS DE LOS CUIDADOS PREOPERATORIOS

Asociaciones de cirugía crítica

Si oye/ve:	Piense en:
Trombosis venosa profunda	La mejor estrategia es la prevención
Enfermedad vascular	Probable enfermedad cardiaca
Angina inestable	Angiografía coronaria
Prueba de esfuerzo positiva	Cateterismo o endoprótesis cardiaca
Lesión renal aguda	Necrosis tubular aguda
Hemorragia con anticoagulación	Filtro de vena cava inferior
Anemia posoperatoria	Hemorragia quirúrgica
Ondas T acuminadas	Hiperpotasiemia, disritmia
Enfermedad hepática en fase terminal	Candidato a trasplante de hígado

Caso 1.1 Cirugía de rutina en un paciente sano

Un hombre de 42 años, bastante activo, que puede subir escaleras y caminar largas distancias a paso ligero, padece una hernia inguinal derecha y tiene previsto some- terse a una reparación electiva. No se ha realizado a ninguna otra operación. Sin embargo, su historia clínica revela que tiene hipertensión no tratada. Los anteceden- tes familiares también son importantes: su padre falleció como consecuencia de un infarto de miocardio (IM) agudo a los 68 años de edad. Además, los antecedentes sociales son significativos por haber fumado 20 paquetes de cigarrillos por año.

La revisión de los sistemas es negativa. La presión arterial (PA) es de 148/88 mm Hg. Salvo una hernia inguinal derecha fácilmente reducible, la exploración es por lo de- más negativa.

P: ¿Cómo evaluaría el riesgo operatorio del paciente?

R: El American College of Cardiology/American Heart Association (ACC/AHA) propone va- rios predictores clínicos de alto riesgo cardiovascular perioperatorio (tablas 1-1 y 1-2). Este paciente no tiene afecciones cardiacas activas, según la definición de la tabla 1-1; pero tiene hipertensión, antecedentes familiares positivos e historial de tabaquismo importante. La ci- rugía es un procedimiento ambulatorio de bajo riesgo. El hombre requiere tratamiento para hipertensión y asesoría para dejar de fumar. Se puede evaluar su estado funcional general por medio de preguntas que estimen su capacidad de realizar tareas físicas, y luego determinar el nivel utilizando la tasa metabólica equivalente (MET), como se ve en la tabla 1-3. Esta eva- luación del estado funcional se correlaciona bien con el consumo máximo de oxígeno en la prueba de cinta rodante y puede significar un riesgo cardiaco mayor.

P: ¿Qué pruebas preoperatorias son necesarias?

R: No está demostrado que las pruebas preoperatorias de rutina tengan valor significativo. Éstas deben guiarse por los antecedentes y la exploración física. Las directrices recientes sugieren que el paciente debe reportar sus concentraciones de creatinina y electrolitos, ade- más de un electrocardiograma (ECG), por su hipertensión, más una radiografía de tórax (RxT), por sus antecedentes de tabaquismo, aunque la evidencia del valor de la RxT para este sujeto es limitada (tabla 1-4).

Usted decide proceder a la reparación de la hernia.

Tabla 1-1. Predictores clínicos de riesgo cardiovascular perioperatorio elevado (infarto de miocardio, insuficiencia cardiaca, muerte)

Mayor

- Síndromes coronarios inestables

Infarto de miocardio agudo o reciente* con evidencia de riesgo isquémico importante por síntomas clínicos o estudio no invasivo

- Angina inestable o grave[†] (clases Canadian Cardiovascular Society III o IV[‡])
- Insuficiencia cardiaca descompensada
- Arritmias significativas
- Bloqueo auriculoventricular de alto grado

Arritmias ventriculares sintomáticas en presencia de una cardiopatía subyacente

- Arritmias supraventriculares con frecuencia ventricular incontrolada
- Enfermedad valvular grave

Intermedio

- Angina de pecho leve (Canadian Cardiovascular Society grados I o II[‡])
- Infarto de miocardio previo por antecedentes u ondas Q patológicas
- Insuficiencia cardiaca compensada o previa
- Diabetes mellitus (en especial la insulinodependiente)
- Insuficiencia renal

Menor

- Edad avanzada
- ECG anormal (hipertrofia ventricular izquierda, bloqueo de rama izquierda, anomalías del ST-T)
- Ritmo distinto al sinusal (por ejemplo, fibrilación auricular)
- Baja capacidad funcional (por ejemplo, incapacidad para subir un tramo de escaleras con una bolsa de la compra)
- Antecedente de apoplejía
- Hipertensión sistémica no controlada

* La Biblioteca Nacional de Bases de Datos del *Colegio Americano de Cardiología* define el infarto de miocardio (IM) reciente como mayor de 7 días, pero menor o igual a un mes (30 días); el IM agudo está dentro de los últimos 7 días.
[†] Puede incluirse la angina "estable" en pacientes inusualmente sedentarios.
[‡] Campeau L. Graduación de la angina de pecho. *Circulation*. 1976;54:522-523.
ECG, electrocardiograma.
Crédito: ACC/AHA, American College of Cardiology/American Heart Association (ACC/AHA) guideline update for perioperative cardiovascular evaluation for noncardiac surgery. *Circulation*. 2002;105:1257-1267.

Tabla 1-2. Estratificación del riesgo cardiaco* para procedimientos quirúrgicos no cardiacos

Estratificación del riesgo	Ejemplos de procedimientos
Vascular (riesgo cardiaco declarado > 5%)	• Cirugía aórtica y otras operaciones vasculares mayores • Cirugía vascular periférica
Intermedio (riesgo cardiaco declarado, por lo general de 1 a 5%)	• Cirugía intraperitoneal e intratorácica • Endarterectomía carotídea • Cirugía de cabeza y cuello • Cirugía ortopédica • Cirugía de próstata
Bajo† (riesgo cardiaco declarado, por lo general < 1%)	• Procedimientos endoscópicos • Procedimiento superficial • Cirugía de cataratas • Cirugía mamaria • Cirugía ambulatoria

* Incidencia combinada de muerte cardiaca e infarto de miocardio no mortal.
† Estos procedimientos no suelen requerir más pruebas cardiacas preoperatorias.

Tabla 1-3. Estimación de necesidades energéticas para diversas actividades

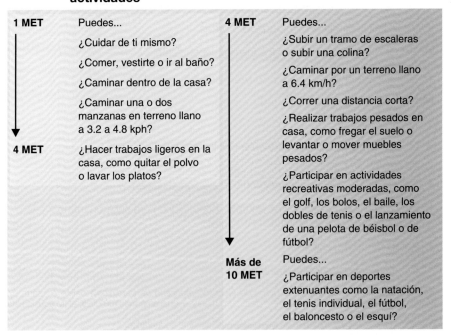

1 MET   Puedes...

¿Cuidar de ti mismo?

¿Comer, vestirte o ir al baño?

¿Caminar dentro de la casa?

¿Caminar una o dos manzanas en terreno llano a 3.2 a 4.8 kph?

4 MET   ¿Hacer trabajos ligeros en la casa, como quitar el polvo o lavar los platos?

4 MET   Puedes...

¿Subir un tramo de escaleras o subir una colina?

¿Caminar por un terreno llano a 6.4 km/h?

¿Correr una distancia corta?

¿Realizar trabajos pesados en casa, como fregar el suelo o levantar o mover muebles pesados?

¿Participar en actividades recreativas moderadas, como el golf, los bolos, el baile, los dobles de tenis o el lanzamiento de una pelota de béisbol o de fútbol?

Más de 10 MET   Puedes...

¿Participar en deportes extenuantes como la natación, el tenis individual, el fútbol, el baloncesto o el esquí?

MET, tasa metabólica equivalente.

Tabla 1-4. Investigaciones preoperatorias basadas en el diagnóstico previo a la cirugía electiva

Recuento sanguíneo completo	Creatinina sérica y electrolitos	Glucosa en sangre	ECG	Radiografía de tórax	Estudios de coagulación
• Cirugía mayor • Neonatos • Hombres mayores de 70 años • Mujeres mayores de 45 años • Enfermedad renal, hepática y pulmonar crónica • Anemia • Malignidad • Estados nutricionales deficientes • Aneurismas vasculares	• Enfermedad renal, hipertensión • Diabetes • Estados nutricionales deficientes • Enfermedad vascular cerebral • Medicamentos • Digoxina • Diuréticos • Esteroides • Quimioterapia	• Diabetes • Antecedentes familiares de diabetes • Obesidad • Enfermedad vascular cerebral • Estados nutricionales deficientes • Uso de esteroides • Cushing, Addison	• Cardiopatía • Hipertensión • Enfermedad pulmonar crónica • Diabetes • Enfermedad de la tiroides • Obesidad mórbida • Terapia con digoxina • Hombres mayores de 45 años • Mujeres mayores de 55 años	• Enfermedad pulmonar crónica • Tabaquismo intenso • Radioterapia • Aneurisma aórtico • Cardiomegalia	• Enfermedades del hígado • Disfunción renal • Antecedentes familiares de trastornos hemorrágicos • Medicamentos anticoagulantes

ECG, electrocardiograma.

P: ¿Cómo clasificaría el riesgo de anestesia del paciente?

R: Todas las técnicas anestésicas están asociadas a algún riesgo. La American Society of Anes-thesiologists (ASA) clasifica la morbilidad y mortalidad por anestesia en función del estado físico (**clases ASA 1 a 5**) (tabla 1-5). Esta paciente tiene riesgo ASA 2.

P: ¿Cómo decidiría entre usar anestesia local, espinal o general?

R: La decisión sobre el tipo de anestesia más adecuado es polifacética y debe tomarse en con-sulta con un anestesiólogo. La anestesia local se asocia con menos consecuencias fisiológi-cas que los anestésicos regionales o generales, si se consigue un buen bloqueo anestésico. Sin embargo, con una anestesia local deficiente, los pacientes experimentan aumento del dolor, que es estresante y requiere grandes dosis de medicamentos intravenosos (IV) para compensarlo. Esto aumenta de forma significativa el riesgo. **Una buena anestesia es-pinal puede dar lugar a menos complicaciones pulmonares que la anestesia general.**

Sin embargo, esta variante puede ser más peligrosa en personas con enfermedad arte-rial coronaria, reserva cardiaca marginal con baja fracción de eyección, enfermedad car-diaca valvular o enfermedad vascular periférica diabética con neuropatía. Este peligro es secundario a la pérdida de la vasoconstricción periférica o de la capacidad de aumentar el gasto cardiaco cuando sea necesario. Así, puede producirse hipotensión como re-sultado de la vasodilatación causada por la anestesia espinal. Además, si un anestésico espinal no proporciona un buen efecto, los pacientes necesitarán sedación intravenosa adicional o incluso anestesia general, lo que aumenta aún más el riesgo. **La anestesia general permite una excelente analgesia y amnesia, manteniendo un buen**

Tabla 1-5. Clasificación de la mortalidad perioperatoria de la American Society of Anesthesiologists

Clase	Definición
1	Paciente sano normal
2	Paciente con enfermedad sistémica leve y sin limitaciones funcionales
3	Paciente con una enfermedad sistémica de moderada a grave que provoca alguna limitación funcional
4	Paciente con enfermedad sistémica grave que amenaza de manera cons-tante la vida y produce incapacidad funcional
5	Paciente moribundo que no se espera que sobreviva 24 horas con o sin cirugía
6	Paciente con muerte cerebral al que se le extraen los órganos
E	Si el procedimiento es una emergencia, el estado físico va seguido de "E" (por ejemplo, "2E").

Clase	Probabilidad de complicaciones médicas	Probabilidad de mortalidad
1	1	1
2	2	6
3	5	33
4	17	200
5	60	2000

De Hackett NJ, De Oliveira GS, Jain UK, Kim JYS. La clase ASA es un predictor independiente fiable de las complicaciones médicas y la mortalidad después de la cirugía. *Int J Surg*. 2015;18:184-190.

control fisiológico. Además, proporciona una vía aérea segura. Los principales inconvenientes de la anestesia general son la mayor incidencia de complicaciones pulmonares y cardiodepresión leve que pueden provocar todos los anestésicos.

Este paciente tendrá un riesgo mínimo si deja de fumar y si su hipertensión está controlada. Se puede esperar un excelente pronóstico, independientemente del tipo de anestesia utilizado.

Profun-dizando

Comprender la urgencia de la intervención quirúrgica y, por tanto, estimar el tiempo del que se dispone para optimizar el tratamiento de la afección preexistente puede marcar una gran diferencia en la evolución del paciente y en el desarrollo de complicaciones posoperatorias.

Un enfoque general es considerar los factores de riesgo en dos categorías: los riesgos asociados a cada paciente en concreto y los riesgos asociados al procedimiento previsto. A medida que se analicen estos casos, se intentará estratificar los riesgos en estas dos categorías como primer paso.

Para pacientes específicos:
♦ ¿Qué riesgos preexistentes tiene el paciente y en qué medida están controlados? (El asma o la diabetes controladas suponen un riesgo mucho menor que las no controladas).
♦ ¿Qué riesgos se añaden por el nuevo trastorno que requiere consideración quirúrgica? (Un absceso que provoca septicemia generalizada, o un intestino isquémico encarcelado en una hernia contribuyen a un riesgo perioperatorio mucho mayor que la ausencia de septicemia o una hernia no complicada).
♦ El tratamiento del nuevo trastorno devolverá al paciente a su estado preexistente o se sumará a sus problemas crónicos? (La extirpación de un apéndice gangrenoso debería devolver al paciente al estado preexistente tras la recuperación, mientras que la amputación de un pie isquémico es un signo de progresión de la insuficiencia arterial, así como un riesgo de inactividad, embolia pulmonar posoperatoria y rehabilitación prolongada).

Para procedimientos específicos planificados:
♦ ¿En qué medida el procedimiento es invasivo y traumático (implicación de órganos vitales, pérdida de sangre, grandes desplazamientos de líquidos, o ninguno de éstos)?
♦ ¿Qué cavidad corporal o localización se invade (p. ej., cavidad torácica *versus* un procedimiento en las extremidades inferiores)?
♦ ¿Cuál es el riesgo de que se produzca una complicación técnica y qué nuevos riesgos surgen si la complicación se produce (como cuál es el riesgo de una fuga anastomótica intestinal en un paciente con enfermedad inflamatoria intestinal que toma esteroides, frente a alguien con un sistema inmunitario normal)?
♦ ¿Cuál es el riesgo de no corregir una anomalía (como dejar un absceso sin drenar o dejar el intestino necrótico en el abdomen), frente a un drenaje completo o una resección adecuada)?

Los casos, las tablas y figuras relacionadas sirven para ayudarle en este proceso, aunque muchos riesgos y estrategias de mitigación no siempre están bien respaldados por datos o validados.

Toma de decisiones y enfermedades preexistentes

En los siguientes casos, usted se enfrenta a la toma de decisiones en pacientes con enfermedades preexistentes. En cada uno de los ejemplos, su decisión requiere sopesar la urgencia de intervenir en una enfermedad que requiere cirugía con el riesgo añadido que impone la condición médica. En algunos casos, la enfermedad preexistente puede haber empeorado en comparación con la situación inicial, como resultado de la nueva enfermedad aguda. En otras ocasiones, un procedimiento quirúrgico causa o se asocia con empeoramiento de la condición preexistente.

Caso 1.2 Factores de riesgo comunes asociados a la cirugía programada

Usted evalúa a un paciente similar al del caso 1.1, que también necesita reparación de hernia inguinal.

P: ¿Cómo cambiaría su evaluación preoperatoria y el tratamiento propuesto en cada una de las siguientes situaciones?

Variación del caso 1.2.1. ***El paciente toma una aspirina al día.***

♦ La aspirina y los antiinflamatorios no esteroideos (AINE) pueden provocar disfunción plaquetaria, por la inhibición de la ciclooxigenasa, que impide la síntesis de prostaglandinas. **La aspirina tiene efecto irreversible sobre la agregación plaquetaria; los AINE tienen efecto reversible.** En dos días tras el cese de los AINE, las plaquetas recuperan su función normal. Por lo tanto, para un procedimiento electivo, la aspirina debe suspenderse siete a 10 días antes del procedimiento y los AINE tienen que retirarse dos días antes.

Variación del caso 1.2.2. ***El padre y el hermano de la paciente murieron de un infarto agudo de miocardio a los 45 años de edad.***

♦ Los antecedentes familiares positivos deben impulsar el estudio concentrado de los antecedentes cardiacos. Se requiere preguntar al paciente por los síntomas anginosos o la falta de aire. Es necesario un ECG. También puede ser aconsejable una prueba de esfuerzo en individuos con antecedentes familiares importantes.

Variación del caso 1.2.3. ***El colesterol sérico más reciente del paciente es de 320 mg/dL.***

♦ La hipercolesterolemia aumenta el riesgo de enfermedad arterial coronaria, pero este factor por sí solo no debe posponer la cirugía. No obstante, el paciente debe recibir un tratamiento crónico para hipercolesterolemia con modificación de la dieta, fraccionamiento del colesterol y, tal vez, intervención médica.

Variación del caso 1.2.4. ***El ECG preoperatorio proporciona evidencia de un IM inferior previo, pero el paciente no tiene conocimiento de este IM y no tiene dolor torácico en un examen cuidadoso.***

✦ Un IM previo aumenta el riesgo de IM posoperatorio. El estudio adecuado incluye una **consulta de cardiología** y quizás una prueba de esfuerzo para identificar la isquemia inducida por el estrés. Si los signos de isquemia son evidentes, puede ser necesario un cateterismo cardiaco para determinar si se requiere revascularización coronaria antes de la cirugía.

Variación del caso 1.2.5. El paciente tiene diabetes.

✦ A esta persona en particular, que estará en dieta absoluta (NPO, nil per os, "nada por la boca") después de la medianoche, se le deben administrar líquidos IV con dextrosa. **Los pacientes que están tomando agentes hipoglucemiantes orales no deben recibir esa medicación la mañana de la cirugía.** Los individuos con diabetes mellitus insulinodependiente (DMID) deben controlar sus niveles de glucosa la mañana de la cirugía para asegurarse de que están normoglucémicos. Como regla general, se prefiere una concentración de glucosa ligeramente elevada a hipoglucemia. Si ese parámetro es superior a 250 mg/dL, la mayoría de los médicos administran **dos tercios** de la dosis matinal de protamina neutra Hagedorn (NPH) e insulina normal. Si el nivel de glucosa es inferior a 250 mg/dL, se podría administrar **la mitad** de la dosis matinal.

Variación del caso 1.2.6. El hematocrito del paciente es de 34% y sus otras pruebas de laboratorio son normales.

✦ **El paciente está anémico y hay que determinar la causa.** Tal vez la cirugía deba posponerse. Una causa común de anemia es el cáncer colorrectal, pero se tienen que investigar otras causas si el estudio de pérdida de sangre gastrointestinal (GI) es negativo.

Variación del caso 1.2.7. El hematocrito del paciente es de 55%.

✦ Este resultado sugiere que la persona tiene hipovolemia o policitemia a causa de alguna otra condición. Si hay deshidratación, la cirugía debe retrasarse hasta que el paciente esté bien hidratado. Los signos físicos de deshidratación incluyen turgencia cutánea deficiente, taquicardia y sequedad de boca.

✦ Las causas importantes pero menos comunes de policitemia, como la policitemia vera, la enfermedad pulmonar obstructiva crónica (EPOC) y los tumores secretores de eritropoyetina (p. ej., el carcinoma de células renales, el carcinoma hepatocelular) deben ser diagnosticados y tratados antes de la cirugía electiva. **Independientemente de la causa, la policitemia debe evaluarse y el riesgo tiene que valorarse antes de la cirugía.** Si los pacientes con policitemia vera necesitan una intervención quirúrgica, el riesgo operatorio de complicaciones trombóticas aumenta, a menos que se normalice el hematocrito. Puede utilizarse una combinación de hidratación y flebotomía.

Variación del caso 1.2.8. El paciente tiene obesidad (> 45 kg [100 lb] de sobrepeso) y dice que queda sin aliento al subir las escaleras.

✦ **Las personas con obesidad tienen mayor incidencia de hipertensión y enfermedades cardiovasculares. Los casos graves provocan hipoventilación, hipercapnia e hipertensión pulmonar. Estos individuos también tienen mayor riesgo de padecer diabetes mellitus de inicio en la edad adulta y trombosis venosa profunda (TVP).** Es necesaria una valoración médica completa, que incluya la evaluación del estado pulmonar antes de la cirugía y la optimización de la capacidad funcional con broncodilatadores y antibióticos, según proceda. Como mínimo, esto implicará una gasometría arterial (GA), así como estudios de la función pulmonar si la GA es anormal. Dado que la reparación de la hernia es electiva, posponer la cirugía puede ser una opción si el paciente está dispuesto a participar en un programa de pérdida de peso. De lo contrario, se pueden utilizar **cuidados pulmonares intensivos en el posoperatorio** para tratar de evitar la atelectasia.

◆ **Las medias de compresión secuencial y/o la heparina subcutánea profiláctica también son importantes en la prevención de la TVP.**

Caso 1.3   Problemas comunes en un paciente que espera entrar en el quirófano

Usted planea reparar una hernia inguinal en un paciente masculino. Llega al hospital y lo evalúa de nuevo justo antes de trasladarlo al quirófano.

P: ¿Cómo cambiaría su propuesta de tratamiento en cada una de las siguientes situaciones?

*Variación del caso 1.3.1. **Se sabe que el paciente tiene diabetes y esta mañana su glucemia es de 320 mg/dL.***

◆ Los niveles perioperatorios de glucosa en sangre deben ser de 100 a 250 mg/dL.
◆ **La cirugía debe retrasarse hasta que se controle la glucemia.**
◆ El hombre puede necesitar insulina subcutánea o insulina por goteo para reducir su glucemia. También puede requerir infusión intravenosa de una solución de dextrosa, para evitar que su glucemia en sangre sea demasiado bajo. Las infecciones también pueden ser un problema. **Los pacientes con diabetes mellitus mal controlada tienen mayor incidencia de infecciones posoperatorias en las heridas.**

*Variación del caso 1.3.2. **El paciente tiene celulitis por un folículo piloso infectado en la axila.***

◆ **La cirugía realizada en presencia de una infección activa en otra parte del cuerpo se asocia con aumento significativo de la infección de la herida en el lugar de la operación.**
◆ La cirugía electiva debe posponerse hasta que se resuelva la infección aguda, con independencia de su localización. Las infecciones no reconocidas de los dedos y los pies son comunes en quienes tienen diabetes estos deben ser examinados con cuidado.

*Variación del caso 1.3.3. **El paciente experimenta ardor al orinar.***

◆ Deben realizarse un análisis de orina y un cultivo de orina. Si el análisis es positivo para infección, la cirugía debe posponerse hasta que la infección de las vías urinarias (IVU) haya sido tratada con éxito con antibióticos.
◆ La repetición del análisis de orina y el cultivo indica la resolución de la infección. Puede requerirse consulta urológica para determinar la causa de la IVU.

*Variación del caso 1.3.4. **La PA del paciente, que era de 140/88 mm Hg en su consulta, subió a 180/110 mm Hg.***

◆ **La PA diastólica mayor o igual a 110 mm Hg es un factor de riesgo para el desarrollo de complicaciones cardiovasculares como la hipertensión maligna, el IM agudo y la insuficiencia cardiaca congestiva (ICC).**
◆ Los pacientes con hipertensión tienen incidencia de 25% de hipotensión o hipertensión perioperatoria. Hay datos significativos que sugieren que los betabloqueadores pueden ayudar a reducir el riesgo de complicaciones cardiacas tras la cirugía.

◆ Este paciente debe mantenerse con medicamentos antihipertensivos el día de la cirugía. (Los betabloqueadores, en particular, tienen tasa alta de hipertensión de rebote si se suspenden). Los estudios muestran que posponer la cirugía para la hipertensión leve (PA diastólica < 110 mm Hg) no reduce el riesgo perioperatorio.

Caso 1.4 Cirugía en un paciente con síntomas pulmonares

Una mujer de 58 años ha sufrido varios ataques de cólicos biliares en los últimos 10 días. Un estudio ecográfico realizado hace cuatro días muestra múltiples cálculos biliares pequeños. El cirujano dice que está indicada una colecistectomía.

P: ¿Cómo interpretaría las siguientes conclusiones y cómo afectarían a su propuesta de tratamiento?

*Variación del caso 1.4.1. **El paciente tiene tos productiva diaria. La ha tenido durante muchos años. Fuma dos paquetes de cigarrillos al día.***

◆ Pregunte sobre el número de cigarrillos fumados cada día, la duración del tabaquismo y cualquier cambio reciente en la calidad del esputo.

◆ Dado que la colecistectomía planificada es una operación electiva, se debe aconsejar a este paciente que se abstenga de fumar entre 6 y 8 semanas antes de la cirugía, para disminuir el riesgo de complicaciones posoperatorias. También se le debe proponer que deje de fumar de forma definitiva.

◆ **El riesgo relativo de complicaciones posoperatorias en los fumadores es de dos a seis veces mayor que el de los no fumadores, ya que el consumo de cigarrillos es tóxico para el epitelio respiratorio y los cilios, lo que provoca alteración del transporte de la mucosa y, por lo tanto, menor resistencia a la infección.**

  • La función ciliar bronquial se normaliza después de dos días de haber dejado de fumar, y el volumen de esputo se normaliza después de dos semanas de suspender el tabaquismo. **Los estudios indican que no hay mejora en la morbilidad respiratoria posoperatoria hasta después de 6-8 semanas de abstinencia de fumar.**

*Variación del caso 1.4.2. **El paciente suele tener producción diaria de esputo, pero éste tiene color verde desde hace 3 semanas.***

◆ Si este síntoma representa una **bronquitis limitada a las vías respiratorias superiores**, según la evaluación de la auscultación del tórax en ausencia de fiebre, se pueden administrar **antibióticos orales** y **reprogramar la cirugía una vez completado el tratamiento**. Los síntomas agudos o sistémicos de la neumonía u otras enfermedades graves justifican una evaluación adicional.

*Variación del caso 1.4.3. **El esputo del paciente ha tenido manchas de sangre durante 3 semanas.***

◆ El esputo teñido de sangre en pacientes con antecedente de tabaquismo importante puede sugerir una **infección activa o un carcinoma de pulmón**. Antes de la intervención quirúrgica debe realizarse un estudio completo, que incluya Rx. Es muy conveniente una tomografía computarizada (TC) del tórax, para determinar la causa del problema. También es necesario realizar una broncoscopia para comprobar si hay lesiones endobronquiales y obtener muestras para citología.

Caso 1.5   Cirugía urgente en un paciente con problemas graves y agudos de la función pulmonar

*Se le pide que vea en el servicio de urgencias a un hombre que está bastante enfermo, con dolor en **el cuadrante superior derecho (CSD) y temperatura de 103 °F (39.4 °C)**. El sujeto declara que es fumador empedernido y que le falta el aire en esfuerzos leves. Tiene **escasa producción de esputo**, con secreción fina y blanca. La exploración evidencia el tórax en barril con disminución de los ruidos respiratorios bilaterales y sibilancias dispersas, así como sensibilidad aguda sobre el CSD en el punto de Murphy. Los resultados de la Rx son típicos de la **EPOC avanzada**. La ecografía abdominal muestra cálculos biliares y vesícula biliar inflamada y engrosada. Usted diagnostica el problema abdominal como **colecistitis aguda**.*

P: ¿Cómo manejaría el problema pulmonar del paciente?

R: Para evaluar la enfermedad pulmonar, es necesario **realizar una GA**, de preferencia con aire ambiente. Una Pao$_2$ de menos de 60 mm Hg se correlaciona con hipertensión pulmonar, y una **Paco$_2$** de más de 45 mm Hg se asocia con mayor morbilidad perioperatoria. El aseo pulmonar puede mejorar la condición de esos órganos del paciente, a lo cual se agregarán broncodilatadores para el broncoespasmo, medicamentos antiinflamatorios (esteroides inhalados o sistémicos), antibióticos y fisioterapia torácica para la atelectasia o taponamiento mucoso.

El conocimiento del estado pulmonar preoperatorio de los pacientes ayuda a determinar el manejo intra y posoperatorio. Si las infecciones de este paciente empeoran, tendrá que ir al quirófano independientemente de su función pulmonar. Si su cuadro infeccioso mejora, pueden utilizarse pruebas de función pulmonar para cuantificar su enfermedad pulmonar (tabla 1-6).

Lo más probable es que la sepsis sea secundaria a una infección biliar por cálculos; por tanto, el paciente puede responder a los antibióticos, la hidratación y los líquidos intravenosos. La intervención quirúrgica puede posponerse hasta que el paciente esté en mejores condiciones. Sin embargo, la evolución de la enfermedad se desconoce en este momento y es esencial una evaluación rápida. **La terapia broncodilatadora preoperatoria y otros esfuerzos para mejorar el estado pulmonar antes de la cirugía pueden ser apropiados.**

El paciente suele padecer falta de aire en reposo, pero sus problemas respiratorios actuales son mucho peores de lo habitual. No puede decir una frase completa sin jadear. En aire ambiente, la Po$_2$ es de 49 mm Hg, y la Pco$_2$ es de 65 mm Hg.

P: ¿Cómo cambiarían sus planes de tratamiento si el paciente tiene EPOC grave además de colecistitis aguda?

R: Este paciente tiene riesgo alto de **insuficiencia pulmonar con la cirugía**. Los estudios adicionales deben incluir Rx para descartar una neumonía subyacente. Además, se le debe preguntar si requiere oxígeno en casa y determinar el estado respiratorio basal, incluyendo estudios pulmonares previos. Si la cirugía es absolutamente necesaria, se debe enseñar al paciente una espirometría incentiva antes de la cirugía, y se pueden utilizar broncodilatadores perioperatorios. La evidencia apoya el uso de la espirometría incentiva como estrategia de reducción del riesgo de complicaciones pulmonares en el posoperatorio. También es importante minimizar la duración de la anestesia. Para prevenir la atelectasia, el paciente debe ser movilizado en el posoperatorio lo antes posible.

Tabla 1-6. Valores de la función pulmonar que sugieren elevado riesgo perioperatorio de complicaciones pulmonares*

Prueba	Valor	Significado
VEF$_1$	< 70% de lo previsto	Riesgo moderado (cirugía mayor)
	< 35% de lo previsto	Alto riesgo (cirugía mayor)
	0.6 L	Sólo se puede tolerar la resección pulmonar en cuña.
	1 L	Se puede tolerar una resección pulmonar mayor hasta la lobectomía.
	2 L	Se puede tolerar una resección pulmonar mayor hasta la neumonectomía.
CVF	< 50 a 75% de lo previsto	Riesgo moderado
PAP	> 25 mm Hg	Riesgo moderado a alto
Pa$_{CO_2}$ en sangre arterial	> 45 mm Hg	Riesgo moderado

*El riesgo pulmonar incluye la atelectasia posoperatoria, la neumonía, el neumotórax, la imposibilidad de desconectar al paciente del respirador, la insuficiencia cardiaca derecha y la muerte.
VEF$_1$, volumen espiratorio forzado en 1 segundo; CVF, capacidad vital forzada; PAP, presión arterial pulmonar.

Profundizando

La elección de la operación también puede influir de modo sustancial en el curso posoperatorio. Por ejemplo, la **colecistectomía abierta** puede ser una opción prudente en este caso, ante el riesgo de absorción de CO_2 en la sangre con la colecistectomía laparoscópica. La **colecistostomía** es otra opción. Bajo anestesia local, se coloca un tubo en la vesícula biliar, ya sea bajo guía radiológica o a través de una pequeña incisión realizada en el abdomen. El drenaje al exterior suele resolver la sepsis aguda, lo cual evita la necesidad de una colecistectomía en este momento. Estos ejemplos demuestran que el estado de un paciente de alto riesgo influye en la elección del procedimiento quirúrgico. Si se elige la colecistostomía, se está eligiendo un procedimiento menos definitivo. Esta última modalidad controla de forma local la sepsis asociada a la colecistitis aguda, pero no elimina el origen (la vesícula biliar enferma), que puede requerir extirpación en una fecha posterior, cuando el paciente se encuentre en una condición de menor riesgo. **La laparoscopia puede provocar aumento de la absorción de CO_2 en la sangre, que luego requiere su eliminación a través de los pulmones y mayor trabajo pulmonar. Esto compromete aún más el estado pulmonar del paciente y estaría contraindicado en este caso.**

Caso 1.6   Riesgo cardiaco y neurológico asociado a cirugía de la enfermedad vascular periférica

Una persona de 74 años padece dolor de reposo de reciente aparición en el pie derecho. El paciente tiene diabetes mellitus no insulinodependiente (DMNID) desde hace ocho años, fuma dos paquetes de cigarrillos al día y tiene anteceden- tes de hipertensión leve que está bien controlada con un inhibidor de la enzima convertidora de la angiotensina (IECA). En la exploración física, es evidente la isquemia del pie derecho, con ausencia de pulsos poplíteos y pedios, rubor de- pendiente, pérdida de vello en la parte inferior de la pierna y piel brillante. El índice tobillo-brazo (ITB) es de 0.4, lo que indica isquemia grave de la pierna. Usted recomienda un procedimiento de revascularización para salvar la extremidad infe- rior. Un angiograma indica que es necesaria una derivación de la arteria femoral a los vasos tibiales distales, para la revascularización adecuada. Para proceder con seguridad, debe evaluar el riesgo médico.

Enfoque de la American Heart Association (AHA) para evaluar el riesgo cardiaco en la cirugía no cardiaca

La AHA formuló un enfoque general para evaluar el riesgo cardiaco en la cirugía no cardiaca (fig. 1-1). Este algoritmo puede utilizarse de forma escalonada de la siguiente manera:

1. Paso 1: Si un paciente necesita un procedimiento no cardiaco de emergen- cia, realizarlo y tomar medidas para minimizar el estrés cardiaco durante el periodo intraoperatorio y posoperatorio. Esto se consigue sobre todo me- diante el control cuidadoso de la frecuencia cardiaca y evitando la hipoxia, las anomalías electrolíticas, la hipotensión y los cambios voluminosos de líquidos.
2. Paso 2: Si no se trata de una emergencia y, por lo tanto, es un procedimiento electivo, evalúe si hay afecciones cardiacas activas, como se ve en la tabla 1-1. Si están presentes, evaluar y tratarlas según las directrices de la AHA antes de proceder a la cirugía.
3. Paso 3: En el caso de una maniobra electiva y sin afecciones cardiacas ac- tivas, observe el procedimiento quirúrgico previsto, como se muestra en la tabla 1-2. Si prevé un proceso de bajo riesgo, realice la cirugía.
4. Paso 4: Si el procedimiento quirúrgico es de alto riesgo, determine el es- tado funcional del paciente. En el caso de los sujetos físicamente activos, se puede estimar utilizando la tabla 1-3. Si la estimación es igual o superior a 4 MET, se debe proceder a la cirugía. Si la actividad física está limitada por diversas razones, como en el caso de una amputación de pierna o una infección del dedo del pie, o la estimación de MET es inferior a 4, entonces se recomienda una serie de pasos más complejos basados en el número de factores de riesgo presentes (tabla 1-6).
5. Paso 5: Se realiza por lo general si va a cambiar el manejo del paciente. La evaluación funcional cardiaca ayuda a determinar el riesgo con base en la perfusión cardiaca en condiciones de aumento de la demanda de oxígeno, como se observa en una prueba de esfuerzo cardiaco.

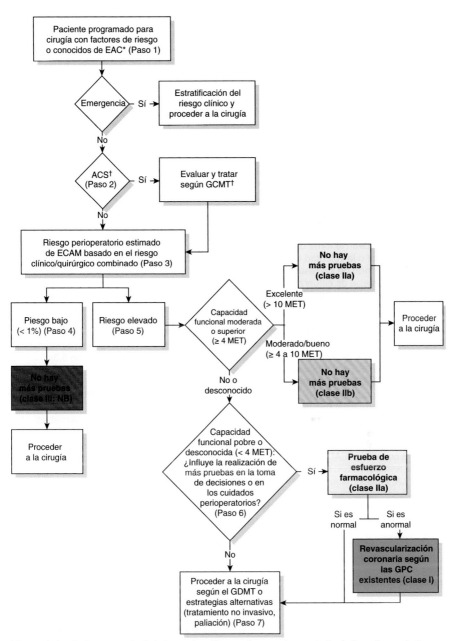

Figura 1-1a. Enfoque gradual de la evaluación cardiaca perioperatoria de la enfermedad arterial coronaria (EAC). Los colores corresponden a las clases de recomendaciones de la tabla 1. Paso 1: En los pacientes programados para una intervención quirúrgica con factores de riesgo o EAC conocida, determinar la urgencia de la intervención. Si se trata de una urgencia, determinar los factores de riesgo clínicos que pueden influir en el manejo perioperatorio y proceder a la cirugía con estrategias de vigilancia y manejo apropiadas con base en la evaluación clínica (véase la sección 2.1 para más información sobre la EAC). Paso 2: Si la cirugía es urgente o electiva, determinar si el paciente tiene un SCA. Si la

Figura 1-1. *(Continuación)*

respuesta es afirmativa, remitir al paciente a una evaluación cardiológica y a un tratamiento según el tratamiento médico dirigido por guías GDMT de acuerdo con las guías de práctica clínica (GPC) de AI/IMSEST. Paso 3: Si el paciente tiene factores de riesgo de EAC estable, entonces estimar el riesgo perioperatorio de eventos cardiacos adversos mayores (ECAM) sobre la base del riesgo clínico/quirúrgico combinado. Esta estimación puede utilizar la calculadora de riesgo NSQIP del American College of Surgeons (http://www.riskcalculator. facs.org); o se puede incorporar el RCRI131 con una estimación del riesgo quirúrgico. Es decir, un paciente sometido a una cirugía de muy bajo riesgo (por ejemplo, cirugía oftalmológica), incluso con múltiples factores de riesgo, tendría un riesgo bajo de ECAM; mientras que un paciente sometido a una cirugía vascular mayor con pocos factores de riesgo tendría un riesgo elevado de ECAM. Paso 4: Si el paciente tiene un riesgo bajo de ECAM (< 1%), no es necesario realizar más pruebas y la cirugía puede realizarse. Paso 5: Si el paciente tiene un riesgo elevado de ECAM, entonces determine la capacidad funcional con una medida o escala objetiva como el IEAD. Si el paciente tiene una capacidad funcional moderada, buena o excelente (≥ 4 MET), proceda a la cirugía sin más evaluación. Paso 6: Si el paciente tiene una capacidad funcional pobre (< 4 MET) o desconocida, el clínico debe consultar con el paciente y el equipo perioperatorio para determinar si las pruebas adicionales afectarán la toma de decisiones del paciente (por ejemplo, la decisión de realizar la cirugía original o la voluntad de someterse a un injerto con derivación aortocoronario (IDAC) o PCI, dependiendo de los resultados de la prueba) o el cuidado perioperatorio. En caso afirmativo, la prueba de esfuerzo farmacológica es apropiada. En personas con capacidad funcional desconocida, puede ser razonable realizar una prueba de esfuerzo. Si ésta es anormal, hay que considerar la realización de una angiografía coronaria y la revascularización, dependiendo del alcance de la prueba anormal. A continuación, el paciente puede proceder a una intervención quirúrgica con GDMT o considerar estrategias alternativas, como el tratamiento no invasivo de la indicación quirúrgica (por ejemplo, radioterapia para el cáncer) o la paliación. Si la prueba es normal, proceda a la cirugía según la GDMT (sección 5.3). Paso 7: Si la prueba no influye en la toma de decisiones o en los cuidados, proceder a la cirugía según el GDMT o considerar estrategias alternativas, como el tratamiento no invasivo de la indicación quirúrgica (por ejemplo, radioterapia para el cáncer) o la paliación. AI/IMSEST, angina inestable/infarto de miocardio sin elevación del segmento ST; EAC, enfermedad arterial coronaria; ECAM, evento cardiaco adverso mayor; ECV, enfermedad cardiaca valvular; IAMCEST, infarto de miocardio con elevación del segmento ST; IC, insuficiencia cardiaca; ICP, intervención coronaria percutánea; IDAC, injerto de derivación de arteria coronaria; IEAD, índice de estado de actividad de Duke; IRCR, índice de riesgo cardiaco revisado; SCA, síndrome coronario agudo; MET, tasa metabólica equivalente. (De Fleisher LA, Fleischmann KE, Auerbach AD, *et al.* 2014 ACC/AHA guideline on perioperative cardiovascular evaluation and management of patients undergoing noncardiac surgery: a report of the American College of Cardiology/ American Heart Association Task Force on Practice Guidelines. Circulation. 2014;130:e278-e333).

P: ¿Cómo modificarían los siguientes resultados sus planes de evaluación y tratamiento?

Variación del caso 1.6.1. ***El paciente le dice que no tiene problemas cardiacos.***

Debe seguirse evaluando el riesgo cardiaco del paciente, ya que la necesidad de cirugía vascular hace que esta persona tenga un alto riesgo de complicaciones cardiacas (el riesgo cardiaco informado suele ser > 5%). La AHA propone un algoritmo de recomendación para la evaluación cardiaca de la cirugía no cardiaca (fig. 1-1).

La aterosclerosis es una enfermedad que no se limita a las extremidades inferiores en los pacientes con enfermedad vascular periférica. La enfermedad de la arteria coronaria o la enfermedad de la arteria carótida también suelen estar presentes.

♦ Para determinar el grado de enfermedad en otros sistemas, es necesario un estudio exhaustivo antes de realizar cualquier cirugía de derivación (*bypass*). Para lograr un resultado satisfactorio, los beneficios de la revascularización periférica deben superar los riesgos subyacentes a la cirugía. El paciente debe someterse a un rápido estudio cardiaco antes de la operación. Esto debe incluir **una comparación del ECG anterior con el actual**. Dado que el paciente tiene dolor en reposo, no toleraría una prueba de esfuerzo; pero debería someterse a una prueba de **esfuerzo con talio persantino** o un **ecocardiograma con dobutamina**, para evaluar el estado cardiaco actual.

Si hay isquemia reversible, el paciente quizá necesite cateterismo cardiaco para determinar si es necesario un procedimiento de revascularización coronaria antes de la derivación en las extremidades inferiores.

Variación del caso 1.6.2. *El paciente le informa que tuvo un IM agudo hace tres años.*

La causa más común de muerte posoperatoria temprana tras la revascularización de las extremidades inferiores es el IM.

♦ Los estudios constatan que la tasa de **reinfarto** con **antecedentes de IM es tan alta como 15%** en los pacientes sometidos a cirugía vascular y se eleva a **37%** en quienes han tenido un **IM reciente**. El riesgo de muerte cardiaca o IM recurrente disminuye a medida que aumenta la duración desde la cirugía (es decir, el intervalo entre el IM y la operación).

♦ El paciente debe someterse a una prueba de esfuerzo. Si hay isquemia reversible, debe someterse a cateterismo cardiaco. Si sólo hay un defecto irreversible, no es necesario el cateterismo si no hay otras anomalías. El defecto irreversible se debe tal vez a su antiguo IM.

Variación del caso 1.6.3. *El paciente le dice que tuvo un IM agudo hace tres meses.*

♦ En 2009, el ACC/AHA propuso un conjunto de directrices para estimar el riesgo coronario relacionado con la cirugía no cardiaca (tabla 1-2). Ya que se le va a efectuar un procedimiento vascular, se debe realizar en el paciente una evaluación cardiológica y prueba de esfuerzo. La aparición de un IM más de 30 días antes de la cirugía no cardiaca es un factor de riesgo intermedio.

Variación del caso 1.6.4. *El paciente le dice que tuvo un infarto agudo de miocardio hace tres semanas.*

♦ Los criterios del ACC/AHA estipulan que el IM dentro de 30 días posteriores a la cirugía no cardiaca es un factor de riesgo importante para las complicaciones cardiacas perioperatorias. Si es posible, la **cirugía debe retrasarse**.

Variación del caso 1.6.5. *El paciente le dice que tuvo un IM sin onda Q hace nueve meses.*

♦ Los IM sin onda Q suelen significar un **infarto no transmural**, lo que deja al miocardio periinfarto en riesgo de nuevos infartos durante y después de la cirugía. Este paciente debe someterse a una prueba de esfuerzo para determinar si existe isquemia reversible. En tal caso, puede ser necesaria la revascularización coronaria antes de la cirugía.

Variación del caso 1.6.6. *El ECG del paciente muestra un bloqueo de rama izquierda (BRI).*

♦ El BRIHH nunca es una variante normal y es altamente sugestivo de cardiopatía isquémica subyacente.

♦ La presencia de este trastorno de la conducción debe motivar una **evaluación cuidadosa de la enfermedad cardiopulmonar subyacente**. Si es necesario realizar observación intraoperatoria invasiva en pacientes con BRI, la colocación de un catéter en la arteria pulmonar aumenta el riesgo de bloqueo de rama derecha (BRD) concurrente, por lo que debe disponerse de capacidad de estimulación transtorácica. El **BRD** es una variante normal en hasta 10% de la población general, pero es más frecuente en personas con **una enfermedad pulmonar significativa**.

*Variación del caso 1.6.7. **El paciente se sometió a un injerto de derivación de la arteria coronaria (IDAC) hace dos años.***

✦ La revascularización arterial coronaria previa puede reducir el riesgo de complicaciones cardiacas en individuos sometidos a otra cirugía. Esto tiene especial importancia en quienes se sometieron a la cirugía cardiaca con anterioridad entre seis meses y cinco años y no tienen síntomas de isquemia con la actividad física. En parte, este efecto puede deberse al mayor uso de injertos arteriales mamarios internos en la última década.

*Variación del caso 1.6.8. **El paciente se sometió a un IDAC hace 10 años.***

✦ El beneficio de la IDAC es menos claro en personas que se han sometido a un procedimiento de revascularización coronaria con anterioridad mayor a cinco años. **Con la derivación de vena safena, las tasas de oclusión del injerto** son de 15% a un año después del IDAC, de 25% a cinco años y de 45% a 10 años. Debe realizarse una prueba de esfuerzo para determinar si el paciente tiene isquemia reversible.

*Variación del caso 1.6.9. **El paciente se sometió a una angioplastia coronaria transluminal percutánea (ACTP) hace dos años.***

✦ La incidencia de **reestenosis coronaria** tras la ACTP es de 25 a 35% a seis meses, por lo que se recomendaría una evaluación cardiaca con prueba de esfuerzo.

*Variación del caso 1.6.10. **El paciente se sometió a una ACTP hace dos días.***

✦ **La cirugía no cardiaca tal vez deba retrasarse varias semanas después de la angioplastia coronaria**, si es factible, porque el riesgo de trombosis coronaria aumenta durante el primer mes del posoperatorio. La ACTP reciente puede inducir un estado procoagulante que podría ser perjudicial para una nueva intervención arterial. La presencia de una endoprótesis liberadora de fármacos puede requerir el uso de un antiplaquetario, lo que puede afectar la coagulación durante la intervención.

*Variación del caso 1.6.11. **El paciente tiene angina de pecho que se manifiesta en esfuerzos moderados y utiliza nitroglicerina.***

✦ Dado que este paciente muestra evidencia de enfermedad arterial coronaria, la **angiografía coronaria sería apropiada** para determinar la extensión del daño y si está indicada la ACTP o la revascularización arterial coronaria.

*Variación del caso 1.6.12. **El ECG del paciente muestra seis contracciones ventriculares prematuras (CVP) por minuto.***

✦ Los primeros estudios realizados por Goldman y colaboradores en la década de 1970 mostraron que los ECG preoperatorios con más de cinco CVP por minuto se asociaban con aumento de la mortalidad cardiaca. Estudios posteriores informaron que esos hallazgos no indican necesariamente una alta probabilidad de taquicardia ventricular intraoperatoria o posoperatoria. Es más probable que el riesgo cardiaco de arritmia esté relacionado con la **disfunción ventricular** subyacente. Sería conveniente realizar una prueba de esfuerzo y un ecocardiograma para evaluar la función ventricular izquierda y comprobar si existe enfermedad cardiaca subyacente. El tratamiento antiarrítmico profiláctico no ha demostrado ser beneficioso.

*Variación del caso 1.6.13. **El ECG del paciente indica fibrilación auricular.***

✦ Si el paciente no cuenta con un diagnóstico previo de fibrilación auricular, se debe investigar una causa subyacente, como **una enfermedad arterial coronaria, insuficiencia cardíaca congestiva o enfermedad valvular.** Se debe controlar adecuadamente la frecuencia cardiaca, y el tratamiento puede incluír cardioversión al ritmo sinusal o el uso de betabloqueadores para el control de la frecuencia cardiaca. Tanto la cardioversión como la fibrilación auricular crónica pueden requerir de anticoagulantes a fin de minimizar el riesgo de embolización. Las decisiones terapéuticas deben realizarse en colaboración con un cardiólogo y el plan quirúrgico ha de ceñirse a ellas. El uso de anticoagulantes orales podrá ser necesario incluso después de la cirugía.

Variación del caso 1.6.14. El paciente tiene un soplo carotídeo derecho fuerte.

◆ Debe realizarse un estudio dúplex para evaluar la enfermedad de la arteria carótida. Los ensayos han descubierto que un tercio de los pacientes con hemorragias carotídeas tienen una estenosis interna grave en esa arteria. **Para los pacientes con una estenosis de alto grado (80 a 99%), podría considerarse la endarterectomía carotídea** antes de la revascularización de las extremidades inferiores. El riesgo de episodios neurológicos asociados a la cirugía vascular no cardiaca es bajo (0.4 a 0.9%).

◆ **La principal causa de morbilidad y mortalidad sigue siendo la isquemia y el infarto de miocardio.**

Variación del caso 1.6.15. El paciente tuvo una enfermedad vascular cerebral hace dos años.

◆ En personas que han sufrido un ictus previo con buena recuperación neurológica, debe realizarse un estudio dúplex carotídeo para evaluar las arterias carótidas. En los pacientes que han sufrido un ictus con déficit neurológico residual importante, no es necesario realizar más evaluaciones.

◆ **Es probable que la endarterectomía carotídea sea beneficiosa para los pacientes con ictus con una buena recuperación de la función y una estenosis de 70 a 99% de la arteria carótida correspondiente al lado del ictus.**

Variación del caso 1.6.16. El índice tobillo-brazo (ITB) es de 0.2 y tiene un dedo gordo del pie gravemente infectado.

◆ Una extremidad infectada aumenta el riesgo de gangrena y posterior amputación, ya que la circulación periférica no permite la curación de la extremidad. A este paciente en particular se le debe hacer un estudio para detectar enfermedad arterial coronaria; pero su necesidad de **revascularización periférica es más urgente** que en un individuo con dolor en reposo y un ITB de 0.4. Por lo tanto, puede ser necesario proceder a la revascularización a pesar del estudio incompleto de su enfermedad cardiaca. En tal caso, el hombre debe ser tratado como si estuviera en riesgo de isquemia miocárdica y su anestesia debe manejarse en consecuencia.

Caso 1.7   Cirugía en un paciente con insuficiencia hepática

Una mujer de 47 años tiene una gran hernia umbilical que ha aumentado de tamaño de forma paulatina y desea repararla. Sus antecedentes son significativos por insuficiencia hepática crónica secundaria al abuso de alcohol. Afirma que ya no consume dicha sustancia. Está tomando un diurético para controlar la ascitis. En la exploración física se aprecia una ascitis moderada y una hernia umbilical de 5 cm. En su evaluación, usted cree que ella tiene cirrosis alcohólica.

P: ¿Qué factores afectan el riesgo operatorio del paciente y cómo se evalúan?

R: Los principales factores que influyen en el riesgo operatorio están relacionados con el estado de compensación y la gravedad de la cirrosis (tabla 1-7). Los pacientes bien compensados pueden tolerar la mayoría de los procedimientos quirúrgicos, pero los mal compensados no soportan siquiera los sedantes suaves. La gravedad de la cirrosis puede estimarse mediante la exploración física y los estudios de laboratorio, utilizando la escala de Child-Turcotte-Pugh (tabla 1-8) o la puntuación del Modelo para la Enfermedad Hepática Terminal (MELD), calculada a partir de la creatinina sérica, la bilirrubina (mg/dL) y el cociente internacional normalizado (INR) (tabla 1-9).

Tabla 1-7. Evidencias clínicas y de laboratorio de la insuficiencia hepática grave

Indicadores clínicos
Ictericia
Ascitis
Pérdida de masa muscular
Asterixis
Encefalopatía avanzada
Cabeza de medusa (vasos periumbilicales dilatados)
Esplenomegalia
Antecedentes de varices gástricas o esofágicas
Indicadores de laboratorio*
Disminución de la albúmina sérica
Aumento de la bilirrubina sérica
Tiempo de protrombina (TP) elevado
Trombocitopenia

*También son indicadores de la reserva hepática marginal.

Tabla 1-8. Clasificación de la insuficiencia hepática infantil

Factor	Grupo		
	A	**B**	**C**
Bilirrubina (mg/dL)	< 2.0	2.0 a 3.0	> 3
Albúmina (g/dL)	> 3.5	3.0 a 3.5	< 3
Ascitis	Ninguno	Fácilmente controlable	Mal controlado
Encefalopatía	Ninguno	Mínimo	Avanzado
Nutrición	Excelente	Buena	Pobre
Mortalidad	0 a 5%	10 a 15%	> 25%

Son necesarios un examen minucioso y una evaluación de laboratorio para estimar el riesgo por completo. En este caso, el paciente tiene insuficiencia hepática avanzada y está algo descompensado, como demuestra la ascitis. Además, la ascitis es tal vez parte de la causa de la hernia.

Un examen minucioso indica que no hay encefalopatía hepática evidente y tampoco infecciones, pero sí una leve atrofia muscular. Los estudios de laboratorio revelan albúmina sérica de 3.2 g/dL, bilirrubina 2.5 mg/dL, tiempo de protrombina (TP) 15 segundos (referencia 1.2 segundos; INR 1.25), creatinina sérica 2.5 mg/dL y recuento de plaquetas 110 000/mm².

P: ¿Cómo se determina el riesgo operatorio del paciente?

R: La puntuación MELD es el método más común para evaluar el riesgo. El cálculo de la puntuación MELD es de 21 puntos, es decir, riesgo operativo importante.

Tabla 1-9. Modelo de enfermedad hepática terminal

El MELD utiliza los valores del paciente para la bilirrubina sérica, la creatinina sérica y el INR para el tiempo de protrombina para predecir la supervivencia. Se calcula según la siguiente fórmula:

MELD = 3.78 (Ln bilirrubina sérica [mg/dL]) + 11.2 (Ln INR) + 9.57 (Ln creatinina sérica [mg/dL]) + 6.43

La UNOS hizo las siguientes modificaciones en la puntuación:

- Si el paciente ha sido dializado dos veces en los últimos siete días, el valor de creatinina sérica utilizado debe ser 4.0.
- A cualquier valor < 1 se le da el valor de 1 (es decir, si la bilirrubina es de 0.8, se utiliza el valor 1.0), para evitar que se produzcan puntuaciones por debajo de 0. (El logaritmo natural de 1 es 0, y cualquier valor < 1 daría un resultado negativo).

A los pacientes con diagnóstico de cáncer de hígado se les asignará una puntuación MELD en función de lo avanzado que esté el cáncer.

Al interpretar la puntuación MELD en pacientes hospitalizados, la mortalidad a tres meses es la siguiente:

- ≥ 40: 71.3% de mortalidad
- 30 a 39: 52.6% de mortalidad
- 20 a 29: 19.6% de mortalidad
- 10 a 19: 6.0% de mortalidad
- < 9 a 1.9% de mortalidad

INR, índice internacional normalizado; MELD, modelo de enfermedad hepática terminal; UNOS, red unida para el reparto de órganos.
Datos de: Singal AK, Kamath PS. Modelo de enfermedad hepática terminal. *J Clin Exp Hepatol.* 2013;3(1):50-60. https://doi.org/10.1016/j.jceh.2012.11.002

Profun-dizando Los beneficios de la cirugía deben superar los riesgos de la misma; de lo contrario, la cirugía no debería realizarse.

P: ¿Usted procedería a operar?

R: Recordemos que los pacientes con insuficiencia hepática crónica pueden tolerar bien la mayoría de los procedimientos quirúrgicos si se encuentran en un **estado** relativamente **compensado antes de la operación**. Deben **abstenerse de consumir alcohol**. Si se repara la hernia pero la ascitis sigue sin control, existe una importante posibilidad de recidiva de la hernia y de peritonitis bacteriana. Por lo tanto, los pacientes deben ser **optimizados médicamente** antes de la reparación. La ascitis **debe controlarse** con diuréticos ahorradores de potasio, así como con restricción de sodio y agua.

En este caso, los **electrolitos séricos** del paciente deben volver a estudiarse **antes de la operación,** ya que el tratamiento con diuréticos puede provocar anomalías. Si es posible, **debe mejorarse el estado nutricional** del paciente. **Además, la mejora del estado del hígado** mejorará las posibilidades de éxito. Por último, el paciente tiene **TP anormal,** que debe ser corregido con vitamina K, si es posible, antes de la cirugía.

P: ¿Qué factores pueden hacer que se retrase la operación?

R: Por lo común, un estado MELD elevado, la clasificación en **el grupo infantil C** y la presencia de **hepatitis alcohólica aguda** hacen que los pacientes sean malos candidatos para la operación. El tiempo y la abstinencia de alcohol permiten que la hepatitis alcohólica se resuelva. Si se puede retrasar la cirugía, también se pueden realizar esfuerzos para mejorar el estado del hígado del paciente.

Usted decide retrasar la intervención quirúrgica y comenzar los esfuerzos para mejorar la ascitis y normalizar la TP.

P: ¿Cómo cambiaría su propuesta de tratamiento en cada una de las siguientes situaciones?

Variación del caso 1.7.1. **El paciente tiene una pequeña zona ulcerada en la hernia.**

◆ La piel sobre una hernia umbilical puede ulcerarse a causa de la necrosis por presión, lo que aumenta el **riesgo de rotura,** que tiene tasa de mortalidad de 11 a 43%. Esta hernia debe ser reparada de manera expedita después del manejo adecuado de la ascitis.

Variación del caso 1.7.2. **El paciente regresa al servicio de urgencias en estado de confusión, desorientación y leve letargo.**

◆ Es necesario evaluar el cambio del estado mental. Las posibles causas incluyen anomalías electrolíticas, hemorragia gastrointestinal (GI), septicemia y un episodio intracraneal (por ejemplo, hematoma subdural o encefalopatía hepática) relacionado con la insuficiencia hepática. También es posible el desarrollo de peritonitis bacteriana espontánea o relacionada con celulitis, o una infección en la piel de la hernia umbilical. La ascitis debe ser intervenida y el paciente debe ser tratado con antibióticos si hay más de 250 leucocitos/mm^3.

Variación del caso 1.7.3. **El paciente vuelve al servicio de urgencias con fuga de líquido seroso por una pequeña úlcera en la hernia.**

◆ La **fuga de líquido** ascítico de la hernia umbilical conlleva un mayor riesgo de peritonitis bacteriana. La tasa de mortalidad es alta, sobre todo por la infección. El líquido seroso debe analizarse para recuento de células y cultivo, y deben iniciarse los antibióticos intravenosos antes de que vuelvan los resultados del cultivo. La hernia debe **repararse con urgencia.**

Variación del caso 1.7.4. **Usted huele alcohol en el paciente durante la consulta.**

◆ La intervención quirúrgica **debe retrasarse** hasta que el paciente se haya abstenido del alcohol. El consumo de **alcohol** durante el periodo posoperatorio se asocia con elevada morbilidad y mortalidad.

Variación del caso 1.7.5. **El paciente le dice que tiene hemorroides graves que deben ser extirpadas. La exploración confirma varias hemorroides internas de tamaño moderado.**

◆ La extirpación de hemorroides requiere **gran precaución** en pacientes con cirrosis y posible **hipertensión portal.** Puede producirse una hemorragia incontrolable durante la reparación quirúrgica como consecuencia de la hipertensión portal.

Caso 1.8 Cirugía en un paciente con problemas renales crónicos

*Una mujer de 52 años con necrosis aséptica de la pierna derecha requiere una pró-tesis de cadera. Sus antecedentes son significativos por insuficiencia renal crónica desde hace 10 años secundaria a glomerulonefritis. El tratamiento inicial consistió en trasplante de riñón de un familiar vivo e inmunosupresión con ciclosporina y **pred-nisona**. En fecha reciente, la mujer experimentó rechazo crónico progresivo y tiene creatinina de 3.5 mg/dL. En la exploración física, son evidentes múltiples estigmas del tratamiento con esteroides, como estrías, facies lunar y susceptibilidad para los hematomas. Además tiene edema leve de tobillo y experimenta dolor en el movi-miento pasivo del lado derecho de la cadera.*

P: ¿Recomendaría proceder a la sustitución de la cadera en este momento?

R: Es mejor decidir el momento de la cirugía de prótesis de cadera junto con un ortopedista con experiencia en el tratamiento de pacientes con problemas renales. En los pacientes con deterioro progresivo de la función renal, la reparación de la cadera debe retrasarse hasta que la función del trasplante se haya estabilizado o se haya iniciado la diálisis necesaria. Una vez que el estado renal del paciente se estabilice, se puede volver a evaluar la cadera y establecer un plan. La reparación de la cadera **durante el deterioro del trasplante puede complicar o agravar el proceso de rechazo y acelerar la necesidad de diálisis.**

P: ¿Cómo prepararía al paciente para la cirugía?

R: El objetivo principal es **resolver cualquier problema corregible** antes de llevar al quirófano a una persona con insuficiencia renal crónica; por tanto, la diálisis justo antes de la cirugía es deseable. Los pacientes **trasplantados** deben estar bien hidratados y con PA normal. El control de las infecciones es deseable en ambos tipos de pacientes. Muchos de estos sujetos también han tomado esteroides en el pasado reciente. En tal caso, se debe continuar con la dosis preoperatoria y, si es necesario, se pueden administrar dosis de estrés de hidrocorti-sona. **Los pacientes bien dializados tienen la función plaquetaria, el estado de hidratación, el control de la PA y el estado electrolítico más normalizados.**

Las pruebas de laboratorio preoperatorias de hace dos días revelan potasio sérico de 5.1 mEq/L, y el paciente se encuentra en la zona de espera preparado para el quirófano.

P: ¿Un valor de potasio de dos días de anterioridad es un dato preoperatorio útil?

R: Esta medición es **demasiado antigua** para confiar en ella para la cirugía, porque el po-tasio puede elevarse a niveles peligrosos en periodos cortos en la insuficiencia renal crónica. Es necesario repetir la lectura de inmediato, antes de que el paciente entre en el quirófano.

Usted decide proceder a la cirugía y encuentra una hemorragia intraoperatoria causada por "exudado capilar".

P: ¿Cómo manejaría la hemorragia?

R: **La disfunción plaquetaria por uremia puede contribuir a la hemorragia in-traoperatoria. La transfusión de plaquetas no ayudará. Corregir la uremia sí es útil**. Se pueden utilizar varias sustancias para mejorar la función plaquetaria. La desmo-presina (ddAVP) puede utilizarse de forma aguda; tiene efecto rápido de corta duración y puede inducir taquifilaxia (pérdida del efecto hemostático con múltiples dosis); su acción está relacionada con la liberación del factor von Willebrand de las células endoteliales, y aumenta la difusión y agregación de las plaquetas. Los estrógenos conjugados, que tienen inicio de acción lento, pueden ser eficaces hasta por dos semanas. Por último, la hemodiálisis posoperatoria puede reducir la uremia y mejorar la función plaquetaria.

El paciente presenta hipotensión, con PA de 80/60 mm Hg en el quirófano. No hay evidencia de hemorragia quirúrgica.

P: Además de los métodos habituales para corregir la hipotensión, ¿hay alguna medida especial que se pueda aplicar en este paciente?

R: La hipotensión debe ser explicada, pues es una condición que tiene muchas causas. Aunque es fácil de olvidar, la **deficiencia de glucocorticoides** es una causa importante de una PA tan baja en muchos pacientes con insuficiencia renal que han tomado esteroides con anterioridad. La hipotensión debe tratarse con 25 mg de hidrocortisona intraoperatoria, seguida de 100 mg en las siguientes 24 horas.

Se sustituye la cadera con éxito. En la sala de recuperación, el nivel de potasio posoperatorio vuelve a ser de 7.1 mEq/L, y hay 10 mL/h de orina.

P: ¿Cómo manejaría al paciente?

R: El paciente tiene oliguria e **hiperpotasemia**. Tras la hidratación adecuada, debe tratarse la concentración elevada de potasio. Las **ondas T acuminadas** en el ECG sugieren que la hiperpotasiemia es fisiológicamente importante y justifica **un tratamiento inmediato**. Debe administrarse **gluconato de calcio** IV, para estabilizar las membranas cardiacas. También se requieren **insulina** y **glucosa intravenosa**, para reducir los niveles de potasio, pero quizá también sea necesaria **la hemodiálisis**.

Caso 1.9   Cirugía en un paciente con enfermedad valvular cardiaca

Se le pide que vea a una paciente que necesita colecistectomía electiva y además tiene una valvulopatía conocida.

P: ¿Cómo manejaría las siguientes condiciones preoperatorias?

Variación del caso 1.9.1. La paciente tiene una estenosis crónica de la válvula mitral que está bien compensada.

◆ La estenosis de la válvula mitral provoca aumento de la presión de la aurícula izquierda que puede dar lugar a **hipertensión pulmonar** pasiva **e insuficiencia cardiaca derecha**, lo que provoca síntomas de fatiga, disnea de esfuerzo o hemoptisis. La aurícula distendida es susceptible de sufrir **fibrilación auricular u otras arritmias.** Muchos cirujanos pedirían una opinión de cardiología y un ecocardiograma para evaluar la función cardiaca si hay alguna duda sobre el estado del corazón del paciente. La mortalidad perioperatoria de todas las personas con estenosis mitral hemodinámicamente significativa llega a 5%.

◆ Dado que esta paciente tiene una estenosis de la válvula mitral bien compensada, se puede proceder a la cirugía. Se debe mantener el volumen intravascular y evitar la hipoxemia, la hipercapnia y la acidosis, que aumentan la resistencia vascular pulmonar. También debe evitarse la taquicardia, ya que disminuye el tiempo de llenado diastólico. Como todos los pacientes con valvulopatías, esta mujer también debe recibir **antibióticos profilácticos** para la prevención de la endocarditis bacteriana.

Variación del caso 1.9.2. **La paciente tuvo una estenosis crónica de la válvula mitral y un episodio de ICC hace un mes.**

◆ La estenosis de la válvula mitral con ICC subyacente aumenta la mortalidad hasta en 20%. Quizá sea necesario un **estudio cardiaco más amplio** y vigilancia perioperatoria. Además, están indicados el ECG y la ecocardiografía, para determinar la extensión de la enfermedad. Si se necesita una intervención quirúrgica urgente, la **vigilancia intraoperatoria** puede incluir una vía arterial y una ecocardiografía transesofágica.

Variación del caso 1.9.3. **El paciente tiene una estenosis aórtica conocida y un soplo sistólico de grado IV.**

◆ La obstrucción del flujo de salida del ventrículo izquierdo conduce a hipertrofia y aumento de la presión diastólica final de ese mismo recinto, lo que puede causar angina, disnea, síncope o **muerte súbita**. La obstrucción del flujo de salida provoca incapacidad para aumentar el gasto cardiaco. En los pacientes que necesitan **una intervención quirúrgica electiva,** **la evaluación cardiaca** y tal vez la sustitución valvular tendrían prioridad. En personas que necesitan una intervención quirúrgica urgente, debe considerarse la **vigilancia hemodinámica perioperatoria** con un catéter arterial pulmonar, una vía arterial y ecocardiografía transesofágica.

Caso 1.10 Profilaxis de la endocarditis en un paciente quirúrgico con cardiopatía valvular

Una mujer de 58 años con valvulopatía mitral secundaria a fiebre reumática tiene previsto someterse a una hemicolectomía por enfermedad diverticular.

P: ¿Cuándo consideraría la profilaxis de la endocarditis bacteriana?

R: Las recomendaciones de las directrices de la AMA establecen que la profilaxis antibiótica está indicada en las siguientes afecciones cardiacas de alto riesgo:

◆ Válvula cardiaca protésica.
◆ Antecedentes de endocarditis infecciosa.
◆ Enfermedad cardiaca congénita (ECC) (*excepto para las afecciones enumeradas, la profilaxis antibiótica ya no se recomienda para ninguna otra forma de cardiopatía*):
  • ECC cianótica no reparada, incluyendo derivaciones y conductos paliativos.
  • Defecto cardiaco congénito reparado por completo con material o dispositivo protésico, ya sea colocado por cirugía o por intervención de catéter, durante los primeros seis meses después del procedimiento.
  • ECC reparada con defectos residuales en el sitio o adyacente al sitio de un parche protésico o dispositivo protésico (que inhibe la endotelización).
◆ Receptores de trasplante cardiaco con valvulopatía cardiaca.

Para los pacientes con alto riesgo cardiaco, se recomienda la profilaxis antibiótica para todos los procedimientos dentales que impliquen la manipulación del tejido gingival o la región periapical de los dientes o la perforación de la mucosa oral.

Se recomienda la profilaxis antibiótica para los procedimientos invasivos del tracto respiratorio que impliquen la incisión o la biopsia de la mucosa respiratoria (por ejemplo, amigdalectomía, adenoidectomía). No se recomienda la profilaxis antibiótica para la broncoscopia, a menos que el procedimiento implique la incisión de la mucosa del tracto respiratorio. En los procedimientos invasivos del tracto respiratorio para tratar una infección establecida (por ejemplo, drenaje de un absceso, empiema), administrar un antibiótico que sea activo contra *Streptococcus viridans*.

Los pacientes con alto riesgo cardiaco que se sometan a un procedimiento quirúrgico que involucre la piel infectada, la estructura de la piel o el tejido musculoesquelético deben recibir un agente activo contra los estafilococos y los estreptococos β hemolíticos (p. ej., penicilina antiestafilocócica, cefalosporina).

Si se sabe o se sospecha que el organismo causante de la infección respiratoria, cutánea, de la estructura de la piel o musculoesquelética es *Staphylococcus aureus*, administrar una penicilina o cefalosporina antiestafilocócica, o vancomicina (si el paciente no tolera los antibióticos betalactámicos). La vancomicina se recomienda para las cepas de *S. aureus* resistentes a la meticilina, conocidas o sospechosas.

Ya no se recomiendan los antibióticos para la profilaxis de la endocarditis en pacientes sometidos a procedimientos genitourinarios o del tracto gastrointestinal.

Caso 1.11   Cirugía en un paciente con miocardiopatía

Se le pide que vea a una persona con cáncer de colon que necesita una colectomía izquierda. Tiene una cardiomiopatía conocida, tiene leve falta de aire y finos estertores en ambas bases pulmonares.

P: ¿Cómo manejaría al paciente en el periodo perioperatorio?

R: Los pacientes con miocardiopatía corren el riesgo de sufrir complicaciones como arritmias, ICC, obstrucción del tracto de salida cardiaco y muerte súbita. Dado que este individuo necesita una cirugía electiva, un cardiólogo debe hacerle una evaluación cuidadosa. Los pacientes que requieren una cirugía urgente deben tener su estado de fluidos bien controlado y las posibles arritmias vigiladas. La cateterización de la arteria pulmonar o la ecocardiografía transesofágica pueden ser necesarias para manejar de forma adecuada el estado de volumen.

REFERENCIA A NMS. CIRUGÍA
Para más información, consulte *NMS. Cirugía*, 7.ª ed, capítulo 2, Consideraciones preoperatorias.

Cuidados posoperatorios

Bruce E. Jarrell • *Molly Buzdon* • *Eric D. Strauch*

Alcanzar el objetivo

Principios de los cuidados posoperatorios

1. No existe una fórmula que determine mejor el manejo de líquidos y electrolitos en el posoperatorio. La administración de líquidos implica hacerse varias preguntas:
   - ¿El paciente está tomando líquidos por vía oral?
     Los líquidos de mantenimiento deben administrarse de forma rutinaria a cualquier persona que se halle en estado de "nada por boca" (NPO).
   - ¿Qué pérdidas de líquidos y con qué composición de electrolitos puedo medir (es decir, pérdidas sensibles), que debo sustituir?
     El drenaje de la sonda nasogástrica (NG) debe ser reemplazado con 1/2 solución salina normal (SN) con 20 mEq/L KCl mililitro por mililitro. La salida de un drenaje importante tiene que cambiarse por un fluido que se aproxime a su composición, como el drenaje pancreático con lactato de Ringer. Es posible medir los electrolitos del líquido para determinar el que sea el más adecuado para la sustitución.
   - ¿Qué fuentes de pérdida de líquidos no medibles (esto es, insensibles) están presentes tanto en el intraoperatorio como en el posoperatorio, y cómo puedo estimarlas y sustituirlas?
     Las pérdidas insensibles elevadas (tanto aquellas por evaporación como las fugas al tercer espacio) se producen durante procedimientos quirúrgicos que implican cavidades corporales abiertas y después de ellos; son invasivos y abren muchos planos de tejido; son prolongados; se asocian a la sepsis, a las condiciones inflamatorias o a la isquemia de los órganos; dan lugar a hipotensión y se realizan en entornos emergencia.

     Otras pérdidas insensibles son las de líquido del árbol respiratorio, la fiebre y las quemaduras.
   - ¿Qué estado de enfermedad preexistente y anomalías de volumen o déficit electrolítico hay que tener en cuenta?
     Es necesario considerar cualquier antecedente de insuficiencia cardiaca congestiva o edema pulmonar; insuficiencia renal aguda o crónica y oliguria,

arritmias significativas en términos hemodinámicos; estados de proteínas séricas bajas y potasio sérico bajo o alto. Luego, una vez que se haya implementado un plan, reevalúe de forma continua el efecto de los líquidos de reemplazo.

- ¿Se mantiene la oxigenación y la perfusión de los órganos?
Esto no sólo implica la presión arterial (PA) y el pulso, sino que también conlleva la monitorización de la diuresis y la función renal; la auscultación pulmonar en busca de signos de edema actual o la radiografía de tórax para verificar si existe un edema pulmonar temprano; la oxigenación de la sangre, los niveles séricos de electrolitos, el pH, el lactato, las arritmias; el estado de alerta; los signos externos del estado de hidratación, el hematocrito y el aspecto general del paciente.

- ¿El paciente se desvía del camino esperado o tiene complicaciones? Si no es así, ¿se están produciendo nuevos procesos? Vigilar de forma periódica a la persona.

2. Un diagnóstico diferencial es siempre útil cuando se trata de pacientes con problemas clínicos. Esto también es válido para los sujetos posoperatorios, en especial quienes tienen problemas inesperados. Por ejemplo, si un individuo está oligúrico, ¿cuántas razones potenciales se le ocurren que podrían causar la oliguria, y cuál es la causa más probable? Una vez que tenga esa lista, podrá evaluar de forma sistemática cada una de esas circunstancias y llegar a un diagnóstico, que conducirá a un plan terapéutico. Intente no precipitarse en el diagnóstico sin pasar primero por este proceso. Por ejemplo, la causa habitual de la oliguria en un paciente posoperatorio es la hipovolemia, y se trata con líquidos. Sin embargo, si el catéter urinario está bloqueado de modo mecánico, está claro que los líquidos no resolverán el problema.

3. Al evaluar a un paciente que se está deteriorando desde la perspectiva clínica, evalúe siempre el diagnóstico en su diferencial que conduzca a un deterioro más rápido y mayor. Por ejemplo, descarte un infarto de miocardio antes de tratar de manera agresiva el reflujo gastroesofágico.

4. El tratamiento de los pacientes requiere la reanimación, el restablecimiento de la perfusión y el apoyo al suministro de oxígeno. Sin embargo, la reanimación acabará por fracasar si no se encuentra con rapidez y precisión el origen del deterioro clínico y se soluciona ese problema.

PRINCIPIOS DE LOS CUIDADOS POSOPERATORIOS

Asociaciones de cirugía crítica

Si oye/ve...	Piense en...
No hay salida de drenaje	Drenaje obstruido
Desplazamiento temprano de la gastrostomía	Sustitución quirúrgica
Desplazamiento tardío de la gastrostomía	Sustitución a la cabecera
Fuga de aire del tubo torácico	Necesidad continua de tubo torácico
Celulitis que no responde a los antibióticos	Infección del espacio profundo o absceso
Fiebre, drenaje temprano de la herida	Fascitis necrosante

Caso 2.1 Manejo posoperatorio de líquidos y electrolitos

Un hombre de 55 años de edad con diabetes y un adenocarcinoma de colon sigmoide es sometido a una colectomía. La operación transcurre sin problemas y el paciente regresa a la sala de recuperación en buen estado y con una sonda nasogástrica colocada.

P: ¿Cómo determinaría si la reposición de líquidos intraoperatoria fue adecuada?

R: Las pérdidas insensibles, que se producen por evaporación y otros procesos, no se cuantifican con facilidad. En los pacientes que pasan por procedimientos prolongados, en particular cuando la cavidad peritoneal está abierta, estas pérdidas se intensifican. Es preciso estimar las pérdidas insensibles mediante el juicio clínico, con base en los signos vitales, la diuresis, la exploración física y otras mediciones fisiológicas obtenidas a través de catéteres venosos centrales. Una regla general para la pérdida insensible de líquidos en la operación es de 5-10 mL/kg/h para procedimientos abdominales abiertos grandes, 3-5 mL/kg/h para intervenciones quirúrgicas abiertas más pequeñas y de 1-2 mL/kg/h para procedimientos menores. Sin duda, las intervenciones más perturbadoras se asocian con mayores pérdidas insensibles. **La reposición de líquidos en el posoperatorio requiere la restitución de los líquidos perdidos durante el procedimiento, la provisión de los requerimientos de mantenimiento y la consideración de las pérdidas continuas a través de drenajes, sondas gástricas y fístulas.**

P: ¿Cómo estimaría las necesidades rutinarias de líquidos y electrolitos de un paciente en el posoperatorio?

R: Las necesidades de líquidos de mantenimiento pueden calcularse con facilidad mediante una fórmula basada en el peso corporal (tabla 2-1). La combinación de D5 ½ SN más KCl 20 mEq/L satisface las necesidades de sodio, potasio y cloruro del paciente medio. Después de una gran pérdida de sangre intraoperatoria, puede elegirse solución de Ringer lactato o solución salina normal al 0.9% durante las primeras 24 horas. (Dado que el líquido perdido

Tabla 2-1. Estimación de las necesidades de líquidos de mantenimiento

Peso corporal (kg)	Necesidades de líquidos (mL/kg/24 h)
Los 10 primeros	100
11-20	50
Más allá de 20	20/kg
(Ejemplo: paciente de 70 kg (100 mL/kg × 10 kg) + (50 mL/kg × 10 kg) + (20 mL/kg × 50 kg) 1 000 mL + 500 mL + 1 000 mL = **2 500 mL/24 h** (aproximadamente 100 mL/h))	

Profundizando

En definitiva, la reposición adecuada de líquidos se determina mediante la evaluación del paciente, incluyendo los signos vitales, el examen físico, las entradas y salidas y las evaluaciones de laboratorio.

Tabla 2-2. Contenido en electrolitos de los fluidos gastrointestinales

	Electrolito			
Fluidos gastrointestinales	Na⁺ (mEq/L)	K⁺ (mEq/L)	Cl⁻ (mEq/L)	HCO₃⁻ (mEq/L)
Aspirado gástrico	100	10	140	0
Jugo pancreático	140	5	75	100
Bilis	140	5	100	60
Drenaje del intestino delgado	110	5	105	30
Íleon distal y ciego	140	5	70	50
Colon	60	70	15	30

es isotónico, se sustituye por igual tipo de fluido). Al margen de ello, el volumen del paciente y el estado de los electrolitos siempre deben estimarse con frecuencia, en especial durante las primeras 24-48 horas enseguida de la cirugía. Esto implica una cuidadosa observación a pie de cama, junto con el análisis de los signos vitales y los valores de laboratorio.

P: ¿Cómo determinaría el volumen de líquidos y electrolitos necesarios para reponer los perdidos por la sonda nasogástrica del paciente?

R: Las fístulas gastrointestinales (GI) y las sondas colocadas en determinados sitios suelen drenar fluidos de una concentración predecible. La cantidad perdida debe ser reemplazada mililitro por mililitro (tabla 2-2). Los líquidos intravenosos de concentración conocida se utilizan por lo regular para la reposición de fluidos (tabla 2-3).

P: ¿Cómo cambian las necesidades de líquidos del paciente durante el posoperatorio?

R: A medida que el paciente recobre la función gastrointestinal y se recupere de la cirugía, empezará a movilizar líquido de la acumulación del tercer espacio. Este exceso de líquido, que debe ser excretado por los riñones, representa un volumen adicional en el espacio intravascular. Por ende, las necesidades de fluidos intravenosos disminuyen durante el periodo de recuperación. Si no disminuye la ingesta de líquidos por vía intravenosa, puede producirse una sobrecarga de éstos, un edema (incluso pulmonar).

Tabla 2-3. Composición de electrolitos de varias soluciones

	Electrolito					
Soluciones	Glucosa (mg/dL)	Na⁺ (mEq/L)	K⁺ (mEq/L)	Ca²⁺ (mEq/L)	Cl⁻ (mEq/L)	Lactato (mg/dL)
D₅W	50	—	—	—	—	—
D₁₀W	100	—	—	—	—	—
0.9 NS	—	154	—	—	154	—
0.45 NS	—	77	—	—	77	—
Lactato de Ringer	—	130	4	3	110	28

NS, solución salina normal (*normal saline*); W, agua (*water*).

*Variación del caso 2.1.1. **El paciente tiene oliguria posoperatoria, 5 mL/h durante 3 horas con taquicardia significativa.***

✦ Se debe examinar al paciente, buscando la causa de la disminución de la diuresis y de la taquicardia. El examen debe incluir el resto de las constantes vitales, evaluación de la distensión venosa yugular, presencia de estertores en los pulmones, ritmo cardiaco y evaluación del abdomen en busca de distensión y sangrado o drenaje de la herida, así como de las extremidades para verificar si hay perfusión y edema.

✦ La preocupación es que el paciente está hipovolémico. Es importante determinar si la hipovolemia es resultado de una infrarresucitación o de una hemorragia. La hipovolemia se trata en un principio mediante reanimación con líquidos isotónicos en bolo. Debe obtenerse un análisis de hemoglobina y hematocrito (h/h) posoperatorios. Si el paciente no responde a la reanimación con volumen, se obtiene un nuevo h/h. Un descenso significativo de éste causaría sospecha de hemorragia tal vez procedente de la zona quirúrgica.

Profundizando Aunque es poco frecuente, el h/h puede descender por hemodilución. En general, esto se traduce en un aumento del volumen intravascular, y los parámetros hemodinámicos del paciente mejorarían (es decir, la taquicardia disminuiría y la diuresis aumentaría). Un descenso del h/h por hemorragia mostrará signos continuos de hipovolemia.

Caso 2.2 Insuficiencia renal aguda posoperatoria

Un hombre de 75 años de edad con antecedentes de hipertrofia benigna de próstata se somete a una intervención quirúrgica ambulatoria menor en el pie. Acude al servicio de urgencias 12 horas después con retención urinaria aguda. Se le coloca una sonda urinaria y se extraen 1200 mL de orina clara. Se le ingresa en el hospital.

P: ¿Cómo cambiaría su evaluación y tratamiento en cada una de las siguientes situaciones?

*Variación del caso 2.2.1. **La diuresis del paciente es de 50 mL/h en las siguientes 4 horas.***

✦ Este valor representa la **diuresis normal**, que debe ser de 0.5-1 mL/kg/hora. El paciente debe permanecer hidratado de manera adecuada; es preciso administrar suficientes líquidos orales o intravenosos para reponer todas las pérdidas de éstos y proporcionar los líquidos de mantenimiento requeridos.

*Variación del caso 2.2.2. **El paciente hace una diuresis de 400 mL/h en las siguientes 4 horas y desarrolla una PA de 80/60 mm Hg.***

✦ Cuando un paciente como éste tiene una secreción urinaria superior a 200 mL/h durante 2 horas consecutivas, la orina debe recolectarse durante un tiempo para determinar la causa de la diuresis. **La diuresis puede ser fisiológica –causada por la retención de urea, sodio y agua– o patológica –originada por el deterioro de la capacidad de concentración o de la reabsorción de sodio.**

♦ La orina con una osmolalidad baja en ocasiones indica un defecto de concentración patológico, mientras que aquella cuya osmolalidad es alta sugiere una diuresis osmótica.

♦ En la mayoría de los casos, la diuresis posobstructiva es autolimitada, y el nitrógeno ureico en sangre (NUS) y la creatinina (Cr) vuelven a la normalidad en 1-2 días.

♦ En general, los urólogos creen que lo mejor es mantener el volumen del paciente expandido durante la fase poliúrica. La manera óptima de conservar la hidratación sin sobrecargar de líquido al paciente es reemplazar alguna porción del exceso de volumen de orina mililitro por mililitro. Es posible obtener los electrolitos de la orina para determinar el mejor fluido para la reposición.

Variación del caso 2.2.3. **La diuresis del paciente es de 10 mL/h durante las siguientes 4 horas.**

♦ Lo más habitual es que la oliguria grave esté causada por un problema mecánico del catéter o por una deshidratación grave del paciente.

♦ En primer lugar, es necesario confirmar la permeabilidad del catéter, ya sea de forma no invasiva mediante ecografía transabdominal para detectar la distensión de la vejiga o por la irrigación del catéter.

♦ Si no hay ningún problema mecánico evidente, debe intentarse la **reposición de volumen**. Si no se consigue aumentar la diuresis del paciente, puede ser necesaria la colocación de una línea de presión venosa central (PVC) o una ecocardiografía para evaluar la idoneidad de los intentos de reposición de volumen.

Variación del caso 2.2.4. **La diuresis del paciente es de 10 mL/h, y su PVC es de 12 cm H_2O.**

♦ Quizá esté indicado un catéter en la arteria pulmonar para asegurar que la precarga y el gasto cardiaco son adecuados.

♦ Es posible obtener un ecocardiograma para observar la función ventricular, el llenado y el diámetro de la vena cava inferior y la variación con la respiración para ayudar a determinar el estado del volumen intravascular.

♦ Otras pruebas de laboratorio para identificar la etiología de la oliguria son la fracción excretada de sodio (FeNa, *fractional excretion of sodium*), la relación NUS:Cr, los electrolitos de la orina y la osmolalidad.

♦ La obstrucción debe descartarse mediante ecografía renal (tabla 2-4).

Variación del caso 2.2.5. **La primera muestra de orina es turbia y el paciente parece confuso y desorientado.**

♦ Este escenario sugiere **urosepsis**. La orina tiene que enviarse para un análisis de orina, así como para un cultivo, y deben iniciarse los antibióticos de amplio espectro hasta que se cultive un organismo específico.

Tabla 2-4. Medidas utilizadas en la evaluación de la oliguria

Causa de la oliguria	Prueba de laboratorio			
	Osmolalidad de la orina (mOsm/kg)	Orina [Na⁺] (mEq/L)	FeNa (%)	Relación NUS/Cr
Prerrenal	> 500	< 20	< 1	> 20
Posrenal	250-300	> 40	> 3	< 10

FeNa, excreción fraccionada de sodio; NUS, nitrógeno ureico en sangre.

*Variación del caso 2.2.6. **El paciente presenta hematuria macroscópica cuando se drenan los primeros 1000 mL de orina de la vejiga.***

◆ La hematuria no es poco frecuente después de una obstrucción debida a una sobredistensión de la vejiga y a una lesión de la pared vesical, pero un hombre de esta edad tiene que acudir también a una consulta de urología para descartar causas más graves, incluida una neoplasia. Las infecciones, los cálculos renales, los traumatismos, la prostatitis y los medicamentos que se sabe que causan cistitis (p. ej., la ciclofosfamida) también podrían producir hematuria.

◆ Si la diuresis disminuye, es preciso irrigar la vejiga para desalojar los coágulos. Si la coagulación se produce y persiste, el paciente puede necesitar una irrigación constante de la vejiga con una sonda de Foley de tres vías.

*Variación del caso 2.2.7. **Cuatro horas después de la inserción del catéter, el paciente tiene una temperatura de 40 °C y una PA de 80/60 mm Hg. El paciente está confuso.***

◆ Es probable que el paciente tenga urosepsis y necesite monitorización urgente y reanimación con líquidos en la unidad de cuidados intensivos. Además, requiere un estudio de sepsis, antibióticos de amplio espectro y, tal vez, soporte de presión arterial.

Profundizando Aunque este paciente precisaba una sonda, siempre hay que considerar la posibilidad de evitarla en primera instancia para una situación en la que no es necesaria. La simple inserción de una sonda urinaria puede ser suficiente para causar bacteriemia y urosepsis, incluso a las pocas horas de ocurrida la inserción.

Caso 2.3 Fiebre posoperatoria

Una mujer de 45 años de edad ha sido sometida a una resección de colon. Le llaman para ver a la paciente en su quinto día de posoperatorio. Durante las últimas 24 horas, ella ha tenido una temperatura de 38.3 °C.

P: ¿Cómo evaluaría a esta paciente?

R: Es necesario realizar una anamnesis y una exploración física exhaustivas; son la parte más importante del estudio. Deben considerarse todas las causas de fiebre. Entre éstas, por lo que se refiere a pacientes hospitalizados o posoperatorios, están las infecciones de heridas o de espacios profundos, neumonía, infección de las vías respiratorias superiores, infección de la vía urinaria (IVU), trombosis venosa profunda (TVP), catéteres permanentes infectados y medicamentos. Es necesario preguntar al paciente si hay producción de esputo, tos, dolor abdominal, náusea, vómito, dolor en el lugar de la herida, supuración de la herida, función intestinal, dificultad para orinar o presencia de sangre en la orina.

P: ¿Cómo cambiaría su evaluación y tratamiento en cada una de las siguientes situaciones?

Variación del caso 2.3.1. La paciente refiere ardor al orinar y ha notado algo de sangre en la orina. El urianálisis revela 10-20 leucocitos/campo de alta potencia y 3+ esterasa leucocitaria.

✦ Es preciso tener cuidado con los pacientes de edad avanzada, con diabetes y los que muestren cualquier signo de enfermedad, como náusea, vómito, cambios en el estado mental o dolor abdominal o en el costado. Puede ser importante administrar los antibióticos por vía intravenosa y asegurarse de que el individuo está bien hidratado.

✦ **Una IVU es una causa común de fiebre posoperatoria, en especial alrededor del tercer día. La retirada temprana de una sonda urinaria puede ayudar a minimizar las IVU, y muchos hospitales tienen protocolos bien establecidos para la retirada temprana o la evitación de las sondas.**

Variación del caso 2.3.2. La paciente informa que hay una secreción purulenta en la zona de la herida con cierta sensibilidad. Las grapas siguen colocadas.

✦ En este caso, la **herida debe ser evaluada con cuidado** en busca de signos de celulitis o fluctuación. La herida tiene que ser cultivada y tratarse de manera local, lo que a menudo implica cuidado e irrigación. Si existe una celulitis importante, es necesario administrar un antibiótico adecuado. Las bacterias más comunes que se encuentran en las infecciones de las heridas son la flora cutánea.

✦ **Si la herida muestra fluctuación, lo que sugiere una acumulación de líquido bajo la piel, tienen que retirarse suficientes grapas, en consulta con el cirujano, y debe drenarse el pus. Es preciso determinar la integridad de la fascia e iniciar el cuidado local de la herida.**

Variación del caso 2.3.3. En la exploración, usted observa que la paciente tiene una vía intravenosa permanente en el antebrazo derecho con induración, edema y sensibilidad en el lugar.

✦ Se debe retirar el catéter. En la mayoría de los casos, después de hacer esto se resuelve la inflamación. Si hay una celulitis importante, tiene que considerarse la posibilidad de administrar antibióticos. La mayoría de los cirujanos recomiendan que todos los sitios de inserción intravenosa se roten cada cuatro días para prevenir este problema.

Variación del caso 2.3.4. También descubre una gota de pus en la piel en el lugar de salida de la venopunción.

✦ Esta enfermedad se denomina **flebitis supurativa** y la causa la presencia de un trombo infectado en la vena y alrededor del catéter permanente. Los pacientes afectados suelen tener fiebres altas y hemocultivos positivos.

✦ **Además de la retirada del catéter, la flebitis supurativa se trata mediante la escisión de la vena afectada hasta el primer segmento venoso normal que sea patente y no esté infectado. Conviene tener en cuenta la posibilidad de administrar antibióticos por vía intravenosa, en tanto que la herida ha de dejarse abierta.**

Caso 2.4 Fiebre alta en el posoperatorio inmediato

Un hombre de 35 años de edad ha recibido una herida de escopeta en el abdomen por la que sufrió una lesión por explosión en la pared abdominal y daño en el colon. Doce horas después de una hemicolectomía derecha con ileostomía y fístula mucosa, el paciente presenta fiebre alta. Una enfermera le llama porque la temperatura es de 40.5 °C.

P: ¿Cómo manejaría esta situación?

R: Una fiebre posoperatoria de esta magnitud requiere una atención rápida porque es un problema que tiene el potencial de ser mortal. Resulta fundamental descartar una infección de la herida por un organismo formador de gas. Debe realizarse de inmediato un examen físico cuidadoso. Es necesario retirar los vendajes de la herida abdominal e inspeccionarla; muestra un aspecto eritematoso, con un borde de decoloración marrón de la piel que avanza y formación de ampollas. Hay una secreción marrón fina y acuosa con mal olor y crepitación cerca de la herida.

P: ¿Qué diagnóstico sospecha?

R: Es probable que se trate de una infección grave de la herida. En ocasiones, el crepitante es un hallazgo posterior, y su ausencia no debe retrasar el diagnóstico porque la enfermedad se extiende con mucha rapidez a lo largo de los planos fasciales.

Un organismo formador de gas como la *clostridium* o los estreptococos del grupo A puede causar una grave infección de la herida y una fascitis necrotizante. La atención pronta para abordar esta infección es fundamental para su tratamiento exitoso y la supervivencia del paciente.

P: ¿Cómo se debe tratar esta infección?

R: Es necesaria la administración de altas dosis de penicilina G con cobertura antimicrobiana anaeróbica, como metronidazol o clindamicina, y un desbridamiento urgente. La oxigenoterapia hiperbárica también puede ayudar a detener la infección e inhibir la germinación de las esporas activadas por el calor. La hemólisis es posible por las toxinas hemaglutinina y hemolisina producidas por la *clostridium*. También es necesaria la inmunización antitetánica. Las infecciones multiorgánicas por estreptococos, estafilococos y bacilos gramnegativos pueden producir resultados similares y requieren antibióticos de amplio espectro. **Si se encuentran bacilos grampositivos productores de esporas, se diagnostica una infección clostridial de la herida. El desbridamiento del tejido infectado es forzoso como tratamiento primario.**

Caso 2.5 Problemas cardiopulmonares posoperatorios

Un paciente de 47 años de edad ha sido sometido a la reparación de una gran hernia ventral. Mientras se halla en el hospital, el individuo está bajo su cuidado.

P: ¿Cómo se ocuparía de las siguientes situaciones en el periodo posoperatorio?

*Variación del caso 2.5.1. **La nota de la enfermera de la noche anterior registra un breve episodio de falta de aire. El paciente fuma dos paquetes de cigarrillos al día y le dice que tiene esputo amarillo.***

◆ El paciente podría tener disnea por atelectasia, bronquitis o neumonía. Como fumador, existe un mayor riesgo de desarrollar bronquitis o neumonía. Es necesario examinar el tórax en busca de signos de atelectasia o neumonía y obtener una radiografía (Rx) de tórax y una gasometría arterial (GA) para evaluar la saturación arterial de oxígeno.

◆ Además, el esputo debe remitirse para tinción de Gram y cultivo. Si es febril, podrían iniciarse antibióticos empíricos tras el envío del cultivo en función de un hallazgo en la Rx de tórax compatible con neumonía.

*Variación del caso 2.5.2. **Desde ayer, la lectura de la saturación de oxígeno del paciente en la oximetría de pulso ha bajado de 95 a 85%.***

◆ Es necesaria una evaluación adicional para determinar la causa de la hipoxia.

*Variación del caso 2.5.3. **El paciente tose esputo con sangre desde esta mañana.***

◆ La hemoptisis puede ser un signo de varias condiciones. Si el paciente ha tenido hemoptisis antes de la hospitalización, es más probable que se trate de una enfermedad maligna. Si, por el contrario, se trata del primer episodio , la causa podría más bien hallarse en un émbolo pulmonar, sobre todo en el contexto de la inmovilización en el hospital. En cualquiera de los dos casos, es preciso realizar más estudios.

◆ **La hemoptisis puede ser secundaria a un tumor maligno, bronquitis, neumonía, tuberculosis o un infarto pulmonar, que tal vez lo ocasione una embolia pulmonar.**

*Variación del caso 2.5.4. **El paciente presenta hipotensión aguda con una PA de 80/60 mm Hg, y la saturación de oxígeno cae de 95 a 85%.***

◆ El paciente podría estar sufriendo una embolia pulmonar (EP) masiva o un infarto de miocardio (IM). En primer lugar, debe evaluarse la vía aérea, lo que incluye la valoración de los ruidos respiratorios bilaterales para descartar un neumotórax u otro problema pulmonar importante. También es posible que se necesite intubación.

◆ Se requiere el traslado urgente a un entorno monitorizado, y es preciso efectuar una Rx de tórax y un electrocardiograma (ECG). Si el paciente presenta cambios en el ECG que sugieren un IM, debe ser evaluado y tratado por esta condición. En caso de que la persona parezca tener una embolia pulmonar, sería apropiado iniciar una infusión de heparina; una vez que el sujeto se encuentra estable, el diagnóstico puede fijarse por lo general con una angiografía por tomografía computarizada (TC) del tórax con contraste para evaluar específicamente las arterias pulmonares.

Profundizando

Al evaluar a un paciente inestable, formule su diagnóstico diferencial. A continuación, evalúe los posibles problemas de forma organizada. Busque el diagnóstico que conduzca con prontitud a la morbilidad y la mortalidad, como un IM o una EP. Solicite primero las pruebas diagnósticas que son sencillas, rápidas de obtener y de alto rendimiento como ECG, GA o Rx de tórax.

Variación del caso 2.5.5. *El paciente sufre un paro cardiorrespiratorio.*

◆ Debe seguirse el protocolo de soporte vital cardiaco avanzado (ACLS), que comienza con la vía aérea, la respiración y la circulación. Llamar a un "código" e intubar al paciente de forma urgente.

◆ La parada circulatoria puede ser consecuencia de un paro respiratorio. Una vez que se ha reanimado al paciente, es conveniente llevar a cabo una evaluación adicional.

Caso 2.6 Tratamiento de una fístula del intestino delgado

A una mujer de 65 años de edad se le ha resecado un segmento de intestino necrótico. En el 10° día del posoperatorio, usted observa que el contenido intestinal drena por la herida.

P: ¿Cómo manejaría esta complicación?

R: Una vez que una fístula GI (fig. 2-1) se ha establecido y no se cierra pronto, puede ser necesario realizar un fistulograma o una serie del intestino delgado para explorar explicaciones para la persistencia del drenaje. Si la fístula GI se mantiene después de 5 o 6 semanas y el paciente no tiene infección, se debe planificar una reparación definitiva.

Aunque la mayoría de los sujetos con una fístula del intestino delgado no necesitan una exploración quirúrgica, un paciente que muestra signos clínicos de peritonitis requiere de una reexploración operatoria. En caso contrario, es preciso realizar una TC para descartar una colección intraabdominal que, de manera usual, puede drenarse por vía percutánea bajo la guía de la TC. Si se presenta una colección no drenada en asociación con una fístula gastrointestinal, debe efectuarse un drenaje percutáneo u operatorio.

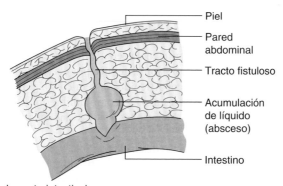

Piel

Pared abdominal

Tracto fistuloso

Acumulación de líquido (absceso)

Intestino

Figura 2-1. Fístula gastrointestinal.

REFERENCIA A NMS. CIRUGÍA

Para más información, consulte *NMS. Cirugía*, 7.ª ed, capítulo 3, Consideraciones posoperatorias.

Capítulo
3

Cicatrización de heridas

Bruce E. Jarrell • *Eric D. Strauch*

Alcanzar el objetivo

PRINCIPIOS DE LA CICATRIZACIÓN DE HERIDAS

- Cualquier condición que interfiera con las fases de cicatrización de la herida (hemostasia, inflamación, proliferación y remodelación) perjudicará el ritmo de cicatrización y la fuerza tensil final de la herida.
- Tanto los factores locales como los sistémicos tienen un efecto. Los factores locales son:
  - En el momento del cierre, las heridas deben estar libres de hemorragias, hematomas, contaminación grave y tejido necrótico.
  - Los bordes de la herida deben estar libres de tensión.
  - El tejido local tiene que estar sano y bien vascularizado (cuando ha sido irradiado, el tejido tiene una vascularidad reducida).
- Entre los factores sistémicos que dificultan la cicatrización de las heridas se encuentran los siguientes:
  - Metabolismo: mal estado nutricional, deficiencia de zinc y vitaminas A o C, presencia de infección en otra parte del cuerpo, estados hipóxicos o de bajo flujo, tabaquismo, diabetes mal controlada, obesidad, enfermedades como las vasculares del colágeno e insuficiencia renal y hepática.
  - Inmunosupresión: inmunosupresión sistémica por el estado de la enfermedad, medicamentos como los glucocorticoides sistémicos, algunos fármacos quimioterapéuticos e inmunosupresores, así como inhibidores de la angiogénesis.
- A continuación se exponen las consideraciones relativas a las infecciones de las heridas:
  - Si existe un absceso, tiene que ser drenado.
  - Si hay tejido necrótico, es preciso desbridarlo.
  - Si se encuentra un cuerpo extraño, debe ser retirado.
  - Si hay una fuga entérica en la herida, debe controlarse.
  - Si se presenta crepitación, cabe sospechar que se trata de una infección necrosante formadora de gas y abrir la herida.
  - Los antibióticos sistémicos no son el tratamiento principal de las infecciones de las heridas.
  - Los antibióticos perioperatorios administrados a los pacientes con heridas limpias contaminadas (que suelen estar cerradas) reducen la incidencia de las infecciones de la herida.

Caso 3.1 Tratamiento de la herida y complicaciones

Un paciente de 60 años de edad se somete a una lisis de adherencias por una obstrucción del intestino delgado. Se realiza cierre primario de la herida con grapas.

P: ¿Cómo describiría el proceso de cicatrización de la herida en este caso?

R: He aquí un ejemplo de cicatrización de la herida por **intención primaria**. Los bordes de la herida se cierran con suturas, lo que permite una cobertura muy rápida por parte del epitelio y una pronta cicatrización de la herida. Durante las primeras semanas de cicatrización se producen ciertos acontecimientos en la herida (fig. 3-1).

P: ¿Qué factores se sabe que retrasan el proceso de cicatrización de las heridas?

R: La cicatrización de las heridas se realiza a través de cuatro fases programadas: hemostasia, inflamación, proliferación y remodelación. Para que la cicatrización de las heridas sea normal es necesario que exista buena nutrición, ausencia de infecciones, función inmunitaria

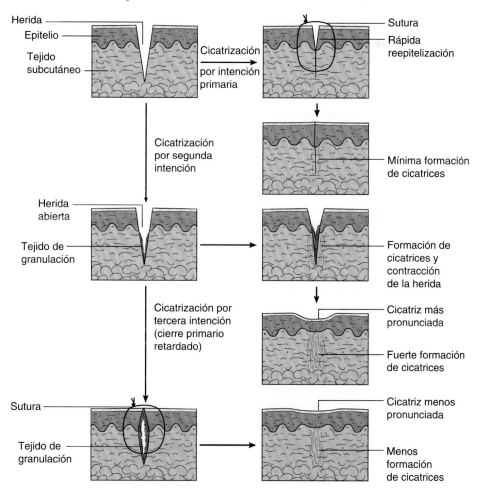

Figura 3-1. Cicatrización de la herida por primera, segunda y tercera intención.

normal, al igual que una oxigenación y un flujo sanguíneo adecuados. Se sabe que hay varios factores que retrasan el proceso de cicatrización de las heridas (tabla 3-1).

Tabla 3-1. Factores que retrasan la cicatrización de las heridas

- Desnutrición
- Inmunosupresión por cualquier causa
- Isquemia; local y sistémica
- Estrés fisiológico
- Uremia
- Obesidad
- Diabetes
- Tabaquismo

Dos semanas después, en una nueva visita, el paciente le pregunta cuándo puede volver a levantar objetos pesados.

P: ¿Qué debe decírsele a este paciente?

R: Es preciso reiterarle que no debe levantar peso significativo hasta alrededor de la sexta semana tras la cirugía.

P: ¿Qué procesos se producen en la herida del paciente durante las primeras semanas del posoperatorio que apoyan esta recomendación?

R: La producción de colágeno y la reticulación todavía están ocurriendo a lo largo de esta fase. Hasta que el colágeno madure y alcance una resistencia a la tracción casi final, la herida es propensa a sufrir lesiones y desgarros. Por tanto, durante esta etapa, el paciente debe evitar estresar la herida (fig. 3-2).

El paciente vuelve a verle en tres meses. No ha habido complicaciones y la herida se ha curado. Sin embargo, el sujeto no está satisfecho con el aspecto y la sensación de la herida.

P: ¿Cómo manejaría los siguientes hallazgos físicos en la herida?

Variación del caso 3.1.1. **Se siente una estructura dura, en forma de nudo, debajo de la piel.**

◆ Lo más probable es que se trate de un **nudo de sutura**. Si se utilizaron suturas absorbibles en la operación, es probable que se resuelva con el tiempo. En caso de que se hayan empleado suturas no absorbibles, habría que esperar varios meses más para que la herida cicatrice por completo. Si el paciente sigue preocupado, el nudo puede retirarse con anestesia local.

Variación del caso 3.1.2. **El paciente tiene una pequeña zona roja y dolorida que drena de forma intermitente una pequeña cantidad de pus y luego se sella.**

◆ Debe sospecharse un absceso de sutura, que es una infección de la misma; por lo general, afecta al nudo y es de bajo grado, pero persistente. Bajo anestesia local, es factible explorar la abertura con una pinza hemostática y sujetar y retirar la sutura. Esto suele solucionar el problema.

Variación del caso 3.1.3. **El hombre presenta un defecto de 4 cm en la fascia que sobresale al toser.**

◆ El paciente tiene una **hernia ventral** posoperatoria por rotura de la fascia (dehiscencia), lo que en ocasiones es el resultado de una infección, fallo de la sutura, tensión o debilidad de

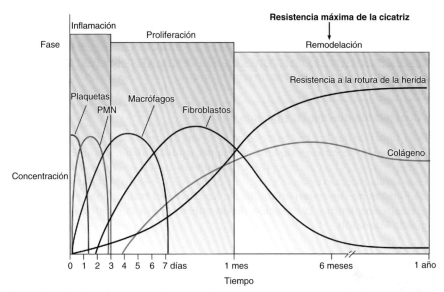

Figura 3-2. Fases de la cicatrización de heridas que comparan las concentraciones de células y colágeno con la resistencia de la herida a lo largo del tiempo. PMN, leucocitos polimorfonucleares. (De Lawrence PF. *Essentials of General Surgery and Surgical Specialties*, 6th ed. Wolters Kluwer Health; 2018, Fig. 7-1).

la fascia, y debe repararse de manera quirúrgica para evitar complicaciones de encarcelamiento y dolor.

*Variación del caso 3.1.4. **La cicatriz es roja y sensible al tacto, y el paciente piensa que es antiestética.***

◆ Algunas heridas presentan un proceso inflamatorio prolongado en las últimas fases de la cicatrización. **La remodelación y la maduración de la herida continúan produciéndose durante al menos seis meses. Existen agentes tópicos que es posible usar para la mejora cosmética del tejido cicatricial cutáneo.**

◆ En el supuesto de que no haya infección evidente, el tratamiento adecuado implica tranquilizar al paciente. La herida debe observarse por un mínimo de seis meses antes de considerar la revisión.

*Variación del caso 3.1.5. **La cicatriz del paciente tiene un aspecto elevado e hipertrófico.***

◆ Esta cicatriz, que se ha mantenido dentro de los límites de la incisión original, se denomina hipertrófica. Hasta que se estabilice, es conveniente observarla. La mayoría de las cicatrices hipertróficas no siguen agrandándose. La revisión puede ser apropiada, pero la recurrencia es común a menos que la herida se trate con inyecciones de esteroides y vendajes de presión local, cuya efectividad es inconsistente.

*Variación del caso 3.1.6. **La cicatriz del paciente tiene un aspecto elevado e hipertrófico, y se está extendiendo más allá de la zona inmediata de la incisión.***

◆ Esta cicatriz, que es similar a una hipertrófica, se denomina queloide. Es más pronunciada y se expande fuera de los márgenes originales de la herida. El tratamiento es el mismo que el de las cicatrices hipertróficas en la Variante del caso 3.1.5. Los queloides podrían reaparecer tras la extirpación quirúrgica.

Caso 3.2   Infección de la herida

Usted explora quirúrgicamente a una mujer de 25 años de edad por una obstrucción intestinal y realiza una lisis de adherencias. Al examinar a la paciente el tercer día del posoperatorio, observa una zona de enrojecimiento y sensibilidad en el centro de la herida.

P: ¿Cuál tendría que ser su siguiente paso?

R: Debe sospechar que hay una infección en la herida. La medida más importante es drenar la infección por completo y **desbridar cualquier tejido no viable**. Los antibióticos orales o intravenosos (IV) no son apropiados. Los **antibióticos** sólo son necesarios si la celulitis de la herida parece extenderse a pesar del drenaje de la misma. **Muchas infecciones de heridas no requieren antibióticos. La clave del tratamiento es el drenaje, el desbridamiento y la creación de un entorno para la cicatrización por segunda intención.**

Profun-dizando

El pilar para tratar cualquier infección es controlar el origen. La búsqueda de una fuente más profunda, como un absceso o una lesión intestinal insospechada, es crucial. Resulta factible lograr esto mediante evaluación clínica, obtención de imágenes de la zona y drenaje percutáneo, o bien, exploración quirúrgica.

Se procede a abrir la herida y se drena material purulento. Los bordes de la herida parecen viables.

P: ¿Qué tratamiento es el adecuado ahora?

R: El tratamiento posterior consiste en el cuidado local de la herida, que implica el desbridamiento de cualquier tejido necrótico de forma quirúrgica, química o mecánica. Si hay un drenaje importante, éste se controla con una terapia de presión negativa de la herida o con un apósito absorbente. En caso de que esté seca, la herida puede humedecerse con soluciones tópicas que contengan plata iónica, por sus propiedades antibacterianas.

P: ¿Cómo describiría el proceso de cicatrización de esta herida?

R: Esta herida podría describirse como de cicatrización por **segunda intención**. Las heridas que se hallan en esta categoría a menudo son aquellas que se contaminaron en la cirugía inicial y que el cirujano dejó abiertas, o heridas que se infectaron y se abrieron en el posoperatorio inmediato. Hacer que la herida quede abierta para que cicatrice por segunda intención permite eliminar las bacterias de la herida en vez de que se acumulen en forma de absceso. La segunda intención se caracteriza por la formación de **tejido de granulación**, que rellena la cavidad que se produce cuando no se oponen los bordes de la piel. Tras este proceso ocurre la **contracción de la herida** y la reepitelización (fig. 3-1).

Dos días después, examina la herida y encuentra bordes sanos y rojos, con sólo una pequeña cantidad de exudado aparente en sus superficies.

P: ¿Cuáles son las opciones para el tratamiento de las heridas en este momento?

Variación del caso 3.2.1. Podría seguir observando la herida y tratarla con cuidados locales.

◆ Este método es quizá el mejor para las heridas en que la infección es importante o se desarrollan problemas de cicatrización. Sin embargo, también es **lento**, sobre todo en el caso de heridas grandes o profundas, y suele provocar una contracción importante de la herida.

Variación del caso 3.2.2. Una opción es colocar un injerto de piel de grosor parcial.

◆ Un injerto de piel de grosor dividido es un trozo de piel extraído de forma quirúrgica de una zona donante remota. Tiene un espesor aproximado de 0.030-0.035 cm (0.012-0.014 pulgadas) y contiene una capa de epidermis y una parte de la dermis. El injerto es capaz de revascularizarse a partir del tejido de granulación, un proceso denominado inosculación, y provocar la reepitelización de la herida.

◆ Una vez establecidos, los injertos de piel de espesor dividido retrasan en gran medida el proceso de contracción de la herida y reducen dicha contracción en 60%.

Los injertos de piel son frágiles y se rompen con facilidad en las primeras fases de fijación, al igual que son siempre más susceptibles a los traumatismos que la piel normal. Sin embargo, constituyen una de las mejores formas de solucionar los problemas de las heridas. **Para que un injerto de piel se adhiera con éxito, el recuento de bacterias en el lecho de granulación debe ser inferior a 10^5 bacterias por gramo de tejido.**

Variación del caso 3.2.3. Una opción es cerrar la herida con suturas.

◆ Esto representa la cicatrización de la herida por **tercera intención**, un método que suele llevarse a cabo varios días después de la cirugía. Por lo regular, durante la intervención se produjo una contaminación macroscópica de la herida, pero con varios días de buen manejo de ésta, no presenta contaminación macroscópica y ahora predomina el tejido de granulación. Una vez que el recuento bacteriano ha disminuido, la herida puede cerrarse de manera exitosa con suturas, lo que propicia una cicatrización más rápida (fig. 3-1).

Su residente le pregunta qué procesos son importantes para recuperar la fuerza de la herida.

P: ¿Cómo le respondería?

R: Durante la fase de unión fibrosa de la cicatrización de la herida, se genera colágeno. **En las heridas en fase de cicatrización, la producción de colágeno puede detectarse por primera vez a las 10 horas de la herida y alcanza su punto máximo a los 5-7 días.** El colágeno tiene una baja resistencia a la tracción hasta que se produce la escisión de los péptidos de procolágeno y la reticulación del colágeno, proceso en el que participan los fibroblastos. En las heridas que curan por segunda intención, los fibroblastos también se contraen con elementos de músculo liso; estas células se denominan **miofibroblastos**. Tal acción ocasiona la contracción de la herida y puede dar lugar a contracturas, que son distorsiones de la anatomía normal debidas a la cicatrización.

Su residente también quiere saber qué factores de crecimiento son los más importantes en el proceso de cicatrización.

P: ¿Qué le contestaría?

R: En la cicatrización de las heridas intervienen múltiples factores de crecimiento. El factor de crecimiento derivado de las plaquetas (PDGF, *platelet-derived growth factor*), que es quimiotáctico para los fibroblastos, los neutrófilos y los macrófagos, es liberado en forma temprana por las plaquetas. Por su parte, el factor de crecimiento transformante beta (TGF-*beta, transforming growth factor beta*), que aumenta la síntesis de colágeno, sigue al PDGF. Luego, el factor de crecimiento de fibroblastos básico (FGF, *fibroblast growth factor*) acelera la contracción de la herida. Por último, el factor de crecimiento epitelial (EGF, *epithelial growth factor*) estimula la migración epitelial y la mitosis, lo que acelera la epitelización de la herida (fig. 3-3).

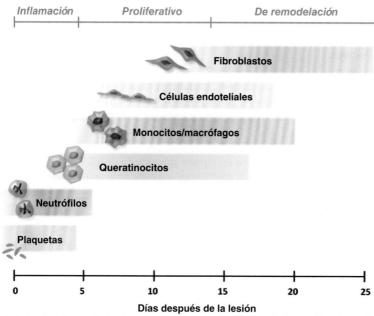

Figura 3-3. Las tres fases de la cicatrización de la herida (inflamatoria, proliferativa y de remo- delación), el momento de estas fases en la cicatrización de la herida cutánea adulta y las cé- lulas características que se observan en la herida en proceso de cicatrización en esos puntos temporales. (De Thorne CH, Gurtner GC, Chung K, *et al. Grabb and Smith's Plastic Surgery*, 7th ed. Wolters Kluwer Health; 2013, Fig. 2-2).

Caso 3.3   Clasificación de las heridas en función del riesgo de infección posterior

Está planeando su día en el quirófano. Tiene una reparación de hernia ventral y una co- lectomía, ambas electivas. Ambos procedimientos implican efectuar una incisión abdo- minal, lo que conlleva un riesgo de infección de la herida. Mientras espera a que empiece su primer caso, descubre que es necesario explorar a un tercer paciente que tiene el colon perforado.

P: ¿Cómo clasificaría la herida abdominal que creará en estos tres pacientes?

R: Las heridas se clasifican en cuatro categorías: limpias, limpias contaminadas, contaminadas y sucias (tabla 3-2). Este esquema de clasificación se basa en la cantidad de contaminación bac- teriana presente en el quirófano y en la probable tasa de infección posoperatoria si la herida se cierra. La tasa de infecciones posoperatorias de las heridas ha disminuido de manera drástica con la llegada de una mejor descontaminación de la piel y de antibióticos profilácticos adecua- dos. Así pues, es posible tratar las heridas después de una operación con cierto conocimiento de la probabilidad prevista de infección (tabla 3-3).

Variación del caso 3.3.1. El paciente tiene una reparación de hernia ventral sin complicaciones y sin malla. Este procedimiento daría lugar a una herida lim- pia con un bajo riesgo de infección.

♦ La **herida** puede **cerrarse de forma primaria** con seguridad. No se administran antibióti- cos en el perioperatorio, y la infección es poco probable. Sin embargo, si se insertara una

Tabla 3-2. Clasificación de las heridas quirúrgicas

Clasificación	Descripción
Limpias	Se trata de heridas operatorias no infectadas carentes de inflamación y en las que no se penetra en las vías respiratorias, alimentarias, genitales o urinarias.
Limpias contaminadas	Son heridas quirúrgicas en las cuales se penetra en el tracto respiratorio, alimentario, genital o urinario en condiciones controladas y sin contaminación inusual.
Contaminadas	Entre ellas se encuentran las heridas abiertas, frescas y accidentales; las operaciones con rupturas importantes de la técnica estéril o con grandes derrames del tracto gastrointestinal y las incisiones en las que se encuentra una inflamación aguda no purulenta.
Sucias	Incluye las heridas traumáticas de varios días o más tiempo desde la lesión que presentan tejido desvitalizado, las que tienen tejido desvitalizado retenido, lo mismo que las que implican infección clínica existente o vísceras perforadas.

Definido por el American College of Surgeons National Surgical Quality Improvement Program (ACS-NSQIP). Guía del usuario para el archivo de datos de uso de los participantes de 2008. Chicago: American College of Surgeons; 2009; Ortega G, Rhee DS, Papandria DJ, *et al*. An evaluation of surgical site infections by wound classification system using the ACS-NSQIP. *J Surg Res*. 174(1):33-38.

Tabla 3-3. Estudios comparativos de las infecciones posoperatorias del sitio quirúrgico estratificadas por la clasificación de la herida (tradicional frente a la del ACS-NSQIP)

Infección	Limpia	Limpia contaminada	Contaminada	Sucia
Tradicional	1-5%	3-11%	10-17%	> 27
ACS-NSQIP ISQ	2.58	6.67	8.61	11.80
ISQ superficial	1.76	3.94	4.75	5.16
ISQ incisional profunda	0.54	0.86	1.31	2.10
ISQ órgano/espacio	0.28	1.87	2.55	4.54

ACS-NSQIP, American College of Surgeons National Surgical Quality Improvement Program; ISQ, infección del sitio quirúrgico.
De Ortega G, Rhee DS, Papandria DJ, *et al*. An evaluation of surgical site infections by wound classification system using the ACS-NSQIP. *J Surg Res*. 2012;174(1):33-38.

malla, la mayoría de los cirujanos suministraría antibióticos perioperatorios debido a la elevada morbilidad asociada a la malla infectada.

Variación del caso 3.3.2. El paciente se somete a una colectomía electiva con una "preparación intestinal" preoperatoria, con confirmación operatoria de una buena "preparación". Este procedimiento daría lugar a una herida limpia contaminada; hay una baja probabilidad de infectarla con heces durante la cirugía.

◆ En esta situación, la mayoría de los cirujanos cerrarían la herida como primer procedimiento y esperarían una **probabilidad inferior a 10% de que se produzca una infección de la herida**.

*Variación del caso 3.3.3. **El paciente tiene un colon perforado que requiere colectomía y colostomía de urgencia. Este procedimiento dará lugar a una herida contaminada: contaminación de la herida con heces.***

✦ Muchos cirujanos dejarían esta herida abierta y la tratarían con una gasa empapada en suero, una terapia de presión negativa o un apósito absorbente. Tan pronto como se haya producido la granulación, algunos profesionales de la salud cerrarían la herida, mientras que otros mantendrían en observación la contracción de la misma.

✦ Otros cirujanos podrían argumentar que es aceptable una posibilidad significativa de infección de la herida con el cierre primario de la misma con o sin drenaje. Si se produce una infección de la herida, siempre queda la posibilidad de abrirla y tratarla.

P: Varios de sus pacientes de la consulta van a someterse a cirugía en los próximos días. ¿Cómo decidirá cuáles de ellos deberían recibir antibióticos intravenosos antes de la operación?

R: Los antibióticos profilácticos no son necesarios en pacientes que se someten a procedimientos quirúrgicos limpios o a operaciones que **no** involucran la implantación de algún **cuerpo extraño permanente**. En estos casos, la tasa de infección de la herida es baja sin antibióticos, y administrarlos no mejora los resultados. Los estudios han demostrado que los **antibióticos perioperatorios** (antibióticos profilácticos), que deben administrarse en la hora siguiente a la incisión, reducen la tasa de infección de la herida en los casos de heridas limpias-contaminadas. Dichos antibióticos profilácticos también suelen ser pertinentes en los casos que implican una exposición breve y predecible a las bacterias; la implantación de un dispositivo o de **material protésico**; o el deterioro de las defensas del huésped, como la **inmunosupresión** o **un flujo deficiente de sangre** (tabla 3-4).

P: ¿Cómo administraría los antibióticos?

R: El Surgical Care Improvement (SCIP, Proyecto de mejora de la atención quirúrgica) dicta que los antibióticos profilácticos deben recibirse dentro de la hora anterior a la incisión.

P: Más tarde, le piden que vea a un paciente en el servicio de urgencias que ha sido mordido en la cara por un perro. ¿Cómo debe manejarse esta herida?

R: Una mordedura de perro es, por supuesto, una herida contaminada y se dejaría abierta en la mayoría de las circunstancias, excepto en las zonas con abundante irrigación sanguínea. Una de esas áreas es la cara, que tiene un importante valor cosmético. La mayoría de los médicos cerrarían la herida facial e implementarían vigilancia estrecha. Está demostrado que las mordeduras humanas tienen más probabilidades de provocar infecciones graves que las mordeduras de animales, así que es preciso tomar precauciones adicionales cuando la mordedura la provocó otra persona.

Profundizando

Es preciso evaluar todos los aspectos de cualquier posible lesión o enfermedad. Así, tras la mordedura de un animal tienen que analizarse los hechos en cuanto a una posible infección de rabia y ha de brindarse atención adecuada, incluida la inmunoglobulina antirrábica y las vacunas, si están indicadas.

REFERENCIA A NMS. CIRUGÍA
Para más información, consulte *NMS. Cirugía*, 7.ª ed, capítulo 27, Cirugía plástica y reconstructiva.

Tabla 3-4. Normativas para la profilaxis de la endocarditis infecciosa (EI)

Directrices de la AHA de 2007	Directrices de la ESC 2015	Directrices del NICE de 2015 con la reforma de 2016
Recomendadas para la profilaxis antibiótica		
Individuos con mayor riesgo de sufrir un resultado adverso de la EI	Individuos con mayor riesgo de EI que se someten a un procedimiento de alto riesgo	No se recomienda *de forma rutinaria* la profilaxis antibiótica contra la endocarditis infecciosa para quienes se someten a procedimientos dentales (u otros). ("de forma rutinaria" añadido en 2016)
Individuos con mayor riesgo de sufrir resultados adversos por la EI	**Individuos con mayor riesgo de EI**	**Individuos con riesgo de desarrollar EI**
• Válvula cardiaca protésica o material protésico utilizado para la reparación de la válvula • El anterior • Defecto cardiaco congénito (DCC) cianótico no reparado, incluyendo derivaciones y conductos paliativos • Reparación completa del DCC con material o dispositivo protésico, ya sea colocado mediante cirugía o intervención con catéter durante los primeros 6 meses tras la intervención • DCC reparado con defectos residuales en el sitio o adyacente a la ubicación de un parche protésico • Receptores de trasplantes cardiacos que desarrollan valvulopatía	• Pacientes con cualquier válvula protésica, incluida una válvula transcatéter, o aquellos en los que se haya utilizado cualquier material protésico para la reparación de la válvula cardiaca • Pacientes con un episodio previo de EI • Cualquier tipo de DCC cianótico • Cualquier tipo de DCC reparado con material protésico, ya sea colocado quirúrgicamente o mediante técnicas percutáneas, hasta 6 meses después de la intervención o de por vida, si sigue habiendo una derivación residual o una regurgitación valvular tras la intervención	• Valvulopatía adquirida con estenosis o regurgitación • Sustitución de válvulas • Cardiopatía congénita estructural, incluidas las afecciones estructurales corregidas o paliadas quirúrgicamente, pero se excluyen la comunicación interauricular aislada, la comunicación interventricular totalmente reparada o el conducto arterioso persistente totalmente reparado, y los dispositivos de cierre que se consideren endotelizados • Endocarditis infecciosa previa • Miocardiopatía hipertrófica

(continúa)

Tabla 3-4. Normativas para la profilaxis de la endocarditis infecciosa (EI) *(continuación)*

Directrices de la AHA de 2007	Directrices de la ESC 2015	Directrices del NICE de 2015 con la reforma de 2016
	Riesgo moderado/intermedio	
	• Pacientes con antecedentes de fiebre reumática • Pacientes con valvulopatía nativa (incluyendo válvula aórtica bicúspide, prolapso de la válvula mitral y estenosis aórtica calcificada) • Pacientes con anomalías congénitas de las válvulas del corazón no reparadas	• No hay recomendaciones
Procedimientos de alto riesgo para los que debe considerarse la profilaxis antibiótica		
• Todos los procedimientos dentales que impliquen la manipulación del tejido gingival o de la región periapical de los dientes o la perforación de la mucosa oral* • Procedimientos en las vías respiratorias o en la piel infectada, estructuras cutáneas o tejido musculoesquelético.	• Sólo ha de considerarse la profilaxis antibiótica para los procedimientos dentales que requieran la manipulación de la región gingival o periapical de los dientes o la perforación de la mucosa oral*	
Régimen de profilaxis antibiótica recomendado (para sujetos no alérgicos a la penicilina)		
Amoxicilina 2 g por vía oral 30-60 min antes del procedimiento**	Amoxicilina 2 g por vía oral 30-60 min antes del procedimiento**	No hay recomendaciones
Régimen de profilaxis antibiótica recomendado (para sujetos alérgicos a la penicilina)		
Clindamicina 600 mg por vía oral 30-60 min antes del procedimiento**	Clindamicina 600 mg por vía oral 30-60 min antes del procedimiento**	No hay recomendaciones

*Excluyendo las inyecciones de anestesia local a través de tejido no infectado (véanse las directrices originales para el resto de exclusiones).

**Por favor, consúltense las directrices originales para las dosis de los niños y los regímenes parenterales, así como otros planes alternativos.

AHA, American Heart Association; ESC, European Society for Cardiology; NICE, National Institute for Health and Care Excellence. Thornhill MH, Dayer M, Lockhart PB, Prendergast B. Antibiotic prophylaxis of infective endocarditis. *Curr Infect Dis Rep.* 2017;19(2):9.

Capítulo

4

Trastornos torácicos y cardiotorácicos

Bruce E. Jarrell • *Eric D. Strauch*

Alcanzar el objetivo

Enfermedad pulmonar

- Cuando se detectan síntomas o una anomalía radiológica sospechosa de una neoplasia o malignidad, es imperativo un diagnóstico agresivo. Los retrasos en el éste pueden dar lugar a un crecimiento significativo o a una metástasis, y aumentar la mortalidad. Los hallazgos clínicos que despiertan la sospecha incluyen un nódulo pulmonar en una radiografía (Rx) de tórax de cribado, síntomas de disfagia y ganglios linfáticos agrandados en la exploración física.
- El carcinoma de células pequeñas se considera una enfermedad sistémica que comienza en el pulmón y hace metástasis de forma temprana. Rara vez es susceptible de resección quirúrgica, y la quimioterapia es el tratamiento primario.
- El carcinoma de células no pequeñas comienza como una enfermedad más local que se extiende a los ganglios linfáticos locales y regionales antes de convertirse en sistémica, lo que hace que la resección quirúrgica tenga más probabilidades de ser curativa.
- El mesotelioma suele presentarse en un estadio tardío con bajas tasas de curación, pero las etapas iniciales pueden sanarse con una neumonectomía extrapleural.
- El neumotórax espontáneo se produce en adultos jóvenes, altos y delgados, debido a la rotura de las bullas apicales. Los primeros episodios se tratan con un tubo torácico, pero los recurrentes o bilaterales se someten a la escisión toracoscópica de las bullas y a pleurodesis.
- El tratamiento del empiema se realiza con: 1) antibióticos, 2) evacuación del pus y, 3) reexpansión del pulmón.

Enfermedades cardiacas

- Hay muchas tecnologías nuevas e intervenciones mínimamente invasivas que se utilizan para abordar las enfermedades coronarias y valvulares. El tratamiento inicial de la enfermedad coronaria debe consistir en cambios en el estilo de vida. Es preciso hacer uso de intervenciones más agresivas en función de los síntomas, la extensión de la enfermedad y la relación riesgo/beneficio del tratamiento.
- Los pacientes con enfermedad de la arteria coronaria principal izquierda tienen una supervivencia reducida, lo que la convierte en una indicación primaria para la revascularización de dicha arteria.

- El injerto de la arteria mamaria interna cuenta con una permeabilidad superior a la de otros injertos: su tasa es de 90% o más a los 10 años.
- Las válvulas mecánicas tienen una vida útil prolongada, pero requieren anticoagulación a largo plazo para prevenir los episodios tromboembólicos. Por su parte, la vida útil de las válvulas de prótesis biológicas es más corta, pero no necesitan anticoagulación.

Trastornos esofágicos

- Todo paciente con disfagia debe someterse a una esofagogastroduodenoscopia (EGD) para descartar un carcinoma. El carcinoma de células escamosas es más frecuente en el tercio superior y medio, en tanto que el adenocarcinoma lo es en el tercio inferior.
- El esófago de Barrett es la sustitución del epitelio escamoso distal por epitelio columnar asociado a la enfermedad por reflujo gastroesofágico que puede sufrir una transformación maligna. Es necesario vigilar el grado de displasia. La displasia severa y el carcinoma *in situ* deben ser resecados.
- El carcinoma de esófago se trata con protocolos multimodales; la cirugía se reserva para los estadios iniciales.
- La acalasia se asocia con disfagia y regurgitación. Sus datos clínicos consisten en dilatación del esófago, pérdida del peristaltismo y aumento del tono del esfínter esofágico inferior (EEI) que muestra un pico de pájaro en el trago de bario. Se trata mediante la dilatación o la transección del EEI (miotomía de Heller), ya sea de forma quirúrgica o endoscópica.

Masas mediastínicas

- La localización de una masa mediastínica formula con precisión el diagnóstico diferencial y centra la evaluación clínica.
- Anterior: linfoma, tiroides, teratoma/tumores de células germinales o timoma; este último puede presentarse con miastenia grave, diagnosticarse con anticuerpos contra el receptor de acetilcolina y curarse con la resección.
- Medio: linfoma, sarcoide, cáncer de pulmón metastásico y quistes.
- Posterior: tumores neurogénicos.

ENFERMEDAD PULMONAR

Asociaciones de cirugía críticas

Si oye/ve...	Piense en...
Neumotórax espontáneo	Drenaje por tubo torácico
Neumotórax recurrente	Toracoscopia
Exposición al amianto	Mesotelioma maligno
Cáncer de pulmón de células no pequeñas	Cirugía
Cáncer de pulmón de células pequeñas	Quimioterapia y radiación
Miastenia grave	Timectomía
Lesión en patrón de "palomitas de maíz" en la radiografía	Hamartoma benigno

Caso 4.1 Anomalía asintomática observada en la radiografía de tórax

Un hombre de 50 años de edad con una anomalía observada en la Rx de tórax busca una referencia antes de someterse a una plastía programada de una hernia inguinal. No tiene síntomas relacionados con el tórax

P: ¿Cómo describiría esta lesión? (fig. 4-1)

R: Esta lesión es redonda y bien circunscrita en la periferia del pulmón. Se llamaría lesión **en moneda** o nódulo pulmonar solitario. Para los individuos de 50 años, la probabilidad de que sea maligna es de 50%. Para aquellos más jóvenes, tal probabilidad disminuye de modo progresivo con la edad, y para quienes son mayores de 50 años, aumenta de manera gradual.

Los diferentes nódulos pulmonares tienen apariencias distintas. Los granulomas pueden contener calcio, pero rara vez ocurre esto con los cánceres; las configuraciones en forma de "ojo de buey" son casi siempre benignas; y los hamartomas, que son benignos, con frecuencia muestran un aspecto de "palomitas de maíz" (fig. 4-2). **Las lesiones benignas suelen tener una superficie lisa, en contraste con las lesiones malignas, cuya superficie a menudo es irregular o espiculada.**

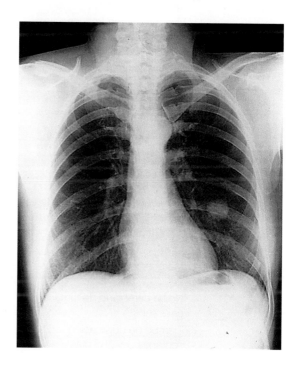

Figura 4-1. Se observa una lesión nodular solitaria con márgenes bien definidos en el segmento superior del campo pulmonar inferior izquierdo. (De Procop GW, Koneman EW. *Koneman's Color Atlas and Textbook of Diagnostic Microbiology*, 7th ed. Wolters Kluwer Health; 2016, Fig. 19-3B).)

| Pared lisa | Espículas de calcio | Ojo de buey | Superficie espiculada | Palomita de maíz |

Figura 4-2. Apariencia radiográfica de varios tipos de nódulo pulmonar

P: ¿Qué antecedentes, exploración física o estudios de laboratorio pueden ayudar a establecer un diagnóstico definitivo?

R: Merece la pena buscar información acerca de enfermedades pulmonares previas o ano-malías en las Rx de tórax previas, y la revisión de las **placas anteriores**, de ser posible, es esencial. Los **nódulos pulmonares** son comunes en las áreas geográficas en las que la **enfermedad fúngica** es prevalente, como en el suroeste de Estados Unidos, donde se produce la coccidioidomicosis, así como en la región del Atlántico medio y el valle de Ohio, donde ocurre la histoplasmosis. La exploración física tiene el potencial para revelar evidencia de un **tumor primario** (tabla 4-1). Los cánceres testiculares, de mama, renales y de colon pue-den manifestarse como **metástasis pulmonares** (tablas 4-1 a 4-3).

Tabla 4-1. Evaluación de los nódulos pulmonares solitarios

Evaluación	Favorece el estado benigno	Favorece el estado maligno
Historia clínica	Edad inferior a 40 años	Edad superior a 40 años
	No fumador	Fumador
	Exposición previa a la tuberculosis	Sin exposición previa a la tuberculosis
	Vive o viaja con frecuencia a regiones con histoplasmosis u hongos endémicos	No vive ni viaja a regiones con histoplasmosis u hongos endémicos
	No hay ninguna enfermedad maligna previa	Malignidad previa
Exploración física	No hay linfadenopatía	Linfadenopatía
	No hay organomegalia	Hepatomegalia; esplenomegalia
	Heces SO (-); sin hematuria	Heces SO (+); hematuria
Prueba cutánea	DPP (+); histoplasmosis (+)	DPP (-); histoplasmosis (-) o (+)
Análisis de laboratorio	Títulos séricos de hongos (+)	Los títulos pueden ser (+) o (-)
	Bacilos ácido-alcohol resisten-tes en esputo (+)	Bacilos ácido-alcohol resistentes en esputo (-)
Radiología	< 3 cm en la radiografía de tórax	> 3 cm en la radiografía de tórax
	Márgenes distintos	Márgenes nebulosos, espicula-dos o lobulados
	No ha cambiado de tamaño en 2 años	Ha aumentado su tamaño
	Tiempo de duplicación < 5 semanas o > 365 días	Tiempo de duplicación de 5 semanas a 280 días
	Calcificación en la radiografía de tórax, exploración por TC	No calcificada o rara vez calcifi-cada excéntricamente en la ra-diografía de tórax, exploración por TC
	Número de densidad de TC elevado (> 164)	Número de densidad de TC bajo (< 100)

DPP, derivado proteico purificado; SO, sangrado oculto; TC, tomografía computarizada.

Tabla 4-2. Masas que simulan malignidad

Tipo de lesión	Características clínicas o radiológicas que sugieren algo distinto a la malignidad
Actinomicosis	Absceso dental asociado o sinusitis
	Afectación de la pared torácica
Histoplasmosis	Calcificación concéntrica u homogénea
	Zona endémica
Coccidiomicosis	Cavidad de paredes finas, a menudo con nivel hidroaéreo
	Zona endémica
Blastomicosis	Úlceras cutáneas crónicas asociadas
	Zona endémica
Criptococosis	Superinfección en el paciente inmunocomprometido
	Afectación meníngea frecuente
Aspergilosis	Micetoma con signo del " halo en cuarto creciente" (bola micótica)
Hamartoma	Borde bien definido con ligeras lobulaciones
Atelectasia redonda	Adyacente a la pleura engrosada
	Patrón de afectación "cola de cometa"

Tabla 4-3. Supervivencia a cinco años en los estadios II y III del cáncer de pulmón

Escenario	Tasa de supervivencia a cinco años (%)
II	30-50
IIIa	10-30
IIIb	< 10

P: ¿Cuál es el siguiente paso para llegar a un diagnóstico?

R: La **tomografía computarizada (TC)** está indicada; define con claridad las características de la lesión y permite evaluar el mediastino en cuanto a la presencia o ausencia de ganglios linfáticos agrandados (fig. 4-3). Al usar la guía de la TC es factible la aspiración con aguja para el examen citológico del tumor. **Las posibilidades de diagnóstico definitivo con la biopsia con aguja son de 90% o más.**

Si la lesión es **maligna o indeterminada** en la biopsia con aguja, lo que procede es la **resección**. La principal complicación de la biopsia con aguja es el neumotórax. Si éste es pequeño, puede resolverse por sí solo; sin embargo, es posible que requiera una aspiración o una sonda de pleurostomía.

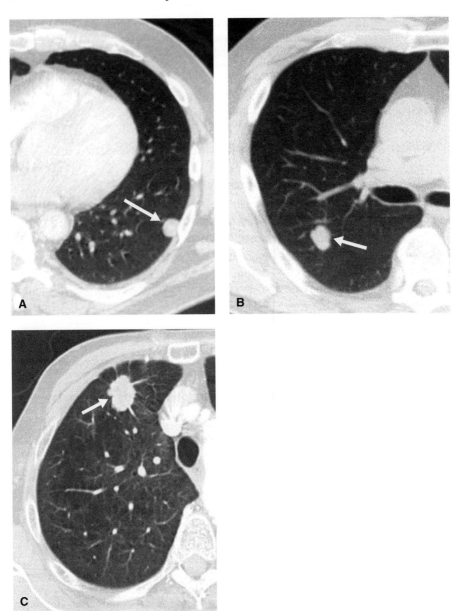

Figura 4-3. Características de los bordes o márgenes de los nódulos pulmonares solitarios según la tomografía computarizada. A: Bordes lisos en un granuloma. B: Contorno lobulado de un hamartoma. C: Borde espiculado en un cáncer de pulmón. (De Klein J, Vinson EN, *Brant WE, Helms CA. Brant and Helms' Fundamentals of Diagnostic Radiology*, 5th ed. Wolters Kluwer Health; 2018, Fig. 13-1).

Caso 4.2   Anomalía sintomática observada en la radiografía de tórax

*Un hombre de 60 años de edad con un historial de 40 años de **fumar cigarrillos** se presenta con **tos** y **hemoptisis**. La exploración física revela ausencia de ruidos respiratorios en la parte inferior derecha del tórax. Las pruebas de laboratorio, incluidos los estudios de coagulación y el perfil hepático, son normales. El examen radiográfico muestra una lesión de 2 cm en el lóbulo medio derecho (fig. 4-4). La TC confirma la presencia de una masa de 2 cm en el lóbulo medio derecho y muestra un **ganglio linfático de 2 cm** en la salida del bronquio principal derecho.*

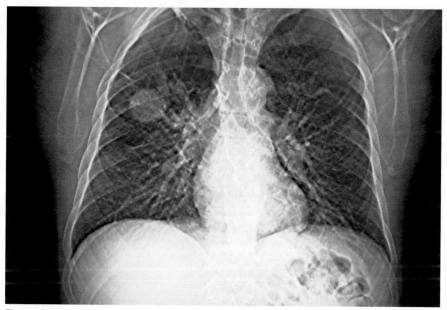

Figura 4-4. Radiografía de tórax del paciente del caso 4.2.

P: ¿Cuáles son los siguientes pasos en la evaluación del paciente?

R: Por lo general, tanto la broncoscopia como la mediastinoscopia para la biopsia se realizan con la misma anestesia general. La broncoscopia implica la inserción de un endoscopio flexible de fibra óptica a través del tubo endotraqueal empleado para la anestesia. La mediastinoscopia supone hacer una pequeña incisión por encima del manubrio; el endoscopio sigue la pared anterior de la tráquea hasta la carina y el origen de los bronquios principales (fig. 4-5). **La broncoscopia se utiliza para obtener un diagnóstico tisular y para determinar la localización de la lesión en el árbol bronquial. Por su parte, la mediastinoscopia sirve para determinar el estado de los ganglios linfáticos del mediastino.**

Ambos procedimientos, broncoscopia y mediastinoscopia, indican un adenocarcinoma del bronquio del lóbulo medio 2 cm por debajo del origen del bronquio del lóbulo medio derecho. El ganglio linfático de mayor tamaño es el resultado de un agrandamiento benigno con inflamación.

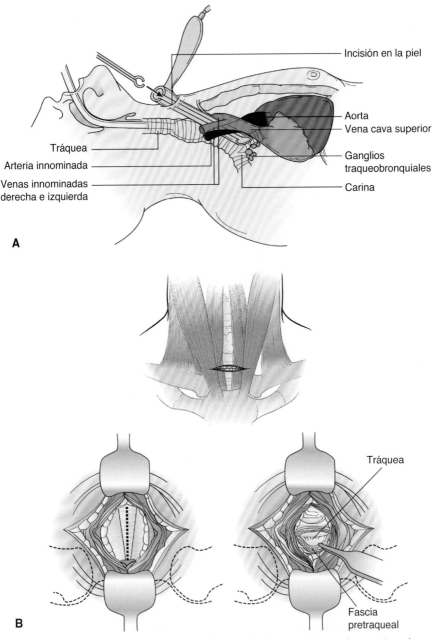

Figura 4-5. Mediastinoscopia. **A:** Esquema de la mediastinoscopia tomando muestras de los ganglios anteriores a la tráquea hasta el nivel de la carina. (De McKenney M, Moylan JM, Mangonon P. *Understanding Surgical Disease: The Miami Manual of Surgery*. Philadelphia: Lippincott-Raven Publishers; 1998:250.) **B:** Mediastinoscopia: pequeña incisión cervical en el cuello (arriba) justo sobre la escotadura esternal. Tras la división del músculo platisma, se exponen los músculos infrahioideos para identificar la línea media (izquierda). La fascia pretraqueal se divide de forma nítida y se eleva para exponer la tráquea (derecha). (De Kaiser L, Kron IL, Spray, TL. *Mastery of Cardiothoracic Surgery*, 3rd ed. Wolters Kluwer Health; 2013, Fig. 2-5).

P: ¿Cuál es el estadio del tumor?

R: La estadificación es una modalidad importante; dirige el tratamiento y permite la comparación de varios regímenes de tratamiento.

Al combinar T, N y M, es posible determinar el estadio del tumor. **El sistema de ganglios tumorales y metástasis (TNM) se utiliza para clasificar la mayoría de los tumores. La T se refiere al tamaño y las características del tumor, la N a la extensión de los ganglios linfáticos (nódulos) y la M a la presencia de metástasis.** El **estadio I** indica que el tumor está **localizado** en el pulmón, el **estadio II** señala que el tumor afecta a los **ganglios linfáticos** dentro del pulmón o es mayor de 5 cm sin extensión extrapulmonar y el **estadio III** advierte que el tumor se ha expandido **más allá del pulmón**. El estadio IV entraña una metástasis a distancia.

En este caso, T = 1, N = 0 y M = 0; por tanto, el tumor de este paciente es $T_1N_0M_0$, o **estadio I, y existe la probabilidad de que sea curable mediante resección quirúrgica.**

P: ¿Cómo afecta el tipo de célula al pronóstico?

R: El cáncer de pulmón se clasifica, por lo común, como carcinoma de células pequeñas o carcinoma de células no pequeñas. Por lo que toca al carcinoma de células **pequeñas**, se considera una **enfermedad sistémica** que comienza en el pulmón. Dado que dicho carcinoma suele haberse extendido más allá del pulmón en el momento en que se diagnostica, la enfermedad rara vez es susceptible de resección quirúrgica. La cirugía para carcinoma de células pequeñas sólo se utiliza para la enfermedad en fase inicial y limitada. La **quimioterapia** es el tratamiento primario.

El **carcinoma de células no pequeñas** principia como una **enfermedad** más **delimitada que se extiende a los ganglios linfáticos locales y regionales** antes de convertirse en sistémico. Los cánceres de células no pequeñas más comunes son el adenocarcinoma y el carcinoma epidermoide (de células escamosas), que se presentan en proporciones casi iguales. **La resección quirúrgica es el principal modo de tratamiento del cáncer de células no pequeñas, en tanto que la irradiación y la quimioterapia desempeñan un papel adyuvante.**

Como este paciente tiene un adenocarcinoma de pulmón en estadio I, usted procede a la resección, ya sea mediante una toracotomía o una toracoscopia. Después de explorar el mediastino, no encuentra propagación fuera del pulmón y puede realizar con seguridad una lobectomía media derecha.

P: ¿Cuáles son las posibilidades de supervivencia de este paciente?

R: Para los pacientes con tumores en **estadio I,** como el de este caso, la probabilidad de curación mediante resección es de **50-70% o superior**. Para aquellos con tumores en **estadio II,** la tasa de supervivencia a 5 años es de **30-50%**. En cuanto a los sujetos con tumores en **estadio III,** estas tasas de supervivencia son **menores,** y dependen de la extensión de la afectación de los **ganglios linfáticos** mediastínicos y de la cantidad de **enfermedad metastásica a distancia** presente.

Caso 4.3 Anomalía sintomática localizada en el hilio en la radiografía de tórax

*Una mujer de 55 años de edad que fuma dos paquetes de cigarrillos al día se presenta con un aumento de tos, hemoptisis y una pérdida de peso de 4.5 kg. Una Rx de tórax revela una **masa de 3.5 cm adyacente al hilio derecho** (figs. 4-6 y 4-7). La **broncoscopia demuestra un tumor que crece fuera del bronquio del lóbulo superior** y la mediastinoscopia es negativa para metástasis en los ganglios linfáticos. No se aprecian metástasis periféricas. El examen histológico revela un carcinoma de células escamosas indiferenciado (**carcinoma de células no pequeñas**).*

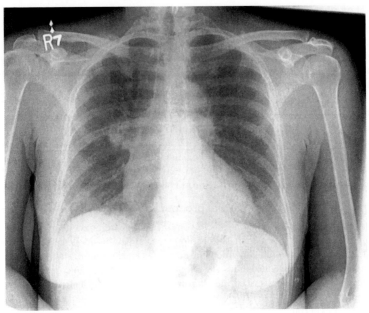

Figura 4-6. Radiografía de tórax de la paciente del caso 4.3 que muestra una masa hiliar derecha de 3 cm

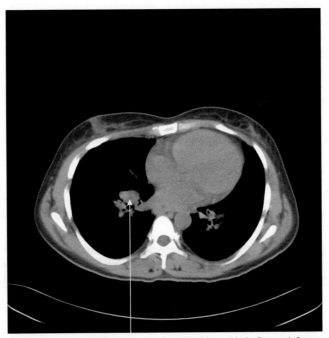

Figura 4-7. Tomografía computarizada de la misma paciente de la figura 4-6 que muestra un tumor que invade un bronquio (flecha).

P: ¿Qué fase del cáncer representa esto?

R: Se trata de un tumor en estadio I porque no se asocia a metástasis hiliares aunque sea una lesión primaria T_2.

P: ¿Qué procedimiento de gestión recomendaría?

R: La paciente debe ser sometida a una toracotomía exploratoria, como en el caso 4.2. Sin embargo, la situación es diferente aquí porque la masa está **localizada de forma central y afecta al bronquio principal derecho**. Es probable que requiera una **neumonectomía o una resección en manga** (procedimiento quirúrgico que extirpa un lóbulo canceroso del pulmón junto con parte del bronquio o conducto de aire que se une a él; el bronquio restante se anastomosa a la vía aérea; este procedimiento preserva parte de un pulmón y es una alternativa a la remoción del pulmón en su totalidad) para su completa extirpación.

Su evaluación del estudio sugiere que, desde el punto de vista quirúrgico, esta paciente puede ser una candidata para la resección curativa.

P: Desde la perspectiva médica, ¿cómo se determina si la paciente tolerará una resección pulmonar?

R: La **extensión de la operación** es un factor importante para precisar el riesgo de la intervención. La mayoría (98%) de las personas que gozan de buena salud toleran una lobectomía o una resección menor. En cambio, una neumonectomía se asocia con un riesgo fisiológico mucho más grave; el peligro de muerte perioperatoria oscila entre 5 y 10%, en especial cuando se trata de pacientes mayores de 70 años de edad. **Los individuos con anomalías cardiacas significativas o con enfermedades obstructivas de las vías respiratorias corren un riesgo en particular elevado, y tanto el sistema cardiaco como el pulmonar requieren evaluación.**

Profundizando

Los pacientes deben ser capaces de funcionar de forma adecuada en el posoperatorio sin el tejido pulmonar resecado. Para evaluar los pulmones, resultan útiles los estudios de la función pulmonar. Las exploraciones de ventilación-perfusión (V/Q) pueden determinar el porcentaje de tejido pulmonar funcional que queda tras la resección, mientras que la espirometría proporciona información provechosa en cuanto a la mecánica de la ventilación. Sin una función pulmonar posoperatoria suficiente, la ventilación mecánica de por vida o el vivir como un lisiado pulmonar propicia una mala calidad de vida que puede ser peor que el cáncer.

La enfermedad cardiaca se evalúa mediante el análisis de la evidencia de isquemia cardiaca, las arritmias, al igual que con la valoración de la fracción de eyección y el movimiento de la pared.

*Tras determinar que los riesgos son aceptables, decide realizar una toracotomía. Como resultado de este procedimiento, se entera de que el tumor afecta al lóbulo superior con **extensión al bronquio principal**. El muestreo de los ganglios linfáticos del hilio y del mediastino es negativo para cáncer.*

P: ¿Cuáles son las opciones quirúrgicas?

R: En líneas generales, hay dos opciones: una neumonectomía o una lobectomía con resección en "manga". Una **neumonectomía** implica: 1) dividir el bronquio principal derecho justo distal a la carina y coserlo o graparlo para cerrarlo y, 2) dividir la arteria pulmonar y las dos venas pulmonares principales. Por otra parte, una **lobectomía en manga** supone: 1) dividir el bronquio principal por encima y por debajo del origen del bronquio del lóbulo superior derecho y, 2) volver a unir el bronquio mediante una técnica de sutura. Los vasos del lóbulo superior derecho se dividen, pero el flujo de sangre a los lóbulos medio e inferior se deja intacto. **Aunque la neumonectomía es más fácil de realizar, tiene una mayor tasa de mortalidad inicial. La lobectomía en manga es más segura**, pero quizá no sea factible debido a la invasión local de la arteria pulmonar principal.

Caso 4.4 Masa pulmonar con posibles metástasis

Usted está evaluando a un hombre con una masa pulmonar. Lleva a cabo una TC, una broncoscopia y una mediastinoscopia del tórax. El paciente tiene un carcinoma pulmonar de células no pequeñas.

P: ¿Cómo manejaría los siguientes hallazgos?

Variación del caso 4.4.1. Los ganglios linfáticos hiliares ipsilaterales son positivos para metástasis y no hay ninguna otra evidencia de enfermedad (fig. 4-7).

◆ Esto representa un cáncer de pulmón en fase II.
◆ El pronóstico del carcinoma en estadio II es peor.
◆ El tratamiento del cáncer en etapa II es similar al del estadio I (resección quirúrgica).

Variación del caso 4.4.2. Los ganglios linfáticos mediastínicos son positivos para metástasis en la mediastinoscopia (fig. 4-8).

◆ Esto representa un cáncer de pulmón en estadio III, que implica un plan de tratamiento diferente.
◆ La quimioterapia y la radioterapia son adecuadas para la enfermedad en estadio III.

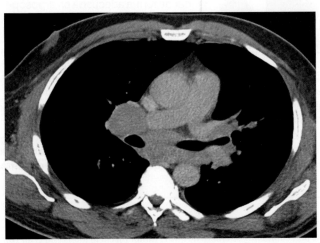

Figura 4-8. Adenopatía mediastínica por metástasis. La tomografía computarizada con contraste en un paciente con cáncer de pulmón metastásico conocido demuestra una adenopatía hiliar. (De Lee EY, Hunsaker A, Siewert, B. *Computed Body Tomography with MRI Correlation*, 5th ed. Wolters Kluwer Health; 2019, Fig. 5-45).

◆ Si el tumor se hiciera más pequeño y pudiera tener regresión, entonces el paciente estaría en posibilidad de someterse a una resección. Las tasas de supervivencia a 5 años se muestran en la tabla 4-3.

Variación del caso 4.4.3. ***La tomografía por emisión de positrones (TEP) es positiva para el tumor fuera del pulmón.***

◆ Parece que la TEP es muy fiable y sensible para detectar la metástasis del cáncer de pulmón.

◆ Si se encuentra una lesión fuera de los ganglios hiliares, lo más probable es que el paciente tenga un cáncer en estadio III o IV (metástasis a distancia) y deba recibir quimioterapia y radiación.

Caso 4.5 Tumor sintomático del surco superior

Una mujer de 45 años de edad se presenta con dolor en la parte media de la espalda y en la zona cubital del codo y la muñeca. No tiene tos ni dificultad para respirar. Las placas de columna cervical son negativas. A pesar de 6 meses de tratamiento con antiinflamatorios no esteroideos (AINE) y fisioterapia, sus síntomas han aumentado. En la exploración física, el **síndrome de Horner** *es evidente, y en la Rx de tórax se aprecia una vaga turbidez en el* **ápice del pulmón** *(fig. 4-9).*

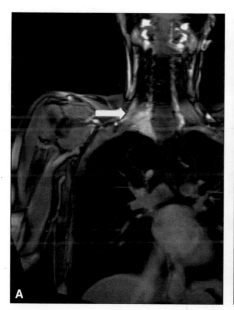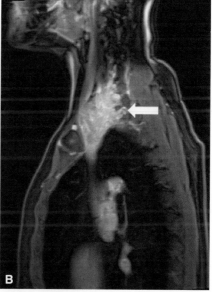

Figura 4-9. Tumor de Pancoast no resecable. Tumor del surco superior derecho. **A:** coronal, **B:** imágenes sagitales poscontraste que muestran una gran masa realzante en el ápex derecho con invasión de la pared torácica y del plexo braquial derecho (flecha),

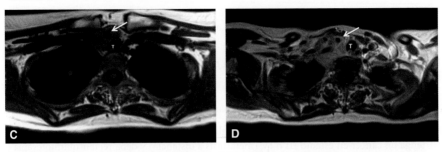

Figura 4-9. *(Continuación)* **C y D:** imágenes axiales antes y después del contraste que muestran que el tumor es inseparable de la tráquea (T) y de la arteria carótida derecha (flechas), el tumor se consideró irresecable y se trató con radioterapia. (De LoCicero J III, Feins RH, Colson YL, Rocco G. *Cirugía torácica general de Shields*, 8th ed. Wolters Kluwer Health; 2018, Fig. 13-39).

P: ¿Cuál es el diagnóstico más probable?

R: Lo más probable es que esta paciente tenga un **tumor de Pancoast**, que es un cáncer de pulmón que se origina en el ápice extremo del pulmón en el surco (sulco superior) producido por la arteria subclavia. Invade la pared torácica, los cordones inferiores del plexo braquial, la arteria subclavia y, en ocasiones, los ganglios simpáticos, y origina síntomas según las estructuras implicadas (fig. 4-10).

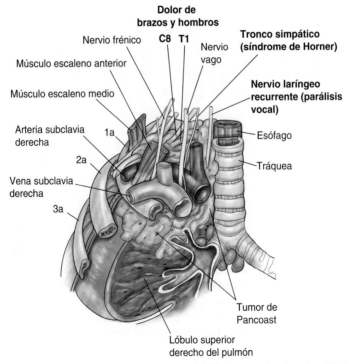

Figura 4-10. Tumor del surco superior que surge del lóbulo superior derecho: Síndrome de Pancoast: carcinoma broncogénico apical, síndrome de Horner, dolor de hombro. (De LoCicero J III, Feins RH, Colson YL, Rocco G. *Shields' General Thoracic Surgery*, 8th ed. Wolters Kluwer Health; 2018, Fig. 38-1).

P: ¿Cuáles son los siguientes pasos para hacer un diagnóstico más definitivo?

R: Una **TC** sería el próximo paso, y revela la erosión de la primera y segunda costillas, así como una masa del sulcus superior. También se podría obtener una resonancia magnética. Enseguida de ésta, la **broncoscopia**, la **mediastinoscopia** y la **biopsia con aguja** de la masa resultan pertinentes.

La broncoscopia no revela ninguna lesión. La mediastinoscopia tampoco muestra ningún tumor en el mediastino. La biopsia con aguja de la masa es positiva para adenocarcinoma.

P: ¿Cuál es el estadio de este tumor?

R: En el tumor de Pancoast, la invasión de la pared torácica lo convierte en un tumor T_3 éste sería un estadio IIB, si no hay presencia de ganglios.

P: ¿Cuál es el pronóstico en este caso?

R: El pronóstico es malo si los ganglios linfáticos del mediastino contienen un tumor, pero la supervivencia a 5 años es de 40-50% sin afectación ganglionar. **La afectación ganglionar encontrada en la cirugía es la clave del pronóstico.**

P: ¿Cuál es el tratamiento adecuado?

R: El tratamiento de los tumores del surco superior se realiza en **dos fases**. Los pacientes evolucionan sorprendentemente bien, teniendo en cuenta la extensión de la afectación tumoral y el tratamiento radical necesario para erradicarla. Antes del desarrollo de este régimen de tratamiento, los pacientes morían en agonía debido a la invasión tumoral del hueso y los nervios. **Para los sujetos sin evidencia de enfermedad metastásica, la quimioterapia y la radioterapia constituyen el paso inicial recomendado en el tratamiento.** A continuación se procede a la resección quirúrgica si no hay indicios de metástasis a distancia o de progresión local.

Caso 4.6 Hemoptisis y atelectasia en una paciente joven

Una joven atlética de 17 años de edad se presenta con un inicio reciente de tos y dificultad respiratoria. No hace mucho, notó que su esputo contenía motas de sangre. No fuma. Una Rx de tórax revela un colapso parcial del lóbulo superior derecho del pulmón.

P: ¿Cuál es el diagnóstico diferencial?

R: La hemoptisis tiene muchas causas, pero en una mujer joven, por lo demás sana, con atelectasia, es probable que haya un bronquio obstruido. En alguien de tan corta edad, el diagnóstico más probable es un **adenoma bronquial**. El cáncer sería inusual en una persona no fumadora de menos de 30 años. Además, aunque siempre hay que pensar en la tuberculosis, las atelectasias son raras en esta enfermedad.

P: ¿Qué son los adenomas bronquiales?

R: Los adenomas bronquiales **surgen dentro de los bronquios** y a menudo los obstruyen. El término "adenoma" es una nomenclatura errónea; estos tumores tienen un potencial maligno considerable. Existen dos tipos principales: los tumores carcinoides y los carcinomas adenoquísticos. Aunque los primeros suelen ser benignos cuando se originan en el pulmón, pueden mostrar un importante potencial maligno, en particular cuando se desarrollan en el intestino delgado. Los carcinomas adenoquísticos, que con frecuencia surgen en las vías respiratorias superiores, invaden de forma local.

P: ¿Qué medidas de identificación deben adoptarse para establecer el diagnóstico?

R: Una TC (fig. 4-11) puede delinear mejor la anatomía pulmonar y un bronquio obstruido, pero se requiere una broncoscopia para el diagnóstico. Ésta constituye un procedimiento seguro en manos capaces. Sin embargo, **los adenomas bronquiales son vasculares y tienden a sangrar cuando se hace la biopsia**, así que el broncoscopista debe estar preparado para coagular o controlar cualquier sangrado.

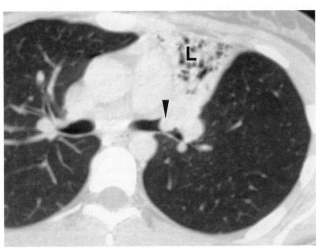

Figura 4-11. Adenoma bronquial (tumor carcinoide) en una joven de 17 años con tos persistente. La tomografía computarizada demuestra una masa de atenuación de tejido blando (punta de flecha) en el bronquio principal izquierdo. Hay atelectasia obstructiva y bronquiectasia de la língula (L). (De Siegel MJ, Coley B. *Core Curriculum: Pediatric Imaging*. Wolters Kluwer Health; 2005, Fig. 3-30).

Un adenoma bronquial se visualiza por broncoscopia, de modo que una biopsia broncoscópica se lleva a cabo con seguridad. El diagnóstico de tumor carcinoide se efectúa en la histopatología.

P: ¿Cuál es el siguiente paso del tratamiento?

R: La cirugía implica la resección completa del tumor con muestreo o disección de los ganglios linfáticos mediastínicos. La lobectomía es necesaria en alrededor de 50% de los pacientes. Este procedimiento suele ser curativo, pero los tumores carcinoides atípicos es posible que hagan metástasis extensas. Los carcinoides bronquiales también pueden producir un síndrome carcinoide sin la presencia de metástasis en el hígado.

Caso 4.7 Derrame pleural de nueva aparición sin insuficiencia cardiaca

*Un hombre de 65 años de edad, trabajador jubilado de un astillero, ingresa con **dolor torácico y disnea** de 3 meses de duración. La exploración física revela ausencia de ruidos respiratorios y matidez a la percusión en la base del pulmón derecho. La Rx de tórax descubre un **campo pulmonar inferior derecho opacificado con derrame pleural** (fig. 4-12).*

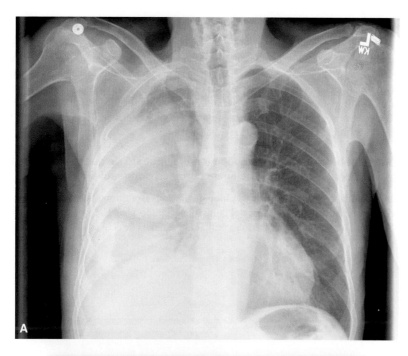

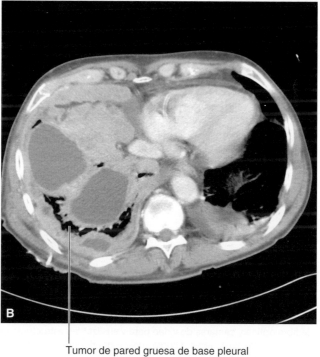

Tumor de pared gruesa de base pleural

Figura 4-12. A. Radiografía de tórax del paciente del caso 4.7 que muestra un derrame pleural derecho. **B.** Tomografía computarizada del paciente del caso 4.7 que confirma la presencia de un mesotelioma.

P: ¿Cuál es el diagnóstico diferencial?

R: El derrame pleural en un paciente de edad avanzada significa cáncer hasta que se demuestre lo contrario. Sin embargo, los derrames benignos que resultan de la insuficiencia cardiaca congestiva son más comunes. Entre los cánceres más frecuentes se hallan el carcinoma broncogénico y el mesotelioma, sobre todo al considerar los antecedentes del paciente en cuanto a trabajar en un astillero y la gran posibilidad de exposición al amianto. El derrame benigno puede ser el residuo de una neumonía viral o bacteriana. También hay que tener en cuenta el empiema y el derrame tuberculoso.

P: ¿Cómo establecería un diagnóstico (en el supuesto de que el derrame no esté relacionado con la insuficiencia cardiaca congestiva)?

R: Están indicadas la **toracocentesis y la biopsia pleural**; esta última detecta los cánceres de base pleural (fig. 4-13). Se justifica el cultivo del líquido pleural en busca de bacterias y tuberculosis, y también es necesario examinar la presencia de células malignas.

La biopsia pleural revela un mesotelioma.

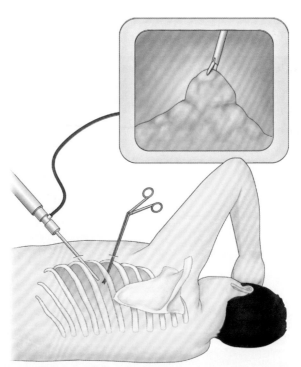

Figura 4-13. Toracoscopia endoscópica. Al igual que la broncoscopia, la toracoscopia utiliza instrumentos de fibra óptica y cámaras de video para visualizar las estructuras torácicas. A diferencia de la broncoscopia, la toracoscopia suele requerir que el cirujano haga una pequeña incisión antes de introducir el endoscopio. La toracoscopia se emplea para extirpar tejido para una biopsia, evaluar la enfermedad pleural y determinar el estadio del tumor. (De Timby BK, Smith NE. *Introductory Medical-Surgical Nursing*, 12th ed. Wolters Kluwer Health; 2017, Fig. 19-7).

P: ¿Qué opciones de tratamiento existen?

R: El mesotelioma es una neoplasia agresiva que tiene una baja tasa de curación incluso con una terapia multimodal intensa que comprende quimioterapia, radioterapia y cirugía. La mortalidad también es muy alta porque estos tumores se presentan en un estadio tardío. **Los mejores resultados conducentes a la curación de los raros mesoteliomas en fase temprana han incorporado la neumonectomía extrapleural.**

En la neumonectomía extrapleural, se resecan en bloque todo el pulmón y la pleura parietal y visceral, junto con, a veces, el pericardio y el diafragma. Este procedimiento extremadamente radical conlleva una elevada morbilidad y mortalidad, pero ofrece la posibilidad de recuperación hasta en 30% de los pacientes.

Caso 4.8 Dolor torácico repentino y dificultad respiratoria en una paciente joven

*Una estudiante universitaria de 18 años de edad experimenta un dolor torácico agudo seguido de dificultad para respirar mientras juega al tenis. La exploración física revela a una persona de aspecto ansioso y con falta de aire. La tráquea está desplazada hacia la izquierda **y no se perciben los ruidos respiratorios a la derecha** (fig. 4-14).*

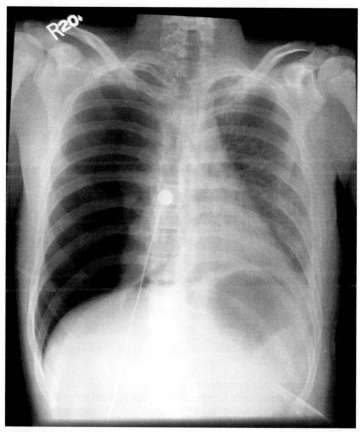

Figura 4-14. Radiografía de tórax de la paciente del caso 4.8 que muestra un neumotórax derecho completo.

P: ¿Cuál es el diagnóstico probable?

R: El **neumotórax espontáneo** es una afección común que se observa en personas jóvenes por lo demás sanas. Su etiología es la rotura de las **bullas apicales**. Estos grupos, por lo regular pequeños, de estructuras de paredes finas, similares a burbujas, se forman en el ápice del pulmón. La rotura puede producirse de forma espontánea o estar relacionada con una actividad extenuante. **El aire se escapa al espacio pleural, lo que aumenta la presión intrapleural y provoca el colapso pulmonar**. Con éste, es posible que la fuga de aire se selle y el pulmón vuelva a expandirse. La fuga continuada puede provocar un marcado aumento de la presión pleural. El colapso pulmonar total y el desplazamiento del mediastino, como se observa en esta paciente, son las características del neumotórax a tensión, que justifica el tratamiento urgente.

P: ¿Cuál es el tratamiento del neumotórax?

R: Es necesario eliminar el aire del espacio pleural para permitir que el pulmón se expanda y que las superficies pleurales se coapten y sellen el defecto. La técnica de **drenaje** simple **con tubo torácico (toracostomía con sonda)** es eficaz en más de 90% de los pacientes (fig. 4-15). En el caso de un primer neumotórax, se introduce un tubo torácico pequeño del número 24

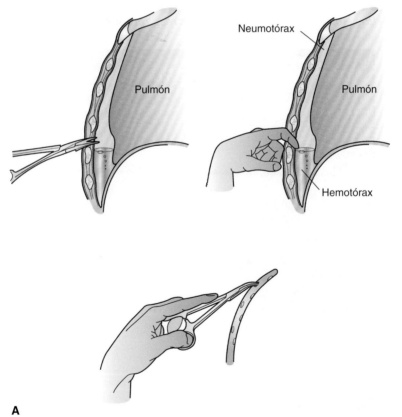

A

Figura 4-15. Toracostomía. **A:** Colocación de toracostomía con tubo, técnica abierta. Se entra en el espacio pleural mediante la extensión roma de la pinza sobre la parte superior de la costilla adyacente (arriba a la izquierda). Se introduce un dedo para asegurar la posición dentro del espacio pleural y para lisar las adherencias (arriba a la derecha). El tubo de toracostomía se coloca en el túnel y se encauza con la ayuda de una pinza de Kelly. El tubo se dirige en sentido posterior y caudal para un derrame o hemotórax y en sentido cefálico para un neumotórax (abajo). (De Klingensmith ME, et al. *The Washington Manual of Surgery*, 7th ed. Wolters Kluwer Health; 2015, Fig. 14.4).

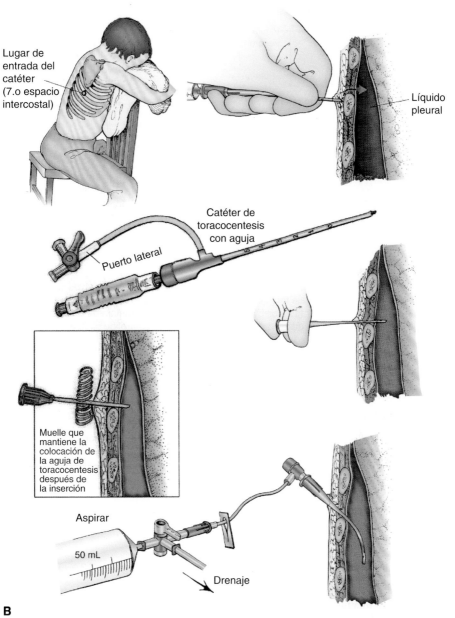

Lugar de entrada del catéter (7.o espacio intercostal)

Líquido pleural

Catéter de toracocentesis con aguja

Puerto lateral

Muelle que mantiene la colocación de la aguja de toracocentesis después de la inserción

Aspirar

50 mL

Drenaje

B

Figura 4-15. *(Continuación)* **B:** Inserción de un catéter de toracostomía mediante la técnica de Seldinger. (De Shaw KN, Bachur RG. *Fleisher & Ludwig's Textbook of Pediatric Emergency Medicine*, 8th ed., Madrid. España. Wolters Kluwer Health; 2020, Fig. 130-25).

en el tórax, entre las costillas, en la pared torácica lateral, y se dirige hacia el ápice. El tubo está unido a un drenaje **con sello de agua** (fig. 4-16). También es viable colocar un catéter pigtail o doble jota en el espacio pleural mediante un abordaje percutáneo. **Los tubos torácicos que funcionan de manera correcta deben dar como resultado un pulmón por completo inflado con la desaparición de cualquier neumotórax residual y del derrame pleural.**

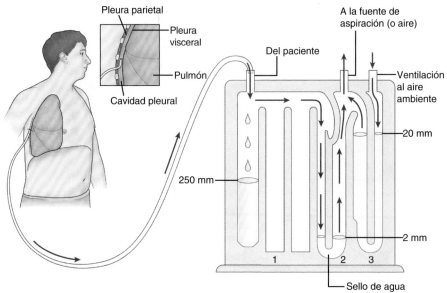

Figura 4-16. Sistema de drenaje torácico. Catéter torácico colocado en el espacio pleural derecho y conectado al sistema Pleur-Evac® con tres cámaras: 1) cámara de recolección del drenaje del cliente, 2) cámara de sello de agua y, 3) cámara de control de succión conectada a la fuente de succión y ventilada al aire ambiente. (De Timby BK, Smith NE. *Introductory Medical-Surgical Nursing*, 12th ed. Wolters Kluwer Health; 2017, Fig. 21-13).

P: ¿Cómo funciona un sello de agua?

R: Un sello de agua **mantiene una presión negativa en el espacio pleural y en el tubo torácico** de forma que el aire y los fluidos puedan salir del tórax. El sello crea un mecanismo de válvula unidireccional para evitar que tanto el aire como los fluidos entren de nuevo en la cavidad a través del tubo. El aire que se filtra por el parénquima pulmonar lesionado atraviesa el tubo y llega al contenedor externo (a menudo denominado Pleur-Evac®). Es posible ver el aire que se escapa al burbujear a través del sello de agua, en especial cuando el paciente tose o realiza una maniobra de Valsalva; dicho escape se denomina fuga de aire. La mayoría de las fugas de aire son pequeñas y se sellan en varios días.

P: Si el pulmón no se expande, ¿cuál es el tratamiento (fig. 4-17)?

R: Es necesario encontrar la causa del problema. La más común es **una sonda torácica mal colocada o una fuga en el lugar de entrada** al tórax. La **recolocación del tubo** soluciona el inconveniente. Otras causas son los escapes en las conexiones de los tubos y las grandes fugas del parénquima pulmonar de las vastas hemorragias o las fugas de los bronquios de mayor tamaño.

P: ¿Qué implica el manejo de una fuga de aire persistente?

R: En principio, es necesario eliminar las causas ya mencionadas. Tras descartarlas, el clínico concluiría que existe una raíz parenquimatosa para la fuga y que es preciso intervenir.

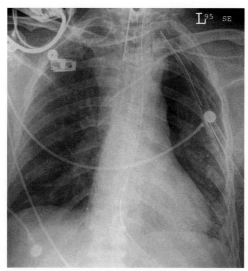

Figura 4-17. Radiografía de tórax de un tubo torácico bien posicionado y neumotórax persistente.

La abrasión pleural, llamada pleurodesis, es mecánica o química, e irrita la pleura visceral y parietal, haciendo que éstas se adhieran, lo que evita un futuro neumotórax. La pleurodesis también se utiliza en pacientes con neumotórax **espontáneo** recurrente, así como en aquellos con neumotórax **espontáneo bilateral**. Por supuesto, un neumotórax bilateral es un acontecimiento peligroso, y el médico querrá eliminar cualquier posible recurrencia. La escisión toracoscópica de las bullas y la pleurodesis son muy eficaces para resolver el neumotórax persistente o recurrente (fig. 4-18).

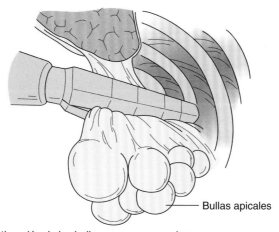

Bullas apicales

Figura 4-18. Extirpación de las bullas con una grapadora.

ENFERMEDAD CARDIACA

Asociaciones de cirugía críticas

Si oye/ve...	Piense en...
Pulso *parvus et tardus*	Estenosis aórtica
Pulso de Corrigan	Insuficiencia aórtica
Paciente delgado, chasquido de apertura, estruendo diastólico	Estenosis mitral
Endocarditis bacteriana	Uso de drogas intravenosas
Fiebre reumática	Enfermedad valvular
Cianosis congénita	Tetralogía de Fallot

Caso 4.9   Dolor torácico de origen pleural, fiebre y derrame pleural

*Una mujer de 70 años de edad desarrolla una **neumonía** durante un brote de gripe invernal. Recibe antibióticos en casa y su estado mejora a lo largo de la semana siguiente. En ese momento, nota un aumento del dolor en el pecho, de la tos y fiebre recurrente, así que es enviada al servicio de urgencias. Una Rx de tórax revela un derrame pleural en el campo pulmonar derecho confirmado en la TC (fig. 4-19).*

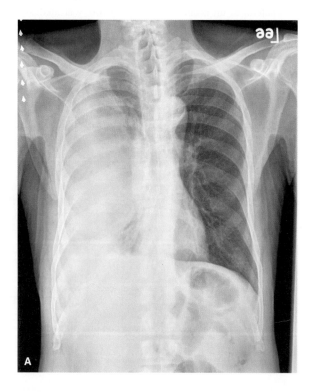

Figura 4-19. A: Radiografía de tórax de la paciente del caso 4.9.

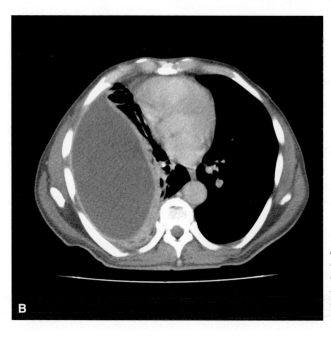

Figura 4-19. *(Continuación)* **B:** Tomografía computarizada del tórax de la paciente del caso 4.9 que muestra un empiema en el espacio pleural derecho

P: ¿Cuál es el diagnóstico más probable?

R: Esta paciente presenta una historia clásica de **empiema**. En el entorno comunitario, la bacteria causante más común es el *Streptococcus pneumoniae*. En el ámbito hospitalario, los estafilococos y las bacterias gramnegativas son los patógenos habituales. Si hay antecedentes de alcoholismo, inconsciencia, operación reciente o aspiración pulmonar, el empiema suele contener organismos anaerobios. En las series de casos de empiema, hasta 35% de los cultivos son negativos debido al tratamiento previo.

P: ¿Cuál es el abordaje terapéutico del manejo del caso?

R: Hay tres principios de manejo importantes:
1. **Iniciar los antibióticos apropiados** según lo determinado por el cultivo y la sensibilidad.
2. **Evacuar el pus.**
3. **Reexpandir del pulmón.**

El **drenaje con tubo torácico** es el modo primario de tratamiento y resulta muy eficaz para drenar el pus y volver a expandir el pulmón. **En caso de que esto no se** logre de forma rápida, el empiema puede quedar **loculado** por la organización de la fibrina. Si tal cosa ocurre, la **decorticación** (eliminación del tejido inflamatorio grueso que atrapa el pulmón) es necesaria para volver a expandir el pulmón. Esto puede llevarse a cabo mediante una minitoracotomía o por técnicas de cirugía toracoscópica asistida por video (CTAV).

Caso 4.10   Dolor torácico subesternal en aumento progresivo

Un hombre de 53 años de edad con diabetes mellitus no insulinodependiente ha experimentado angina durante tres años. Hasta hace poco se había controlado con éxito desde el punto de vista médico. Además de la diabetes, cuenta con un historial de 30 años de tabaquismo y antecedentes de hipercolesterolemia.

*Ingresa con una historia de dos semanas de **dolor torácico cada vez más frecuente e intenso** que parece ser de naturaleza cardiaca, y ahora tiene angina en reposo. El electrocardiograma (ECG) muestra un **patrón isquémico.***

P: ¿Cuál es el diagnóstico?

R: El paciente sufre una angina inestable, a veces llamada **angina preinfarto**. Se trata de una situación de urgencia.

P: ¿Cuáles son los siguientes pasos en la gestión?

R: Se necesita reposo en cama, sedación y oxígeno, y el paciente debe recibir betabloqueadores. La nitroglicerina intravenosa, la aspirina y la heparina están justificadas. Es importante obtener enzimas cardiacas para descartar un infarto de miocardio (IM).

Como resultado del tratamiento, el dolor del paciente disminuye. El cateterismo cardiaco indica que el paciente tiene una fracción de eyección reducida y "enfermedad de tres vasos".

P: ¿Cómo interpretaría la fracción de eyección y la enfermedad de tres vasos?

R: Hay tres arterias coronarias principales: la descendente anterior derecha, la descendente anterior izquierda y la circunfleja; estos dos últimos vasos se originan en la arteria coronaria principal izquierda (fig. 4-20). La "enfermedad de tres vasos" es la obstrucción aterosclerótica de los tres vasos. La obstrucción de la arteria coronaria principal izquierda es la "enfermedad principal izquierda". La fracción de eyección consiste en una reducción calculada o

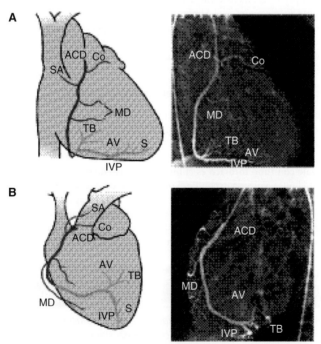

Figura 4-20. Diagramas y angiogramas de las arterias coronarias principales derecha e izquierda. A, B: Arteria coronaria derecha (ACD). **A:** Angiograma oblicuo anterior derecho muestra las distintas ramas de la ACD que se pueden observar en esta vista. **B:** La angiografía oblicua anterior izquierda muestra las distintas ramas de la ACD que se aprecian en esta vista.

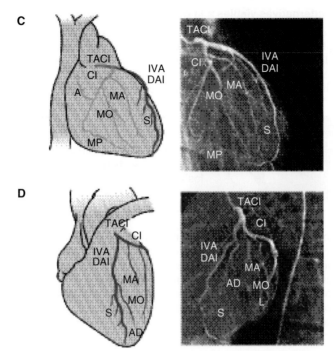

Figura 4-20. *(Continuación)* **C,D:** Arteria coronaria principal izquierda. **C:** La angiografía oblicua anterior derecho muestra las distintas ramas del LMCA que se pueden observar en esta vista. **D:** La angiografía oblicua anterior izquierda expone las diferentes ramas de la arteria coronaria principal izquierda que se aprecian en esta vista. AV, nódulo auriculoventricular; CI, circunfleja izquierda; Co, cono (conus); DAI, descendente anterior izquierda; IVA, interventricular anterior; IVP, interventricular posterior; MA, marginal anterior; MD, marginal derecho; MO, marginal obtuso; MP, marginal posterior (posterior marginal); S, septal; SA, nódulo sinoauricular; TACI, tronco de la arteria coronaria izquierda. (De Dudek RW. *High-Yield Gross Anatomy*, 4th ed. Wolters Kluwer Health; 2010, Fig. 7-3.

estimada del tamaño de la cámara del ventrículo izquierdo durante la sístole. La fracción de eyección normal es de 55-70%, ligeramente superior en los niños, y de 50-60% en las personas mayores. **Una fracción de eyección inferior a 40-50% se considera anormal.**

P: ¿Cuál es su recomendación de tratamiento?

R: La presencia de enfermedad principal izquierda, que indica una reducción significativa de la supervivencia, es una señal primaria para la revascularización de las arterias coronarias; la derivación (*bypass*) coronaria es el estándar de oro. La enfermedad principal izquierda de alto grado no tratada se asocia a la muerte súbita. Si no se atiende, la combinación de una fracción de eyección reducida y la enfermedad de tres vasos presenta una elevada mortalidad de pacientes (alto riesgo). La cirugía con derivación coronaria es muy eficaz para mejorar la supervivencia y ha demostrado ser más efectiva que el tratamiento médico solo. **Los pacientes con enfermedad de tres vasos y fracción de eyección reducida se benefician más en términos de supervivencia que cualquier otro grupo que se someta a una derivación coronaria.**

P: ¿Existen alternativas viables a la derivación coronaria?

R: En los últimos años se han desarrollado varias técnicas basadas en catéteres transarteriales. La **angioplastia coronaria transcatéter percutánea**, que ahora se utiliza a menudo con diversas **endoprótesis** (*stents*) para prolongar la permeabilidad, es capaz de dilatar una placa aterosclerótica. Los avances tecnológicos, incluida la impregnación con fármacos antiproliferativos, han mejorado los resultados y ampliado las indicaciones.

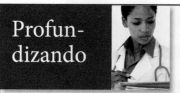

Profundizando

Incluso con el gran número de endoprótesis e injertos de derivación coronaria realizados, todavía no se han dilucidado por completo los mejores enfoques para tratar la enfermedad arterial coronaria.

P: ¿Qué conductos se utilizan para derivar las arterias coronarias obstruidas?

R: Los injertos de vena safena mayor invertida y la arteria torácica interna (arteria mamaria interna) se usan de manera habitual, pero se han utilizado otras venas y arterias con menor éxito. **El injerto de la arteria mamaria interna, que tiene una tasa de permeabilidad de 90% o más a los 10 años, es el que tiene, por mucho, la mejor permeabilidad. La arteria permanece unida en su origen a la aorta y separada de la pared torácica. El extremo distal se acopla al vaso coronario obstruido.**

Usted decide proceder a una derivación coronaria.

P: ¿Cómo se realiza la derivación coronaria?

R: Hay muchas formas de efectuar una derivación coronaria. Entre ellas se encuentran las siguientes:

◆ Esternotomía mediana y derivación cardiopulmonar (fig. 4-21).
◆ Cirugía de derivación de arterias coronarias (CABG, *coronary artery bypass graft*) sin bomba, en la que las arterias coronarias se puentean sin colocar al paciente en una derivación cardiopulmonar. La principal ventaja de la cirugía de derivación sin circulación extracorpórea es que evita las complicaciones de la derivación cardiopulmonar, el cual produce una respuesta inflamatoria general y puede dar lugar a complicaciones respiratorias, hemorrágicas y miocárdicas en el periodo posoperatorio. La derivación coronaria directa mínimamente invasiva se vale de una pequeña incisión de toracotomía anterior izquierda y de la extracción de la arteria mamaria interna izquierda con una anastomosis realizada a la arteria descendente anterior izquierda sin derivación cardiopulmonar. El éxito del procedimiento se estima en 98%. La mortalidad operatoria es inferior a 1% en la mayoría de las series, con una baja morbilidad y buenas tasas de permeabilidad a corto y medio plazos.
◆ Cirugía de derivación asistida por robot: Su principal ventaja estriba en evitar la morbilidad de la esternotomía media.
◆ Procedimientos de CDAC arterial múltiple: La ganancia potencial sería una mayor tasa de permeabilidad de los injertos.
◆ Hace poco, varios estudios informaron del uso de un enfoque híbrido que combina procedimientos de derivación mínimamente invasivos de la arteria mamaria interna izquierda y la arteria descendente anterior con intervenciones basadas en catéteres en las arterias coronarias circunflejas o derechas para el tratamiento de la enfermedad multivaso.
      La mortalidad operatoria es mayor en los pacientes de alto riesgo que en los de bajo riesgo, pero los primeros son los que más se benefician de la cirugía de derivación en términos de supervivencia.

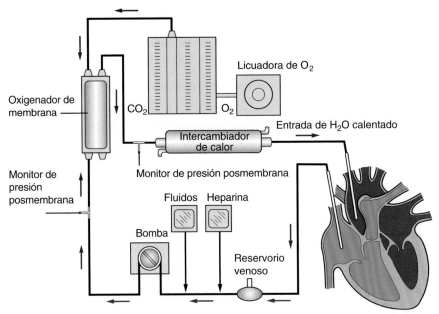

Figura 4-21. Montaje de oxigenación por membrana extracorpórea. (De Jarrell BE, Kavic SM. *NMS Surgery*, 6th ed. Wolters Kluwer Health; Fig. 6-1).

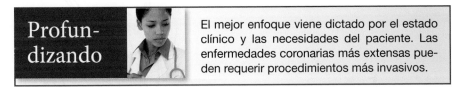

Profundizando

El mejor enfoque viene dictado por el estado clínico y las necesidades del paciente. Las enfermedades coronarias más extensas pueden requerir procedimientos más invasivos.

Caso 4.11   Enfermedad de la válvula mitral que requiere cirugía

*Un corredor de bolsa de 42 años de edad con un soplo cardiaco conocido de 10 años de duración experimenta una dificultad respiratoria y una fatiga cada vez más marcadas. Un ecocardiograma revela una **grave regurgitación de la válvula mitral**.*

P: ¿Cuál es el diagnóstico probable en este caso?

R: Se presume que el paciente tiene regurgitación de la válvula mitral.

P: ¿En qué se diferencia esta enfermedad del prolapso de la válvula mitral y de la estenosis mitral?

R: El **prolapso** de la válvula mitral (síndrome de Barlow) se refiere al **cierre excéntrico** de las valvas mitrales, por lo general sin regurgitación significativa de la válvula mitral. En las mujeres jóvenes, se trata de un trastorno frecuente y rara vez evoluciona hacia la regurgitación de la válvula mitral. En los hombres, la presencia de prolapso puede ser un presagio de una enfermedad grave de dicha válvula. La estenosis mitral es cuatro veces más común en las jóvenes. Aunque el trastorno es ahora inusual en Estados Unidos, aún es común en las naciones subdesarrolladas y en los inmigrantes de esos países.

La causa más común de la estenosis mitral es la fiebre reumática. La inflamación se produce en los tejidos conectivos, incluidos los del corazón. Las valvas de la válvula mitral se fusionan de forma progresiva empezando por las comisuras, y se produce una obstrucción creciente. Con el tiempo, las valvas y el anillo de la válvula se calcifican. La presión en la aurícula izquierda y los vasos pulmonares aumenta, y se produce un agrandamiento del corazón derecho. A la larga, las arteriolas pulmonares se cicatrizan y se genera una hipertensión pulmonar irreversible.

P: ¿Cuál es el tratamiento de la valvulopatía mitral sintomática?

R: La **reparación o sustitución de la válvula mitral** está justificada. En las primeras fases, antes de que se produzca la calcificación, la corrección de la estenosis mitral puede realizarse mediante una valvotomía mitral percutánea con balón. Las contraindicaciones de este procedimiento son el trombo de la aurícula izquierda, la regurgitación mitral de moderada a grave, la calcificación de la válvula y la distorsión subvalvular grave. **Es posible reparar la regurgitación mitral al extirpar** las porciones insuficientes o redundantes de las **valvas mitrales** y estrechar y reforzar el anillo mitral con un anillo de **anuloplastia** (fig. 4-22). Si la reparación no es viable, es necesario sustituir la válvula por una prótesis. La válvula mitral puede ser reemplazada por una válvula mecánica que dura más y requiere anticoagulación a largo plazo para prevenir eventos tromboembólicos, o por una prótesis biológica con una vida útil más corta y sin necesidad de anticoagulación.

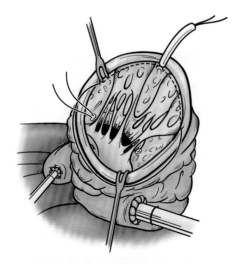

Figura 4-22. Reparación de la válvula mitral. La válvula mitral se repara a través del orificio ventricular con una sutura doble armada que va de un trígono al otro, incrustando los dos brazos en el anillo posterior de la válvula mitral. (De Kaiser L, Kron IL, Spray, TL. *Mastery of Cardiothoracic Surgery*, 3th ed. Wolters Kluwer Health; 2013, Fig. 54.5).

Caso 4.12 Enfermedad de la válvula aórtica que requiere cirugía

*Una persona de 82 años que experimenta un **casi síncope** es llevada al hospital. La historia revela un soplo cardiaco que se detectó cuando tenía 20 años de edad y estaba en la universidad. El paciente ha tenido dificultad respiratoria progresiva durante 2 años o más y opresión en el pecho al cortar el césped. La exploración física muestra un individuo brillante y de aspecto saludable con un soplo sistólico que se irradia al cuello. Un ecocardiograma revela una **estenosis aórtica grave**. Los estudios de laboratorio de rutina son normales.*

P: ¿Cuáles son las causas habituales de la estenosis de la válvula aórtica?

R: La estenosis de la válvula aórtica es de tres tipos principales: **congénita, arterioesclerótica y deteriorante**. La estenosis congénita suele adoptar la forma de una válvula bicúspide. Con el paso de los años, las valvas se engruesan, se calcifican y provocan una estenosis progresiva.

P: ¿Cuáles son los próximos pasos a seguir en el estudio de este paciente?

R: Este hombre tiene una estenosis aórtica grave con tres síntomas principales: **dificultad para respirar, angina de pecho y síncope**. Estos hallazgos significan una esperanza de vida extremadamente limitada. **Si no se interviene quirúrgicamente, la gran mayoría de estos pacientes muere en un plazo de dos años.**

El cateterismo cardiaco está indicado para especificar el estado de la circulación coronaria. Este procedimiento permite determinar el **tamaño de la luz de la válvula aórtica y el gradiente de presión**, la **función ventricular** y la **presencia de enfermedad arterial coronaria**. La angina de pecho es frecuente debido a la estenosis aórtica, pero también puede haber enfermedad coronaria intrínseca. Los estudios Doppler carotídeos están indicados para descartar la estenosis de la arteria carótida interna. El síncope es un síntoma común de la estenosis aórtica y es posible que se irradien soplos en el cuello, pero la identificación de la estenosis de la arteria carótida es esencial. De ser preciso, debe corregirse para evitar una catástrofe neurológica.

P: ¿Es este paciente un candidato a la cirugía a la edad de 82 años?

R: La estenosis aórtica es en general bien tolerada con un buen manejo médico hasta que la obstrucción aórtica se vuelve grave, aunque, en algunos casos, las válvulas estenóticas de origen congénito producen síntomas de obstrucción temprano en la vida (fig. 4-23).

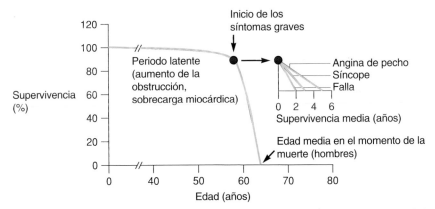

Figura 4-23. Historia natural de la estenosis aórtica sin tratamiento quirúrgico. El inicio de los síntomas identifica a los pacientes con alto riesgo de muerte en los siguientes 2 a 5 años. (De Mulholland MW. *Greenfield's Surgery*, 6th ed. Wolters Kluwer Health; 2016, Fig. 82-4).

Un paciente sintomático con **estenosis de alto grado y función ventricular preservada tiene buenas posibilidades** de ser operado con éxito y recuperarse, incluso a los 82 años. En este caso, la reparación depende de los resultados del cateterismo, no de la edad. Los **síntomas no se desarrollan en muchos pacientes hasta la 5.ª o 6.ª década de vida, momento en el que corren un riesgo extremo de muerte súbita. Por desgracia, justo ésta puede ser el primer síntoma.**

Los resultados del cateterismo indican una estenosis de la válvula aórtica de alto grado y una función ventricular preservada. Se decide que está indicada la sustitución valvular.

P: ¿Qué operación se realiza?

R: Por lo regular, es necesario sustituir la válvula aórtica. Las prótesis valvulares son de dos variedades principales: mecánicas y de tejido. La nueva tecnología permite remplazar la válvula aórtica mediante un enfoque percutáneo en algunos pacientes.

Las válvulas mecánicas, de construcción metálica y plástica, son muy duraderas y eficientes en términos mecánicos, pero requieren anticoagulación porque son trombógenas. Las válvulas de tejido (humano, porcino o bovino) no lo son, pero se deterioran en el organismo y requieren ser cambiadas a partir de, más o menos, los 7 años.

Caso 4.13   Insuficiencia cardiaca congestiva con arterias coronarias normales

*Una persona de 45 años de edad que hasta ahora estaba sana y era activa en los deportes, desarrolla debilidad y dificultad para respirar progresiva tres meses después de una enfermedad respiratoria. Una Rx de tórax revela una gran sombra de corazón y pulmones congestionados. Un ecocardiograma descubre una fracción de eyección de 20% y una regurgitación mitral moderada. El cateterismo cardiaco muestra unas **arterias coronarias normales** y confirma una **fracción de eyección inferior a 25% con mala contracción y dilatación ventricular**.*

P: ¿Cuál es el diagnóstico probable?

R: Este paciente sufre una miocardiopatía dilatada, tal vez relacionada con la enfermedad respiratoria viral. Esta asociación se halla bien documentada, pero el mecanismo etiológico no está claro.

P: ¿Cuál es el pronóstico?

R: Alrededor de un tercio de los pacientes se recupera, un tercio se mantiene igual o mejora un poco con la medicación, y un tercio empeora y muere.

Los esteroides, los diuréticos y los inmunosupresores eran los pilares del tratamiento hasta que se descubrió que los **betabloqueadores mejoraban de manera notable** la función cardiaca de estos pacientes. Aun así, el **estado de muchos de ellos sigue deteriorándose**. El **trasplante de corazón** puede salvarles la vida.

P: ¿Cómo se realiza el trasplante de corazón?

R: El trasplante de corazón implica los siguientes pasos:
1. El corazón de un donante con muerte cerebral debe localizarse.
2. El corazón se aísla de la circulación, se perfunde con solución de cardioplejía para protegerlo y se extrae del donante.
3. El corazón es transportado en un ambiente frío.
4. Se extrae el corazón del receptor mediante una derivación cardiopulmonar.
5. El corazón del donante se sutura a los restos de las aurículas del receptor. La aorta y las arterias pulmonares se anastomosan y se restablece la circulación.

P: ¿Qué perspectivas tiene un paciente con un trasplante de corazón?

R: La supervivencia inmediata es superior a 90%. Una variedad de fármacos inmunosupresores, que suelen incluir esteroides y ciclosporina o tacrolimus, son útiles para lograr la inmunosupresión. La supervivencia a 1 año es de 85-90% y a 3 años es cercana a 75%.

La mayoría de las muertes se producen por infecciones relacionadas con los fármacos inmunosupresores y por la aceleración de la ateroesclerosis de las arterias coronarias, quizá como una forma de rechazo crónico.

ENFERMEDAD ESOFÁGICA

Asociaciones de cirugía críticas

Si oye/ve...	Piense en...
Esófago	No hay serosa
Pico de pájaro en el esofagrama	Acalasia
Displasia de Barrett (alto grado)	25% de carcinoma
Cáncer de esófago	Ecografía endoscópica para la estadificación
Divertículo de Zenker	Cricotiroidotomía
Perforación esofágica	Reparación o derivación
Lesión alcalina	Necrosis por licuefacción

Caso 4.14 Regurgitación recurrente de alimentos no digeridos

Una mujer de 55 años de edad, vendedora de unos grandes almacenes, ha experimentado **regurgitación** *de alimentos masticados, pero* **no digeridos**, *de forma intermitente durante los últimos dos años. Tiene una larga historia de* **disfagia**. *La persona se queja de aliento fétido, tos y asfixia, pero niega síntomas abdominales.*

P: ¿Cuál es el siguiente paso en el tratamiento de esta paciente?

R: Se justifica un examen cuidadoso de la cabeza y el cuello, y es importante obtener un **trago de bario** (fig. 4-24) **o una endoscopia gastrointestinal superior (GI).**

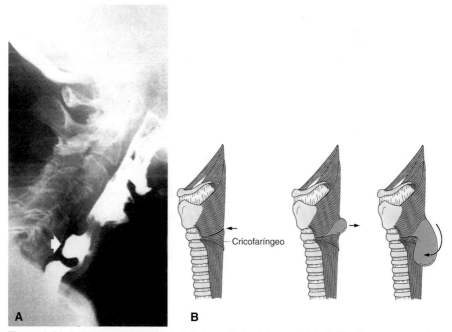

A **B**

Cricofaríngeo

Figura 4-24. A: Trago de bario (*flecha*) de la paciente del caso 4.14. **B:** Dibujo que demuestra la localización anatómica.

El trago de bario revela un divertículo faríngeo de 4 × 3 cm.

P: ¿Cuál es la etiología de un divertículo faríngeo?

R: También llamado **divertículo de Zenker**, es un **divertículo por pulsión** que se desarrolla en la zona situada entre el constrictor faríngeo inferior y el músculo cricofaríngeo.

También es posible que se produzca un divertículo por pulsión en la unión gástrica eso-fágica distal; se denomina divertículo epifrénico, el cual se llena de alimentos no digeridos. El alimento se regurgita y puede ser aspirado, lo que provocaría una infección pulmonar grave. **La constricción anormal y descoordinada del músculo cricofarín-geo durante la deglución aumenta la presión en esta zona de la faringe y fuerza de manera progresiva la salida de una bolsa de mucosa cubierta por el músculo faríngeo.** Esta acción puede dar lugar a un divertículo faríngeo.

P: ¿Cuál es el tratamiento de un divertículo faríngeo?

R: Si un divertículo faríngeo es grande, la escisión es apropiada en el origen de la faringe posterior. En el caso de un divertículo epifrénico, es necesaria la escisión y la miotomía esofágica en la unión gastroesofágica (fig. 4-25). Estos divertículos también pueden repararse por vía endoscópica mediante una diverticulostomía endoscópica con grapas. **El principio de manejo más importante es la transección del músculo cricofaríngeo para relajar la entrada del esófago y evitar la contracción incontrolada.**

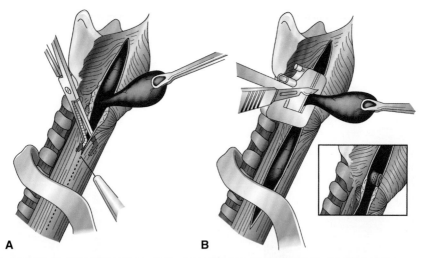

A   **B**

Figura 4-25. Esofagomiotomía cervical y resección concomitante de un divertículo farin goesofágico. **A:** Se realiza una esofagomiotomía de varios centímetros en sentido vertical desde la base del divertículo movilizado. **B:** Tras completar la esofagomiotomía, la base del divertículo se atraviesa con una grapadora TA-30 y se amputa. (De Fiser SM. *The ABSITE Review*, 6th ed. Wolters Kluwer Health; 2019, Fig. 29-3).

Caso 4.15   Disfagia con pérdida de peso

Una mujer de 40 años de edad se queja de disfagia y pérdida de peso. Ha tenido varias infecciones respiratorias bajas durante los últimos 5 años. Como parte de su evaluación, se le realiza un trago de bario (fig. 4-26).

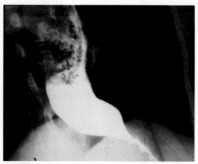

Figura 4-26. Trago de bario de la paciente del caso 4.15.

Profun-dizando

Hay muchas causas para la disfagia, pero el diagnóstico debe ser valorado debido a la posibilidad de malignidad.

P: ¿Cuál es el diagnóstico más probable de esta paciente?

R: El trago de bario muestra un **esófago dilatado** que termina en un aspecto de **pico de pájaro**, típico de la **acalasia**. Si esta condición no se corrige, el esófago puede dilatarse mucho y convertirse, en esencia, en una bolsa adinámica. **En la acalasia se observa una mala contracción peristáltica del cuerpo del esófago y falla en la relajación del esfínter esofágico inferior (EEI).**

P: ¿Cuál es la etiología de la condición de esta paciente?

R: La etiología de la acalasia no está clara, pero la histopatología suele revelar **pérdida de células ganglionares del músculo liso del plexo de Auerbach y degeneración neuronal.** La acalasia se asocia con estrés emocional intenso, traumatismo físico, pérdida de peso y enfermedad de Chagas (infección por *Trypanosoma cruzi*).

P: ¿Cuál es el tratamiento?

R: Los bloqueadores de los canales de calcio pueden ayudar, pero el tratamiento clásico, que sigue siendo el más eficaz, es la disrupción de la zona de alta presión esofágica inferior. La dilatación esofágica distal se ejecuta de forma quirúrgica con una miotomía de Heller, que mejora casi a 100% de los pacientes, o bien, de modo endoscópico con dilatación neumática transesofágica, que mejora a 60% de los sujetos. La miotomía de Heller es una incisión a través de las capas musculares de la parte inferior del esófago, que hace posible que la mucosa sobresalga y amplíe en gran medida la zona de constricción anterior. Puede efectuarse por medio de una toracotomía o laparotomía abierta o, ahora de manera más común, a través de un método laparoscópico o toracoscópico. La mayoría de los cirujanos realizan una envoltura esofágica parcial para ayudar a prevenir el reflujo en el posoperatorio. La nueva técnica miotomía endoscópica peroral (MEPO) es una miotomía esofágica endoscópica empleada para el tratamiento de la acalasia (fig. 4-27). Los estudios a corto plazo muestran que la MEPO es eficaz para el tratamiento de la acalasia, pero no para el reflujo.

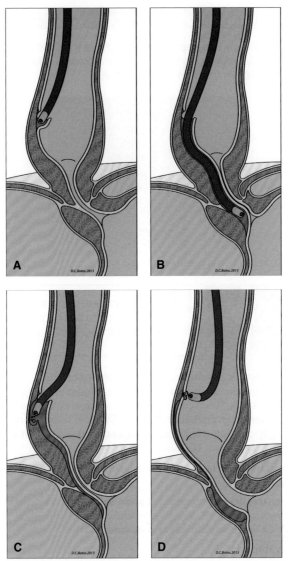

Figura 4-27. Pasos del procedimiento de miotomía endoscópica peroral (MEPO): Ilustraciones (imágenes proporcionadas por el doctor Eric S. Hungness). **A:** Incisión en la mucosa.
B: Extensión del túnel submucoso hacia el cardias gástrico. **C:** Miotomía. **D:** Cierre de la mucosa. (De Fischer J. *Fischer's Mastery of Surgery*, 7th ed. Wolters Kluwer Health; 2018, Fig.
75-2).

Caso 4.16   Disfagia con defecto esofágico

*Una persona de 60 años de edad presenta una disfagia de 3 meses de duración. Un
trago de bario revela un defecto irregular en el esófago (fig. 4-28).*

P: ¿Cuál es el siguiente paso en su evaluación?

R: Se debe realizar una esofagoscopia y una biopsia de la anomalía.

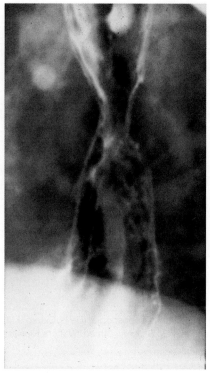

Figura 4-28. Cáncer de esófago medio.

P: ¿Cuál es el diagnóstico más probable?

R: Lo más probable es que este trastorno represente un cáncer de esófago. Los cánceres en el **tercio superior y medio del esófago suelen ser carcinomas de células escamosas.** Los tumores del **tercio inferior** pueden ser carcinomas de este tipo, pero cada vez más se trata de **adenocarcinomas.**

P: ¿Cuál es la etiología del cáncer de esófago?

R: Se desconoce la causa exacta de este cáncer, pero se ha asociado a **condiciones ambientales y dietéticas, al consumo de tabaco y alcohol y al esófago de Barrett.** En el esófago de Barrett, la **esofagitis por reflujo grave** conduce a la ulceración y sustitución de la mucosa escamosa del esófago inferior por epitelio columnar (fig. 4-29). Una persona con displasia de este epitelio metaplásico tiene un alto riesgo de desarrollar un adenocarcinoma. La displasia **grave es casi sinónimo de carcinoma** *in situ*; la probabilidad de desarrollar un cáncer de esófago es 40 veces mayor en un individuo con displasia grave que en aquel que no la presenta.

La esofagoscopia demuestra un tumor en el tercio medio del esófago que se diagnostica como carcinoma de células escamosas.

P: ¿Cómo se clasificaría este tumor?

R: La estadificación depende de la penetración en la pared **y de la extensión de los ganglios linfáticos. La penetración en la pared se determina mejor mediante una ecografía endoscópica (EE), que también puede identificar el agrandamiento de los ganglios adyacentes (figs. 4-30 A-E).** Dado que la afectación de los ganglios celía-

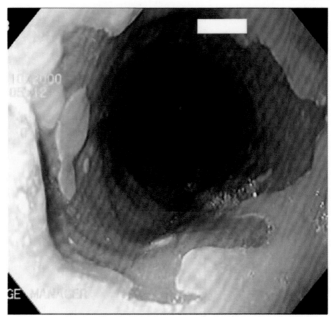

Figura 4-29. Esófago de Barrett en la endoscopia. (De LoCicero J III, Feins RH, Colson YL, Rocco G. *Shields' General Thoracic Surgery*, 8th ed. Wolters Kluwer Health; 2018, Fig. 126-3).

cos también es frecuente, está indicada la realización de una TC de abdomen superior y tórax.

La invasión local del árbol traqueobronquial y la aorta son comunes en los tumores del tercio medio. (fig. 4-31); por desgracia, la mayoría de los pacientes tienen lesiones en estadio III o metástasis a distancia en el momento del diagnóstico.

El EE, la TC y la biopsia de los ganglios linfáticos revelan un tumor confinado en la pared del esófago y ninguna afectación ganglionar adyacente al tumor.

P: ¿Cuáles son las opciones de tratamiento?

R: Los protocolos actuales para tratar el carcinoma de esófago incluyen la **terapia de modalidad única o combinada** con radiación, quimioterapia y resección quirúrgica. Ningún régimen de tratamiento ha demostrado una superioridad suficiente en cuanto a morbilidad o supervivencia. El estadio del cáncer puede ser la base para la selección de los métodos de abordaje, aunque los diferentes procedimientos terapéuticos también dependen en gran medida de las preferencias del cirujano. Además, está aumentando el uso de métodos videoscópicos para realizar las partes torácica y abdominal del procedimiento.

P: ¿Qué enfoque de tratamiento utilizaría para los siguientes tumores?

Variación del caso 4.16.1. ***Cáncer de esófago cervical y del tercio superior del esófago (fig. 4-32)***

◆ El tratamiento inicial de los tumores en el tercio cervical y superior del esófago es la quimiorradioterapia para "degradar el estadio" o el tamaño del tumor (terapia neoadyuvante); esto permitiría la resección quirúrgica para extirpar todo el tumor con éxito. Si la obstrucción persiste, la resección es apropiada.

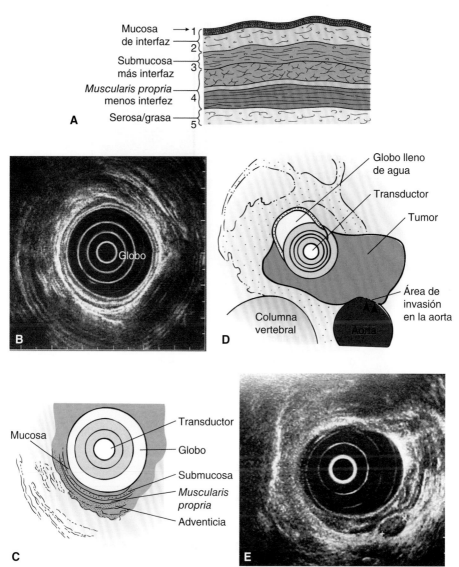

Figura 4-30. Estudio de ecografía endoscópica (EE) de un cáncer de esófago. **A:** Capas normales de la pared gastrointestinal. **B:** Ecografía de una unión gastroesofágica normal realizado con un endoscopio de ultrasonido de exploración de sector mecánico de 12 MHz. **C:** Se observan todas las capas anatómicas, incluyendo mucosa, submucosa, *muscularis propria* y adventicia con las estructuras circundantes. **D:** Se ha facilitado la obtención de imágenes al llenar de agua un globo alrededor del transductor de exploración radial. **E:** EE del esófago que muestra la estructura normal de la pared (*lado izquierdo*) en comparación con la estructura anormal. En el *lado derecho* se observa una masa y un ganglio linfático local. (Modificado de Yamada T, Alpers DH, LaMe L, et al. *Textbook of Gastroenterology*, 3th ed. Philadelphia: Lippincott Williams & Wilkins; 1999:3001-3002, 3007).

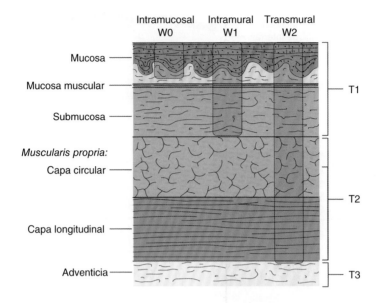

Escenario	Clasificación	Supervivencia a 5 años (%)
0	*In situ* (intramucosa)	88-100
I	$T_1N_1M_0$	79
IIA	$T_2N_0M_0$	38
	$T_3N_0M_0$	
IIB	$T_1N_1M_0$	27
	$T_2N_1M_0$	
III	$T_3N_1M_0$	13
	$T_4N_1M_0$	
IV	Cualquier T, Cualquier N, M_1	0

Figura 4-31. Relación entre la propagación del cáncer de esófago vista en la ecografía endoscópica y el estadio del cáncer.

Variación del caso 4.16.2. Cáncer del tercio medio del esófago

♦ Estos tumores suelen invadir estructuras locales.

♦ La realización de la esofagectomía en este entorno representa un intento de curar al paciente.

♦ La supervivencia es similar para dos procedimientos: la esofagectomía transhiatal y la esofagectomía formal.

♦ La **esofagectomía transhiatal** permite llevar el estómago bien arriba en el cuello, donde se une con la faringe (fig. 4-33). Este abordaje no requiere una toracotomía, sino que se realiza a través de incisiones abdominales superiores y cervicales simultáneas.

♦ La **esofagectomía formal** (procedimiento de Ivor Lewis) se lleva a cabo mediante incisiones simultáneas en el abdomen superior y toracotomía derecha, la escisión del esófago y una anastomosis gastroesofágica en el tórax. Este enfoque puede modificarse para permitir la anastomosis en el cuello.

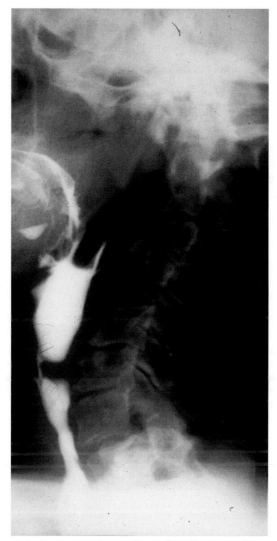

Figura 4-32. Trago de bario que muestra un cáncer de esófago superior.

◆ La ventaja de una **anastomosis en el cuello** se hace evidente si la **anastomosis tiene fugas** en el posoperatorio, lo que puede ocurrir hasta en 10% de los pacientes. Dado que la fuga se encuentra en el cuello, es posible manejarla con medidas locales y controlarla con más facilidad. En cambio, una fuga en el tórax conlleva un riesgo mucho mayor de sepsis y de complicaciones pulmonares importantes.

◆ Cuando se utiliza el estómago para la reconstrucción, a menudo se efectúa una piloroplastia para evitar la obstrucción de la salida gástrica.

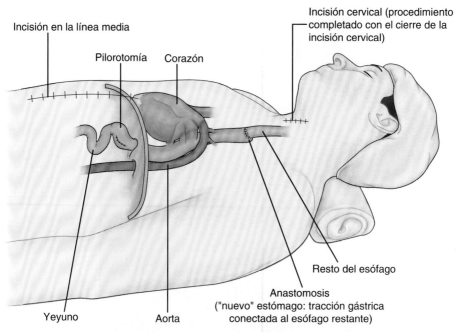

Incisión en la línea media

Incisión cervical (procedimiento completado con el cierre de la incisión cervical)

Pilorotomía   Corazón

Resto del esófago

Anastomosis ("nuevo" estómago: tracción gástrica conectada al esófago restante)

Yeyuno

Aorta

Figura 4-33. Esofagectomía transhiatal. Extirpación quirúrgica del tumor de la parte inferior del esófago con anastomosis del esófago restante al estómago. (Redibujado con permiso de Heitmiller RF. Resección torácica cerrada del esófago. *Oper Tech Thorac Cardiovas Surg*, 4(3), 263 © 1999 Elsevier Inc. De Hinkle JL, Cheever KH. *Brunner & Suddarth's Textbook of Medical-Surgical Nursing*, 14th ed. Wolters Kluwer Health; 2017, Fig. 45-10).

Variación del caso 4.16.3. Cáncer en el tercio inferior del esófago (fig. 4-34)

♦ La esofagectomía y la gastrectomía proximal pueden realizarse por toracotomía izquierda o derecha.

La reconstrucción se desarrolla con una anastomosis esofagogástrica intratorácica.

Caso 4.17 Disfagia grave con tos

*Una persona de 65 años de edad presenta una **disfagia grave** de un año de duración. La disfagia ha sido progresiva. El paciente tiene ahora dificultad para tragar saliva y tose de manera constante. Además, ha perdido 15 kg de peso.*

P: ¿Cómo se establece el diagnóstico?

R: Los siguientes pasos deben incluir un **trago de bario**, **una esofagoscopia y una biopsia**. Lo más probable es que el paciente tenga un carcinoma esofágico, tal vez en estado avanzado y no curable.

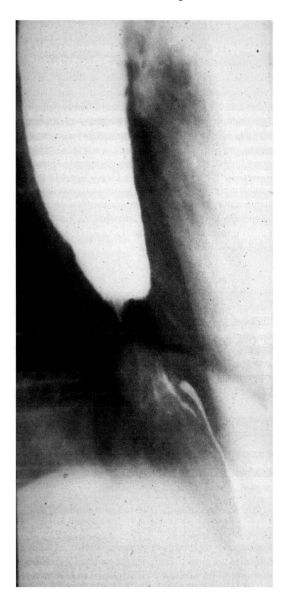

Figura 4-34. Cáncer de esófago inferior.

P: ¿Cómo se explica la tos constante de este paciente?

R: Su tos puede ser secundaria a la **aspiración** crónica **de una fístula traqueoesofágica** a causa de la erosión del tumor en la tráquea.

El trago de bario revela una obstrucción casi completa del esófago medio y una fístula traqueoesofágica. La evaluación endoscópica descubre un tumor que constriñe la luz del esófago. La biopsia expone un carcinoma de células escamosas.

P: ¿Cuáles serían sus próximos pasos en el manejo?

R: En la gran mayoría de los pacientes con cáncer de esófago, el tumor ha invadido de forma local una estructura cercana o ha hecho metástasis a distancia, lo que impide la curación; por consiguiente, la cirugía es inadecuada como procedimiento curativo. El 80% de los pacientes afectados morirá en los 5 años siguientes al diagnóstico, a pesar de los diversos regímenes de tratamiento con quimioterapia, radiación o cirugía. Los métodos paliativos incluyen gastrostomía de alimentación, endoprótesis esofágicas, radiación o resección paliativa. La incidencia de complicaciones y la tasa de mortalidad aumentan de forma progresiva con cada una de estas cuatro técnicas.

Este paciente en particular es un mal candidato para el tratamiento. Presenta una desnutrición grave y quizá tenga una sepsis pulmonar, y es evidente que no tolerará un procedimiento quirúrgico mayor en el esófago. La radioterapia es una opción, pero las posibilidades de que el tratamiento empeore la fístula traqueoesofágica y la neumonía son altas. La gastrostomía de alimentación puede mejorar su estado nutricional, pero no se ha demostrado que prolongue la vida. Una endoprótesis esofágica ayudaría a controlar la aspiración de la fístula traqueoesofágica.

Profun-dizando

En el cáncer de esófago avanzado de forma local o extendido de manera sistémica, la comodidad y los cuidados paliativos pueden ser la mejor opción para el paciente.

MASAS MEDIASTÍNICAS

Caso 4.18   Debilidad muscular y masa mediastínica

*Una persona de 50 años de edad se queja de debilidad progresiva de las extremidades superiores e inferiores y de visión doble. Una radiografía revela una **masa en el mediastino anterior**.*

P: ¿Cuál es el diagnóstico más probable (en caso de que los síntomas estén relacionados con la masa)?

R: La tabla 4-4 describe la localización anatómica de los tumores y quistes primarios del mediastino; la figura 4-35 ilustra los compartimentos del mismo. Este paciente presenta los hallazgos típicos de la **miastenia grave** en asociación con un **tumor** o hiperplasia del **timo**. Otros tumores en el mediastino anterior, como los **teratomas y linfomas** y, en personas más jóvenes, aquéllos de células germinales, no producen estos síntomas. Tales tumores se hallan indicados por depósitos de calcio en un tumor del mediastino anterior y, aunque suelen ser benignos, pueden ser malignos. Estos **teratomas**, sobre todo de la capa germinal epidérmica, pueden contener **pelo y dientes primitivos**. Tanto el linfoma de Hodgkin como el no Hodgkin surgen por lo común en el mediastino anterior. El linfoma de Hodgkin es el más frecuente y a menudo aparece en individuos jóvenes.

P: ¿Cuál es el tratamiento de estos trastornos asociados a los tumores?

R: La **radiación** y la **quimioterapia** se hallan indicadas para el linfoma. La cirugía es innecesaria, excepto en situaciones en las que no se puede hacer el diagnóstico. La **enfermedad de Hodgkin** en el mediastino cervical y anterior es muy curable. La **cirugía** tiene utilidad en

Tabla 4-4. Localización anatómica de los tumores y quistes primarios del mediastino

Tipo de tumor o quiste	Porcentaje del tumor dentro de la localización
Mediastino anterosuperior (*n* = 287)	
Neoplasias tímicas	33
Linfomas	19
Tumores de células germinales	17 (9 benignos, 8 malignos)
Carcinoma	11
Quistes	8
Mesenquimal	4
Endocrino	6
Otros	2
Mediastino medio (*n* = 98)	
Quistes	61
Linfomas	21
Mesenquimal	8
Carcinoma	6
Otros	4
Mediastino posterior (*n* = 129)	
Neurogénico	53 (41 benignos, 12 malignos)
Quistes	32
Mesenquimal	9
Endocrino	2
Otros	4

De Townsend CM Jr, ed. *Sabiston Textbook of Surgery*, 16th ed. Philadelphia: WB Saunders; 2001:1188.

el tratamiento de los **timomas y otros tumores**; es posible realizar la extirpación del tumor mediante una esternotomía mediana o un abordaje toracoscópico.

P: ¿Cuáles son los tumores más comunes del mediastino medio?

R: Los tumores linfáticos y diversos quistes son más frecuentes en el compartimento mediastínico medio. Los quistes broncogénicos se desarrollan a partir de restos del intestino anterior y pueden encontrarse tanto en el pulmón como en el mediastino. Estos crecimientos benignos por lo común se hallan revestidos de epitelio columnar. Los quistes pericárdicos muestran el típico aspecto de "botella de agua". Dado que los quistes son sintomáticos y pueden provocar complicaciones inflamatorias, como la formación de fístulas, su extirpación suele estar justificada. Por lo general, el enfoque implica la resección por medio de una toracotomía posterolateral estándar o de una CTAV.

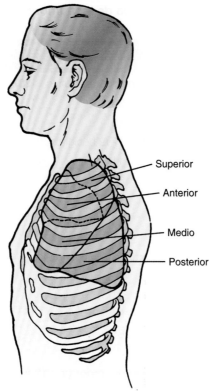

Figura 4-35. Compartimentos anatómicos del mediastino. (De Jarrell BE, Kavic SM. *NMS Surgery*, 6th ed. Wolters Kluwer Health; Fig. 5-2).

P: ¿Cuáles son los tumores más comunes del mediastino posterior?

R: Con mucho, los tumores más comunes del mediastino en la mayoría de las series son los **neurogénicos**, que se producen en el mediastino posterior adyacente a los cuerpos vertebrales. Estos tumores surgen de los nervios y las vainas nerviosas de esta zona y contienen elementos tanto fibrosos como neurales. El tipo más frecuente es el neurilemmoma. La mayoría son benignos por el tipo de célula, pero algunos son malignos por su localización. Pueden tener forma de mancuerna dentro y fuera del canal espinal. Para determinar si el tumor está presente en el canal espinal, la TC está indicada. De ser tal el caso, resulta obligatorio el abordaje torácico y neuroquirúrgico combinado. La extirpación de la mayoría de los tumores mediastínicos posteriores se realiza mediante una toracotomía posterolateral estándar.

Los autores desean agradecer la contribución de Joseph S. MacLaughlin al contenido de este capítulo.

REFERENCIA A NMS. CIRUGÍA
Para más información, consulte *NMS. Cirugía*, 7.ª ed, capítulo 4, Principios de cirugía torácica, y capítulo 5, Trastornos cardiacos.

Trastornos vasculares

Bruce E. Jarrell • *Molly Buzdon* • *Marshall Benjamin*
• *Eric D. Strauch*

Alcanzar el objetivo

Enfermedad arterial periférica

- Un accidente isquémico transitorio (AIT) no tratado se asocia con 40% de posibilidades de sufrir un segundo AIT o un ictus en un plazo de 2 años. La endarterectomía carotídea, si se realiza en pacientes sintomáticos con una estenosis superior a 70%, reduce la tasa de ictus graves a los dos años en comparación con el tratamiento médico.
- El riesgo perioperatorio de la endarterectomía carotídea de sufrir un accidente cerebrovascular grave es de 1 a 3%.
- La embolia arterial aguda suele ser secundaria a trombos cardiacos, como en el caso de la fibrilación auricular, el infarto de miocardio (IM) agudo o la valvulopatía.
- Las características de la embolia u oclusión arterial aguda son las 6 P: dolor (*pain*), falta de pulso, parálisis, palidez, parestesias y poiquilotermia.
- La revascularización más de 6 horas después de la isquemia puede dar lugar a una extremidad muy deteriorada o incluso requerir la amputación; el tiempo es esencial.
- El síndrome compartimental es posible que ocurra tras la revascularización y lo causa el edema, que aumenta la presión tisular y obstruye el flujo sanguíneo capilar a los tejidos. Cuando la presión tisular supera la presión capilar (~20-40 mm Hg), se genera una isquemia nerviosa y muscular. Dado que la presión compartimental no supera la arterial, quizá el paciente no presente los signos de oclusión arterial y puede tener un pulso distal normal.
- La claudicación es una isquemia reversible de la pierna y se trata mediante la modificación del estilo de vida, incluyendo un programa de ejercicio supervisado; abandono del consumo de tabaco; control de la diabetes, la hiperlipidemia y la hipertensión; así como terapia antiplaquetaria. La revascularización suele reservarse para los pacientes en los que la claudicación interfiere con una vida activa.
- El dolor en reposo es constante, por lo general en la parte delantera del pie, e indica una isquemia grave. La pérdida de tejido es inminente, de modo que conviene una evaluación urgente y la revascularización o amputación.
- La enfermedad oclusiva de las arterias distales aorta, iliaca y femoral (enfermedad de entrada) puede producir claudicación, dolor en reposo o pérdida de tejido. Cuando supone una amenaza para las extremidades, tiene que examinarse y re-

vascularizarse. Por lo común, la enfermedad de entrada debe revascularizarse antes que la de salida.

Hay tres facetas importantes en la permeabilidad de una derivación (*bypass*) vascular:

- Flujo de entrada: si el flujo sanguíneo en la derivación no es fuerte, la derivación se trombosará.
- Conducto: si el conducto tiene un problema técnico (p. ej., una torsión, un pliegue, un estrechamiento o cualquier otra cosa que impida el flujo), la derivación se trombosará.
- Flujo de salida: si los vasos distales a la derivación están obstruidos por cualquier razón, la derivación se trombosará.
- La reparación electiva de los aneurismas de aorta abdominal (AAA), que tienen 5.5 cm en los hombres y 5 cm en las mujeres o más en su diámetro mayor, es apropiada si el paciente puede tolerar el procedimiento y tiene una esperanza de vida de más de 2 años. Tanto las reparaciones abiertas como las endovasculares presentan una excelente durabilidad a largo plazo. Las endofugas son fugas en el espacio entre un endoinjerto y el vaso nativo, y a menudo requieren tratamiento.
- La disección de la aorta torácica descendente suele atenderse con un tratamiento médico para controlar la hipertensión. La reparación quirúrgica o endovascular se reserva para las fugas, la rotura o la oclusión de las ramas aórticas. La disección proximal es una urgencia quirúrgica debido al riesgo de oclusión coronaria, regurgitación aórtica y taponamiento.

Enfermedad venosa

- La profilaxis de la trombosis venosa profunda (TVP) probada incluye dispositivos de compresión neumática intermitente y anticoagulación a dosis bajas. Los factores de riesgo se resumen en la tríada de Virchow: estasis, estados hipercoagulables y lesión endotelial.
- La embolia pulmonar (EP) se diagnostica con una angiografía pulmonar por tomografía computarizada (TC).
- La TVP de las extremidades superiores (DVTES) suele referirse a la trombosis de la vena axilar o subclavia.
- La DVTES primaria (síndrome de Paget-Schroetter) es rara y con frecuencia está relacionada con el ejercicio extremo del brazo en el deporte (trombosis de esfuerzo) o con el síndrome de la salida torácica. Puede ser susceptible de tratamiento trombolítico urgente dirigido por catéter con el fin de prevenir el síndrome postrombótico.
- La incidencia de la DVTES secundaria está aumentando debido al mayor uso de catéteres en las extremidades superiores. La embolia pulmonar puede producirse hasta en un tercio de los pacientes, y el síndrome postrombótico es frecuente. La anticoagulación es adecuada en la mayoría de los casos.

ENFERMEDAD ARTERIAL PERIFÉRICA

Asociaciones de cirugía crítica

Si oye/ve...	Piense en...
Disección aórtica, aorta ascendente	Cirugía
Disección aórtica, aorta descendente	Control de la presión arterial
AIT y lesión carotídea	Endarterectomía carotídea
AAA > 5.5 cm	Reparar

(continuación)

Si oye/ve...	Piense en...
AAA y dolor abdominal	Ruptura, reparación urgente
Injerto aórtico, fiebre	Infección del injerto
Injerto aórtico, hemorragia GI	Fístula aortoentérica
Dolor de reposo en las extremidades, pérdida de tejido	Revascularización urgente
Aneurisma poplíteo	Peligro para las extremidades (trombosis)
Miedo a la comida, dolor desproporcionado	Isquemia mesentérica
Dolor en el rango de movimiento pasivo	Síndrome compartimental

Caso 5.1 Evento neurológico breve

Una persona de 60 años de edad presenta un único episodio de debilidad y adormecimiento en el brazo derecho. El incidente duró 15 minutos y se resolvió por completo en 1 hora.

P: ¿Cuál es el diagnóstico más probable?

R: El diagnóstico que se sospecha es un **AIT**. Los síntomas neurológicos son, con gran probabilidad, de origen vascular porque corresponden a una distribución anatómica que recibe sangre de la arteria carótida apropiada. En este caso, la arteria carótida interna izquierda es la presunta ubicación del evento isquémico. **Un AIT se caracteriza por un breve déficit neurológico, que se resuelve del todo en 24 horas.**

El pensamiento fisiopatológico actual sugiere que las placas ateroscleróticas en la **bifurcación carotídea o en la región de la arteria carótida interna se ulceran**, lo que permite que el colesterol y los restos plaquetarios se desprendan y **formen una embolia en la circulación intracraneal y el cerebro** (fig. 5-1).

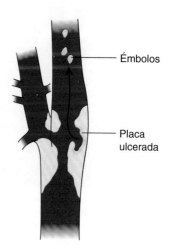

Émbolos

Placa
ulcerada

Figura 5-1. Formación de émbolos en la arteria carótida.

P: Si este paciente no recibe tratamiento, ¿cuál es el riesgo de que se repita un evento neurológico?

R: Sin tratamiento, la probabilidad de que este paciente sufra otro AIT o ictus en un plazo de 2 años es de hasta 40%.

P: ¿Cómo evaluaría a este paciente?

R: Es necesario un examen para detectar **soplos carotídeos**, **déficit neurológico residual y evidencia de enfermedad cardiaca**, en especial soplos que puedan indicar una fuente embólica. En caso de que haya un soplo, sería apropiado efectuar un ecocardiograma. Además, un **estudio ecográfico dúplex de los vasos carotídeos** para comprobar si hay estenosis o una morfología irregular de la placa es esencial en todos los pacientes (fig. 5-2). Ambas condiciones sugerirían que es posible que la arteria carótida sea el origen del evento neurológico.

La evaluación indica una resolución completa de los síntomas neurológicos y un soplo carotídeo izquierdo. No se aprecian soplos cardiacos. El examen dúplex revela una estenosis de 70% de la arteria carótida interna izquierda (fig. 5-3).

P: ¿Qué opción de tratamiento elegiría?

R: Existen dos opciones terapéuticas: el tratamiento médico con aspirina y, en tiempos más recientes, la adición de clopidogrel o el tratamiento quirúrgico con endarterectomía carotídea. La comparación de los dos métodos ha sido objeto de un gran número de ensayos aleatorios. En el caso de una **estenosis de 70% o más en la arteria carótida interna con síntomas ipsilaterales** (los que corresponden a la distribución carotídea), el **tratamiento quirúrgico supone una ventaja significativa en la prevención del ictus**. En un periodo de 2 años tras la incorporación al estudio, el riesgo de accidentes cerebrovasculares graves fue de 9% para los

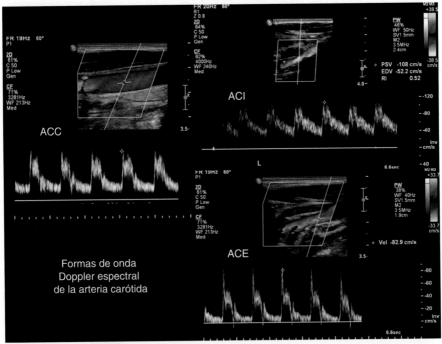

Figura 5-2. Imágenes dúplex del flujo Doppler normal a través de la arteria carótida común (ACC), la arteria carótida externa (ACE) y la arteria carótida interna (ACI). (De Kupinski. *Diagnostic Medical Sonography: The Vascular System*, 2th ed. Wolters Kluwer Health; 2017, Fig. 7-14).

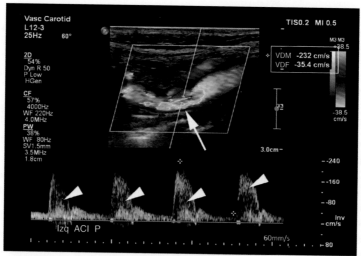

Figura 5-3. Paciente con estenosis de la arteria carótida interna izquierda de 50 a 79% que muestra ensanchamiento espectral y baja de la ventana (cabezas de flecha). Observe el flujo de color mixto (flecha), que exhibe un flujo turbulento dentro de este vaso. (De Fischer J. *Fischer's Mastery of Surgery*, 7th ed. Wolters Kluwer Health; 2018, Fig. 195-1D).
ACI, arteria carótida interna izquierda; VDF, velocidad diastólica final; VSM, velocidad sistólica máxima.

pacientes quirúrgicos y de 26% para los pacientes médicos; esto representa una disminución de 17% en la tasa relativa de accidentes cerebrovasculares.

Las indicaciones de la endarterectomía carotídea son las siguientes:

◆ Síntomas neurológicos hemisféricos ipsilaterales (amaurosis fugax, AIT, accidente cerebrovascular completado con recuperación neurológica importante) y > 70% de estenosis carotídea interna.
◆ Soplo carotídeo asintomático y estenosis carotídea interna > 70%.

La endarterectomía carotídea es tres veces más eficaz que la aspirina en la prevención de ictus graves en un lapso de 2 años.

◆ La arteria carótida puede ser sometida a una endoprótesis (*stent*) mediante un abordaje percutáneo en vez de la endarterectomía carotídea abierta para prevenir el ictus por estenosis de la arteria carótida.

Se procede a la endarterectomía carotídea.

P: ¿Qué evaluación preoperatoria adicional es necesaria?

R: La recomendación de la endarterectomía depende del estado médico general del paciente. Sin embargo, en la mayoría de los casos, la endarterectomía puede realizarse con seguridad, incluso con anestesia local o regional. La presión arterial (PA) debe estar bien controlada en el preoperatorio para evitar grandes oscilaciones intraoperatorias de la PA. Es necesario realizar una evaluación cardiaca adecuada antes de la cirugía. En algunos casos, se obtiene una angiografía de la arteria carótida para describir la anatomía de la lesión con más detalle, pero este procedimiento ya no es rutinario.

El paciente quiere saber el riesgo de sufrir un ictus durante la operación.

P: ¿Qué debería decírsele?

R: El **riesgo perioperatorio de un ictus grave es de 1 a 3%** durante una endarterectomía carotídea realizada por los cirujanos vasculares más experimentados. La operación es segura desde el punto de vista técnico.

P: ¿De qué otras complicaciones relacionadas con la cirugía habla con el paciente?

R: Puede producirse una lesión del nervio hipogloso, el nervio vago y la rama marginal del nervio facial si no se identifican y protegen durante la cirugía (fig. 5-4).

Se procede al quirófano para realizar la endarterectomía carotídea.

P: ¿Cuáles son los pasos básicos de la endarterectomía?

R: La preparación del paciente implica el establecimiento de una monitorización invasiva con una línea arterial para hacer posible una cuidadosa vigilancia de la PA durante el procedimiento. Puede utilizarse anestesia local, regional o general.

La endarterectomía comprende los siguientes pasos (fig. 5-5):

1. Se hace una incisión a lo largo del músculo esternocleidomastoideo y se realiza la disección hasta la vaina carotídea.
2. Se abre la vaina, se protege el nervio vago y se aísla la arteria carótida, lo cual permite evitar la denervación del cuerpo carotídeo.
3. La arteria carótida interna se halla expuesta al nivel del nervio hipogloso, que no debe ser lesionado.
4. Se heparíniza al paciente y los vasos son clampeados.
5. Es posible colocar una derivación carotídea para mantener el flujo sanguíneo al cerebro mientras se realiza la endarterectomía carotídea.

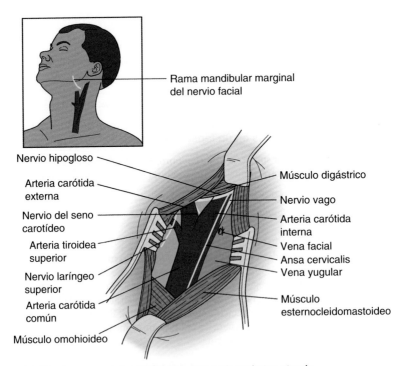

Figura 5-4. Nervios que pueden lesionarse durante la endarterectomía.

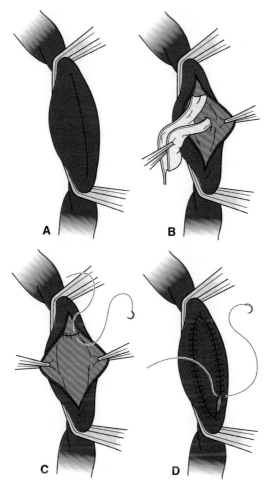

Figura 5-5. Endarterectomía carotídea. **A:** Control proximal y distal de la arteria carótida con arteriotomía. **B:** Endarterectomía de la arteria común. **C:** Recolocación de la íntima de la arteria para evitar un colgajo intimal y un accidente vascular cerebral. **D:** Cierre con parche de la arteria carótida.

6. Los vasos se abren y la placa se diseca de la media y la adventicia del vaso subyacente, con cuidado de obtener una transición distal suave de vuelta a la arteria normal.

7. A continuación, se cierra el vaso con o sin parche, y se cierra el cuello.

P: ¿Qué factores son fundamentales para el éxito de la endarterectomía carotíde?

R: La **perfección técnica** es lo más importante. La arteria ha de estar por completo limpia de placa y se tiene que restaurar una superficie de flujo suave. No deben quedar restos en la luz, ya que pueden provocar la formación de un émbolo en el cerebro. Para confirmar la integridad del procedimiento, muchos cirujanos realizan una angiografía en la mesa o una ecografía dúplex intraoperatoria. La causa más común de eventos neurológicos en el posoperatorio inmediato es la técnica. Si se produce un evento neurológico justo después de la intervención quirúrgica, la mayoría de los cirujanos regresan al quirófano con prontitud y vuelven a examinar la reparación.

Además, es importante la **monitorización y el mantenimiento de la función neuroló-gica durante el pinzamiento de la carótida**. En un paciente consciente, la vigilancia puede efectuarse hablando con éste. En un paciente bajo anestesia general, esta vigilancia puede incluir la electroencefalografía (EEG) o el Doppler transcraneal. Si la isquemia es evidente durante el pinzamiento, es viable insertar una derivación temporal para mantener el flujo sanguíneo carotídeo mientras se pinza la arteria carótida. El control cuidadoso de la PA también es relevante en esta parte del procedimiento.

El paciente se recupera de la cirugía sin síntomas neurológicos.

P: ¿Qué consejo de seguimiento le daría al paciente?

R: Debe advertirse al paciente que el AIT o el ictus pueden ser consecuencia de la acumula-ción de placa en la arteria carótida opuesta o que es posible que reaparezca como resultado de la recurrencia de la placa en el lado tratado. El riesgo de estrechamiento carotídeo recurrente en el lado de la endarterectomía es de alrededor de 13% en 5 años. La mayoría de los médicos recomiendan tomar **aspirina** después de una endarterectomía rutinaria.

P: ¿Qué padecimiento es más probable que cause la muerte de este paciente?

R: Dado que la aterosclerosis es una enfermedad sistémica, cualquier individuo que haya su-frido un AIT permanece en riesgo de presentar un IM a largo plazo. **Están indicadas las medidas preventivas en forma de modificación del estilo de vida, incluyendo el control de los lípidos, el abandono del tabaco y la práctica de ejercicio.**

Caso 5.2   Otros eventos neurológicos transitorios

Una persona de 66 años de edad ha tenido un evento neurológico transitorio.

P: ¿Cómo gestionaría las siguientes situaciones?

Variación del caso 5.2.1. ***El paciente experimenta un episodio de ceguera en el ojo izquierdo que desaparece con rapidez, sin que se produzcan otros eventos neurológicos.***

◆ La arteria oftálmica es la primera rama de la arteria carótida interna. Los pacientes pueden referir episodios indoloros de ceguera monocular o una visión nebulosa descrita como "una sombra que pasa sobre el ojo".

◆ **Los émbolos de la bifurcación de la arteria carótida pueden viajar a la retina, lo que provoca ceguera monocular transitoria o amaurosis fugaz.**

◆ El examen del fondo de ojo durante el episodio puede dar lugar a la observación de un punto brillante en una arteria de la retina o una **placa de Hollenhorst**, que se presume es una porción del émbolo. Este episodio a menudo se resuelve en minutos u horas y no deja residuos.

◆ En este caso, el sistema carotídeo izquierdo es el supuesto origen del émbolo. La evaluación y el tratamiento son los mismos que en el primer caso; la exploración dúplex de las caróti-das y la endarterectomía carotídea serían adecuadas si hay una lesión.

Variación del caso 5.2.2. **El paciente, quien es diestro, relata un episodio de afasia, sin que se produzcan otros eventos neurológicos.**

♦ En la mayoría de los pacientes diestros, el centro del habla suele estar en el **hemisferio izquierdo**; por ende, la etiología de un episodio afásico implica, con bastante probabilidad, el sistema carotídeo izquierdo.

♦ Un episodio de afasia es un AIT. La evaluación y el tratamiento son los mismos que en el primer caso: la endarterectomía carotídea sería apropiada si hay una anomalía carotídea.

Variación del caso 5.2.3. **El paciente experimenta una marcada debilidad y entumecimiento en el brazo derecho; su estado no mejora en una semana.**

♦ Los síntomas del paciente no se ajustan a la descripción de un AIT. Esto es consistente con un déficit neurológico fijo (un accidente vascular cerebral). La mayoría de los médicos no recomendarían la endarterectomía en este momento.

♦ Un estudio dúplex carotídeo es apropiado, seguido de **observación en cuanto a la mejora**. Vuelva a evaluar al paciente una vez estabilizado.

♦ Si la recuperación es favorable y la función neurológica es buena, es factible considerar la endarterectomía con base en los hallazgos del dúplex para prevenir futuros eventos neurológicos. La cirugía podría realizarse en 2 a 4 semanas después del diagnóstico de accidente vascular cerebral o cuando el estado neurológico del paciente se estabilice.

Caso 5.3 Soplo carotídeo asintomático

El médico familiar le remite a un paciente de 55 años de edad con un soplo en el cuello derecho. Usted revisa el historial y la exploración física, que son normales excepto por un soplo en la carótida derecha. El paciente no tiene signos o síntomas neurológicos.

P: ¿Cómo evaluaría a este paciente?

R: El soplo asintomático puede originarse en la arteria carótida. Para determinar si existe una anomalía, es conveniente realizar un estudio **dúplex** carotídeo.

El examen dúplex revela una estenosis de la arteria carótida interna de 75%.

P: ¿Cuál es el siguiente paso adecuado?

R: Muchos cirujanos recomendarían una endarterectomía carotídea en este individuo, aunque esto es controvertido en pacientes asintomáticos.

La mitad de los accidentes cerebrovasculares graves en el grupo quirúrgico aparecieron en el preoperatorio durante la angiografía carotídea, lo que indica el riesgo de este procedimiento. Al igual que en los ensayos sobre la arteria carótida sintomática, la tasa de accidentes cerebrovasculares graves perioperatorios fue de alrededor de 1%, lo que demuestra la gran habilidad de los cirujanos. Sin embargo, la realización de la endarterectomía sigue siendo polémica.

Los datos más convincentes proceden del Asymptomatic Carotid Artery Study (ACAS), en el que los pacientes con una estenosis de 60% o superior fueron asignados al azar a un tratamiento médico con aspirina o a un tratamiento quirúrgico con endarterectomía. En un periodo de 2 años, se produjeron accidentes cerebrovasculares graves en 2.5% de los individuos del grupo quirúrgico y en 11% de los individuos del grupo de la aspirina, una diferencia muy significativa.

Caso 5.4   Evento vascular agudo en la pierna

Una persona de 65 años de edad acude al servicio de urgencias con una historia de dolor repentino en la pierna derecha y dificultad para moverla. El paciente informa que la pierna ha sido por completo normal hasta ahora. Al examinar las extremidades inferiores, es notoria la ausencia de pulsos, incluido el pulso femoral, en la pierna derecha. Los pulsos son normales en la izquierda. La pierna derecha parece fría y cianótica, con una disminución de la sensibilidad en toda su longitud. Todos los grupos musculares son débiles.

P: ¿Cuál es el diagnóstico más probable?

R: Es posible que este paciente tenga un émbolo arterial agudo en la pierna derecha. La ausencia de pulso femoral derecho y la presencia de pulso femoral izquierdo indican que el émbolo tal vez se encuentra a nivel iliofemoral derecho, un sitio común de oclusión debido a émbolos arteriales (fig. 5-6). Los hallazgos comunes en la oclusión arterial aguda se describen con las llamadas **"6 P"**: dolor (*pain*), falta de **p**ulso, **p**arálisis, **p**alidez, **p**arestesias y **p**oiquilotermia (tabla 5-1).

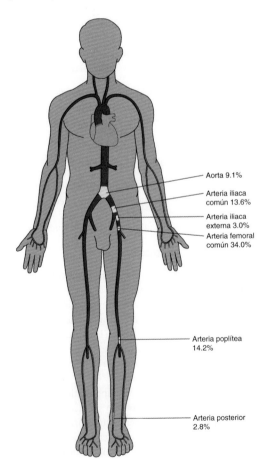

Aorta 9.1%

Arteria iliaca común 13.6%

Arteria iliaca externa 3.0%

Arteria femoral común 34.0%

Arteria poplítea 14.2%

Arteria posterior 2.8%

Figura 5-6. Lugares comunes de oclusión arterial en la parte inferior del cuerpo debido a émbolos arteriales (el porcentaje representa las localizaciones totales del cuerpo).

Tabla 5-1. Las "6 P": mnemotecnia útil para recordar los hallazgos comunes en la oclusión arterial

Dolor (**p**ain)	Dolor de reposo isquémico grave y constante, por lo general, de aparición repentina.
Falta de **p**ulso	Pérdida repentina y unilateral de un pulso antes palpable distal al nivel de la oclusión.
Parálisis	La extensión refleja el grado de isquemia neural y muscular.
Palidez	La piel es pálida o "cadavérica".
Parestesias	Sensación de "pinchazos". La pérdida del tacto ligero y la propiocepción son indicadores clínicos de la viabilidad de la extremidad y del grado de isquemia del nervio periférico.
Poiquilotermia	La piel está fría por debajo del lugar de la oclusión.

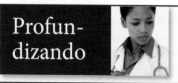

Profundizando

La presentación clínica dará pistas importantes sobre la etiología de la enfermedad. Si no hay síntomas crónicos, la etiología de la isquemia suele ser un émbolo agudo.

P: ¿Qué es lo más importante en cuanto al manejo inmediato de la condición de este paciente?

R: El **tiempo es esencial** en el caso de una embolia arterial aguda. El lapso entre el evento isquémico y la presentación clínica es crítico para la salvación de la extremidad. La revascularización más de 6 horas después de la isquemia puede dar lugar a una extremidad muy deteriorada o incluso requerir una amputación (tabla 5-2). **Cuanto antes se realice la revascularización tras un émbolo arterial, más completa será la recuperación.**

Tabla 5-2. Viabilidad de las extremidades en el momento de la presentación (categorías clínicas de la isquemia aguda de las extremidades)

Categoría	Descripción	Retorno capilar	Debilidad muscular	Pérdida sensorial	Señales Doppler Arterial	Venosa
Viable	No es una amenaza inminente	Intacto	Ninguna	Ninguna	Audible (PT > 30 mm Hg)	Audible
Amenazado	Salvable si se trata con prontitud	Intacto, lento	Leve, parcial	Leve, incompleta	Inaudible	Audible
Irreversible	Pérdida de tejido o amputación, al margen del tratamiento	Ausencia (marmoleado)	Profunda, parálisis (rigor)	Profunda, anestésica	Inaudible	Inaudible

Modificado de Rutherford RB, Flanigan DP, Gupta SK, *et al*. Suggested standards for reports dealing with lower extremity ischemia. *J Vasc Surg*. 1986;4:80.
PT, presión en el tobillo.

P: ¿Qué tratamiento es adecuado en este momento?

R: Administrar heparina de inmediato y proceder a la intervención quirúrgica o radiológica para permitir la revascularización más temprana. Se puede realizar una arteriografía en el quirófano si está indicada tras la extracción del émbolo para asegurar un flujo sanguíneo adecuado y planificar cualquier intervención adicional.

P: ¿Qué procedimiento quirúrgico es necesario?

R: Se debe realizar **una embolectomía**, ya sea mediante un abordaje abierto utilizando un catéter de balón o a través una técnica endovascular (fig. 5-7).

Si la isquemia no es tan grave como para que la extremidad esté amenazada de forma inminente, un tromboembolismo agudo puede tratarse con trombólisis intraarterial dirigida por catéter con un trombolítico como el activador tisular del plasminógeno (tPA, *tissue plasminogen activator*). Los anticoagulantes se mantienen en el periodo posoperatorio.

Justo después de la cirugía, usted examina la pierna y observa una buena perfusión en el pie y los dedos, pero incapacidad de dorsiflexión del pie y sensibilidad en la pantorrilla.

P: ¿Cuál es la causa más probable de estos resultados?

R: Por supuesto, este paciente ha desarrollado un síndrome compartimental muscular. Aunque la pérdida de la función motora y sensorial puede ocurrir en la pierna como consecuencia de la insuficiencia arterial aguda, estos síntomas particulares son más indicativos de un **síndrome compartimental**. Esta condición es más común después de la revascularización de una extremidad isquémica en forma aguda. Sin embargo, debe sospecharse en cualquier paciente que tenga una lesión isquémica o traumática en un grupo muscular que ocasione un edema muscular agudo.

El síndrome compartimental, que puede estar causado por una **lesión por isquemia-reperfusión**, se produce tras la reperfusión de un músculo isquémico, lo que provoca un edema del músculo. Dado que muchos músculos están encerrados en un compartimento fascial inelástico, el edema incrementa el volumen –y, a la larga, la presión– dentro del compartimento. A medida que la presión aumenta, la perfusión del nervio y del músculo disminuye, lo que da lugar a una mayor lesión del nervio y a una lesión isquémica continuada,

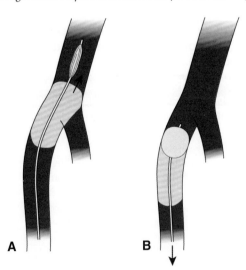

Figura 5-7. Extracción de un émbolo mediante un catéter de embolectomía con balón. **A:** El catéter de balón desinflado se hace avanzar por delante del émbolo. **B:** El balón se infla y luego se retira con suavidad, arrastrando el material embólico.

que empeora el edema. Cuando la presión del compartimento se acerca a los 20-40 mm Hg, **puede producirse una lesión isquémica irreversible de los músculos y los nervios.**

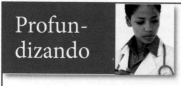

Profun-dizando	El síndrome compartimental en ocasiones se presenta con pulsos normales, ya que la isquemia tisular es el resultado de la obstrucción del flujo sanguíneo capilar por el aumento de la presión tisular, no de una isquemia arterial aguda.

Usted supone que este individuo tiene un síndrome compartimental.

P: ¿Cómo trataría a este paciente?

R: Ante la sospecha de un síndrome compartimental, el médico **no ha de esperar a tener síntomas avanzados como el deterioro motor o sensorial, o la pérdida de los pulsos arteriales distales.**

Con base en un grado significativo de sospecha clínica, debe realizarse una fasciotomía. Como alternativa, se puede determinar la presión en el compartimento con una aguja y un dispositivo de medición de la presión, y efectuar una fasciotomía si se encuentra presión elevada en dicho compartimento.

En este caso, la fasciotomía tiene que abrir los cuatro compartimentos de la pantorrilla (fig. 5-8). Por lo común, el músculo sobresale en el punto de escisión, lo que alivia la presión y mejora la perfusión. Una vez resuelto el episodio agudo, la fasciotomía suele cerrarse con un injerto de grosor parcial. Durante la recuperación, la realización de fisioterapia es importante para el mantenimiento de un rango completo de movimiento de la pierna.

El paciente se recupera de la fasciotomía, recibe fisioterapia y conserva una pierna funcional.

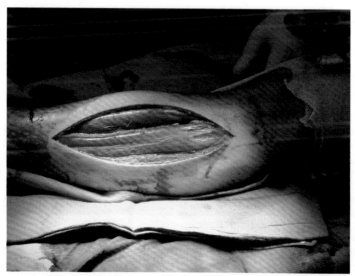

Figura 5-8. Fasciotomía de la pierna. Cuadro clínico tras una fasciotomía de cuatro compartimentos en la pierna. (De Egol KA, Bazylewicz SC. *The Orthopaedic Manual: From the Office to the OR: A Guide for the Advanced Care Practitioner.* Wolters Kluwer Health; 2017, Fig. 5-14).

P: ¿Qué plan de manejo a largo plazo es el adecuado?

R: La mayoría de los cirujanos pondría a este paciente en **anticoagulación crónica**. Una vez que el sujeto se haya recuperado, es preciso utilizar la ecocardiografía y otras técnicas de diagnóstico médico como la aortografía o la TC de la aorta torácica y abdominal en **busca de una fuente embólica**. Sin embargo, en muchos casos no se llega a un diagnóstico definitivo.

Variación del caso 5.4.1. **Los hallazgos físicos descritos al principio del caso 5.4 se producen en un individuo que acaba de someterse a una angiografía coronaria por vía femoral.**

P: ¿Cómo cambiaría su evaluación y gestión?

◆ La isquemia arterial aguda, tal vez causada por una complicación de la punción arterial femoral, sigue siendo el diagnóstico. **Dichas punciones pueden levantar colgajos intimales, desalojar placas ateroscleróticas o iniciar eventos trombóticos locales.** Dado que el paciente tiene una isquemia aguda grave, la revascularización inmediata es fundamental. Esto se logra con cirugía abierta y reparación directa o mediante el uso de técnicas endoluminales, como la angioplastia y la endoprótesis (fig. 5-9).

◆ La isquemia arterial aguda en ocasiones se aprecia en la disección aórtica. En este caso, la falsa luz se extiende hasta la arteria femoral, donde al final incide lo suficiente en la verdadera luz como para causar un flujo sanguíneo inadecuado.

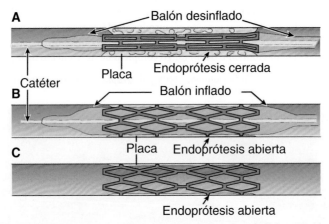

Figura 5-9. Endoprótesis arterial. **A:** Endoprótesis cerrada, antes de inflar el balón. **B:** Endoprótesis abierta, balón inflado; la endoprótesis permanecerá expandida después de desinflar y retirar el balón. **C:** Endoprótesis abierta, balón retirado. (De Cohen BJ. *Medical Terminology*, 6th ed. Wolters Kluwer Health; 2010, Fig. 9-11).

Caso 5.5   Claudicación

Un hombre de 52 años de edad informa que sufre un calambre en la pantorrilla izquierda después de caminar 100 metros. Cuando deja de andar y se sienta, el dolor en la pantorrilla desaparece con lentitud en 10 minutos. Los antecedentes son significativos por fumar cigarrillos (dos paquetes al día durante 20 años) y una leve hipertensión.

Tabla 5-3. Signos de insuficiencia vascular periférica

1. Claudicación: dolor muscular **reproducible**, calambres o debilidad, por lo común en los músculos de la **pantorrilla**. Se produce durante el ejercicio y se alivia con el descanso.
2. Dolor en reposo: constante, intenso, ardiente, dolor en el antepié.
3. Ulceración isquémica: úlcera dolorosa que no cicatriza, de manera típica en los maléolos y en los dedos del pie en las zonas de traumatismo.
4. Gangrena: tejido cianótico e insensible (pregangrena) que progresa a tejido negro (gangrena seca) o gangrena húmeda si hay infección.

P: Qué hallazgos adicionales de la historia y la exploración física son importantes?

R: Los hallazgos de la historia sugieren claudicación intermitente, que es un dolor isquémico de la pantorrilla inducido por el ejercicio que se alivia con el reposo. La exploración de las piernas es necesaria para evaluar el sistema arterial periférico en busca de pulsos, soplos o frémitos; la piel debe examinarse para ver si existen ulceraciones, y el sistema nervioso con el objetivo de verificar que las funciones motoras y sensoriales estén intactas. En la tabla 5-3 se describen los signos de insuficiencia vascular periférica. Otros signos como la pérdida de cabello, el rubor dependiente, la pérdida de sensibilidad y la piel fina y brillante sugieren la naturaleza crónica de la isquemia. Quizá también aparezcan evidencias de otras enfermedades cardiovasculares relacionadas con los sistemas vasculares cardiaco, cerebral y abdominal, así como diabetes mellitus.

P: ¿Qué arterias de las piernas suelen estar implicadas en una oclusión aterosclerótica?

R: Con la claudicación intermitente, los pulsos poplíteos y pedios a menudo se encuentran ausentes, lo que indica al menos una oclusión de la **arteria femoral superficial**, de manera típica en el hiato aductor. Ésta es la localización más común de la enfermedad oclusiva de la extremidad inferior. Si el pulso femoral está ausente, también puede haber una enfermedad aortoiliaca significativa.

Usted examina al paciente y observa que no hay pulsos en las arterias poplítea, dorsal y tibial posterior. Los pulsos están presentes en las arterias femorales.

P: ¿Qué examen es el adecuado ahora?

R: El paciente debe someterse a **un examen de laboratorio vascular no invasivo**, que consiste en lo siguiente:
♦ Cálculo del índice tobillo-brazo (ITB), que requiere la medición de la presión arterial sistólica en el tobillo y en la arteria braquial con un dispositivo Doppler.
♦ Examen del trazado Doppler de la onda arterial a varios niveles para detectar zonas arteriales estenóticas, lo que localiza el nivel de la oclusión.

P: ¿Cuáles son los hallazgos típicos del Doppler en la insuficiencia vascular periférica?

R: En el paciente normal, el ITB es superior a 1.0. **En la claudicación leve, el ITB suele ser de 0.6-0.8. Las lecturas de presión se correlacionan con la gravedad de la isquemia (tabla 5-4).**

Es necesario considerar que en las personas con diabetes, las mediciones de la PA pueden ser incorrectas. Estos sujetos a menudo tienen los vasos calcificados, lo que impide la oclusión arterial con un manguito de PA. En consecuencia, la PA medida suele ser tan alta como el manguito esté inflado (tabla 5-5).

Tabla 5-4. La gravedad de la isquemia se correlaciona con el índice tobillo-brazo (ITB)

Normal	ITB = 0.9-1.1
Claudicación leve (lesión única periférica)	ITB = 0.6-0.8
Claudicación grave (enfermedad oclusiva multinivel)	ITB < 0.5
Dolor de reposo o pérdida de tejido	ITB < 0.3

Tabla 5-5. Historial de 5 años de claudicación

Resultado de la extremidad	
Los síntomas se mantienen estables o mejoran	~70% de los pacientes
Los síntomas progresan y requieren una revascularización	~20% de los pacientes
Amputación	10-15% (1%/año) de los pacientes
Resultado de la supervivencia: correlaciones con la presentación inicial y el ITB, que reflejan la enfermedad cardiovascular asociada	
Claudicación leve	Resultado de supervivencia de 97%*
Claudicación, operativa	Resultado de supervivencia de 80%*
Isquemia crítica en las extremidades	Resultado de supervivencia de 48%*

*La supervivencia se correlaciona con la presentación inicial y el ITB, lo que refleja la enfermedad cardio-vascular asociada.

La forma de la onda Doppler suele ser trifásica, con una fase de flujo sistólico rápido, otra breve de flujo inverso secundaria al retroceso elástico del vaso, a la cual sigue una prolongada de salida diastólica. A medida que un vaso se vuelve menos flexible debido a la aterosclerosis, la señal Doppler cambia y el componente de flujo inverso puede perderse. En la enfermedad grave, es posible que la forma de onda sea monofásica (fig. 5-10).

La realización de un estudio Doppler demuestra que el ITB = 0.7, y hay evidencia clínica de oclusión de la arteria femoral superficial (p. ej., ausencia de pulsos poplíteos y pedios). Con base en estos hallazgos, usted decide que el paciente tiene una enfermedad vascular periférica con claudicación de la pantorrilla.

P: ¿Recomendaría la reconstrucción vascular?

R: En este caso, la principal decisión de manejo se refiere al grado en que la claudicación interfiere con el estilo de vida del paciente.

El tratamiento para la mayoría de los pacientes con claudicación sola es médico; la cirugía no suele ser necesaria.

El paciente al que nos referimos no tiene riesgo de pérdida de la extremidad con este nivel de perfusión, aunque el dolor es molesto.

La decisión en cuanto a la intervención quirúrgica se fundamenta en un análisis de riesgos y beneficios que compara el riesgo de una arteriografía y una operación real, incluida la posibilidad de trombosis, infección y amputación en el escenario de un mal resultado, con los beneficios de una mayor tolerancia al ejercicio en una extremidad revascularizada. Paciente y cirujano podrían considerar la posibilidad de operar si el medio de subsistencia del primero depende de un nivel de actividad superior al que tolera en la actualidad y tiene un estado de salud por lo demás satisfactorio. Aun así, existen buenas alternativas no qui-

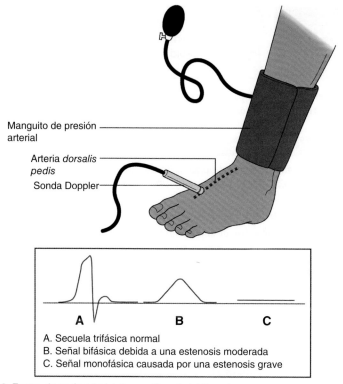

Manguito de presión arterial

Arteria *dorsalis pedis*

Sonda Doppler

A. Secuela trifásica normal
B. Señal bifásica debida a una estenosis moderada
C. Señal monofásica causada por una estenosis grave

Figura 5-10. Forma de onda arterial de presión arterial Doppler.

rúrgicas, y la mayoría de los sujetos no se someten a la cirugía. La presencia de una condición médica desfavorable (p. ej., una enfermedad coronaria moderada concomitante) o una enfermedad multivaso como la que se encuentra en la diabetes, quizá desaliente la cirugía.

P: ¿Qué terapia no quirúrgica recomienda?

R: El ejercicio es el plan de elección para la mayoría de los pacientes. Con un programa gestionado de manera cuidadosa, **los síntomas de alrededor de un tercio de los individuos mejorarán, un tercio de ellos se estabilizará y otro tercio empeorarán. El manejo con ejercicio sin intervención quirúrgica y los cambios en el estilo de vida pueden resultar muy provechosos para los pacientes con claudicación. Se ha demostrado que dejar de fumar reduce el riesgo de progresión de la enfermedad y es factible, incluso, que ayude a disminuir los síntomas de claudicación.**

Lo más importante es que este plan no incluye una arteriografía "sólo para ver el aspecto de los vasos" o para confirmar oclusiones arteriales. Una arteriografía tiene un riesgo inherente y ningún beneficio a menos que se planifique una cirugía; la angiografía es una prueba preoperatoria.

Siempre que sea posible, los pacientes deben **modificar su estilo de vida**. Es importante cesar el consumo de tabaco, utilizar agentes hipolipemiantes, restringir la ingesta de grasas en la dieta y perder el exceso de peso. Además, tienen que tratarse los trastornos médicos coexistentes, incluida la hipertensión. Se debe instruir acerca del cuidado de los pies y la piel, así como sobre los síntomas de empeoramiento de la isquemia. El control cuidadoso de

Profun- dizando	El médico siempre tiene la obligación de aconsejar a los pacientes que dejen de fumar debido a los efectos adversos para su salud.

la glucosa en sangre en los pacientes con diabetes es esencial. Por último, es preciso que **el médico controle la evolución del paciente** para garantizar la continuidad del tratamiento a largo plazo.

Caso 5.6   Claudicación y ausencia de pulso femoral

Una mujer de 60 años de edad tiene síntomas de claudicación similares a los del paciente del caso 5.5. Sin embargo, hay una ausencia de pulso femoral en el lado izquierdo.

P: ¿Cómo debe tratarse a esta paciente?

R: Un pulso femoral débil o ausente sugiere un flujo sanguíneo deficiente en la pierna, lo que constituye una prueba sólida de **enfermedad oclusiva aortoiliaca**. Esta oclusión podría ser la única causa de los síntomas de la paciente o una de las varias oclusiones que contribuyen a los síntomas.

La enfermedad oclusiva aortoiliaca suele ser más progresiva que la enfermedad oclusiva periférica; por tanto, a menudo se considera la cirugía, y el tratamiento con frecuencia es más agresivo. Son cuestiones importantes el estado del pulso femoral en el lado opuesto, la evidencia de pequeños émbolos distales, la impotencia en los varones y la claudicación en otras localizaciones como el muslo o la nalga. **Si la enfermedad y los síntomas del paciente progresan, se requerirá la reconstrucción aortoiliaca con una dilatación con balón, la colocación de una endoprótesis o la revascularización quirúrgica** (fig. 5-11).

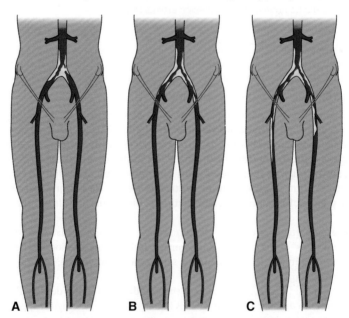

Figura 5-11. Patrones de la enfermedad oclusiva arterial que irriga las extremidades inferiores. **A:** Limitada a la aorta distal y a las arterias iliacas. **B:** Enfermedad aortoiliaca distal combinada con enfermedad de las extremidades proximales. **C:** Enfermedad arterial de las extremidades inferiores combinada con enfermedad de los grandes vasos más proximales.

Caso 5.7 Ulceración del dedo del pie en la enfermedad vascular periférica

En una ocasión, usted recomendó un programa de ejercicios a un hombre de 62 años de edad con claudicación, quien aceptó modificar su estilo de vida. El paciente se perdió en el seguimiento" pero vuelve 1 año después quejándose de una úlcera en el dedo gordo del pie.

P: ¿Cómo debe evaluarse a este paciente?

R: Una ulceración en el dedo gordo del pie sugiere que la **isquemia ha empeorado**. Lo apropiado sería realizar una evaluación vascular de laboratorio. **El ITB en un paciente con dolor en reposo (dolor constante en el antepié no relacionado con el ejercicio) suele ser de 0.3-0.5.**

Además, la forma de onda Doppler puede mostrar una mayor progresión hacia una señal monofásica. La pérdida de tejido o la ulceración pueden asociarse con mediciones del ITB aún más bajas. En algunos pacientes, **en particular quienes tienen diabetes**, predomina una **enfermedad de vasos pequeños**, y la medición de la PA a nivel de los dedos del pie (es decir, una PA de los dedos del pie) puede documentar esta condición.

El ITB del paciente es de 0.3.

P: ¿Cuál es el siguiente paso adecuado?

R: La cuestión principal es **si el flujo de sangre es suficiente para permitir la curación de la úlcera**. En la mayoría de los casos, no basta, y alguna forma de **revascularización es necesaria** para aumentar la perfusión distal. Esto permitiría la cicatrización y evitaría la gangrena, la amputación y la sepsis generalizada (tabla 5-6). Sin embargo, los pacientes con movilidad restringida, una enfermedad cardiovascular muy limitante o una subsistencia vida corta pueden estar mejor atendidos con la amputación primaria. Si se prevé la revascularización, es necesario evaluar el **estado médico general del paciente**.

La evaluación indica que el estado médico general del paciente es bueno y el riesgo cardiaco es bajo.

P: ¿Cuál es el siguiente paso en el tratamiento de este paciente?

R: La evaluación de la **anatomía vascular** del paciente es necesaria para determinar si una reconstrucción vascular tiene posibilidades de éxito. En este punto, la mayoría de los cirujanos realizarían un **arteriograma** con el objetivo de evaluar los diferentes niveles de oclusión arterial para desarrollar un plan de revascularización. Por lo general, los resultados adoptan uno de dos patrones:

1. **Enfermedad de entrada**, o flujo sanguíneo inadecuado en la arteria femoral, como en la enfermedad oclusiva de la arteria iliaca.
2. **Enfermedad de salida**, u oclusiones únicas o múltiples de las arterias de la pierna, específicamente la arteria femoral superficial, la arteria poplítea o las ramas distales.

El cirujano debe decidir si la revascularización puede realizarse con éxito para mejorar la irrigación sanguínea al nivel de la úlcera. En muchos casos, **ésta sanará con un desbridamiento y un cuidado de la herida adecuados después de la revascularización.**

Tabla 5-6. Predicción de la curación de las lesiones isquémicas del pie mediante las presiones arteriales sistólicas del tobillo (en unidades torr)

	Posible	Probable	Remota
No diabéticos	> 65	55-65	< 55
Diabéticos	> 90	80-90	< 80

P: ¿Cómo manejaría los siguientes hallazgos vistos en la arteriografía?

Variación del caso 5.7.1. El arteriograma muestra la oclusión de la arteria femoral superficial con reconstitución distal (fig. 5-12).

♦ Para sortear las obstrucciones se suele utilizar un injerto de **vena safena invertida o** *in situ* desde la arteria femoral común a la arteria poplítea.

Variación del caso 5.7.2. El arteriograma muestra una estenosis de alto grado de la arteria iliaca pero permeabilidad de los vasos de las extremidades inferiores (fig. 5-13).

♦ Es adecuada una **revascularización quirúrgica** mediante un injerto de gran diámetro desde la aorta a la arteria femoral o la **dilatación con balón**, o bien, la colocación de una endoprótesis arterial.

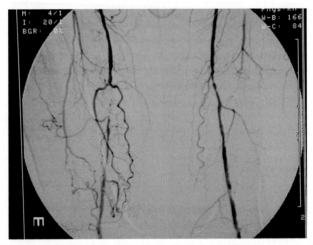

Figura 5-12. Estenosis de alto grado de la arteria femoral superficial a la izquierda y oclusión a la derecha con reconstitución distal.

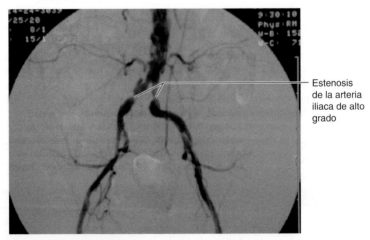

Figura 5-13. Aortograma de estenosis de alto grado de la arteria iliaca.

Variación del caso 5.7.3. **El arteriograma muestra una estenosis de alto grado de la arteria ilíaca y una oclusión de la arteria femoral superficial.**

◆ Este caso es similar al de la variación del caso 5.7.2, pero tal vez sea necesaria una **revascularización de las extremidades inferiores además de la reconstrucción aortoiliaca**. El paciente tiene una enfermedad multinivel. Los dos procedimientos pueden realizarse al mismo tiempo o de forma secuencial; es posible tratar primero el flujo de entrada (oclusiones aortoilíacas), y esta revascularización quizá sea suficiente para aliviar los síntomas.

Variación del caso 5.7.4. **El arteriograma muestra la oclusión de las arterias femoral superficial y poplítea con reconstitución distal.**

◆ La **derivación femoropoplítea** está indicada para este paciente. Se selecciona la mejor arteria continua con el pie como tracto de salida, dando preferencia a las arterias poplítea, anterior y tibial posterior (fig. 5-14). Si las arterias tibiales están ocluidas, es factible elegir la arteria peronea para la derivación. Resulta mejor si es continua con 1 o 2 de sus ramas terminales; sin embargo, la ausencia de arco plantar y la calcificación vascular no constituyen

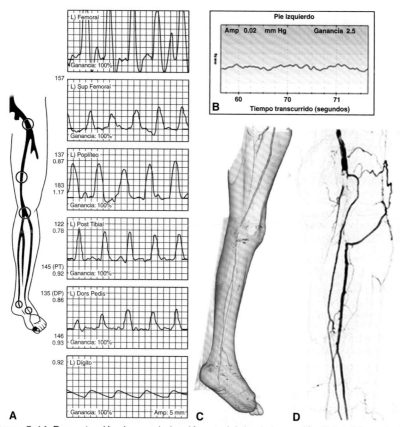

Figura 5-14. Demostración de una derivación arterial desde la porción distal del muslo de la arteria femoral superficial al tronco tibioperoneo mediante una vena safena mayor ipsilateral no invertida. **A:** Presiones segmentarias y pletismografía de la pierna izquierda. **B:** Pletismografía transmetatarsal del pie izquierdo. **C:** Oclusión de la arteria poplítea izquierda según la reconstrucción tridimensional de una angiografía por tomografía computarizada. **D:** Angiografía de sustracción digital. (De Zgonis T. *Surgical Reconstruction of the Diabetic Foot and Ankle*, 2nd ed. Wolters Kluwer Health; 2017, Fig. 3-7).

una contraindicación para la reconstrucción, aunque empeoran el pronóstico. Cuando la longitud del conducto venoso es limitada, se vuelve útil una derivación corta que se origine en la arteria poplítea o incluso en la tibial.

✦ En el caso de una enfermedad más distal, es provechosa la derivación a las arterias dorsalis pedis, plantar o tarsal. Por regla general, los pacientes con diabetes tienen de forma predominante enfermedad tibial. Cuanto más distales y más enfermos estén los vasos, más probable es que el injerto falle y provoque una amputación.

Aunque para la derivación arterial periférica proximal, el PTFE y la vena safena tienen una permeabilidad similar a largo plazo. A medida que la derivación se hace más distal, la permeabilidad de los injertos de PTFE disminuye de manera considerable. Por otro lado, los injertos protésicos (PTFE y dacrón) en posiciones aórticas tienen un comportamiento excelente.

Variación del caso 5.7.5. El arteriograma muestra múltiples obstrucciones en la parte superior y distal de la pierna, con sólo pequeños vasos de salida por debajo del tobillo.

✦ Esta afección representa una enfermedad oclusiva aterosclerótica grave, que puede ser difícil de tratar con éxito. La decisión de reconstruir ha de ser tomada por un cirujano vascular experimentado. **En algunos casos no es posible la reconstrucción**, y la amputación primaria y la rehabilitación serían lo más adecuado en tales situaciones.

P: Después de la cirugía de derivación vascular, ¿qué seguimiento recomendaría?

R: Tras una reconstrucción y curación satisfactorias, el seguimiento clínico implica **exámenes dúplex** frecuentes **del injerto** para permitir la detección temprana de estenosis del mismo. La mayoría de los cirujanos darían al paciente **aspirina**, le aconsejarían el **control de los lípidos séricos** y le proporcionarían **instrucción** acerca del cuidado de los pies.

P: ¿Qué padecimiento es más probable que cause la muerte de este paciente?

R: La enfermedad vascular periférica es un marcador de enfermedad aterosclerótica difusa. Por consiguiente, lo más probable es que este paciente muera como consecuencia de una enfermedad arterial coronaria.

Caso 5.8   Enfermedad oclusiva aortoiliaca

Un hombre de 61 años de edad dice tener dolor en la pantorrilla y el muslo con el esfuerzo, que se alivia despacio con el descanso. También se queja de impotencia, y ha fumado un paquete y medio de cigarrillos al día durante 30 años. La exploración física revela ausencia de pulsos femorales y de las extremidades inferiores de forma bilateral y estigmas de insuficiencia vascular crónica en ellas.

P: ¿Cómo evaluaría a este paciente?

R: El diagnóstico probable es enfermedad oclusiva aortoiliaca secundaria a aterosclerosis (síndrome de Leriche), las mediciones del ITB y una evaluación médica general son apropiadas.

La enfermedad oclusiva aortoiliaca es progresiva (fig. 5-15). La mayoría de los cirujanos no esperarían a que se produjera dolor en reposo o ulceración, ya que estas condiciones hacen que el procedimiento sea más urgente e introducen el riesgo añadido de infección de la úlcera al nuevo injerto vascular. Podría intentarse un programa de ejercicios, pero hay pocos datos que apoyen su beneficio. Al igual que en el caso de las enfermedades de las extremidades inferiores, no debe realizarse una arteriografía hasta que se haya elegido proceder a la cirugía.

La decisión de reconstruir o no el sistema arterial aortoiliaco se basa en el riesgo operatorio, el nivel de incomodidad y la presencia o ausencia de dolor en reposo o ulceración.

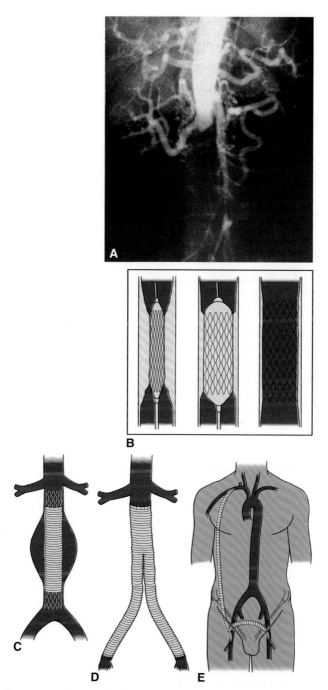

Figura 5-15. Aortograma de una oclusión aórtica yuxtarrenal completa con trombosis retrógrada a nivel de la salida de la arteria renal (**A**). (De Mulholland MW, Lillemoe KD, Doherty G, *et al. Greenfield's Surgery: Scientific Principles and Practice*, 5th ed. Philadelphia, EUA: Lippincott Williams & Wilkins; 2010). **B**. Dibujo de una endoprótesis de la arteria iliaca. **C**. Dibujo de una endoprótesis aortoiliaca. **D**. Dibujo de un injerto vascular aortoiliaco. **E.** Dibujo de un injerto vascular axilofemoral

Llega a la conclusión de que los síntomas del paciente son lo bastante graves como para que requiera una intervención. El arteriograma muestra la oclusión de las arterias iliacas común y externa, con una aorta distal y una arteria femoral permeables.

P: ¿Cómo trataría a este paciente?

R: Existen varias opciones de gestión:

✦ La **modificación del estilo de vida** es apropiada si el **riesgo operativo de cualquier procedimiento es prohibitivo**. Sin embargo, si no se opera, lo más probable es que el paciente evolucione hacia la amputación o la muerte.

✦ La **angioplastia transluminal percutánea con posible colocación de una endoprótesis,** a menudo realizada en el momento de la angiografía, es ideal si el paciente tiene una **estenosis iliaca de un solo segmento corto**. En el caso de la enfermedad iliaca común, las tasas de permeabilidad a 5 años se aproximan a las de la derivación aortobifemoral.

✦ La **derivación aortobifemoral** es apropiada en este paciente, que tiene **pérdida bilateral de pulsos femorales** y oclusión de todo el sistema iliaco. En un sujeto con alto riesgo operatorio, sería aconsejable un procedimiento alternativo que **evite una gran maniobra transabdominal**. En este caso, puede considerarse un injerto de derivación axilofemoral. Si una de las arterias femorales fuera permeable, podría efectuarse una derivación femorofemoral.

El estado de salud del paciente es apto para un injerto de derivación aortobifemoral y usted decide realizarlo. **Esa derivación aortobifemoral aún es la opción de tratamiento más duradera para la enfermedad aortoiliaca.**

P: ¿Cuáles son los pasos básicos de esta operación de revascularización?

R: Se aísla la aorta abdominal desde el nivel de la vena renal hasta la obstrucción distal; se pinzan los vasos y se utiliza un injerto protésico de dacrón o politetrafluoroetileno expandido para derivar el segmento obstruido.

P: ¿Qué parte de una operación de injerto de derivación aortobifemoral tiene mayor riesgo cardiovascular?

R: Como en la mayoría de las operaciones, el *riesgo es alto* **durante la inducción de la anestesia y en los momentos de hemorragia u otro tipo de estrés**. En este procedimiento concreto, el corazón también corre un mayor peligro al efectuar el **pinzamiento y el despinzamiento de la aorta**. Durante el pinzamiento, la poscarga se incrementa significativamente, lo que aumenta el trabajo cardiaco. La anticipación del pinzamiento y el uso de técnicas de reducción de la poscarga aminoran este estrés. A lo largo del despinzamiento, hay amenaza de hemorragia del injerto. La disminución repentina de la poscarga que se produce debido a la revascularización de la parte inferior del torso y las extremidades vasodilatadas, al igual que la posible hipotensión, exigen un aumento del gasto cardiaco. Además, el despinzamiento expulsa la sangre de la parte inferior del cuerpo. Mientras esta sangre se encuentra estática, se vuelve acidótica e hiperpotasémica. Cuando se libera, puede afectar de forma negativa la función y el ritmo cardiacos.

La revascularización se realiza sin problemas. En un examen posoperatorio para evaluar la perfusión periférica del paciente, usted observa un dedo gordo del pie doloroso y cianótico que no estaba presente antes de la operación.

P: ¿Qué condición se ha producido con mayor probabilidad?

R: El llamado **"síndrome del dedo azul"** o **"pie de desecho"**, la **ateroembolización** de fibrina, plaquetas o restos ateroscleróticos desalojados, ha bloqueado las pequeñas arterias podiátricas o digitales y los microvasos durante el desprendimiento. La ateroembolización limitada a los pequeños vasos pedios o digitales es, en general, inaccesible a los catéteres de embolectomía. En presencia de vasos tibiales permeables y pulsos pedios palpables, suele producirse una curación significativa.

P: **¿Cómo manejaría al paciente en este momento?**

R: El tratamiento consiste en la **heparinización seguida de una terapia antiplaquetaria a largo plazo.** El tratamiento trombolítico dirigido a la zona puede disminuir el área de la lesión, pero a menudo está contraindicado a causa de la intervención quirúrgica reciente (la trombólisis puede provocar una hemorragia masiva en la zona operada incluso semanas después de la cirugía). Hay que proteger el dedo del pie de las lesiones y evaluar si existe necrosis. De ser así, puede necesitarse un desbridamiento o una amputación menor, que con frecuencia se lleva a cabo una vez que la zona está por completo delimitada.

El paciente, quien se ha recuperado del procedimiento de revascularización, está listo para volver a casa.

P: **¿Qué instrucciones de alta daría usted?**

R: En el periodo posoperatorio inmediato, el paciente debe estar atento a cualquier indicio de infección, de la herida inclusive. En el futuro, es preciso aconsejar al paciente que busque atención médica ante cualquier fiebre inexplicable, ya que podría representar una infección del injerto, una complicación grave. Además, la mayoría de los cirujanos iniciarían **un tratamiento con aspirina.**

Caso 5.9   Riesgo cardiaco en la reconstrucción vascular mayor

Un hombre de 68 años de edad con estenosis grave de la aorta distal y las arterias iliacas necesita un injerto aortoiliaco.

P: **¿Cuál es la probabilidad de que se produzca un evento cardiaco durante la cirugía del paciente?**

R: En una reconstrucción vascular mayor, el **IM**, la **arritmia** o la **insuficiencia cardiaca se producen perioperatoriamente hasta en 10% de los pacientes,** dependiendo del método de detección y de las condiciones comórbidas del individuo. Las tasas de IM tras la derivación infrainguinal son equivalentes a las de la derivación aortoiliaca.

P: **¿Qué evaluación preoperatoria realizaría para valorar la capacidad del paciente de tolerar el procedimiento?**

R: Es necesario llevar a cabo una anamnesis cuidadosa, una exploración física y un examen de laboratorio para comprobar el estado cardiaco, neurológico, pulmonar y renal. Este paciente, como la mayoría de los demás, tiene que someterse a un estudio dúplex carotídeo, un procedimiento de detección de la enfermedad de la arteria carótida.

El **estado cardiaco** del paciente es la consideración médica más importante antes de la revascularización abdominal mayor. Casi todos los pacientes vasculares tienen una enfermedad coronaria subyacente en diversos grados, y deben someterse a una evaluación del riesgo cardiaco con algún tipo de prueba de esfuerzo o cateterismo correspondiente. Hasta 70% de las muertes perioperatorias y tardías tras la cirugía vascular periférica obedecen a eventos de naturaleza cardiaca.

P: **¿En qué consiste la evaluación cardiaca del paciente?**

R: La evaluación del riesgo cardiaco en los pacientes vasculares sigue siendo controvertida, a pesar de los amplios estudios basados en numerosos índices de afectación cardiovascular (p. ej., la evaluación de riesgo de Goldman) y modalidades de diagnóstico para identificar un subgrupo de pacientes que se beneficiarían más de las pruebas cardiacas agresivas.

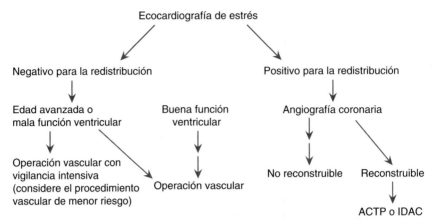

Figura 5-16. Algoritmo de toma de decisiones para el manejo de la cardiopatía en pacientes sometidos a cirugía vascular.

ACTP, angioplastia coronaria transluminal percutánea; IDAC, injerto de derivación arterial coronaria.

Aunque existe un acuerdo generalizado de que la angina grave, inestable o posterior a un infarto requiere un cateterismo coronario y que los pacientes en verdad asintomáticos a menudo pueden proceder a la cirugía vascular, aún existe un debate considerable en torno al estudio apropiado para los pacientes con angina crónica estable.

La mayoría de los cirujanos promueven el uso selectivo de pruebas no invasivas y la revascularización coronaria. La figura 5-16 es un algoritmo de toma de decisiones para el manejo de la cardiopatía en pacientes sometidos a cirugía vascular. **Una fracción de eyección del ventrículo izquierdo inferior a 30% es un indicador fiable de insuficiencia cardiaca posoperatoria, pero no predice de manera adecuada el miocardio en riesgo de isquemia (es decir, IM).**

Cuando se utiliza la gammagrafía con talio y dipiridamol o la ecocardiografía de estrés para descartar la isquemia cardiaca, tiene un excelente valor predictivo negativo (96-99%) pero un escaso valor predictivo positivo (1-20%), lo que da lugar a una elevada tasa de angiografías coronarias. Aunque el electrocardiograma (ECG) estándar puede sugerir una enfermedad arterial coronaria, un ECG normal no excluye una afección significativa. La utilidad del ECG de esfuerzo es limitada; debido a la claudicación, un gran número de pacientes no puede completar el protocolo.

P: ¿Cuáles son sus opciones de tratamiento?

R: Una vez identificada la enfermedad arterial coronaria clínicamente significativa, las opciones de tratamiento son variadas e incluyen las siguientes:

✦ Cancelación o retraso de la cirugía para la optimización médica intensiva.
✦ Selección de un procedimiento vascular menos invasivo, como una derivación extraanatómica o una opción endovascular.
✦ Realización de un injerto de derivación arterial coronaria (IDAC) preoperatorio o una angioplastia coronaria transluminal percutánea para reducir el riesgo cardiaco del paciente.
✦ Ejecución de la cirugía vascular según lo previsto, mediante el uso de una monitorización cardiaca intensiva, como catéteres en la arteria pulmonar o ecocardiografía transesofágica, y aceptando un mayor riesgo cardiaco.

P: ¿Cómo influiría la presencia de un IM 3 semanas antes en la evaluación preoperatoria o el procedimiento operativo?

R: En la actualidad, el paciente no corre riesgo de pérdida inmediata de la extremidad y la cirugía vascular todavía es un tratamiento electivo. Para reducir el riesgo intraoperatorio y posoperatorio de IM recurrente, el procedimiento vascular **debe retrasarse al menos 3 meses.** Durante ese tiempo, el paciente ha de ser evaluado de manera exhaustiva para determinar si debe someterse a una revascularización arterial coronaria para mejorar el flujo sanguíneo en las lesiones coronarias. Si el paciente ha sido revascularizado, el riesgo cardiaco se aproxima a lo normal.

Caso 5.10   Masa pulsátil en el abdomen

Un hombre de 59 años de edad se queja de un bulto prominente en la parte superior del abdomen que parece pulsar con cada latido del corazón. La exploración física confirma el hallazgo de una masa epigástrica no sensible y pulsátil.

P: ¿Cómo evaluaría a este paciente?

R: Un AAA es el diagnóstico que se sospecha en un paciente con una masa pulsátil. El sujeto no tiene dolor ni presenta síntomas que sugieran una rotura de un AAA. La evaluación debe comenzar con una **ecografía o una TC** del abdomen, que permiten un diagnóstico fiable, la determinación del nivel de la aorta afectada y la medición precisa del tamaño del AAA (fig. 5-17).

P: ¿Qué otros aneurismas se asocian a los AAA?

R: En general, los aneurismas son más frecuentes en los hombres. En las personas con AAA, la incidencia de aneurismas iliofemorales y poplíteos es mayor; un 50% de los pacientes con aneurismas poplíteos tienen AAA, y entre 50 y 75% de los aneurismas poplíteos son bilaterales.

La TC revela que el AAA tiene 7.0 cm de diámetro.

P: ¿Cuál es el siguiente paso adecuado?

R: Es posible que se necesite la reparación del AAA a fin de evitar su rotura, que puede provocar la muerte. **El tamaño de un AAA se halla relacionado con el riesgo de rotura espontánea.**

La reparación electiva de los AAA de 5.5 cm en los hombres y de 5 cm en las mujeres o de mayor diámetro es adecuada si el paciente es capaz de tolerar la intervención y tiene una esperanza de vida de más de 2 años. En los pacientes asintomáticos con AAA pequeños, la mayoría de los cirujanos haría un seguimiento para ver si se produce un aumento de tamaño en la ecografía o si aparecen síntomas.

Además, el riesgo quirúrgico es menor cuando el AAA es más pequeño, ya que la generalidad de las personas están más sanas cuando se les atiende por primera vez que varios años después. Por supuesto, los pacientes con una enfermedad cardiaca conocida o sintomática deben ser evaluados de forma correcta en cuanto al riesgo operativo y revascularizados antes de la reparación del AAA.

P: ¿Cuáles son los pasos de la reparación de un AAA?

R: Un AAA puede repararse mediante un enfoque abierto o uno endovascular. Es factible realizar la reparación endovascular con una alta tasa de éxito y una baja tasa de conversión a abierto. El mejor abordaje a largo plazo no se ha determinado, pero casi todos los pacientes parecen preferir un abordaje endovascular si es factible desde el punto de vista

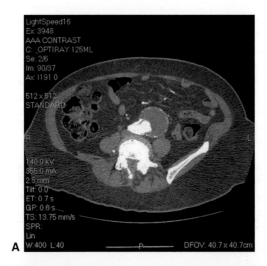

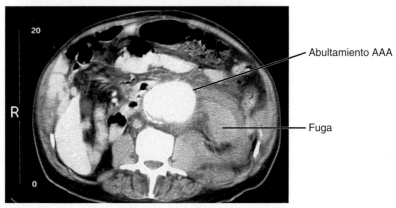

Figura 5-17. Aneurisma de aorta abdominal. **A:** Aspecto típico de un aneurisma de aorta abdominal en la tomografía computarizada. (De Penny SM. *Pocket Anatomy & Protocols for Abdominal Ultrasound*. Wolters Kluwer Health; 2019, Fig. 7-19A). **B:** Tomografía compu-tarizada que muestra un aneurisma de aorta abdominal con una enorme protuberancia y fuga hacia el tejido circundante. En la operación, se encontró que este aneurisma de aorta abdominal estaba roto.

técnico. Tanto si se ejecuta con una técnica abierta (fig. 5-18) como con una endovascular, es importante excluir los vasos aneurismáticos para evitar una futura rotura, al tiempo que se mantiene el flujo sanguíneo a través de los vasos importantes, como las arterias iliaca, femoral y mesentérica.

P: ¿Qué problemas posoperatorios son habituales tras una reparación abierta de AAA?

R: Todos los pacientes que se someten a la reparación de un AAA sufren en el posoperatorio cambios sustanciales de líquidos. En los primeros 1 a 2 días después de la cirugía, los pacientes tendrán grandes pérdidas de tercer espacio y necesidades de fluidos adicionales. Al tercer día, los individuos movilizarán este líquido, aunque quizá se requiera diuresis

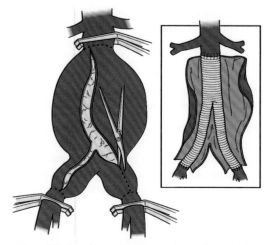

Figura 5-18. Reparación quirúrgica abierta de un aneurisma de aorta abdominal.

y restricción de líquidos intravenosos (IV). Si no se prevén estas necesidades, es posible que se desarrollen dificultades respiratorias por un edema pulmonar, lo que provocará una reintubación no planificada.

Este paciente también debe ser vigilado de manera cuidadosa para detectar problemas cardiacos, incluyendo arritmias por los cambios de fluidos y electrolitos e IM tanto por el estrés del procedimiento como por los efectos del pinzamiento y despinzamiento de la aorta.

P: ¿Qué problemas posoperatorios son habituales tras una reparación endovascular del AAA?

R: El enfoque endovascular aún es un procedimiento crucial con la exposición de un vaso sanguíneo importante como la arteria femoral para acceder al sistema vascular. Hay menos disección quirúrgica y, en su caso, menos desplazamientos de líquido y pérdidas de tercer espacio. Aun así, existen complicaciones significativas específicas del enfoque endovascular. Entre ellas se encuentran las asociadas al medio de contraste intravascular necesario para el procedimiento, en particular la lesión renal y la alergia. La reparación endovascular se vincula a la fuga interna, en la que el saco del aneurisma se perfunde fuera de la luz del endoinjerto. La endotensión es la presencia de presión dentro del saco del aneurisma excluido. La preocupación que suscitan las endofugas y la endotensión es que la presión transmitida a la pared del aneurisma provoque su rotura. Los aneurismas reparados por vía endovascular precisan de un seguimiento a largo plazo para detectar la presencia de fugas internas.

El paciente se recupera de la operación pero vuelve a la consulta quejándose de impotencia.

P: ¿Cuál es su recomendación?

R: Cualquier queja de disfunción eréctil debe anotarse en el preoperatorio porque la incidencia de esta condición es alta, y tal conocimiento significaría que no es una complicación posoperatoria. La disfunción eréctil ocurriría como resultado de la disección aórtica y la interrupción de la circulación hipogástrica o de los nervios autónomos en la superficie anterior de la aorta, cerca de la arteria mesentérica inferior, que discurren sobre la bifurcación aórtica. El paciente tiene que acudir a un urólogo para una evaluación más completa.

Caso 5.11   Aneurisma aórtico abdominal roto

Un hombre de 68 años de edad llega al servicio de urgencias con un aspecto pálido y en estado agudo, con una PA de 105/60 mm Hg y un pulso de 120 latidos por minuto. Aunque es obeso, ha gozado de buena salud, pero se ha desmayado esta mañana en el baño; se queja de dolor abdominal y debilidad. El examen abdominal revela sensibilidad en el epigastrio e indicios de una masa pulsátil.

P: ¿Cuál es el diagnóstico probable?

R: El síncope, la hipotensión y una masa abdominal pulsátil se consideran evidencias de un AAA roto (fig. 5-19) hasta que se demuestre lo contrario. La **masa pulsátil** es un signo revelador, pero a menudo no está presente. Además, la historia del paciente de síncope y dolor abdominal es típica de un AAA roto, aunque otras catástrofes abdominales pueden presentarse de forma similar. Es **importante sospechar una rotura de AAA porque un retraso en el diagnóstico suele ser fatal**. Más de 50% de los pacientes con esta afección muere antes de llegar al servicio de urgencias (tabla 5-7).

P: ¿Cómo evaluaría y trataría a este paciente?

R: La mayoría de los cirujanos pasarían al **quirófano** después de enviar una muestra de sangre del paciente para su tipificación, pruebas cruzadas y estudios de laboratorio rutinarios, y de obtener un ECG. Es razonable realizar una ecografía rápida a pie de cama. La reanimación agresiva inicial puede ser contraproducente; un aumento del volumen y de la PA podría convertir una rotura contenida en una libre intraperitoneal, lo que provocaría la muerte. La reanimación tiene la posibilidad de llevarse a cabo mejor una vez que la aorta esté controlada, ya sea mediante un pinzamiento transversal por vía abierta o con un balón colocado por vía endovascular en el quirófano.

Variación del caso 5.11.1. No se aprecia hipotensión ni masa abdominal pulsátil, pero se sospecha un AAA por los antecedentes de síncope y dolor abdominal.

P: ¿Cómo cambiaría su manejo en esta situación?

R: Si el paciente está hemodinámicamente estable, la mayoría de los cirujanos obtendrían una **TC o una ecografía del abdomen** para visualizar la aorta. Si hay un AAA, en especial con evidencia de un hematoma cercano, el paciente debe ir a la sala de operaciones.

P: ¿Cómo describiría el procedimiento quirúrgico?

R: Esta operación es similar a la reparación electiva de un AAA y puede ejecutarse abierta o mediante un abordaje endovascular en función de la anatomía del aneurisma y de la experiencia técnica y los recursos del Centro de salud. **El primer paso importante es el control de la aorta proximal, ya sea por pinzamiento con la técnica abierta o mediante un balón con la técnica endovascular.**

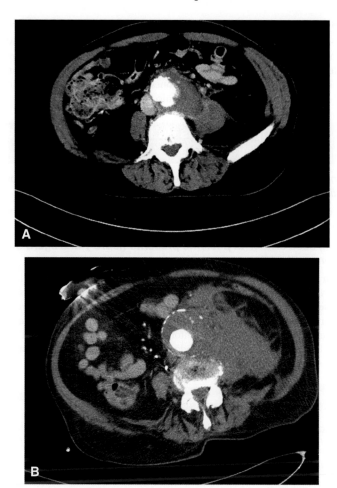

Figura 5-19. Rotura de aneurisma aórtico abdominal. **A:** La tomografía axial computarizada con contraste muestra un aneurisma aórtico con fuga retroperitoneal que se extiende hacia la izquierda. **B:** Paciente diferente, tomografía axial computarizada con contraste que muestra un gran hematoma retroperitoneal izquierdo debido a un aneurisma aórtico abdominal con fuga. (De Farrell TA. *Radiology 101*: *The Basics and Fundamentals of Imaging*, 5th ed. 2019, Fig. 3-81).

Tabla 5-7. Datos de riesgo de rotura de los aneurismas aórticos abdominales (AAA)

Tamaño (cm)	Tasa anual de rotura (%)	Tasa de rotura a 5 años (%)
< 5	~4	~20
5-7	~7	~33
> 7	~19	~95

También se sabe en las series de autopsias que hasta 20% de los AAA rotos tienen un diámetro de 4-5 cm, mientras que 10% de ellos que son < 4 cm se rompen con el tiempo.

P: ¿Cuáles son los principales riesgos perioperatorios en este paciente?

R: Los pacientes con rotura de AAA tienen una mayor amenaza de **desangramiento** en el quirófano, lo que conduce a la muerte. La mortalidad perioperatoria se sitúa en torno a 50% y es factible que este procentaje disminuya si el procedimiento puede realizarse mediante un abordaje endovascular. Entre las complicaciones posoperatorias están la insuficiencia renal aguda, el IM y el fallo del sistema multiorgánico.

Caso 5.12   Complicaciones de la sustitución de la aorta abdominal

Una persona de 72 años de edad se somete a la reparación de un AAA roto. La operación es difícil, pero se controla la hemorragia y se repara la aorta.

P: ¿Cómo deben manejarse los hallazgos en las siguientes variaciones del caso?

Variación del caso 5.12.1. **El paciente presenta fiebre y una ligera diarrea con sangre el tercer día del posoperatorio.**

♦ Una **lesión isquémica del colon**, que se produce en alrededor de 2-3% de las reconstrucciones aórticas, es la presunta causa de los síntomas del paciente. La colitis isquémica suele afectar el segmento rectosigmoide y se debe a la interrupción de una arteria mesentérica inferior permeable en el contexto de un flujo colateral comprometido de las arterias mesentérica superior e hipogástrica. Los síntomas posoperatorios son diarrea líquida marrón o sanguinolenta, dolor o sensibilidad abdominal, íleo prolongado o distensión abdominal creciente y signos de sepsis o peritonitis.

Tratamiento con sigmoidoscopia

La sigmoidoscopia inmediata es necesaria para diagnosticar el intestino isquémico tras la reparación del AAA.

1. Tratamiento de la isquemia (edema o hemorragia) limitada a la mucosa:
   - Reposo intestinal, drenaje nasogástrico, antibióticos
   - Mantenimiento de una adecuada hidratación, hematocrito, oxigenación y perfusión
   - Reexaminación frecuente, incluyendo la repetición de la endoscopia

2. Tratamiento de la necrosis de espesor total de la pared intestinal (50% de mortalidad):
   - Resección de intestino no viable, colostomía terminal y bolsa de Hartmann

Variación del caso 5.12.2. **Dos meses después, el paciente vuelve con fiebre y una incisión femoral inflamada.**

La **infección del injerto vascular**, una de las complicaciones más graves de la cirugía aórtica, es motivo de preocupación. La infección del injerto suele ser consecuencia de la contaminación por la microbiota de la piel, en la mayoría de los casos *Staphylococcus epidermidis* o *Staphylococcus aureus*, en el lugar de implantación. El *Staphylococcus aureus* resistente a la meticilina debe considerarse siempre el patógeno hasta que se obtengan cultivos y sensibilidades. Quizá las manifestaciones clínicas no sean evidentes hasta meses o años después de la operación, más que nada en el caso de la infección por *S. epidermidis*, que evade las defensas del huésped mediante la producción de biofilm glicocáliz. Los signos de presentación incluyen sepsis sistémica, absceso de la herida, pseudoaneurisma, tracto sinusal, hemorragia gastrointestinal y dolor abdominal o de espalda. La TC confirma el diagnóstico. **El tratamiento por lo regular consiste en la retirada completa del injerto, el desbridamiento de todos los tejidos infectados, la revascularización mediante una derivación extraanatómica y la administración de antibióticos a largo plazo.** Sin embargo, el manejo es complejo y el tratamiento, individualizado.

*Variación del caso 5.12.3. **Un año después, el paciente vuelve con una hemorragia digestiva alta.***

♦ Todo paciente sometido a cirugía aórtica e implantación de un injerto vascular y que desarrolla una hemorragia digestiva alta debe ser evaluado de manera cuidadosa para detectar la existencia de una **fístula aortoentérica** (fig. 5-20). Esta lesión se desarrolla como resultado de la erosión del injerto en la tercera o cuarta parte del duodeno. El diagnóstico se confirma mediante endoscopia, TC del abdomen o angiografía; sin embargo, la endoscopia quizá pase por alto esta lesión porque la fístula se encuentra en el duodeno distal y a menudo es difícil de visualizar. Los clínicos han de persistir en el estudio aunque la hemorragia

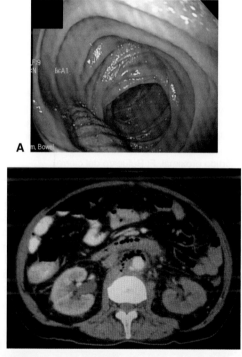

Figura 5-20. Fístula aortoentérica. **A:** Vista endoscópica. En algunos casos de hemorragia por fístula aortoentérica, el injerto, habiendo erosionado en el duodeno, puede ser visualizado por vía endoscópica. Aquí, el injerto protésico aórtico se observa en el yeyuno proximal. (De Britt LD, Peitzman AB, Barie PS, Jurkovich GJ. *Acute Care Surgery*, 2nd ed. Wolters Kluwer Health; 2018, Fig. 46-3.) **B:** Tomografía computarizada que muestra una fístula aortoentérica con gas alrededor de la aorta. (De Mulholland MW, Albo D, Dalman R, Hawn M, Hughes S, Sabel M. *Operative Techniques in Surgery*. Wolters Kluwer Health; 2014, Fig. 3-2).

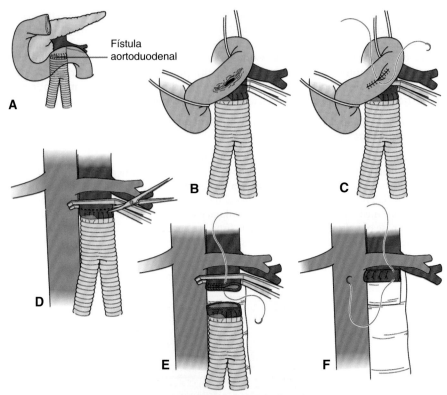

Figura 5-21. Anatomía y reparación de la fístula aortoentérica. Si la aorta está gravemente infectada, quizá requiera requerir la escisión, el cierre del muñón proximal y la creación de una derivación extraanatómica para perfundir las extremidades inferiores. **A:** Anatomía. **B:** Separación del duodeno de la aorta. **C:** Cierre del duodeno. **D:** Remoción del injerto vascular. **E:** Cierre del muñón aórtico proximal. **F:** Refuerzo del cierre.

haya cesado, ya que muchos pacientes afectados presentan una pequeña hemorragia, o hemorragia centinela, seguida, 1 o 2 días después, por una hemorragia masiva.

◆ **El tratamiento suele requerir la extirpación del injerto, la reparación del tracto gastrointestinal y una derivación extraanatómica** (fig. 5-21). La mortalidad o la pérdida de la extremidad se acerca a 50%. Un procedimiento más reciente, el sistema neoaortoiliaco (SNAI), utiliza la vena femoral en varias configuraciones para reconstruir el sistema aortoiliaco del paciente con tejido nativo, de forma anatómica. El SNAI es un procedimiento muy complejo y que requiere mucho tiempo, con un riesgo significativo, pero con resultados de permeabilidad potencialmente mejores a largo plazo.

Caso 5.13 Dolor abdominal crónico posprandial y pérdida de peso

Una mujer de 49 años de edad se presenta con una historia de 6 meses de dolor abdominal posprandial, una pérdida de peso de 9 kg (20 lb) y diarrea intermitente. En la exploración física se observan múltiples soplos abdominales.

P: ¿Cuál es el diagnóstico que se sospecha?

R: La historia y la exploración física son típicas de la **isquemia mesentérica crónica**, que con frecuencia es secundaria a la oclusión aterosclerótica de las arterias celiaca y mesentérica superior. El dolor posprandial debido a la isquemia intestinal provoca miedo a la comida, lo que lleva a la pérdida de peso; por lo general no se observan heces hemopositivas y también son inusuales los signos y síntomas de aterosclerosis en otras partes del cuerpo.

P: ¿Cómo evaluaría y trataría a esta paciente?

R: Si se sospecha de isquemia, la paciente debe someterse primero a una **arteriografía por TC o a una angiografía mesentérica** para establecer el diagnóstico (fig. 5-22) y, a continuación, a una revascularización planificada, cuando sea apropiado para evitar un infarto intestinal posterior. **Es viable la revascularización** mediante un injerto de derivación de la aorta, que se reconecta a la arteria mesentérica superior y al tronco celiaco distalmente a las obstrucciones, o por un abordaje endovascular con angioplastia y colocación de una endoprótesis. Para este procedimiento se utilizan tanto injertos protésicos como de vena safena (fig. 5-23). El tratamiento endovascular es más habitual; sin embargo, no hay datos a largo plazo que comparen la reparación endovascular con la reparación abierta.

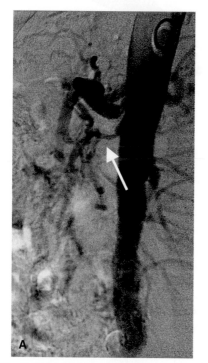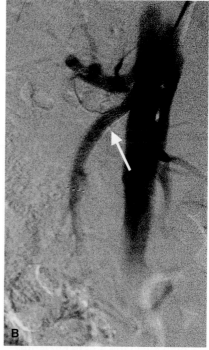

Figura 5-22. Aortogramas laterales con catéter de un paciente con isquemia mesentérica crónica. **A:** Hay una estenosis moderada en la arteria mesentérica superior proximal como se muestra con la flecha. **B:** No se observa estenosis residual en la arteria mesentérica superior tras la colocación de una endoprótesis intraluminal. (De Layon, AJ, Gabrielli A, Yu M, Wood KE. *Civetta, Taylor y Kirby's Critical Care*, 5th ed. Wolters Kluwer Health; 2017, Fig. 131-3).

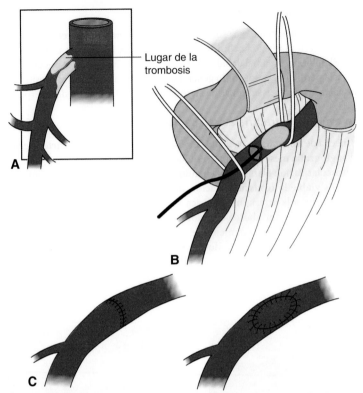

Figura 5-23. Revascularización de estenosis (**A**) o émbolo (**B**) de la arteria mesentérica superior. **C:** La arteriotomía puede repararse mediante anastomosis terminoterminal con o sin injerto protésico o con un parche.

Caso 5.14   Dolor desgarrador de pecho y espalda

Una mujer de 58 años de edad es llevada al servicio de urgencias con diaforesis y un fuerte y repentino dolor torácico y lumbar de carácter desgarrador. En la exploración física, la paciente se muestra pálida y en estado agudo, con una PA de 200/140 mm Hg y un pulso de 100 latidos por minuto.

P: ¿Cuál es el diagnóstico que se sospecha?

R: El dolor torácico o dorsal desgarrador debería hacerle sospechar bastante de la disección aórtica como posible diagnóstico. Los pacientes afectados se muestran muy enfermos y diaforéticos, al igual que en el IM agudo. La hipertensión grave es característica. El dolor puede migrar a otras zonas a medida que la disección avanza distalmente. También puede producirse un ictus, paraplejia, isquemia mesentérica, isquemia renal e isquemia vascular periférica.

P: ¿Cómo evaluaría a esta paciente?

R: La ecocardiografía transesofágica, la resonancia magnética (IRM), la TC helicoidal del tórax o la arteriografía establecerán el diagnóstico con fiabilidad. La mayoría de los cirujanos tomarían decisiones de manejo basadas en la primera prueba que demuestre la disección.

Usted establece que el paciente tiene una disección aórtica de tipo III (fig. 5-24).

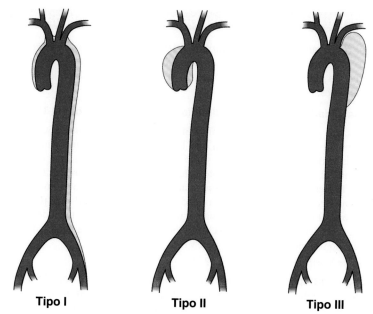

Tipo I   **Tipo II**   **Tipo III**

Figura 5-24. Diagrama de los tipos I, II y III de disecciones aórticas torácicas.

P: ¿Cómo manejaría esta situación?

R: La terapia estándar para la disección aórtica es el control de la hipertensión. Los betabloqueadores y otros agentes antihipertensivos potentes son eficaces. Las afecciones como la disección de la aorta ascendente, que por lo común se reparan de manera quirúrgica abierta o por vía endovascular, son excepciones al tratamiento médico. Aunque las disecciones aórticas suelen tratarse de forma médica, si tienen fugas, hay rotura o compromiso de una rama aórtica importante, será necesaria la cirugía. La cirugía endovascular o abierta puede realizarse en función de la anatomía del paciente y de los factores técnicos.

ENFERMEDADES VENOSAS

Asociaciones de cirugía crítica

Si oye/ve...	Piense en...
Venas iliacas	No hay válvulas
Hinchazón unilateral de la pantorrilla después de la operación	Trombosis venosa profunda (TVP)
Hipoxia y TVP	Embolia pulmonar
Tríada de Virchow	Estasia, lesión intimal, hipercoagulabilidad
Necrosis cutánea inducida por la warfarina	Deficiencia de proteína C

TVP, trombosis venosa profunda

Caso 5.15 Hinchazón posoperatoria de la pierna

Una mujer de 67 años de edad se somete a una colectomía por un pólipo de colon que no se puede eliminar mediante colonoscopia. La paciente desarrolla una leve hinchazón en la pierna izquierda después de la operación, y a usted le preocupa que esto pueda representar una TVP.

P: ¿Qué fiabilidad tiene la exploración física para diagnosticar la TVP?

R: Los resultados de la historia y la exploración física sólo son precisos en 50% de los casos. Hasta la mitad de los pacientes tienen una TVP oculta (es decir, sin signos ni síntomas). El síntoma más frecuente es el dolor sordo unilateral en la pierna, que aumenta con el movimiento. El **signo clínico más fiable de la TVP es la recién aparecida hinchazón unilateral de la pierna**, que se evalúa al comparar la circunferencia de la pantorrilla y el muslo de la pierna afectada con la de la extremidad contralateral. El dolor en la pantorrilla en la dorsiflexión del tobillo (signo de Homans), un cordón palpable (a menudo indicativo de una vena superficial trombosada) y la sensibilidad en el muslo o la pantorrilla, cuando se producen, no son indicadores fiables de TVP.

P: ¿Cómo se verifica el diagnóstico?

R: La ecografía dúplex se utiliza para confirmar el diagnóstico de TVP. La ecografía dúplex combina la ecografía en modo B, que hace posible visualizar las estructuras tisulares, con la ecografía Doppler, que permite detectar el flujo en los vasos (fig. 5-25). La sensibilidad y especificidad de esta técnica es superior a 90% para el diagnóstico de trombos entre la vena iliaca y la rodilla. La ecografía dúplex venosa se considera la prueba de elección

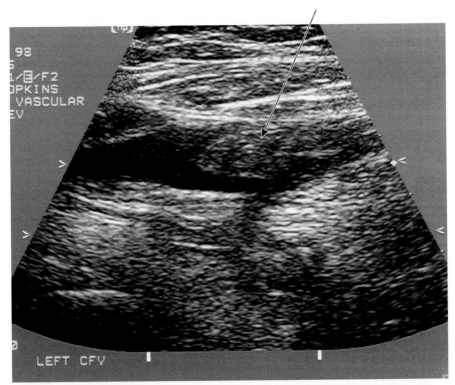

Figura 5-25. Estudio dúplex que demuestra un trombo (*flecha*) dentro de la vena femoral común.

para la detección de TVP. La venografía con contraste, que antes era el estándar de oro para este diagnóstico, se utiliza ahora sólo en raras ocasiones.

El examen dúplex de la vena femoral común revela que contiene un trombo, lo que confirma el diagnóstico de TVP. Hay extensión hacia la parte proximal del muslo, pero no existen otras anomalías.

P: ¿Cómo trataría a la paciente?

R: La anticoagulación sistémica se consigue con heparina intravenosa o heparina de bajo peso molecular. Hay que tener en cuenta que la heparina tiene un componente antiinflamatorio que reduce de manera drástica las molestias asociadas a la TVP. Tanto la heparina **estándar como la heparina de bajo peso molecular** (HBPM) son eficaces en la anticoagulación. La HBPM se produce mediante el fraccionamiento de la heparina y posee una importante actividad antifactor-Xa.

P: ¿Qué plan de tratamiento a largo plazo es adecuado?

R: Tras el diagnóstico de TVP, el tratamiento anticoagulante debe continuarse durante 3 a 6 meses. La warfarina (Coumadin) puede iniciarse en los primeros días de la administración de heparina, aunque el paciente debe recibir 5 a 7 días de tratamiento con heparina. La warfarina es un anticoagulante que inhibe la síntesis hepática de los factores de coagulación II, VII, IX y X dependientes de la vitamina K; también disminuye la producción de las proteínas C y S. El efecto inhibidor dura entre 1 y 10 días, dependiendo del factor de coagulación. Los objetivos del tratamiento son alcanzar y mantener un cociente internacional normalizado (INR) de 2.0-3.0 (1.3-1.5 veces el tiempo de protrombina de control) durante 3 a 6 meses. La warfarina tiene la posibilidad de inducir una deficiencia de proteína C (un estado de hipercoagulabilidad relativa) poco después de iniciar el tratamiento, por lo que los pacientes han de continuar recibiendo heparina durante varios días tras iniciar la warfarina. En fechas recientes, los anticoagulantes orales directos, como dabigatrán, rivaroxabán, apixabán y edoxabán, han demostrado ser al menos tan seguros y eficaces como la warfarina, y no requieren un control sanguíneo.

P: ¿Qué debe explicarse a paciente acerca de la morbilidad a largo plazo de la TVP?

R: La recurrencia y el síndrome postrombótico son las dos principales complicaciones de la TVP que pueden desarrollarse. La recurrencia es más frecuente en los primeros meses tras el episodio inicial. El tratamiento consiste en hospitalización y anticoagulación. También debe considerarse la anticoagulación a largo plazo tras el alta. En todos los futuros ingresos, los pacientes con antecedentes de TVP tienen que ser considerados de alto riesgo para el desarrollo de TVP y deben recibir profilaxis de TVP. La insuficiencia venosa crónica se produce en 25% de los casos tras una anticoagulación adecuada para la TVP. Esta enfermedad puede ser muy debilitante; por ende, el uso de agentes trombolíticos y la eliminación endovascular del coágulo son cada vez más comunes en un intento de erradicar tal coágulo con prontitud y prevenir la insuficiencia venosa crónica a largo plazo. Todos los pacientes que padecen TVP suelen presentar insuficiencia valvular venosa y tendencia a desarrollar edema en la extremidad afectada. El uso crónico de medias de compresión disminuirá el edema y reducirá la fatiga en la pierna.

Caso 5.16 Prevención de la trombosis venosa profunda

Un hombre de 55 años de edad tiene una hernia importante, que de vez en cuando resulta dolorosa y cuyo tamaño ha ido aumentando. Los antecedentes son significativos por una colectomía derecha hace 4 años por carcinoma de colon. La exploración física revela un paciente moderadamente obeso con una gran hernia ventral fácilmente reducible. No hay otros hallazgos físicos significativos. El médico tratante le pregunta lo siguiente.

P: ¿Tiene el paciente algún factor de riesgo de TVP o EP?

R: La TVP se define como una trombosis de las venas mayores que puede afectar una extremidad superior o inferior. En el caso de la inferior, puede implicar la trombosis de la vena poplítea, el sistema venoso femoral, las venas iliacas o la vena cava inferior (VCI). En la extremidad superior, la TVP es posible que suponga la trombosis de las venas axilares, subclavias, innominadas o yugulares internas. Sin profilaxis, la TVP se desarrolla después de 20% de los procedimientos quirúrgicos generales y hasta en 70% de los procedimientos ortopédicos mayores que afectan la pierna.

Los factores de riesgo de la TVP y la EP son los mismos: el flujo sanguíneo estático, los estados de hipercoagulabilidad y la lesión endotelial o de la íntima, que se conocen de manera general como la tríada de Virchow. Son muchas las condiciones que pueden provocar una TVP (tabla 5-8). En este paciente, la obesidad, el aumento de la edad y los antecedentes de carcinoma pueden contribuir a incrementar el riesgo. De estas afecciones, algunas tienen un riesgo menor o mayor de TVP y EP (tabla 5-9).

Dos medidas preventivas cuya eficacia ha sido demostrada con claridad son los dispositivos de compresión neumática intermitente y la anticoagulación a dosis bajas.

Se cree que los dispositivos de compresión neumática intermitente aumentan la velocidad venosa y la actividad fibrinolítica de la sangre. Para la profilaxis de la TVP se puede utilizar HBPM o heparina no fraccionada a dosis bajas, aunque los datos muestran que la HBPM es más eficaz. La compresión intermitente y la anticoagulación a dosis bajas tienen una eficacia preventiva comparable y pueden mejorar aún más la profilaxis cuando se utilizan de manera simultánea.

Dado que el paciente tiene un riesgo elevado de sufrir una TVP, usted desea utilizar un tratamiento profiláctico para la TVP. Decide emplear HBPM, junto con compresión neumática intermitente.

Tabla 5-8. Factores de riesgo de trombosis venosa profunda

Riesgo bajo
Paciente sano menor de 40 años de edad
Cirugía de corta duración
Trastornos hemorrágicos, como insuficiencia renal o hepática crónicas
Riesgo moderado
Pacientes mayores de 40 años de edad
Procedimiento de duración moderada (2-3 horas)
Cirugía del abdomen superior y del tórax
Factores de riesgo menores como obesidad y tabaquismo
Riesgo elevado
Pacientes de edad avanzada
TVP o EP anteriores
Cirugía de larga duración
Cirugía pélvica u ortopédica
Cirugía mayor para el cáncer
Estados procoagulantes, como la policitemia vera
Síndromes de hiperviscosidad, como el mieloma múltiple
Antecedentes de IM, insuficiencia cardiaca congestiva o EPOC

Tabla 5-9. Condiciones que pueden conducir a la trombosis venosa profunda

Estasis del flujo sanguíneo

Obesidad

Cirugía

Traumatismo

Parálisis de las extremidades inferiores

Accidente vascular cerebral

Anestesia general o espinal

Fracturas de huesos largos

IM con insuficiencia cardiaca congestiva

Reposo prolongado en cama

Estados hipercoagulables

Malignidad

Embarazo

Puerperio (primeros 42 días posparto)

Uso de anticonceptivos orales

Policitemia vera

Enfermedad del tejido conectivo

Deficiencia de antitrombina III

Deficiencia de proteína C o S

Coagulación intravascular diseminada

Trombocitopenia asociada a la heparina

Trombosis

Enfermedad inflamatoria intestinal

Síndrome nefrótico

Trastornos mieloproliferativos

Homocistinemia

Lupus con anticuerpos anticardiolipina

Hemoglobinuria paroxística nocturna

Lesión de la íntima

Lesión quirúrgica

Catéteres permanentes

Venas varicosas

Edad avanzada

Cables de marcapasos

Antecedentes de TVP

Manipulación quirúrgica

IM, infarto del miocardio; TVP, trombosis venosa profunda.

Caso 5.17   Dificultad respiratoria posoperatoria

Una persona de 50 años de edad, por lo demás sana, es sometida a una laparotomía por obstrucción del intestino delgado debido a adherencias. El paciente ha evolucionado bien en el posoperatorio. En la mañana del cuarto día tras la cirugía, él informa de un breve episodio de falta de aire ocurrido la noche anterior. En la exploración no se aprecian nuevos hallazgos. Las constantes vitales están dentro de los límites normales, los pulmones están limpios y los ruidos cardiacos también son normales, la herida tiene buen aspecto y el abdomen está plano y no distendido.

P: ¿Qué problemas potenciales podrían explicar este episodio?

R: La larga lista de posibles causas incluye asma, broncoespasmo, aspiración, EPOC, disnea paroxística nocturna, ansiedad, EP, IM, neumotórax e infección. Es más probable que la etiología del episodio sea aguda porque no hay antecedentes de problemas pulmonares o cardiacos crónicos. Debido a la brevedad del episodio y a la ausencia de hallazgos físicos, **se sospecha que se trata de una EP** y se debe hacer un esfuerzo para descartarla.

P: ¿Cuáles serían sus primeros pasos para establecer un diagnóstico?

R: Debe realizarse una anamnesis y una exploración física adecuadas. La práctica habitual consiste en obtener un ECG para investigar la presencia de MI, así como una gasometría arterial (ABG) y una pulsioximetría. La anomalía más común de la GA es una **disminución de la Pco_2 debido a la hiperventilación**; una disminución de la Po_2 es menos probable. Debe realizarse una radiografía (Rx) de tórax para examinar la presencia de neumonía, atelectasia y neumotórax. Si no hay un diagnóstico evidente en este momento, se debe realizar una angiografía pulmonar por TC.

En la TC se observa una EP (fig. 5-26).

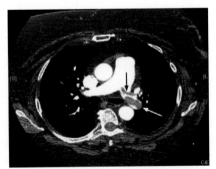

Figura 5-26. Ejemplos de émbolos pulmonares en la tomografía computarizada de tórax con contraste. Los émbolos se detectan al mostrar áreas en las que el contraste no cubre la vasculatura pulmonar, lo que se denomina "defecto de llenado". La flecha negra señala un defecto de llenado en la arteria pulmonar principal izquierda proximal, mientras que la flecha blanca indica un defecto de llenado más alejado en la arteria pulmonar principal izquierda. (De West JB, Luks AM. *Fisiopatología pulmonar de West*, 9th ed. Wolters Kluwer Health; 2017, Fig. 6-7A).

P: ¿Cuál sería su siguiente paso?

R: Es necesario confirmar el diagnóstico de EP, aunque algunos clínicos podrían tratar al paciente por EP en este momento. Lo más habitual es realizar una angiografía pulmonar por TC. Si no se puede utilizar el contraste intravenoso debido a una alergia o a una insuficiencia renal, es posible llevar a cabo una gammagrafía de ventilación-perfusión pulmonar.

Se ha establecido un diagnóstico de EP.

P: ¿Cómo trataría al paciente?

R: El **tratamiento inicial de la EP, que es idéntico al de la TVP** (véase el caso 5.16), consiste en la anticoagulación.

P: ¿Cuáles son las complicaciones a largo plazo de la EP?

R: La mayoría de los pacientes se recuperan por completo después de la terapia anticoagulante y no muestran evidencia de insuficiencia pulmonar, hipertensión pulmonar o embolia recurrente. Las gammagrafías de perfusión realizadas un mes después suelen volver a los valores iniciales. Las personas mayores y los pacientes con enfermedades cardiopulmonares preexistentes son excepciones.

Caso 5.18   Hallazgos confusos en la embolia pulmonar

Un hombre de 48 años de edad ha sido sometido recientemente a una colectomía. Al tercer día del posoperatorio, presenta una dificultad respiratoria aguda. Tras la exploración, usted sospecha que se trata de una embolia pulmonar e inicia la evaluación.

P: ¿Cómo manejaría al paciente con los hallazgos en las siguientes variaciones del caso?

Variación del caso 5.18.1. *ECG normal*

♦ Un ECG normal no descarta ni el IM ni la EP, aunque el IM es poco probable. La evaluación debe continuar.

Variación del caso 5.18.2. *Rx de tórax normal*

♦ Una Rx de tórax normal descarta procesos patológicos como el neumotórax, la neumonía y las áreas más grandes de atelectasia, pero no la EP. Las enfermedades pulmonares preexistentes, como EPOC, bronquitis y enfermedad restrictiva, pueden complicar la interpretación de la Rx de tórax, en particular si no se dispone de una Rx preexistente para compararla y separar la enfermedad antigua de la de nueva aparición. La evaluación debe continuar.

Variación del caso 5.18.3. *Pequeño neumotórax derecho en la Rx de tórax*

♦ El neumotórax es la causa probable de la falta de aire. Este paciente es sintomático con esta condición y se le debe insertar un tubo de toracostomía en el tórax.

Variación del caso 5.18.4. *Atelectasia basilar derecha en la Rx de tórax*

♦ Si se trata de un nuevo hallazgo, puede explicar los síntomas del paciente. Si no es así, la angiografía pulmonar por TC es el siguiente paso.

Caso 5.19 Embolia pulmonar recurrente con tratamiento anticoagulante

Un individuo de 24 años de edad que sufrió un accidente automovilístico y necesitó una sonda torácica por un neumotórax ha desarrollado dificultad para respirar. Tras una evaluación, usted ha diagnosticado una EP y ha iniciado el tratamiento estándar con heparina intravenosa. El paciente ha estado con anticoagulación completa durante tres días. La función intestinal ha vuelto a la normalidad y el sujeto no ha tenido episodios recurrentes de disnea, dolor torácico o complicaciones derivadas del tratamiento con heparina.

Una enfermera informa de un episodio agudo en el que el paciente sufrió una extrema falta de aire. La PA fue de 90/60 mm Hg durante varios minutos, y el individuo aparecía ceniciento y cianótico. La enfermera le ha administrado oxígeno por vía nasal, le ha "subido" los líquidos IV y ahora le llama a usted. Las constantes vitales del paciente han vuelto a la normalidad y los síntomas han mejorado. En la exploración, usted observa una frecuencia cardiaca de 120 latidos por minuto, una frecuencia respiratoria de 28 respiraciones por minuto y una PA normal. Los pulmones están limpios y los ruidos cardiacos son normales. El abdomen está plano, sin dolor ni sensibilidad, y la herida cicatriza con normalidad.

P: ¿Cómo se establece el diagnóstico correcto?

R: El paciente, quien probablemente tiene una EP recurrente o un IM agudo, debe ser trasladado a la unidad de cuidados intensivos. Es necesario efectuar una evaluación rápida, que incluya una breve anamnesis y exploración física, pulsioximetría, ECG, GA y Rx de tórax. El paciente debe someterse a una angiografía pulmonar por TC repetida y a un estudio para detectar un IM, que incluya la evaluación de las isoenzimas cardiacas, ECG seriados y consulta con cardiología.

La angiografía pulmonar por TC revela un nuevo defecto de perfusión segmentario en el pulmón opuesto al lado de la primera EP. No hay evidencia de un IM agudo. El paciente ha permanecido anticoagulado de manera terapéutica, sin que se produzcan lagunas en el tratamiento.

P: ¿Cómo trataría a este paciente?

R: Una EP con una anticoagulación adecuada representa un fracaso del tratamiento anticoagulante. Lo más probable es que la persona tenga una EP **recurrente**. Dado que la gammagrafía pulmonar confirma este diagnóstico con una certeza razonable, es necesario un método de segunda línea para la prevención de la EP. La forma más aceptable de protección adicional es la **interrupción de la VCI** mediante un filtro de VCI, un dispositivo metálico colocado en la VCI infrarrenal mediante una técnica percutánea (fig. 5-27). El dispositivo es seguro y previene la EP recurrente en más de 95% de los pacientes. El conocimiento de que un número superior a 90% de los émbolos pulmonares se origina en las extremidades inferiores es la base de la localización infrarrenal. Las indicaciones más comunes para el filtro VCI son el fracaso de la anticoagulación para prevenir la EP y las complicaciones de la anticoagulación como la hemorragia. Si no existe ninguna contraindicación para este tratamiento, la mayoría de los cirujanos mantienen la anticoagulación terapéutica durante un lapso de 3 a 6 meses.

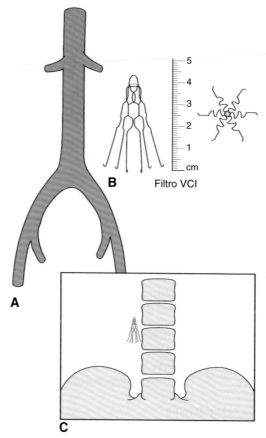

Figura 5-27. Filtro de vena cava inferior (VCI). **A:** Vena cava inferior. **B:** Filtro de vena cava inferior. **C:** Colocación de un filtro de vena cava inferior debajo de las venas renales en la vena cava inferior por la tercera vértebra lumbar.

Caso 5.20 Hemorragia gastrointestinal como complicación del tratamiento anticoagulante

Una mujer de 60 años de edad con artritis reumatoide crónica que ha sido tratada con antiinflamatorios no esteroideos (AINE) se somete a una sustitución electiva de la articulación de la rodilla izquierda. La paciente presenta evidencia de TVP en el posoperatorio, y el examen dúplex confirma este diagnóstico en la vena femoral izquierda. En consecuencia, la persona recibe un bolo de heparina intravenosa de 5000 U seguido de una infusión de heparina de 1000 U/h, que mantiene el tiempo parcial de tromboplastina en 2 veces el control. Al tercer día de tratamiento con heparina, la paciente vomita 100 mL de sangre roja brillante, pero por lo demás se siente bien y tiene signos vitales estables.

P: ¿Cómo evaluaría y trataría a este paciente?

R: Debido a que la hemorragia digestiva alta representa una condición que amenaza la vida, **la anticoagulación sistémica tiene que suspenderse de inmediato.** Debe proporcionarse **una protección alternativa de la EP con la interrupción de la VCI** mediante el filtro de la VCI. Es preciso instituir una terapia antiulcerosa apropiada, y la paciente debe ser evaluada de manera adicional para verificar la fuente de la hemorragia con endoscopia.

Caso 5.21   Trombosis venosa profunda grave

Una mujer de 60 años de edad con carcinoma avanzado de cuello uterino con extensión a la pared pélvica izquierda presenta un episodio agudo en el que su pierna izquierda se tornó muy edematosa, cianótica y dolorosa.

P: ¿De qué diagnóstico sospecha?

R: Lo más probable es que esta paciente tenga **flemasia cerulea dolens**, que es una interrupción aguda del flujo venoso por obstrucción secundaria a su carcinoma pélvico (flemasia significa inflamación, cerulea quiere decir cianótica y dolens equivale a dolorosa). Un factor que contribuye puede ser un estado relativamente hipercoagulable como resultado de su carcinoma.

    Si no se trata de inmediato, la flemasia cerulea dolens puede provocar pérdidas sensoriales y motoras y, tal vez, **gangrena venosa.** Esta afección es una forma extrema de TVP iliocava, con una obstrucción tan grave que puede afectar el flujo capilar e incluso el flujo arterial de la pierna.

P: ¿Cómo trataría a esta paciente?

R: El tratamiento quizá requiera la eliminación del coágulo con trombolíticos, técnica endovascular o trombectomía quirúrgica.

REFERENCIA A NMS. CIRUGÍA

Para más información, consulte *NMS. Cirugía*, 7.ª ed, capítulo 6, Arteriopatía y capítulo 7, Enfermedades venosas y linfáticas.

Trastornos del tracto gastrointestinal superior

Bruce E. Jarrell • *John L. Flowers* • *Molly Buzdon*
• *Eric D. Strauch*

Alcanzar el objetivo

1. Al evaluar a un paciente con dolor abdominal agudo, es imprescindible que en la exploración el clínico determine primero si la persona tiene un abdomen agudo o "quirúrgico". Un abdomen agudo se describe, por lo regular, como una sensibilidad y un dolor intensos y difusos, una sensibilidad de rebote y resistencia abdominal. Otros indicadores quirúrgicos incluyen la presencia de aire extraluminal o libre en el estudio radiográfico, signos de tejido isquémico con acidosis, lactato elevado, taquicardia e hipotensión. Los abdómenes quirúrgicos requieren una intervención inmediata para controlar el proceso agudo, como una fuga, un intestino isquémico o una infección.

2. Cuando se encuentra una hemorragia gastrointestinal, es importante localizar su ubicación y formular un plan para controlarla antes de la cirugía. En parte, esto se debe a que es muy difícil identificar el origen de la hemorragia en el quirófano al evaluar la superficie externa del tracto gastrointestinal.

3. Aunque el restablecimiento de la circulación y la corrección de los defectos de coagulación son cruciales para la atención del paciente con hemorragia gastrointestinal, el control de ésta es el paso más relevante para la reanimación del paciente. La transfusión de grandes volúmenes de sangre y productos sanguíneos provoca un aumento de la morbilidad y la mortalidad.

4. La enfermedad por reflujo gastroesofágico (ERGE) es un diagnóstico clínico. Si se planifica una cirugía antirreflujo, es fundamental documentar que el peristaltismo esofágico es normal.

5. Las hernias paraesofágicas deberían repararse de manera quirúrgica.

6. Las úlceras gástricas están asociadas al riesgo de cáncer.

7. La profilaxis con inhibidores de la bomba de protones (IBP) para la úlcera de estrés y la hemorragia gastrointestinal superior (GIS) debe considerarse para los pacientes de alto riesgo con ventilación mecánica, coagulopatía, sepsis, fallo multiorgánico, hemorragia GIS previa y traumatismo neurológico.

8. Una úlcera duodenal que ha sangrado en épocas recientes, y que presenta una arteria visible en su base, tiene un alto riesgo de volver a sangrar.

9. La insuficiencia renal se asocia a una disfunción plaquetaria y a un tiempo de sangrado elevado y se corrige de modo parcial con plasma fresco congelado (PFC) o desmopresina (DDAVP) durante una hemorragia aguda.

10. Las infecciones por *Helicobacter* se vinculan al linfoma gástrico de tejido linfoide asociado a la mucosa.

Profundizando

En cada uno de los casos que se exponen en los tres capítulos siguientes, los trastornos se han clasificado por la localización anatómica de los órganos implicados. En la vida real, es posible que los pacientes muestren una variedad de signos y síntomas que pueden, o no, coincidir con la localización anatómica de la anomalía.

Cuando se trata de hemorragia aguda, la reflexión es más o menos sencilla y se describe en los casos.

Si hay un dolor agudo, es muy importante reducir el origen del dolor a un sistema orgánico, pero los primeros pasos pueden ser muy difíciles de realizar con precisión e implican una variedad tan amplia de órganos y sistemas que no se describen con facilidad en los casos. Por ello, un paso inicial es centrarse en el paciente en su totalidad y evaluar con rapidez otros sistemas pertinentes.

Además de los trastornos abdominales comunes, hay una serie de afecciones frecuentes no abdominales o no gastrointestinales que es posible que aparezcan con hallazgos abdominales agudos y que son importantes de considerar como parte de la evaluación preliminar. En general, lo siguiente constituye una buena forma de pensar en los procesos que tal vez se hallen fuera del abdomen pero que producen dolor abdominal:

♦ ¿Qué estructuras anatómicas se encuentran cerca de la cavidad peritoneal y, por tanto, del peritoneo?

♦ ¿Qué eventos inflamatorios, infecciosos, neoplásicos o isquémicos agudos pueden ocurrir en esas estructuras?

♦ ¿Cuáles de estas combinaciones son comunes en las personas, de manera particular en relación con su edad, sexo, entorno y estilo de vida?

♦ ¿Cuál es la urgencia de la dolencia?, ¿el paciente se presenta en la consulta o en el servicio de urgencias?

Algunos ejemplos de situaciones clínicas que es factible que se presenten con dolor abdominal y otros síntomas de este tipo son los siguientes:

♦ Infarto de miocardio (IM) agudo que se produce en la cara inferior del corazón (evento isquémico que irritaría la zona central del diafragma).

♦ Neumonías e infartos pulmonares que se producen en la base de un pulmón (evento infeccioso o isquémico que causaría irritación en las zonas periféricas del diafragma).

♦ Aneurisma de aorta abdominal con fuga (efecto de masa por la hemorragia en la localización retroperitoneal que compromete el peritoneo, los nervios locales, los músculos y otras estructuras).

◆ Cálculos renales, infecciones genitourinarias, procesos retroperitoneales (como hematomas, abscesos, neoplasias), trastornos musculares y neurales de la zona abdominal (como traumatismos ocultos, compresiones vertebrales) y trastornos metabólicos (como la diabetes).

La mejor manera de abordar a cualquier paciente clínico es con un diagnóstico diferencial que abarque los diagnósticos probables, así como aquellos con alta morbilidad y mortalidad. Esta lista de posibles diagnósticos es un buen punto de partida para la evaluación del paciente. **La evaluación debe comenzar por los diagnósticos más peligrosos mediante pruebas e intervenciones de alto rendimiento y de obtención sencilla y rápida.** Muchas de estas afecciones son, en potencia, mortales y, sin duda, deben evaluarse antes de proceder a las afecciones abdominales. Un enfoque razonable combina la evaluación general con la abdominal específica. Por ejemplo, si el paciente presenta un malestar abdominal moderado y la exploración y los estudios cardiacos muestran evidencias de isquemia cardiaca aguda, hay varios caminos posibles a seguir:

◆ Con un examen abdominal blando, el paciente puede tener una explicación cardiaca primaria que produzca la percepción de dolor abdominal. Esta sospecha inicial le llevaría por la vía cardiaca de la evaluación como prioridad. ¿Hay un IM agudo?
◆ Con un dolor abdominal intenso y difuso, una sensibilidad abdominal limitada en la exploración y una fibrilación auricular de nueva aparición, el paciente puede tener un problema cardiaco primario que ha provocado un émbolo arterial en el intestino. Esta sospecha inicial le llevaría a investigar con urgencia dos posibilidades: ¿hay un IM agudo y el intestino está isquémico o necrótico?
◆ Con los signos de dolor torácico y la sensibilidad peritoneal aguda difusa y la resistencia, el paciente puede tener una causa intraabdominal (como una víscera hueca perforada debido a una úlcera gástrica o duodenal) que está afectando a la perfusión cardiaca y provocando las anomalías cardiacas o la isquemia. Esta sospecha inicial le llevaría a investigar de manera urgente si se encuentran evidencias de perforación intestinal. ¿Hay aire libre intraperitoneal o evidencia radiológica de un proceso abdominal (véase el caso 6.7 y sus variaciones)?

Estos ejemplos demuestran que no existe un enfoque único y correcto del dolor abdominal. Sin embargo, las variables que apuntan a un problema más urgente son las siguientes:

◆ Mayor intensidad de la angustia, el dolor y la ansiedad del paciente.
◆ Antecedentes significativos de enfermedades coexistentes (como enfermedad vascular periférica) o de medicamentos con riesgo (como esteroides o antiinflamatorios no esteroideos [AINE]).
◆ Examen abdominal más preocupante, como la rigidez de la pared abdominal.
◆ Arritmia cardiaca, hipertensión grave, hipotensión, deshidratación marcada, letargo y fiebre.

En consecuecia, si este tipo de hallazgos está presente, la situación es más urgente y el proceso de pensamiento crítico descrito antes es fundamental. De no ser este el caso, quizá haya condiciones no tan urgentes. Los siguientes capítulos tienen como objetivo general ayudarle a pensar en estas condiciones menos urgentes asociadas al dolor abdominal.

Caso 6.1   Dolor epigástrico agudo

Una mujer de 34 años de edad se presenta con un dolor epigástrico agudo que se ha desarrollado en 4 horas. La paciente ha estado antes sana. En la exploración física, se muestra un tanto angustiada, con una sensibilidad moderada en el epigastrio. No se palpan masas.

Profun-dizando

Es importante determinar si un paciente tiene algún signo de peritonitis. Si es así, debe considerarse la exploración quirúrgica inmediata en busca de una víscera perforada, un aneurisma de aorta abdominal (AAA) con fugas o tejido necrótico.

P: ¿Cuáles son los diagnósticos más probables?

R: El diagnóstico diferencial incluye pancreatitis, úlcera péptica (UP), úlcera gástrica, gastroenteritis, enfermedad por reflujo gastroesofágico (ERGE) y colelitiasis.

P: ¿Qué hallazgos en la historia clínica, la exploración física y los estudios de laboratorio iniciales apoyan estos diagnósticos?

R: Los antecedentes de cálculos biliares o de abuso de etanol sugieren una pancreatitis, que debe confirmarse con una amilasa y una lipasa séricas. Por su parte, los antecedentes de uso de AINE o esteroides indican una enfermedad ulcerosa.

P: ¿Qué estudios de diagnóstico rutinarios son adecuados?

R: Es necesario realizar una biometría hemática completa, análisis de orina, amilasa, lipasa y pruebas de función hepática, así como una serie radiológica obstructiva, que incluye una radiografía (Rx) de tórax en posición vertical.

La biometría hemática completa, la amilasa y la lipasa, así como la bilirrubina y la fosfatasa alcalina son normales. Las radiografías de tórax y abdomen no son destacables.

P: ¿Cuál es el siguiente paso?

R: El tratamiento de esta paciente depende del lugar donde se le atienda (es decir, la consulta o el servicio de urgencias) y del médico tratante. Los médicos de atención primaria suelen iniciar el estudio del paciente porque es la estrategia más rentable. La mayoría de estos diagnósticos no son urgencias quirúrgicas y pueden ser evaluados de forma electiva tras el inicio de la terapia para controlar los síntomas agudos. Los diagnósticos diferenciales iniciales incluyen cálculos biliares, ERGE, gastritis y UP.

Muchos médicos realizan una **ecografía abdominal para descartar la presencia de cálculos biliares. Si la ecografía es negativa, entonces** suele ser adecuado **un tratamiento empírico con un bloqueador H$_2$ o un IBP para la ERGE, la úlcera o la gastritis.**

Los casos de sospecha de ERGE justifican la modificación del estilo de vida, lo que incluye perder peso y evitar las comidas antes de dormir. También significa evadir situaciones asociadas a la ERGE, como el consumo de alimentos que disminuyen el tono del esfínter esofágico inferior (EEI) (p. ej., chocolate, té, café, alcohol) y dormir en posición horizontal en la cama. Esta estrategia produce una mejora en 60-70% de los pacientes.

P: ¿Qué haría si la paciente mejora con esta terapia?

R: La generalidad de los médicos se limitaría a llevar a cabo un seguimiento sintomático de este tipo de pacientes y no aconsejaría más procedimientos de diagnóstico.

P: ¿Qué haría usted si los síntomas de la paciente persisten?

R: Si la prueba de tratamiento médico fracasa, es necesario realizar una esofagogastroduodenoscopia (EGD) para establecer un diagnóstico. Este método permite visualizar el esófago, el estómago y el duodeno, así como efectuar biopsias para descartar cualquier malignidad y detectar el *Helicobacter pylori*. **Muchos médicos ejecutan la EGD tras el primer episodio de dolor epigástrico importante, en especial en individuos de edad avanzada o con mayor riesgo de tumor o infección (p. ej. , pacientes inmunodeprimidos).**

Usted realiza una EGD. No se evidencia ninguna patología significativa.

P: ¿Cómo trataría a esta paciente?

R: Esta paciente, que con bastante seguridad tiene dispepsia no ulcerosa, debe recibir **tratamiento sintomático con bloqueadores H$_2$ o IBP, así como terapia para la infección por *Helicobacter*, si está documentada.**

Caso 6.2   Dolor epigástrico agudo con regurgitación y tos

Usted está dando seguimiento a una paciente de 45 años de edad que ha presentado episodios de dolor epigástrico, regurgitación y tos mientras dormía y, se presume que tiene ERGE que no se resolvió con la terapia médica. Por lo demás, está sana y le visita de manera regular. Usted decide que es necesaria una EGD.

P: ¿Cómo manejaría los siguientes hallazgos en la EGD?

Variación del caso 6.2.1. *ERGE, que es sintomática incluso con la terapia máxima*

♦ Esta paciente ha fracasado en el tratamiento médico y es candidata a la cirugía antirreflujo si usted confirma el diagnóstico. Las directrices para la evaluación preoperatoria recomiendan que todos aquellos considerados para la cirugía antirreflujo se sometan a una EGD con biopsia y manometría esofágica. La EGD se efectúa para confirmar que la ERGE es la causa subyacente de los síntomas de la paciente, a fin de determinar si hay cambios patológicos en la mucosa esofágica y precisar la longitud del esófago.

♦ La manometría es fundamental para el éxito de la intervención quirúrgica (fig. 6-1). Es necesario **demostrar un peristaltismo esofágico intacto antes de la cirugía** con el objetivo de asegurar que los pacientes puedan deglutir de modo normal en el posoperatorio.

♦ Si la manometría muestra un tono normal del EEI o síntomas atípicos como tos o asma, es conveniente efectuar una prueba de sonda de pH de 24 horas. Si la paciente tiene disfagia o se sospecha que el esófago es corto, también se justifica un cineesofagograma para visualizar todo el esófago.

♦ La operación estándar es la **funduplicatura de Nissen** (fig. 6-2), que devuelve la unión gastroesofágica y el EEI (5 cm distales del esófago) a la posición intraabdominal normal, y envuelve un segmento del estómago alrededor del esófago distal. Esta envoltura aumenta el tono del EEI al tiempo que preserva la relajación del mismo durante la deglución; por tanto, es similar, en términos funcionales, a un EEI. Si el esófago carece de un peristaltismo normal, una funduplicatura de Nissen, que es de 360 grados, puede perjudicar el vaciado esofágico y una envoltura parcial daría lugar a un mejor alivio de los síntomas.

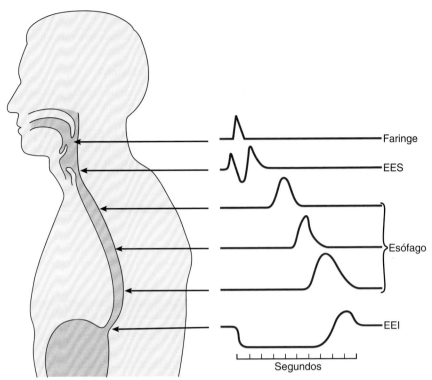

Figura 6-1. Presión intraluminal del esófago mediante manometría. La deglución se inicia cuando los esfínteres esofágicos superior e inferior se relajan. Una contracción peristáltica comienza en la faringe y desciende de forma progresiva por el esófago. (De Castel DO, Richter JE, eds. *The Esophagus*, 3a. ed. Philadelphia: Lippincott Williams & Wilkins; 1999:102). EES, esfínter esofágico superior; EEI, esfínter esofágico inferior.

Variación del caso 6.2.2. Esofagitis distal

♦ La esofagitis es una complicación de la ERGE. Puede obedecer a una incompetencia del EEI, a una eliminación insuficiente del ácido en el esófago o a una disfunción gástrica, que provoca un aumento de la presión intragástrica.

♦ Muchos pacientes con ERGE tienen una hernia de hiato (la unión gastroesofágica está en el tórax). Sin embargo, la mayoría de los individuos con una hernia hiatal no necesariamente presentan una ERGE patológica.

♦ Es posible utilizar una sonda de pH de 24 horas para documentar la presencia de reflujo ácido. También se realiza una manometría para medir la presión y la longitud del EEI, así como para caracterizar la amplitud y la coordinación de las contracciones esofágicas.

♦ La **terapia médica suele resolver la ERGE; primero se justifica un enfoque médico.** Esto incluye apuntalar la cabecera de la cama del paciente por la noche, hacer comidas pequeñas y frecuentes, y no ingerir una comida tardía antes de acostarse. La esofagitis de leve a moderada suele responder a 8 a 12 semanas de tratamiento con IBP. Esto provoca la remisión completa en 85% de los pacientes.

♦ **La esofagitis grave, en particular la esofagitis erosiva, que fracasa en el manejo médico justifica el tratamiento con un procedimiento antirreflujo.**

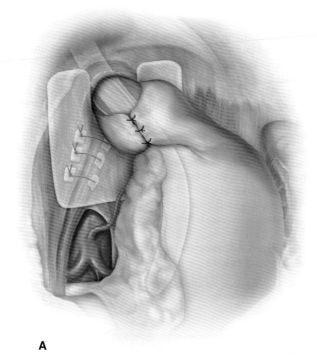

A

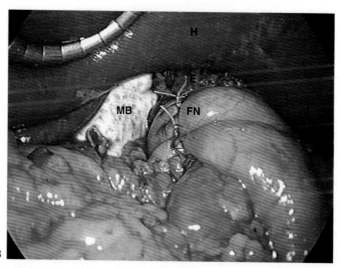

B

Figura 6-2. Reparación de hernia paraesofágica con fundoplicación de Nissen. A. Esquema de la reparación de una hernia paraesofágica con fundoplicatura de Nissen. (De Hawn MT. *Operative Techniques in Foregut Surgery*. Wolters Kluwer Health; 2015, Fig. 1-18). B. Se eleva el lóbulo izquierdo del hígado (H), mostrando la fundoplicación de Nissen (FN) completada y la malla biológica (MB); esófago (E). (De *Scott-Conner CEH. Scott-Conner & Dawson: Essential Operative Techniques and Anatomy*, 4th ed. Wolters Kluwer Health; 2013, Fig. 54-10).

Variación del caso 6.2.3. Biopsia del esófago distal que muestra esófago de Barrett

♦ El esófago de Barrett, que aparece en 10-15% de los pacientes con esofagitis, es el resultado del reflujo gastroesofágico crónico. Esta enfermedad implica la sustitución del epitelio escamoso normal del esófago distal por epitelio columnar, lo que también se denomina metaplasia. Conlleva un mayor riesgo de adenocarcinoma esofágico.

♦ El hallazgo de esófago de Barrett justifica la evaluación de la biopsia para determinar la presencia y el **grado de displasia**. Para la displasia mínima o leve, el tratamiento es el mismo que para la esofagitis por reflujo (p. ej., reducción de la acidez, elevación de la cama).

♦ La funduplicatura de Nissen es adecuada para las indicaciones habituales del reflujo, como los síntomas intratables, la esofagitis grave y la estenosis esofágica, y puede recomendarse para el tratamiento del esófago de Barrett en el futuro.

♦ **Se aconseja realizar endoscopias de vigilancia y biopsias cada 18 a 24 meses para determinar si un esófago de Barrett progresa a displasia.** En caso de que se llegue a un diagnóstico de displasia grave, un segundo patólogo con experiencia en este trastorno debe confirmar la biopsia debido a las implicaciones del diagnóstico.

Variación del caso 6.2.4. Biopsia del esófago distal que muestra esófago de Barrett con displasia severa

♦ Este hallazgo se asocia con un **alto riesgo de adenocarcinoma oculto en el esófago distal.**

Caso 6.3   Dolor epigástrico agudo con hernia de hiato

Usted da seguimiento a la paciente del caso 6.2, quien tuvo un episodio de dolor epigástrico que no se resolvió con la terapia médica. Se necesitó realizar una EGD y se aprecia una hernia de hiato. Los distintos tipos de hernias hiatales se ilustran en la figura 6-3.

P: ¿Cómo trataría cada uno de los siguientes tipos de hernia de hiato?

Variación del caso 6.3.1. Hernia de hiato tipo I

♦ Una hernia hiatal de tipo I, o hernia hiatal deslizante, que se descubre en una evaluación rutinaria, puede afectar a pacientes con síntomas de reflujo. Es una hernia común y no suele causar otros síntomas. **Estos pacientes deben recibir tratamiento para la ERGE sin cirugía.**

Variación del caso 6.3.2. Hernia hiatal paraesofágica

♦ Una hernia hiatal paraesofágica tiene la unión gastroesofágica por debajo del diafragma, y el estómago u otros contenidos abdominales se hernian a través del hiato esofágico hacia el mediastino. Estas hernias, a diferencia de las de hiato deslizante, tienen riesgo de vólvulo o de isquemia de los órganos herniados, en particular del estómago.

♦ **En una hernia paraesofágica, una porción del estómago se hernia hacia el tórax, pero la unión GE permanece en la ubicación normal. Esta hernia es peligrosa porque todo el estómago puede necrosarse si se involucra en el saco herniario y se estrangula (también llamado vólvulo gástrico) (fig. 6-4). Además, es posible que otros órganos como el intestino delgado o el colon se hernien y queden encarcelados o estrangulados.**

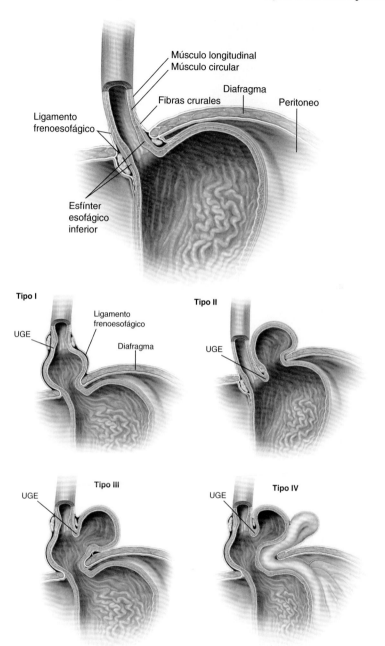

Figura 6-3. Se ilustran los distintos tipos de hernias de hiato: tipo I, hernia de hiato deslizante; tipo II, hernia paraesofágica pura con la unión gastroesofágica fija en el hiato; tipo III, hernia de hiato combinada con el cardias por encima del diafragma y el fondo herniado a lo largo del esófago y; tipo IV, con herniación del estómago junto con el colon, el intestino delgado o el bazo. (De Hawn MT. *Operative Techniques in Foregut Surgery*. Wolters Kluwer Health; 2015, Fig. 21-1). UGE, unión gastroesofágica.

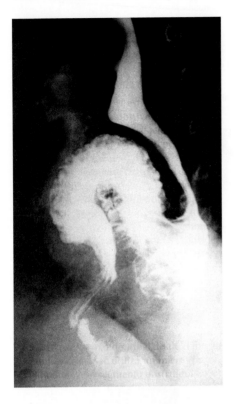

Figura 6-4. Radiografía de contraste de una hernia paraesofágica y demostración de vólvulo gástrico, que puede provocar necrosis del estómago. Se trata de una urgencia quirúrgica. (De Eubanks WS, Swanstrom LL, Soper NJ, eds. *Mastery of Endoscopic and Laparoscopic Surgery*. Philadelphia: Lippincott Williams & Wilkins; 2000:166).

Caso 6.4   Dolor epigástrico agudo con úlcera del canal pilórico

Usted continúa con el seguimiento de la paciente del caso 6.2, quien ha tenido un episodio de dolor epigástrico que no se resolvió con la terapia médica. Fue necesario realizar una EGD.

P: ¿Cómo manejaría los siguientes hallazgos en la EGD?

Variación del caso 6.4.1. *Úlcera del canal pilórico*

◆ Las úlceras pilóricas (fig. 6-5) tiene que ver con una **mayor producción de ácido.** Está en gran medida aceptado que la mayoría de las úlceras pépticas están asociadas a la **infección por H. pylori.** La eliminación de esta bacteria conduce a la curación de la úlcera y reduce la posibilidad de recidiva de la misma.

◆ El diagnóstico de *H. pylori* implica el uso de pruebas de anticuerpos en suero o la biopsia gástrica para el cultivo, la tinción bacteriana (tinción de plata de Warthin-Starry) o la prueba de la ureasa (prueba del organismo similar al *Campylobacter*). La prueba del aliento con urea, que no requiere una biopsia gástrica, es otra herramienta de diagnóstico.

◆ **El tratamiento de la *H. pylori* involucra uno de varios regímenes.** Un tratamiento recomendado comprende un IBP como el omeprazol (20 mg dos veces al día [bid]) junto con los antibióticos metronidazol (500 mg bid) y claritromicina (250 mg bid). La claritromicina puede sustituirse por amoxicilina. Cuando se toman durante 2 semanas, estos fármacos tienen una tasa de erradicación de 90-96%. Un tratamiento alternativo es el bismuto, otro agente que actúa como antimicrobiano contra la *H. pylori*; interfiere con la adhesión del

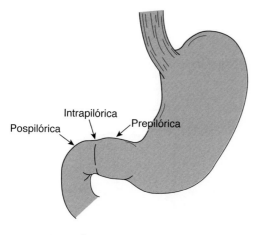

Pospilórica   Intrapilórica   Prepilórica

Figura 6-5. Localización de las úlceras del canal pilórico en el estómago y de las úlceras pospilóricas en el duodeno. (De Yamada T, Alpers DH, Laine L, *et al.* eds. *Textbook of Gastroenterology*, 3rd ed. Philadelphia: Lippincott Williams & Wilkins; 1999:1534).

organismo al epitelio gástrico e inhibe la actividad ureásica, fosfolipásica y proteolítica de aquél. Al tomarse durante 2 semanas, el bismuto (262 mg cuatro veces al día [qid]) en combinación con la tetraciclina (500 mg qid), el metronidazol (500 mg tres veces al día) y el omeprazol (20 mg bid) consigue una tasa de erradicación de 98%.

Variación del caso 6.4.2. *Úlcera duodenal*

◆ El tratamiento es el mismo que el de la úlcera del canal pilórico (véase la Variación del caso 6.4.1). Se instituye esta terapia, y el test da positivo para *H. pylori*.

Después de tratar a la paciente por H. pylori, sigue siendo sintomática.

P: ¿Cuál es el tratamiento adecuado?

R: La mayoría de los médicos tratan la UP leve durante 4 a 6 semanas y amplían la duración del tratamiento hasta 8 a 12 semanas para la enfermedad grave. Si el paciente aún es sintomático después del tratamiento contra la *H. pylori*, es necesario realizar una endoscopia superior, con reevaluación de la infección por *H. pylori*. **Es importante preguntar al paciente en cuanto al uso de fármacos ulcerígenos, como los NSAID o los esteroides; la interrupción de estos agentes, si es posible, está justificada**

La paciente completa el tratamiento, pero los síntomas persisten. Se repite la EGD, y ésta revela un agrandamiento de la úlcera.

P: ¿Cuál es el siguiente paso?

R: Las terapias médicas actuales son muy eficaces en el tratamiento de la UP. Sin embargo, si la úlcera persiste tras un tratamiento adecuado contra la *H. pylori*, la **terapia médica ha fracasado** y la cirugía es una opción razonable. La vagotomía altamente selectiva (VAS), la vagotomía troncal y la piloroplastia (V&P), o la vagotomía y antrectomía (V&A) son los procedimientos por lo común aceptados (figs. 6-6 a 6-8). La mejor operación para el UP es objeto de debate. La VAS tiene una baja tasa de mortalidad, con el menor número de síntomas de vaciado posoperatorio, en comparación con la V&P o la V&A; sin embargo, la VAS se asocia con una mayor tasa de recidiva de la úlcera. En este caso, la mayoría de los cirujanos no realizaría una V&A debido a la elevada proporción de complicaciones (p. ej., fuga anastomótica, síndrome de dumping o de vaciamiento rápido posoperatorio), sino que elegirían una **V&P o una VAS**, cualquiera con la que se sientan más cómodos desde el punto de vista técnico. **En igualdad de condiciones, la VAS es el procedimiento de elección para la UP no complicada.**

Vagotomía selectiva
y piloroplastia de
Heineke-Mikulicz

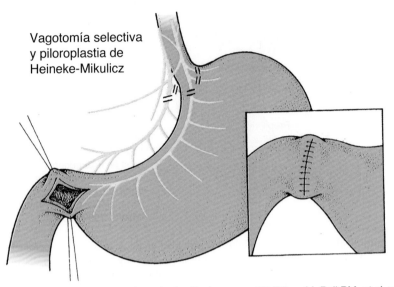

Figura 6-6. Vagotomía troncal y piloroplastia. (De Lawrence PF, Bilbao M, Bell RM, *et al*. eds. *Essentials of General Surgery*. Baltimore: Lippincott Williams & Wilkins; 1988:180).

Vagotomía
gástrica proximal

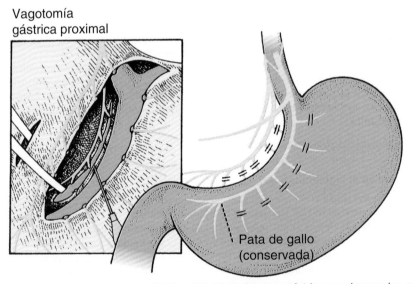

Pata de gallo
(conservada)

Figura 6-7. Vagotomía altamente selectiva. El fondo y el cuerpo gástrico son denervados, y la inervación del antro y del píloro se deja intacta, permitiendo que la mezcla y el vaciado gástrico ocurran de manera normal. (De Lawrence PF, Bilbao M, Bell RM, *et al*. eds. *Essentials of General Surgery*. Baltimore: Lippincott Williams & Wilkins; 1988:182).

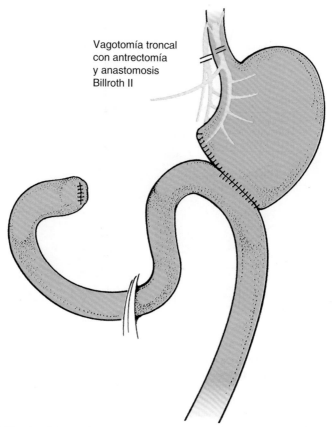

Vagotomía troncal
con antrectomía
y anastomosis
Billroth II

Figura 6-8. Vagotomía troncal y antrectomía. La continuidad gastrointestinal se restablece con anastomosis Billroth I o II. (De Lawrence PF, Bilbao M, Bell RM, *et al*. eds. *Essentials of General Surgery*. Baltimore: Lippincott Williams & Wilkins; 1988:181).

En esta situación, también es preciso medir los niveles de gastrina sérica para descartar el síndrome de Zollinger-Ellison, ya que los niveles elevados de la misma se asocian a la úlcera péptica recurrente.

Caso 6.5   Dolor epigástrico agudo con úlcera gástrica

Usted continúa con el seguimiento a la paciente del caso 6.2, quien ha tenido un episodio de dolor epigástrico que no se ha resuelto con el tratamiento médico. Se ha necesitado realizar una EGD y es evidente la existencia de una úlcera gástrica. **Todas las úlceras gástricas deben ser evaluadas para H. pylori y tratadas en concordancia si son positivas.**

P: ¿Cómo se relaciona la localización de la úlcera con la producción de ácido gástrico?

R: Existen cuatro tipos de úlcera gástrica (fig. 6-9). La úlcera de tipo I se produce en la incisura angular de la curvatura menor, la de tipo II se asocia a una úlcera duodenal simultánea, la de tipo III es una úlcera prepilórica y la de tipo IV es una úlcera del cardias gástrico.

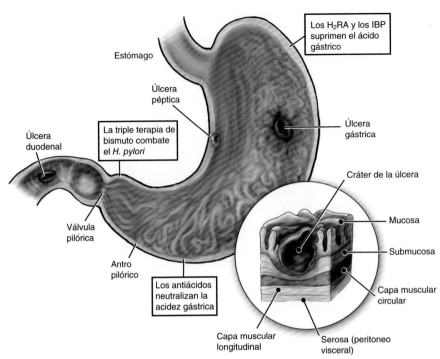

Figura 6-9. Los fármacos utilizados en el tratamiento de la enfermedad de la úlcera péptica deben retrasar la ulceración y promover la curación. Las lesiones conocidas como úlceras pépticas son las que afectan a la mucosa del estómago (úlcera gástrica) o del duodeno (úlcera duodenal). En una úlcera duodenal avanzada, el ácido gástrico atraviesa la mucosa gástrica, la submucosa y las capas musculares y perfora el peritoneo. Como indica la ilustración, los antiácidos neutralizan el exceso de acidez, los antagonistas de los receptores H₂ suprimen la producción de ácido gástrico y la triple terapia de bismuto trata las úlceras causadas por *H. pylori*. (De Aschenbrenner D, Venable S. *Drug Therapy in Nursing*, 4th ed., Wolters Kluwer Health; 2012, Fig. 36.1). IBP, inhibidores de la bomba de protones.

Los tipos I y IV se asocian a una producción de ácido más o menos baja, en tanto que los tipos II y III se vinculan a una producción de ácido relativamente alta.

P: ¿Cómo trataría una úlcera gástrica en la curvatura menor del cuerpo del estómago (tipo I)?

R: Las úlceras gástricas, que están relacionadas con una ruptura de la barrera protectora de la mucosa gástrica, se asocian a una producción de ácido relativamente baja. Es necesario preguntar al paciente en cuanto al uso de NSAID o esteroides; de ser posible, habrían de evitarse estos medicamentos. **Dado que las úlceras gástricas se asocian a un riesgo significativo de cáncer gástrico**, el tratamiento debe diseñarse teniendo esto en cuenta. En la endoscopia, es preciso realizar entre 8 y 12 biopsias del borde de la úlcera. Si la úlcera gástrica es benigna, se justifica el tratamiento médico con antiácidos, bloqueadores H₂ y, tal vez, con un régimen contra la *H. pylori*. La duración óptima de tal tratamiento, que no se ha definido de forma adecuada, oscila entre 12 y 18 semanas.

*Usted instituye esta terapia, y los **síntomas de la paciente se resuelven**. La biopsia gástrica demuestra una patología benigna.*

P: ¿Cuál es el siguiente paso en el tratamiento?

R: A esta paciente puede dársele **seguimiento** mientras no tenga síntomas, y se haya demostrado que la úlcera está resuelta.

*Usted instituye esta terapia, y los **síntomas de la paciente no se resuelven**. La biopsia gástrica demuestra una patología benigna.*

P: ¿Cuál es el siguiente paso en el tratamiento?

R: Todos los pacientes con antecedentes de úlceras gástricas que no se hayan vuelto asintomáticos con el tratamiento médico deben **repetir la endoscopia**, con réplica de las biopsias para aquellos con úlceras gástricas no curadas.

La operación estándar para las úlceras gástricas benignas no cicatrizadas es la **gastrectomía parcial**, por lo general descrita como **antrectomía**; los cirujanos tienen que asegurarse de eliminar la úlcera como parte de la muestra (fig. 6-10). Esta recomendación se basa en la preocupación por el cáncer no reconocido en la úlcera. Además, muchos cirujanos recomiendan una cirugía más temprana en las úlceras gástricas gigantes (> 5 cm) debido a un mayor riesgo de hemorragia, así como a una tasa más elevada de fracaso en la curación. **No se realiza ninguna vagotomía.**

Las úlceras gástricas benignas no cicatrizadas pueden seguir tratándose de forma médica; sin embargo, si después de alrededor de 18 semanas las úlceras siguen sin cicatrizar, muchos cirujanos recomiendan la resección quirúrgica.

P: ¿Cómo cambiaría el tratamiento propuesto para una úlcera gástrica en la unión gastroesofágica (tipo IV)?

R: El tratamiento de las úlceras gástricas en la unión gastroesofágica (tipo IV) debe ser similar al que se acaba de describir. Una vez más, hay que subrayar que todas las úlceras gástricas han de someterse a una biopsia para descartar la malignidad. Si la úlcera no se ha curado tras el tratamiento médico, es preciso hacer una nueva endoscopia al paciente. En caso que la úlcera persista, pero aún es benigna en la biopsia, el clínico puede continuar el tratamiento médico con precaución o remitir al paciente a cirugía.

El **tratamiento quirúrgico de las úlceras en la unión gastroesofágica es un reto técnico.** Una opción es la resección gástrica distal con una extensión vertical de la resección para incluir la curvatura menor del estómago y la úlcera. El cirujano realiza entonces una gastroyeyunostomía (fig. 6-11). Una técnica más agresiva es una gastrectomía distal con extirpación de una porción de la pared esofágica y de la úlcera, y una esofagogastroyeyunostomía en Y de Roux. **En cualquiera de los casos, es imprescindible extirpar la úlcera.**

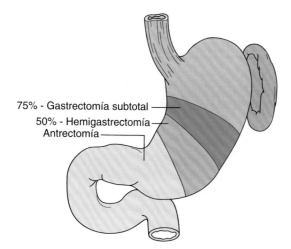

75% - Gastrectomía subtotal
50% - Hemigastrectomía
Antrectomía

Figura 6-10. Diversos grados de resección gástrica. Una gastrectomía total elimina todo el estómago. (De McKenney MG, Mangonon PC, Moylan JA, eds. *Understanding Surgical Disease: The Miami Manual of Surgery*. Philadelphia: Lippincott-Raven; 1998:123).

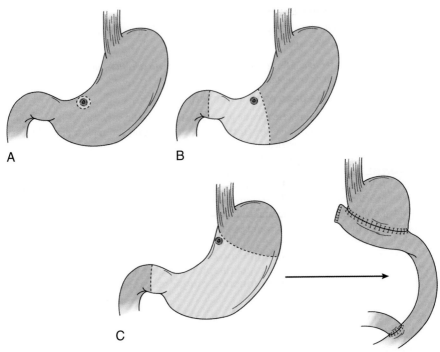

Figura 6-11. Tres métodos de resección de úlceras gástricas benignas. **A.** Se extirpa la úlcera y se cierran las paredes gástricas. **B.** Se realiza una antrectomía y se restaura el tracto gastrointestinal con una reconstrucción Billroth I o II. **C.** Se reseca la úlcera gástrica que se produce en la parte alta y cerca de la unión gastroesofágica. Observe que en las úlceras gástricas no se realiza ninguna vagotomía.

P: ¿Cómo trataría a un paciente con una úlcera de tipo II del cuerpo del estómago asociada a una úlcera duodenal?

R: La generalidad de los cirujanos consideran que se trata de una úlcera asociada a un exceso de producción de ácido. Por consiguiente, si la cirugía es necesaria, se justifica un procedimiento para reducir el ácido. El más habitual es la **antrectomía con extirpación de la úlcera**. Una diferencia notable entre la cirugía de las úlceras de tipo I y IV, comparada con la de las úlceras de tipo II y III, es la **adición de una vagotomía troncal**; esto reduce en gran medida la producción de ácido.

P: ¿Cómo trataría a un paciente con una úlcera gástrica prepilórica (tipo III)?

R: El **tratamiento de una úlcera de tipo III**, que se asocia a una mayor producción de ácido, **es similar al de una úlcera de tipo II**. Un procedimiento alternativo ejecutado de manera común es una **V&P**. El cirujano debe mantener la certeza de que la úlcera no representa un cáncer.

Caso 6.6 Dolor epigástrico agudo con cáncer gástrico temprano

Usted continúa con el seguimiento de la paciente del caso 6.2, que ha tenido un episodio de dolor epigástrico que no se resolvió con la terapia médica. Ha sido necesario realizar una EGD.

P: ¿Cómo manejaría los siguientes hallazgos en la EGD?

Variación del caso 6.6.1. Úlcera gástrica distal, con una biopsia que indica un cáncer gástrico temprano

♦ Antes de efectuar la resección quirúrgica, es **indispensable intentar estadificar el cáncer gástrico mediante el uso de la tomografía computarizada (TC) para evaluar la presencia de metástasis a distancia o la propagación de los ganglios linfáticos.** La figura 6-12 ilustra el drenaje de los ganglios linfáticos del estómago en relación con la localización del cáncer gástrico primario. **La ecografía endoscópica también permite evaluar la profundidad de la diseminación o la afectación linfática.** La laparoscopia se usa cada vez con más frecuencia para la estadificación. En algunos estudios prospectivos, la laparoscopia de estadificación es mejor que la TC en la detección de metástasis hepáticas, peritoneales y linfáticas.

♦ Para los cánceres gástricos tempranos del antro o del estómago medio, el tratamiento de elección es una **gastrectomía subtotal distal**, que incluye 80% del estómago, y una linfadenectomía regional. Si el tumor se limita a la mucosa y no afecta a los ganglios linfáticos, la supervivencia a 5 años es de 90%.

Variación del caso 6.6.2. Biopsia indica un carcinoma gástrico infiltrante

♦ Varios factores se relacionan con el pronóstico del cáncer gástrico. Las clasificaciones histológicas son difíciles debido a su morfología heterogénea. En general, los carcinomas gástricos se describen como difusos o intestinales. Los de **tipo intestinal** a menudo forman glándulas y tienen un **pronóstico más favorable**. La **forma difusa** del adenocarcinoma gástrico tiende a extenderse bastante en la submucosa y muestra un **peor pronóstico**.

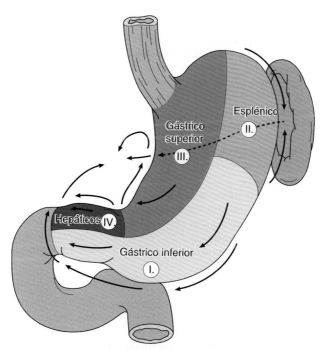

Figura 6-12. Drenaje de los ganglios linfáticos del estómago en relación con la localización del cáncer gástrico primario. Las *flechas* indican la dirección del flujo linfático desde los segmentos del estómago hasta los ganglios linfáticos hepáticos y celíacos. (De McKenney MG, Mangonon PC, Moylan JA, eds. *Understanding Surgical Disease: The Miami Manual of Surgery*. Philadelphia: Lippincott-Raven; 1998:119).

La penetración del cáncer gástrico a través de la submucosa y la presencia de ganglios linfáticos positivos agrava dicho pronóstico.

♦ En general, la resección suele incluir la extirpación del estómago, el epiplón y los ganglios linfáticos perigástricos. Se requieren al menos 15 ganglios linfáticos para un muestreo nodal y una estadificación adecuados. Los beneficios de la linfadenectomía ampliada, que comprende los ganglios a lo largo de la aorta y el esófago, no se han demostrado en Estados Unidos. Es posible emplear quimioterapia y radioterapia como tratamiento adyuvante o neoadyuvante.

♦ Se encuentran en uso nuevos tratamientos, como las terapias dirigidas. Alrededor de 20% de los cánceres gástricos sobreproducen HER2 y pueden tratarse con Trastuzumab, un anticuerpo monoclonal que apunta a la proteína HER2 y puede utilizarse para prolongar la supervivencia. El ramucirumab se dirige al receptor del factor de crecimiento endotelial vascular (VEGF-R, *vascular endothelial growth factor receptor*) y también se ha usado para tratar el cáncer gástrico. Los inhibidores del punto de control inmunitario, como el pembrolizumab, que se dirige al PD-1, del mismo modo han sido empleados para manejar el cáncer gástrico.

*Variación del caso 6.6.3. **Biopsia indica un carcinoma gástrico infiltrante y la pared del estómago que aparece fija y rígida en su totalidad***

♦ El **carcinoma gástrico con infiltración difusa se denomina linitis plástica** y tiene un mal pronóstico. Afecta a todas las capas de la pared del estómago con una marcada reacción desmoplásica. A veces se preconiza la **gastrectomía total con esplenectomía**, pero si el estómago está rígido y fijo en toda su extensión, la **curación es rara**.

*Variación del caso 6.6.4. **Biopsia indica un carcinoma gástrico en la unión gastroesofágica***

♦ La incidencia del cáncer gástrico en la unión gastroesofágica ha aumentado. El pronóstico de estos cánceres es **menos favorable** que los localizados en el antro. La recomendación para la **resección gástrica** es de al menos 6 cm en sentido distal más allá del tumor para prevenir la recurrencia de éste en la anastomosis. Si el cáncer se extiende a la unión gastroesofágica, puede ser necesario llevar a cabo una **esofagogastrectomía** con anastomosis en posición cervical o torácica mediante el uso de colon o un injerto libre de intestino delgado como injerto de interposición (fig. 6-13).

Caso 6.7   Dolor epigástrico agudo con abdomen rígido

*Un hombre de 40 años de edad acude al servicio de urgencias con una historia de 4 horas de dolor epigástrico que se ha vuelto muy intenso en la última hora. El paciente tiene fiebre baja y presión arterial normal. La exploración es normal, excepto el abdomen, que revela una marcada sensibilidad con resistencia involuntaria (**abdomen rígido**) y sensibilidad de rebote. El recuento de leucocitos es de 18 000/mm³ con una desviación a la izquierda, y los demás estudios de laboratorio son estándar.*

P: ¿Qué estudio realizaría primero?

R: Se debe iniciar con la ejecución de una serie obstructiva con una Rx de tórax vertical para examinar si hay **aire libre** bajo el diafragma, lo que indicaría perforación del tracto gastrointestinal. Un abdomen rígido es típico de una peritonitis química (ácido y bilis), como suele verse en una úlcera perforada. **En una radiografía o Rx de tórax de abdomen vertical, el aire libre aparece como aire bajo el diafragma. En una placa en decúbito lateral izquierdo, se ve como aire por encima (es decir, lateral) del hígado.**

La Rx de tórax vertical del paciente muestra aire libre en la cavidad peritoneal (fig. 6-14).

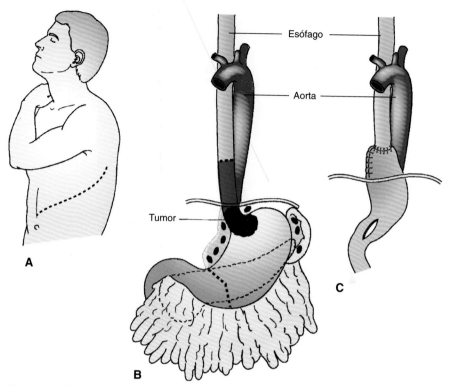

Figura 6-13. Esofagogastrectomía toracoabdominal estándar para carcinomas del esófago distal y del cardias. **A.** Incisión toracoabdominal. **B.** Tejido a resecar (zona más oscura). **C.** Reconstrucción completada tras anastomosis esofagogástrica intratorácica y piloromiotomía o piloroplastia para prevenir el pilorospasmo posvagotomía. (De Jaffe RA, Schmiesing CA, Golianu B. *Anesthesiologist's Manual of Surgical Procedures*, 6th ed. Wolters Kluwer Health; 2019, Fig. 7-7. Reproducido con autorización de Greenfield LJ, Mulholland, MW, Oldham KT, *et al.* eds. *Surgery: Principios científicos y práctica*, 3rd ed. Philadelphia: Lippincott Williams & Wilkins; 2001).

P: ¿Cómo utilizaría esta información para tomar una decisión de manejo sobre este caso?

R: El aire libre bajo el diafragma es un signo de perforación; es una indicación para ir a la sala de operaciones tras la reanimación rápida.

Usted procede al quirófano. Encuentra una perforación de 1 cm en la parte anterior del duodeno. Hay contenido gástrico fresco en la cavidad peritoneal y la perforación parece tener varias horas de antigüedad.

P: ¿Cómo interpretaría el siguiente hallazgo adicional y qué operación realizaría?

R: Si este paciente carece de antecedentes de enfermedad ulcerosa, el tratamiento de una perforación que sólo tiene varias horas de antigüedad implica el **cierre de la misma**. Esto suele entrañar el uso de un **parche de Graham**, que consiste en un trozo de epiplón colocado sobre la perforación y suturado en su lugar (fig. 6-15). El tratamiento posoperatorio para curar la úlcera y prevenir la recurrencia es entonces apropiado. La mayoría de los cirujanos recomiendan el cierre con parche de epiplón sólo para las úlceras perforadas con

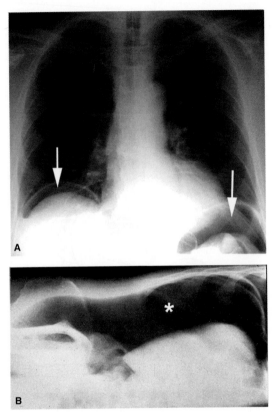

Figura 6-14. Mejores vistas radiográficas para el aire libre. **A.** Radiografía en posición vertical con aire bajo el diafragma (flechas). **B.** Decúbito lateral izquierdo con aire localizado entre el borde del hígado y la pared abdominal (asterisco). (De Daffner RH, Hartman M. *Clinical Radiology: The Essentials*, 4th ed. Wolters Kluwer Health; 2007, Fig. 7-1A y B).

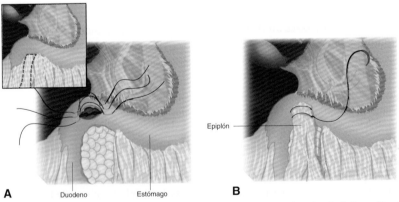

Figura 6-15. Reparación con parche de Graham de una úlcera perforada. **A.** Colocación de suturas en la pared del duodeno a cada lado de la úlcera. **B.** Fijación del parche omental en la parte superior de la úlcera. (De Peitzman AB, Yealy, DM, Fabian, CT, Schwab CW, Guyette FX, Seamon MJ, Zuckerbraun BS. *The Trauma Manual: Trauma and Acute Care Surgery*, 5th ed. Wolters Kluwer Health; 2019, Fig. 60-4).

tratamiento posoperatorio para el *H. pylori* en vez de una operación formal de reducción de ácido. Esto es siempre cierto cuando el paciente muestra evidencia de sepsis o inestabilidad hemodinámica. Es posible ejecutar una operación formal de reducción de ácido, como una V&P que incorpore la perforación, si hay pruebas significativas de que el paciente no cumplirá con la terapia posoperatoria o tiene enfermedad recurrente.

Caso 6.8   Hemorragia digestiva alta

En la unidad de cuidados intensivos, usted está atendiendo a una mujer de 30 años de edad con neumonía. Ha tenido un íleo y ha necesitado un drenaje por sonda naso-gástrica (NG). En las rondas matutinas, observa que tal drenaje de la sonda contiene material en posos de café y, en ocasiones, vetas de sangre.

P: ¿Cómo trataría a esta paciente?

R: La iniciación de un IBP, bloqueo H_2, sucralfato o antiácidos con monitorización del pH gástrico y el cese de los AINE y la aspirina es lo apropiado. La endoscopia GIS no es obligatoria para este tipo de hemorragia.

P: ¿A qué pacientes del entorno hospitalario administraría la "profilaxis de úlceras"?

R: Esta paciente, al igual que muchos otros en un entorno de cuidados intensivos que tienen un mayor riesgo de hemorragia digestiva debido a la ulceración y la gastritis (gastritis o ulceración de estrés), en definitiva requiere profilaxis de la úlcera. Los mayores factores de riesgo para desarrollar úlceras de estrés son insuficiencia orgánica, choque, traumatismos, quemaduras, coagulopatía, la ventilación mecánica durante más de 2 días y los anteceden-tes de ulceración o hemorragia gastrointestinal en el último año. La mejor profilaxis es la alimentación enteral. Los IBP son los que producen mejores resultados pero los más costosos, mientras que los bloqueadores H_2 son un poco menos eficaces pero su costo es más bajo. Existe la preocupación de que elevar el pH gástrico pueda aumentar el riesgo de neumonía nosocomial, en comparación con los agentes profilácticos que no modifican el pH gástrico, como el sucralfato. Sin embargo, los IBP y los bloqueadores H_2 son agentes profilácticos más eficaces. Las opciones son las siguientes:

1. Esperar a que se produzca la hemorragia y tratarla.
2. Tratar a todos los pacientes.
3. Intente **identificar a los pacientes con mayor riesgo de hemorragia digestiva y tratarlos de manera profiláctica**, aunque esto no se hace con los sujetos de menor riesgo (enfoque más selectivo). La mayoría de los cirujanos instituirían una terapia selectiva. Hay varias afecciones que ponen a los pacientes en mayor peligro de hemorragia digestiva alta, como la úlcera duodenal, úlcera gástrica, gastritis erosiva difusa, las várices esofágicas o gástricas, malformaciones arte-riovenosas, el desgarro de Mallory-Weiss de la unión gastroesofágica y el car-cinoma gástrico.

Usted inicia la terapia pero no realiza ningún procedimiento de diagnóstico. Más tarde, apa-rece sangre brillante en la sonda nasogástrica de la paciente.

P: ¿Cuáles son los próximos pasos de la evaluación?

R: Los primeros pasos en la evaluación de la hemorragia del tracto gastrointestinal incluyen la reanimación. Es necesario colocar dos vías intravenosas (IV) de gran calibre, junto con una extracción de sangre para determinar el tipo y la compatibilidad cruzada, así como el hematocrito. Resulta fundamental el lavado de la sonda nasogástrica hasta que la sangre no regrese. Los fluidos intravenosos son esenciales, como también lo es la vigilancia estrecha de los signos de hipotensión. También se requiere la administración de IBP o bloqueadores H_2 y la monitorización del pH gástrico. Es imprescindible realizar una **endoscopia superior** para determinar el origen preciso de la hemorragia.

P: ¿Cómo manejaría los siguientes hallazgos?

Variación del caso 6.8.1. *Úlcera duodenal con una base limpia y blanca y sin sangrado activo*

✦ Una úlcera con base blanca no ha presentado sangrado reciente; quizá se observe sin tratamiento endoscópico. El riesgo de resangrado es bajo. La biopsia para *H. pylori* debe realizarse en este momento. Un bloqueador H_2 o un IBP mantiene de manera eficaz el pH gástrico en 5.

✦ **En todos los casos de úlceras duodenales, es necesario intentar mantener un pH gástrico superior a 5 para disminuir el riesgo de resangrado.**

Variación del caso 6.8.2. *Úlcera duodenal con un coágulo fresco adherido a la úlcera*

✦ Esta úlcera, que muestra evidencia de una hemorragia reciente, tiene 10-15% de posibilidades de volver a sangrar. Se justifica la terapia hemostática endoscópica. Las indicaciones a menudo aceptadas para la terapia endoscópica incluyen la evidencia de una hemorragia activa o reciente, una gran pérdida de sangre inicial y un alto riesgo de resangrado o muerte con la hemorragia. La terapia endoscópica comprende una variedad de métodos, como la inyección de epinefrina y agentes esclerosantes, métodos de contacto térmico (sonda calefactora y coagulación con plasma de argón), terapia láser y métodos mecánicos más recientes como la sutura. En este momento tiene que ejecutarse una biopsia para detectar *H. pylori*.

Variación del caso 6.8.3. *Úlcera duodenal con coágulo fresco y una arteria visible en su base (fig. 6-16)*

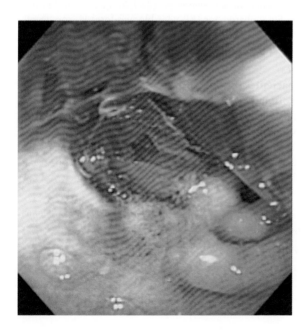

Figura 6-16. Vista endoscópica de una úlcera duodenal sangrante. (De Dimick JB, Upchurch GR, Sonnenday CJ, Kao, LS. *Clinical Scenarios in Surgery: Decision Making and Operative Technique.* Wolters Kluwer Health; 2012, Fig. 17-1).

Este tipo de úlcera tiene **el mayor riesgo de resangrado (hasta 40%)**. *Una arteria visible indica que un vaso ha sido expuesto por el proceso ulceroso y que el resangrado podría ser masivo.* La mayoría de las veces, este tipo de úlcera se encuentra en el duodeno posterior y afecta a la arteria gastroduodenal. *Sería pertinente inyectar la zona alrededor de la arteria e intentar el control local. De no conseguirse contener la hemorragia o si ésta reaparece, será necesario el control quirúrgico de la misma (fig. 6-17).*

Variación del caso 6.8.4. **Úlcera duodenal con hemorragia reciente en un paciente con inicio de hipotensión**

✦ Si el paciente se pone **hipotenso** durante la realización de la endoscopia, es necesaria la reanimación inmediata con solución fisiológico y concentrado de eritrocitos. Lo más probable es que el paciente tenga que **ir al quirófano**. Muchos cirujanos recomiendan la sutura urgente del vaso antes de que se produzca una hemorragia exsanguinante.

Variación del caso 6.8.5. **Úlcera duodenal en un paciente con insuficiencia renal aguda y una creatinina de 6 mg/dL**

✦ Este paciente puede tener una disfunción plaquetaria **causada por la uremia**, lo que haría más probable una hemorragia. La disfunción plaquetaria puede disminuirse con diálisis y desmopresina (ddAVP). Por lo demás, el tratamiento descrito antes para la hemorragia GIS es apropiado.

Variación del caso 6.8.6. **Úlcera duodenal en un paciente con cirrosis alcohólica crónica**

✦ Este paciente puede tener un **tiempo de protrombina** (TP) **elevado** secundario a la deficiencia de los factores II, VII, IX y X, que puede corregirse de forma temporal con PFC. Además, es

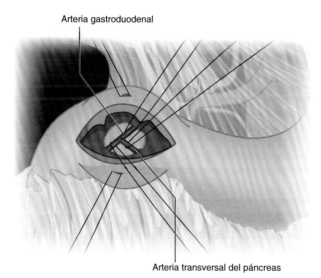

Arteria gastroduodenal

Arteria transversal del páncreas

Figura 6-17. Manejo de la úlcera duodenal sangrante. Una úlcera en el duodeno posterior asociada a una hemorragia arterial gastroduodenal necesita ser suturada con tres puntos, superior, inferior y medial, a la úlcera. Las suturas superior e inferior ligan la arteria gastroduodenal proximal y distal, mientras que la medial liga la rama pancreática transversal. (De Peitzman AB, Yealy, DM, Fabian, TC, Schwab CW, Guyette FX, Seamon MJ, Zuckerbraun BS. *The Trauma Manual: Trauma and Acute Care Surgery*, 5th ed. Wolters Kluwer Health; 2019, Fig. 56-2).

posible que el paciente presente trombocitopenia por esplenomegalia congestiva, que puede corregirse en parte con la transfusión de plaquetas. Por lo demás, el tratamiento descrito con anterioridad para la hemorragia GIS es apropiado.

Variación del caso 6.8.7. Úlcera gástrica

◆ **El manejo de las úlceras gástricas sangrantes es similar al de las úlceras duodenales, con una diferencia**: todas las úlceras gástricas ameritan una biopsia porque el cáncer gástrico puede acompañar a las úlceras. Sin embargo, es necesario posponer dicha biopsia durante varios días o semanas hasta que la hemorragia inmediata se haya resuelto y el paciente se haya estabilizado. Las úlceras gástricas malignas suelen aparecer como masas exofíticas con márgenes amontonados o cráteres ulcerosos necróticos, con hemorragia en el borde de los cráteres. Si la hemorragia está controlada, debe planificar la reevaluación del paciente en un plazo de 2 semanas con la repetición de la endoscopia.

◆ **Si la cirugía es necesaria para la hemorragia de la úlcera gástrica, se justifica la escisión. Las úlceras gástricas sangrantes deben ser extirpadas; las úlceras duodenales sangrantes pueden suturarse.**

Variación del caso 6.8.8. Gastritis

◆ La gastritis consiste en **múltiples erosiones no ulcerosas en el estómago**, a menudo asociadas a la dependencia de un ventilador, un traumatismo importante, sepsis, quemaduras graves e insuficiencia renal. Es necesario mantener el pH gástrico por encima de 5 con antiácidos, bloqueadores H_2 o IBP. Los estudios han demostrado que el sucralfato también disminuye la hemorragia en este contexto. Se debe buscar y tratar el *H. pylori*.

◆ La mayoría de los pacientes dejan de sangrar como resultado de la terapia médica, pero en raras ocasiones, la hemorragia no cesa. El control endoscópico del sangrado suele ser infructuoso debido a la multiplicidad de focos hemorrágicos. En ese caso, es indispensable realizar una gastrectomía subtotal para controlar la hemorragia. Las resecciones menores no logran este efecto en 50% de los casos. La mortalidad de la gastritis de estrés sigue siendo elevada, más allá del tratamiento.

Variación del caso 6.8.9. Gastritis y várices gástricas en un paciente con antecedentes de cirrosis

◆ En la cirrosis alcohólica es posible que aparezcan gastritis y várices gástricas o esofágicas (fig. 6-18). A menudo, la hemorragia proviene de la gastritis y no de las várices, y debe instaurarse un tratamiento para la gastritis. **Las várices gástricas son más difíciles de tratar y no responden a la ligadura con bandas o a la escleroterapia con tanta frecuencia como las várices esofágicas.**

◆ Las várices gástricas pueden responder al tratamiento endoscópico. Si la hemorragia de las várices gástricas es grave e incontrolada, el manejo con **derivación portosistémica (quirúrgica o derivación portosistémica intrahepática transyugular [DPIT]) (fig. 6-19) o esplenectomía** (fig. 6-20) es imprescindible (figs. 6-18 a 6-20).

Variación del caso 6.8.10. Gastritis y várices gástricas con antecedentes de pancreatitis crónica

◆ En esta situación, las várices gástricas pueden ser el resultado de una trombosis de la vena esplénica, lo que provoca una hipertensión portal del lado izquierdo (hipertensión sinistral). La **esplenectomía** está indicada si la hemorragia es persistente.

Variación del caso 6.8.11. Várices esofágicas y antecedentes de cirrosis

◆ El manejo de la hemorragia por várices esofágicas implica el tratamiento de las anomalías de coagulación subyacentes con PFC y vitamina K. También es viable usar vasopresina, octreotida (análogo de la somatostatina) o un betabloqueante para reducir la presión

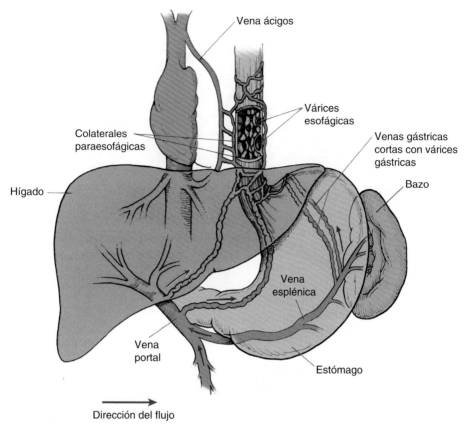

Figura 6-18. Vasos y flujo sanguíneo implicados en las várices esofágicas y gástricas cuando hay hipertensión portal. (De Kaplowitz N. *Liver and Biliary Diseases*, 2nd ed. Baltimore: Lippincott Williams and Wilkins; 1996:551).

portal. Tanto la escleroterapia como la ligadura con banda han sido eficaces para controlar la hemorragia y reducir la tasa de resangrado, pero se prefiere la ligadura con banda porque causa menos lesiones en el esófago (fig. 6-21). **La escleroterapia endoscópica o la ligadura de várices controla la hemorragia en 80-95% de los pacientes; sin embargo, hay un resangrado en alrededor de 25% de los casos. La endoscopia puede repetirse a las 48 horas para esclerosar o vendar (ligar) los vasos restantes.**

*Variación del caso 6.8.12. **Múltiples erosiones lineales en la mucosa gástrica en la unión gastroesofágica***

♦ El síndrome de **Mallory-Weiss**, más frecuente en los alcohólicos, es el resultado de desgarros longitudinales de la mucosa y submucosa del estómago cerca de la unión gastroesofágica. La causa es el vómito forzado. La hemorragia suele detenerse de manera espontánea. Si ésta persiste, es posible controlarla con una inyección o un electrocauterio. Los casos graves pueden tratarse de forma quirúrgica mediante la extirpación de la laceración a través de una gastrostomía longitudinal anterior.

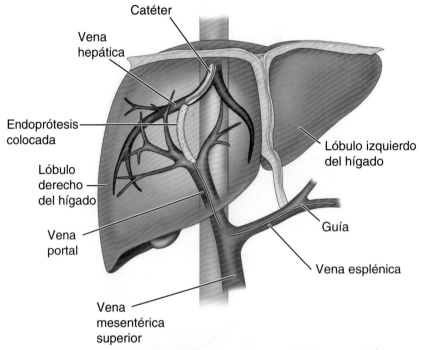

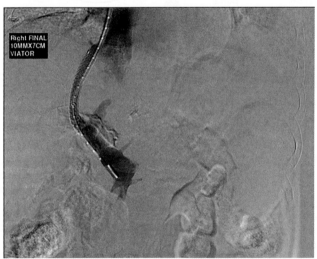

Figura 6-19. *Arriba:* Representación esquemática del procedimiento de colocación de una endoprótesis (*stent*) DPIT mediado por catéter para la descompresión venosa portal. *Abajo:* Endoprótesis DIPT insertada mediante catéter (imagen fluoroscópica de sustracción con contraste). (De Marini JJ, Dries, DJ: *Critical Care Medicine The Essentials and More*, 5th ed. Wolters Kluwer Health; 2018, Fig. 11-25).

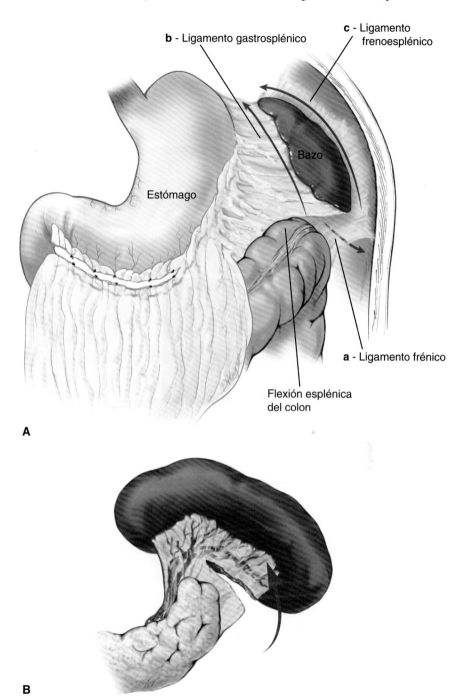

Figura 6-20. Esplenectomía. **A.** Desprendimiento del ligamento frenocólico (a), del ligamento gastrosplénico (b) y del ligamento frenoesplénico (c). **B.** Separación del bazo del páncreas por vía retrógrada. (De Berek JS, Hacker NF. *Berek and Hacker's Gynecologic Oncology*, 7th ed. Wolters Kluwer Health; 2020, Fig. 20-12).

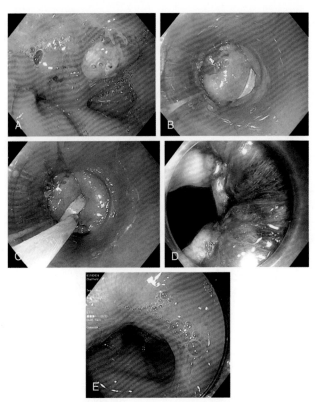

Figura 6-21. Resección endoscópica de la mucosa con ligadura de banda. **A.** Lesión polipoide que surge del esófago de Barrett, observada con luz blanca de alta definición. **B.** Tras la inyección y el despliegue de la banda. **C.** Maniobra de la banda por debajo de la misma. **D.** Tras la resección con extensión de los márgenes. Patología final consistente con adenocarcinoma intramucoso moderadamente diferenciado con márgenes profundos y laterales negativos, sin evidencia de invasión angiolinfática. **E.** Cicatriz en el lugar de la resección endoscópica de la mucosa observada durante la esofagogastroduodenoscopia de seguimiento de 3 meses. El resto del segmento de Barrett ha sido resecado. (De Baron TH, Law RJ. *Handbook of Gastroenterologic Procedures*, 5th ed. Wolters Kluwer Health; 2020, Fig. 10-3).

Caso 6.9   Hemorragia digestiva alta con várices esofágicas

Se le pide que atienda en el servicio de urgencias a un hombre de 35 años de edad con cirrosis, quien presenta una hemorragia digestiva alta. Tras la reanimación, usted realiza una endoscopia digestiva, que revela **várices esofágicas** *que están sangrando de manera activa. Su residente le solicita que describa en forma sistemática las medidas que tomaría para controlar la hemorragia.*

P: ¿Cómo respondería usted?

1. **Los pasos iniciales** deben incluir lo siguiente:
   ♦ Intentar **ligar con bandas las várices esofágicas sangrantes**.
   ♦ **Corregir la coagulopatía** (TP elevado con PFC) y la **trombocitopenia** (< 50 000 células/mm^3) con transfusión de plaquetas.

♦ Tratar al paciente con **octreotida IV** (análogo de la somatostatina) para reducir la presión portal. Las alternativas son la **vasopresina por vía IV**, que tiene **como efecto secundario la vasoconstricción coronaria** y se halla contraindicada en pacientes de edad avanzada y en aquéllos con enfermedad arterial coronaria, y un betabloqueante, que reduce la presión portal y puede ser improcedente con bradicardia o hipotensión profundas.

2. **Paso intermedio:** Si el paciente continúa sangrando, es necesario **repetir la endoscopia** para reevaluar el origen e intentar de nuevo el control con bandas u otros procedimientos locales:

3. **Los pasos finales** deben abarcar lo siguiente

♦ Si el paciente aún sangra y ha fracasado la terapia endoscópica, el siguiente mejor paso es controvertido. El manejo implica uno de tres procedimientos. Algunos cirujanos proceden a **un taponamiento con balón**. Esto entraña la colocación de una sonda NG con un balón esofágico y gástrico en el extremo distal (sonda de Linton, sonda de Minnesota o sonda de Sengstaken-Blakemore) (figura 6-22). Tras el inflado, el balón (globo) gástrico puede tirarse contra la unión gastroesofágica para **taponar la hemorragia**. Este dispositivo suele proporcionar hemostasia sólo cuando se infla, con recurrencia cuando se desinfla. Dado que supone un alto riesgo de neumonía por aspiración, sólo debe utilizarse en pacientes intubados. También conlleva amenaza de necrosis y perforación esofágica. Es sólo una solución temporal y no hace nada por reducir la presión portal; con frecuencia se emplea como puente hasta que se realice un procedimiento más definitivo.

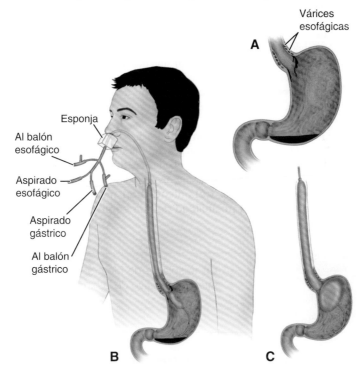

Figura 6-22. Taponamiento con balón para tratar las várices esofágicas. **A.** Venas esofágicas dilatadas y sangrantes (várices). **B.** Un tubo de Sengstaken-Blakemore colocado con globos sin inflar en el esófago y el estómago. El tubo tiene cuatro aberturas separadas: dos se utilizan para inflar los balones y dos permiten la aspiración de las secreciones esofágicas y gástricas. C. Los balones inflados comprimen las várices esofágicas sangrantes. (De Timby BK, Smith NE. *Introductory Medical-Surgical Nursing*, 12th ed. Wolters Kluwer Health; 2017, Fig. 47-7).

◆ Muchos cirujanos recomiendan el **procedimiento DPIT**. Se crea una conexión artificial entre una vena hepática y una rama de la vena porta bajo guía radiológica, y se inserta una endoprótesis (*stent*) para mantener la conexión permeable. La técnica DPIT es ahora el tratamiento de primera línea para las várices esofágicas sangrantes refractarias o recurrentes. El procedimiento tiene una tasa de permeabilidad de 82% a un año y previene las nuevas hemorragias.

◆ **En raras ocasiones**, algunos cirujanos se dirigen de inmediato al quirófano para realizar una derivación **portosistémica**; sin embargo, esto tiene una mortalidad de 50% o más y la mayoría de los cirujanos no lo prefieren, en especial con una clasificación de Child de clase C. Las derivaciones portosistémicas suelen ser para pacientes con hipertensión portal sin cirrosis o cuya función hepática se encuentra preservada y no necesitan un trasplante de hígado. Como resultado de una de estas maniobras, muchos sujetos dejan de sangrar. Sin embargo, algunos de ellos se desangran a pesar de los mejores esfuerzos médicos y quirúrgicos.

Tras el primer paso del tratamiento, el sangrado cesa y el paciente se recupera. Está listo para ser dado de alta.

P: ¿Cuáles son los siguientes pasos en el manejo?

R: La decisión acerca del tratamiento del paciente se basa en varios factores:

◆ Estado médico general del individuo.
◆ Gravedad de la insuficiencia hepática del sujeto y si ésta es reversible (p. ej., recuperación de una hepatitis alcohólica).
◆ Estado psicosocial del paciente.

Para los pacientes con una buena función sintética hepática, un estado de clase A de Child y una buena esperanza de vida, una derivación portosistémica electiva proporciona una buena profilaxis contra nuevas hemorragias y tiene un riesgo aceptable. Si el trasplante hepático es inevitable, la derivación puede retrasar dicho trasplante hasta 5 a 10 años y merece la pena considerarlo.

Para los individuos con **una función sintética hepática deficiente**, una derivación puede ser mal tolerada. **Si el estado médico general y la situación psicosocial son aceptables, es posible empezar a planificar el trasplante hepático.** En el ínterin o como alternativa, un procedimiento DPIT puede evitar nuevos episodios de hemorragia.

En todos los pacientes, el tratamiento con fármacos betabloqueadores orales puede reducir la posibilidad de que se produzcan nuevas hemorragias.

Profun-dizando

Un trasplante de hígado exitoso es el tratamiento definitivo de la hipertensión portal.

Caso 6.10   Dolor epigástrico agudo con linfoma gástrico

*Un hombre de 48 años de edad ha sido visto por su internista debido a fiebre, escalofríos, sudores, pérdida de peso y malestar epigástrico. Tras una evaluación exhaustiva, el paciente se somete a una endoscopia GIS, que revela un **linfoma gástrico** extenso. Se le pide una opinión en cuanto a la mejor manera de tratar este problema.*

P: ¿Cómo respondería?

R: Aunque el estómago es el lugar más común de los linfomas extraganglionares, los linfomas son cánceres raros del estómago, que comprenden sólo 2% de todos los cánceres gástricos. El linfoma **suele haber alcanzado un gran tamaño** antes de que se manifiesten los síntomas. En el preoperatorio, hay que determinar el grado de extensión. Por lo regular, es necesario realizar una TC de tórax y abdominal, una biopsia de los ganglios periféricos agrandados y una de médula ósea. También es conveniente un examen minucioso de la orofaringe para detectar anomalías (linfoma adicional) en el anillo de Waldeyer. La supervivencia depende del estadio de la enfermedad, la magnitud de penetración de la pared gástrica y el grado histológico del tumor.

P: ¿Qué tratamiento recomendaría?

R: La terapia para los linfomas gástricos es controvertida y se basa en el estadio. Los pacientes con linfoma del tejido linfoide asociado a la mucosa (TLAM) (fig. 6-23) suelen responder a la erradicación del *Helicobacter* y requieren cirugía sólo si no lo hacen. El papel de la gastrectomía para la estadificación y el tratamiento de los linfomas gástricos ha disminuido de forma significativa y la mayoría de los pacientes son tratados de manera exitosa mediante quimioterapia con o sin radiación.

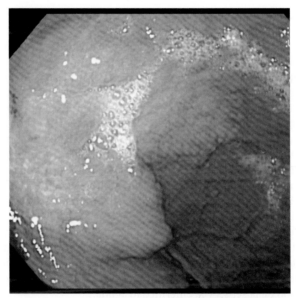

Figura 6-23. Aspecto endoscópico del linfoma del tejido linfoide asociado a la mucosa (TLAM). El linfoma TLAM puede tener una presentación variable de pliegues gástricos engrosados y proyección polipoide (como en este ejemplo) o ser plano o ulcerado. (De Tan D, Lauwers G. *Advances in Surgical Pathology: Gastric Cancer.* Wolters Kluwer Health; 2011, Fig. 10-1).

REFERENCIA A NMS. CIRUGÍA
Para más información, véase *NMS Cirugía*, 7.ª edición, capítulo 9, Trastornos gástricos y duodenales.

7

Trastornos pancreáticos y hepáticos

Bruce E. Jarrell • *Eric D. Strauch*

Alcanzar el objetivo

Trastornos pancreaticobiliares comunes

1. La historia natural de los cálculos biliares asintomáticos es benigna y no se recomienda la colecistectomía.
2. En la mayoría de los casos, la colecistitis aguda debe tratarse con antibióticos, seguidos de una colecistectomía tras varios días.
3. La ictericia dolorosa suele ser secundaria a una obstrucción biliar debida a cálculos en el conducto biliar común (CBC).
4. La ictericia indolora se asocia a la obstrucción biliar distal por tumores.
5. La obstrucción biliar debida a cálculos debe tratarse con la extracción de los mismos mediante una colangiopancreatografía retrógrada endoscópica (CPRE), en la mayoría de los casos seguida de una colecistectomía o de una exploración quirúrgica del conducto común en el momento de la colecistectomía.
6. La pancreatitis por cálculos biliares suele resolverse con hidratación y observación. El tratamiento incluye la evaluación del CBC para detectar la presencia de cálculos, a menudo sin necesidad de CPRE, y la extirpación de la vesícula biliar después de que la pancreatitis mejore a fin de prevenir la recurrencia.
7. La colangitis aguda se sugiere por dolor en el cuadrante superior derecho (CSD), fiebre e ictericia. El paciente debe recibir antibióticos y reanimación con líquidos, seguido de CPRE y alivio de la obstrucción. La colecistectomía se realiza tras la recuperación de la sepsis y la enfermedad aguda.
8. El cáncer ampular resecado tiene la mejor supervivencia a largo plazo de los cánceres pancreatobiliares que obstruyen el CBC distal.
9. La mayoría de los pseudoquistes pancreáticos se resuelven de manera espontánea.

Trastornos hepáticos comunes

10. Las lesiones hepáticas quísticas suelen ser quistes simples, por lo regular no son sintomáticas ni requieren cirugía. En presencia de fiebre, sepsis y ecos internos en el quiste en la ecografía, puede representar un absceso, que a menudo se drena por vía percutánea.

11. Las masas hepáticas sólidas más comunes son los hemangiomas, que en general no necesitan cirugía.
12. El tumor maligno más frecuente del hígado es el carcinoma metastásico. Se debe buscar el cáncer primario. La resección del carcinoma colónico metastásico en el hígado, sin metástasis fuera de éste, puede conllevar una supervivencia a largo plazo.
13. El carcinoma hepatocelular, el cáncer primario de hígado más frecuente, se asocia a la cirrosis y a un nivel elevado de alfafetoproteína sérica.
14. La insuficiencia hepática presenta una relación internacional normalizada (INR, *international normalized ratio*) elevada debido a la deficiencia de los factores II, VII, IX y X, que se corrige con plasma fresco congelado o crioprecipitado en una hemorragia aguda y vitamina K. También se asocia a trombocitopenia por hiperesplenismo.

TRASTORNOS PANCREATICOBILIARES COMUNES

Asociaciones de cirugía crítica

Si oye/ve...	Piense en...
Ictericia dolorosa	Cálculos biliares
Ictericia sin dolor	Cáncer de páncreas
CA 19-9	Marcador de cáncer de páncreas
Cáncer ampular	Es posible la resección curativa
Colangiocarcinoma	Por lo común, no es resecable
Pancreatitis aguda	Cálculos biliares o alcohol
Conducto "cadena de lagos"	Pancreatitis crónica
Seudoquiste	Los pequeños se autolimitan
Seudoquiste sintomático	Cistogastroanastomosis para drenaje interno
Duda de infección del páncreas	Ecografía endoscópica para el diagnóstico

Caso 7.1   Cálculos biliares asintomáticos

Una mujer de 24 años de edad con antecedentes familiares de poliquistosis renal se somete a una ecografía para determinar si tiene la enfermedad. No es así, pero la ecografía muestra varios cálculos biliares pequeños (fig. 7-1). La anamnesis y la revisión de los síntomas no encuentran ninguna evidencia de enfermedad sintomática de cálculos biliares.

P: ¿Cómo trataría a esta paciente?

R: Por lo general, menos de 10% de los pacientes con cálculos biliares asintomáticos desarrollan síntomas que requieren cirugía en un periodo de 5 años. Por esta razón, la **colecistectomía no suele recomendarse** en pacientes asintomáticos, salvo en ciertos individuos. Las excepciones pueden incluir pacientes inmunodeprimidos, porque son propensos a complicaciones más graves de la enfermedad de los cálculos biliares; sujetos con una vesícula biliar de porcelana (vesícula biliar calcificada) y, aquéllos con cálculos biliares de más de 3 cm, que están asociados

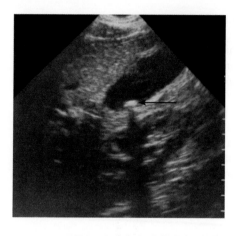

Figura 7-1. Estudio ecográfico que muestra una densidad sonolúcida (*flecha*) en la vesícula biliar.

al desarrollo de carcinoma de la vesícula biliar. Los expertos creían antes que era necesario extirpar los cálculos biliares en personas con diabetes que no presentaban síntomas a causa de las altas tasas de complicaciones; sin embargo, esta práctica ya no se sigue. **Los estudios han descubierto que la historia natural de los cálculos biliares asintomáticos es benigna.**

Caso 7.2   Dolor en el cuadrante superior derecho (CSD)

Una mujer de 24 años de edad acude al servicio de urgencias con una historia de 12 horas de dolor en el abdomen superior derecho, náusea, vómito y anorexia. En la exploración física se aprecia resistencia y una sensibilidad en el CSD.

P: ¿Cuáles son los diagnósticos más probables?

R: Los diagnósticos más probables son **colelitiasis** sintomática, **cólico biliar o colecistitis aguda.** Sin fiebre, la colecistitis aguda es poco común. En una persona joven, el diagnóstico diferencial del dolor CSD incluye gastroenteritis, enfermedad de úlcera péptica, hepatitis aguda, cólico renal, neumonía de base pleural y pielonefritis.

P: ¿Qué elementos específicos de la historia clínica o de la exploración física buscaría para apoyar estos diagnósticos?

R: Los factores que predisponen a la formación de cálculos biliares son el aumento de la edad, antecedentes familiares de cálculos biliares, ser de sexo femenino, obesidad, antecedentes de embarazo reciente y el diagnóstico previo de cálculos biliares. Los síntomas de la enfermedad de los cálculos biliares son fiebre, dolor o resistencia en el CSD y cólicos biliares. La exploración del abdomen puede provocar el **signo de Murphy**, que consiste en una parada inspiratoria durante la palpación profunda del CSD debido al dolor.

P: ¿Qué información de la historia clínica y qué hallazgos de la exploración física le harían sospechar que es más probable otro diagnóstico?

R: Los antecedentes de indigestión, el uso prolongado de antiinflamatorios no esteroideos, el consumo de antiácidos, las heces alquitranadas y el abuso de etanol deben hacer pensar en **enfermedad de úlcera péptica o gastritis.**

La paciente no tiene antecedentes sospechosos ni hay hallazgos en la exploración física que sugieran un diagnóstico distinto al de la enfermedad de cálculos biliares.

P: ¿Cómo se establece el diagnóstico?

R: El método más eficaz de diagnóstico es una **ecografía** del CSD. Los hallazgos en ésta que sugieren una enfermedad de la vesícula biliar son el engrosamiento de la pared de la vesícula, el líquido pericolecístico y la presencia de cálculos biliares (fig. 7-2).

P: ¿Qué análisis de sangre se espera que sean anormales con un diagnóstico de colelitiasis?

R: Los análisis de sangre deben incluir una biometría hemática completa con diferencial, amilasa, lipasa y pruebas de función hepática. En algunos pacientes que tienen colelitiasis no

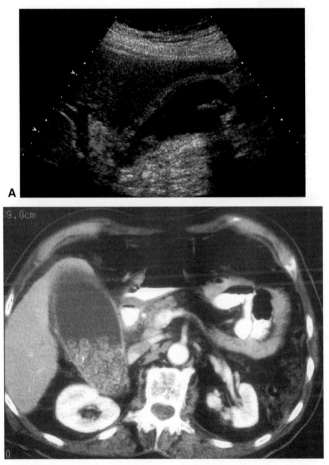

Figura 7-2. Colecistitis aguda. A. Ecografía de la vesícula biliar. La presencia de cálculos biliares, el engrosamiento de la pared de la vesícula biliar y el edema de la pared de la vesícula biliar sugieren colecistitis aguda. (De Hughes SJ. *Operative Techniques in Hepato-Pancreato-Biliary Surgery*. Wolters Kluwer Health; 2015, Fig. 2.1B). **B.** Tomografía computarizada de un paciente con colecistitis aguda. La vesícula biliar contiene múltiples cálculos biliares, presenta una pared gruesa y está rodeada de estriación y edema. (De Lawrence PF. *Essentials of General Surgery and Surgical Specialties*, 6th ed. Wolters Kluwer Health; 2018, Fig. 16-4).

complicada hay una **leucocitosis leve**, un recuento de leucocitos de 12 000-15 000/mm³. Los niveles de **fosfatasa alcalina y transaminasa** también pueden estar elevados.

Los estudios sanguíneos de la paciente son normales, a excepción de una leve elevación de su fosfatasa alcalina.

P: ¿Cuál sería su siguiente paso?

R: Una vez establecida la colelitiasis sintomática, se debe ofrecer a la paciente una colecistectomía para su tratamiento.

Profundizando

Los pacientes tienen derecho a participar en sus propios planes de tratamiento y pueden decidir si los síntomas y riesgos de la enfermedad superan los riesgos de la intervención.

P: ¿Debe la paciente recibir antibióticos?

R: La mayoría de los pacientes con colelitiasis sintomática no complicada **no necesitan antibióticos** en el momento de la presentación. Se considera que una colecistectomía es un caso limpio-contaminado, y se recomienda una dosis única preoperatoria de una cefalosporina de primera generación. Los antibióticos serían apropiados para el uso a largo plazo en pacientes que tienen un alto riesgo de desarrollar complicaciones sépticas después de la colecistectomía. Esto a menudo incluye a los sujetos mayores de 70 años de edad, aquellos con colecistitis aguda y quienes tienen antecedentes de ictericia obstructiva, cálculos en el conducto común o ictericia. Los pacientes que se han sometido a una CPRE preoperatoria también justifican el tratamiento con antibióticos preoperatorios.

La paciente decide proceder a una colecistectomía.

P: ¿Qué tipo de colecistectomía recomendaría?

R: El procedimiento estándar que se acepta de manera común es la colecistectomía **laparoscópica**. La colecistectomía abierta suele ejecutarse cuando la laparoscópica no se tolera en el aspecto fisiológico o debido a una anatomía difícil.

P: ¿Cuáles son los pasos básicos de una colecistectomía?

R: La entrada al abdomen se produce a través de una incisión o de trocares para el procedimiento laparoscópico. Tras la exploración del abdomen, el cirujano extrae la vesícula biliar desde el fondo (fundus) hasta la unión del conducto cístico y el conducto común (colecistectomía retrógrada) o empieza por el conducto cístico y la arteria. Las partes importantes de la intervención incluyen la identificación y la ligadura del conducto cístico, sin dañar el conducto común, y la ligadura de la arteria cística sin lesionar la arteria hepática, en particular, la derecha. También es importante realizar una colangiografía operatoria para visualizar el árbol biliar y descartar otras enfermedades, como los cálculos del conducto común, si hay alguna duda sobre la anatomía (fig. 7-3).

P: ¿Cuáles son las principales complicaciones potenciales de una colecistectomía?

R: La **lesión del conducto común** es una complicación grave que puede dar lugar a estenosis biliares crónicas, infección e incluso cirrosis, y es más frecuente durante la colecistectomía laparoscópica en comparación con la colecistectomía abierta. La lesión de la arteria

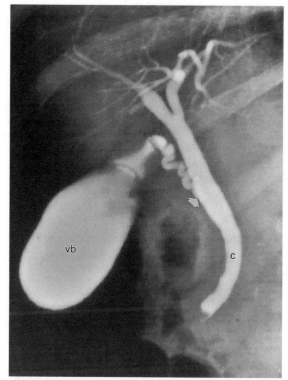

Figura 7-3. Colangiograma intraoperatorio que muestra un conducto común normal y el llenado del árbol biliar. vb, vesícula biliar; c, conducto biliar común; *flecha*, unión del conducto cístico con el conducto biliar común. (De Yamada T, Alpers DH, Owyang C, *et al. Textbook of Gastroenterology*, 3rd ed., Philadelphia: Lippincott Williams & Wilkins; 1999:2721).

hepática también es un problema serio que es posible que provoque una lesión isquémica hepática o isquemia y estenosis del conducto biliar.

Usted realiza una colecistectomía laparoscópica.

P: ¿Cuál es su plan de tratamiento posoperatorio?

R: Observe a la paciente para la recuperación de la anestesia general. En un plazo de 2 a 24 horas, la mayoría de los sujetos están listos para ser dados de alta, y es posible verlos en el consultorio en 7 a 10 días.

Caso 7.3 Dolor en el cuadrante superior derecho con cálculos biliares y signos de infección

En el servicio de urgencias, usted atiende a una mujer de 30 años de edad con dolor en el CSD, náusea, vómito y una temperatura de 38.8 ºC (102 ºF). Una ecografía revela cálculos biliares y una pared de la vesícula biliar engrosada y edematosa. Los análisis de sangre indican un recuento de 19 000 leucocitos/mm³ y una fosfatasa alcalina elevada; el resto de los estudios son normales.

P: ¿Cuál es el diagnóstico más probable?

R: La probabilidad más alta corresponde a que la paciente tenga una **colecistitis aguda con colelitiasis** (colecistitis aguda por cálculo).

P: ¿Cuál es el siguiente paso?

R: Es necesario iniciar los **antibióticos** después de obtener los hemocultivos. En general, los antibióticos que cubren los **bacilos gramnegativos** y los **anaerobios** están justificados antes de la operación y durante las 24 horas posteriores a la misma en los pacientes sometidos a colecistectomía. El organismo cuyo cultivo es más frecuente en los pacientes es *Escherichia coli*, seguido de *Enterobacter, Klebsiella* y *Enterococcus*. Una cefalosporina de segunda generación es adecuada para la mayoría de los casos de alto riesgo. La mayoría de los sujetos necesitan reanimación intravenosa (IV) y se indica ayuno (*nil per os*). Quizá sea necesario aplicar una sonda nasogástrica (NG) si tienen náusea o vómito persistentes.

P: ¿Qué curso espera que siga el paciente en los próximos 1 a 2 días?

R: Con antibióticos y líquidos, lo más probable es que la temperatura de la paciente vuelva a ser normal. Su estado mejorará.

P: ¿Cuál es su plan de manejo?

R: La paciente debe someterse a una colecistectomía laparoscópica en esta presentación. La cirugía es más fácil desde el punto de vista técnico si se realiza dentro de las 72 horas a partir del inicio de los síntomas.

Caso 7.4 Dolor en el cuadrante superior derecho con cálculos biliares e ictericia

Usted ingresa a un paciente con colelitiasis sintomática. Además de una fosfatasa alcalina elevada y cálculos biliares en la ecografía, la bilirrubina está elevada en 4 mg/dL.

P: ¿Cómo cambia este hallazgo el plan de manejo propuesto?

R: Se debe sospechar de una obstrucción del CBC cuando un paciente se presenta con ictericia o tiene las enzimas hepáticas elevadas. También es necesario determinar si la ecografía muestra dilatación de los conductos biliares extrahepáticos, lo que evidencia una obstrucción del CBC.

Es esencial limpiar el conducto común de cálculos si están presentes, ya sea mediante CPRE preoperatoria, o de manera intraoperatoria a través de la exploración del CBC y la extracción de cálculos.

El manejo puede incluir varios enfoques. En el pasado, lo más habitual era una colecistectomía abierta con exploración del CBC. En la actualidad, se recomienda cualquiera de los siguientes planes de tratamiento: lo más frecuente es la **CPRE seguida de colecistectomía laparoscópica**. Otras opciones son la **colecistectomía laparoscópica con colangiograma intraoperatorio y exploración del conducto común** o la **colecistectomía laparoscópica y CPRE posoperatoria** (fig. 7-4).

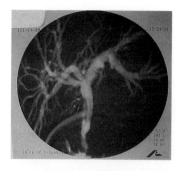

Figura 7-4. Colangiograma con tubo en T, tras una exploración del conducto común, que muestra el flujo libre del colorante hacia el duodeno.

Caso 7.5 Dolor en el cuadrante superior derecho en el embarazo

Una mujer embarazada de 6 meses ingresa con colelitiasis sintomática.

P: ¿Cuál es el plan de manejo adecuado?

R: Los cálculos biliares están presentes hasta en 10% de las mujeres embarazadas y en la mayoría de los casos son asintomáticos. **La colelitiasis sintomática, así como la pancreatitis por cálculos biliares, pueden manejarse de forma no quirúrgica en la mayoría de las pacientes embarazadas con hidratación y tratamiento del dolor.** Si la paciente tiene episodios recurrentes de dolor o un episodio de cólico biliar, colecistitis aguda, ictericia obstructiva o peritonitis, se justifica la cirugía o la CPRE. Cuando es necesaria, la colecistectomía es más segura durante el segundo trimestre. En casos específicos, la CPRE y la esfinterotomía suelen ser seguras. Tras el parto, se extrae la vesícula biliar.

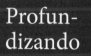

Profun-dizando

La salud de la madre es el factor más importante en el cuidado del feto. Si la madre está enferma, el feto está en riesgo y puede verse afectado de forma significativa.

Caso 7.6 Dolor en el cuadrante superior derecho con colelitiasis y amilasa elevada

Una mujer de 35 años de edad se ingresa con colelitiasis sintomática y cálculos biliares visibles en la ecografía. Los estudios de sangre muestran que la amilasa está elevada.

P: ¿Cómo influye este hallazgo de laboratorio en el manejo?

R: La mayoría de los pacientes con amilasa elevada tienen una pancreatitis leve. Ésta puede ser el resultado de un edema y respuesta inflamatoria del conducto biliar distal y del páncreas debido a la inflamación de la vesícula biliar o a un cálculo del conducto común. Por lo general, la amilasa se normaliza con rapidez y el paciente mejora al día siguiente. **Entonces es posible efectuar una colecistectomía y una colangiografía operatoria (fig. 7-5).**

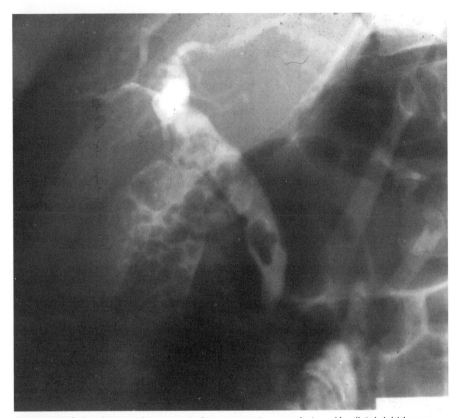

Figura 7-5. Colangiograma intraoperatorio que muestra una obstrucción distal debida a un cálculo retenido.

Una colangiografía de alta calidad es imperativa en caso de pancreatitis biliar. La creación de imágenes no invasiva, como la colangiopancreatografía por resonancia magnética (CPRM) (fig. 7-6), puede ser preferible porque la CPRE se asocia a la inducción de pancreatitis en un pequeño porcentaje de pacientes.

P: ¿Cómo cambiaría el tratamiento propuesto si la paciente parece estar enferma de forma secundaria a una pancreatitis aguda?

R: Si la paciente tiene complicaciones significativas por la pancreatitis, como requerimientos de líquidos elevados, hipocalcemia, oliguria, hipotensión o complicaciones pulmonares, **es preciso retrasar la colecistectomía**. Si hay dilatación del CBC o un cálculo en el conducto distal, es conveniente considerar la CPRE debido a la probabilidad de obstrucción del conducto biliar distal. El alivio de tal obstrucción es importante para una rápida recuperación.

Caso 7.7 Dolor en el cuadrante superior derecho con fiebre alta

Una persona de 60 años de edad presenta un marcado dolor en el CSD y se observan cálculos biliares en la ecografía. Tiene una temperatura de 40 °C (104 °F) y una presión arterial de 100/60 mm Hg.

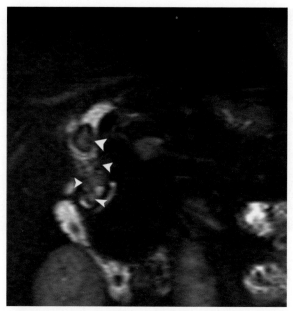

Figura 7-6. Esta colangiopancreatografía por resonancia magnética proyectiva 2D muestra múltiples defectos de llenado redondos dentro del conducto biliar común consistentes con múltiples cálculos (puntas de flecha). (De Shirkhoda A. *Variants and Pitfalls in Body Imaging*, 2nd ed. Wolters Kluwer Health; 2010, Fig. 11-16B).

P: ¿Cuál es el diagnóstico más probable?

R: La fiebre alta puede indicar una **colecistitis aguda o una complicación** de la enfermedad de la vesícula biliar, como una colangitis, un empiema vesicular o un absceso pericolecístico.

Comienza la reanimación con líquidos IV y antibióticos.

P: ¿Qué estudios realizaría para establecer un diagnóstico?

R: Una **ecografía** seguiría siendo el primer estudio.

Se efectúa una ecografía y se descubre que la vesícula biliar está distendida con líquido que tiene ecos internos y cálculos biliares.

P: ¿Cuál es el siguiente paso?

R: Este hallazgo tal vez representa un empiema de la vesícula biliar. Esta afección suele requerir antibióticos IV y una **exploración emergente** con colecistectomía, dependiendo del estado de salud previo del paciente. Cuando tal estado es malo, la colecistectomía percutánea para drenar la vesícula es una opción con menor riesgo operatorio (fig. 7-7).

P: ¿Cómo cambiaría el manejo propuesto si el estudio ecográfico mostrara una extirpación previa de la vesícula biliar, una dilatación del CBC y aire en el sistema biliar?

R: Estos hallazgos sugieren una complicación grave como la **colangitis supurativa por un cálculo de CBC retenido,** que se produce cuando hay una infección bacteriana con obstrucción de la vía biliar. En este caso, las bacterias son organismos formadores de gas.

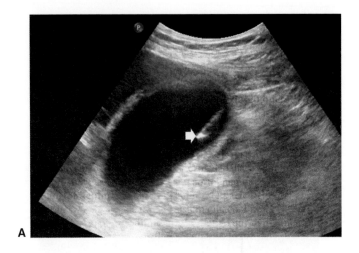

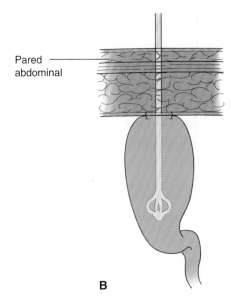

Pared
abdominal

Figura 7-7. Colecistostomía percutánea. **A.** Imagen ecográfica que demuestra la colocación de la aguja en la vesícula biliar distendida (punta de flecha) durante la colocación del tubo de colecistostomía guiada por ecografía. (De Irwin RS, Lilly CM, Mayo PH, Rippe JM. *Irwin & Rippe's Intensive Care Medicine*, 8th ed. Wolters Kluwer Health; 2017, Fig. 24-1B). **B.** Colecistostomía percutánea para el drenaje temporal de una vesícula biliar infectada.

Los pacientes suelen presentar ictericia y requieren una descompresión urgente de la vía biliar. Es esencial una rápida estabilización con fluidos IV y antibióticos.

Muchos cirujanos no llevan a cabo la colangiografía en esta situación porque puede empeorar la sepsis del paciente y tiene el potencial de causar lesiones en el conducto común debido a la mala visualización de éste por la inflamación. **En los casos de colangitis supurativa, el mejor tratamiento consiste en reanimación, antibióticos y**

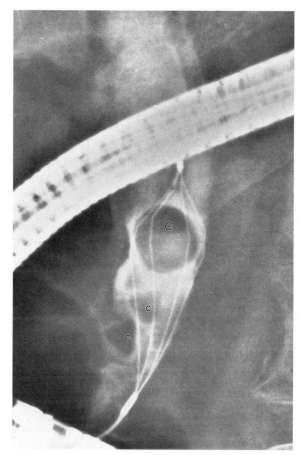

Figura 7-8. Colangiopancreatografía retrógrada endoscópica que muestra una obstrucción del conducto biliar común distal debido a un cálculo (c) y la extracción del cálculo. (De Yamada T, Alpers DH, Owyang C, *et al. Textbook of Gastroenterology*, 3rd ed., Philadelphia: Lippincott Williams & Wilkins; 1999:2723).

CPRE urgente con esfinterotomía, descompresión del árbol biliar y extracción de cálculos, si es factible (fig. 7-8).

Si esto no tiene éxito, hay dos opciones:

1. Una colangiografía transhepática y extracción de cálculos, que puede ser realizada por un radiólogo intervencionista *O*
2. Si este procedimiento no da buen resultado, es necesario el drenaje del CBC con una sonda en T.

Caso 7.8 Dolor en el cuadrante superior derecho en un adulto mayor muy enfermo

Se ha ingresado a una persona de 78 años de edad que acudió al servicio de urgencias con una historia de 12 horas de dolor y sensibilidad en el CSD. El paciente parece bastante enfermo.

P: ¿Cómo evaluaría y manejaría las siguientes situaciones?

Variación del caso 7.8.1. Temperatura de 40 °C (104 °F), una presión arterial de 90/60 mm Hg y recuento de leucocitos de 20 000/mm³

✦ Este paciente puede tener una sepsis biliar aguda y necesita una evaluación emergente, antibióticos y reanimación. Los posibles diagnósticos serían empiema de la vesícula biliar, obstrucción del CBC con colangitis y absceso hepático, entre otros. Es preciso establecer un diagnóstico e instituir una terapia definitiva. La ecografía es la primera prueba diagnóstica. Si la causa es de naturaleza biliar, en la mayoría de los casos resulta imprescindible un drenaje urgente o una intervención quirúrgica.

Variación del caso 7.8.2. Temperatura de 35.5 °C (96 °F) y recuento de leucocitos de 3900/mm³

✦ El paciente debe ser tratado de manera similar a la descrita en la Variación del caso 7.8.1. **Recuerde que los pacientes de edad avanzada pueden manifestar signos de sepsis con hipotermia o leucopenia.**

Variación del caso 7.8.3. Masa palpable de 3 cm de diámetro en el CSD, temperatura de 39.4 °C (103 °F) y obtusión mental

✦ Es muy probable que esta masa sea una vesícula biliar inflamada con epiplón adherido a la vesícula que la "encapsula". Cuando la vesícula biliar es perceptible al tacto, característico en pacientes ancianos enfermos, muchos cirujanos denominan la condición como "vesícula biliar palpable." La implicación es que se requiere una colecistectomía de urgencia tan pronto como se produzca la reanimación, ya que existe un alto riesgo de rotura de la vesícula biliar, que conlleva una elevada mortalidad. La confusión mental es un signo de sepsis.

✦ Si el paciente está demasiado enfermo para someterse a una intervención quirúrgica, es factible drenar la vesícula biliar mediante una guía radiológica percutánea o con un pequeño corte descendente bajo anestesia local.

Algunos pacientes mayores similares tienen aire en la pared de la vesícula biliar, lo que indica que un organismo formador de gas ha invadido los tejidos. Es evidente que se trata de una complicación grave que requiere una intervención quirúrgica urgente. Se denomina **vesícula biliar enfisematosa**.

Caso 7.9 Dolor en el cuadrante superior derecho, fiebre e ictericia

Se le pide que atienda a una persona de 51 años de edad que acude al servicio de urgencias con ictericia de reciente aparición (bilirrubina, 9 mg/dL), fiebre, dolor y sensibilidad en el CSD.

P: ¿Cuál es el diagnóstico más probable?

R: La mayor probabilidad es que se trate de una **colangitis aguda**.

P: ¿Cuáles son los pasos básicos de la evaluación inicial del paciente?

R: Estos pasos son la **reanimación, los antibióticos y un estudio ecográfico urgente del árbol biliar**. Si se observa obstrucción o dilatación del CBC, se justifica la **CPRE y la descompresión biliar**.

P: ¿Cuál es la probabilidad de que este paciente tenga cáncer de páncreas con obstrucción del conducto biliar distal?

R: El cáncer de páncreas es muy poco probable. La sepsis biliar no suele desarrollarse en sujetos con cáncer de páncreas. Los pacientes presentan dolor abdominal o de espalda, pérdida de peso e ictericia.

P: ¿Cómo influyen las siguientes situaciones en el manejo propuesto?

Variación del caso 7.9.1. Colecistectomía previa

◆ Si el paciente se ha sometido a una colecistectomía reciente, existe la posibilidad de que tenga un **cálculo retenido en el CBC**. Es conveniente realizar una ecografía del CSD; si es positiva, se requiere intentar una CPRE o una colangiografía transhepática percutánea con extracción de cálculos. En caso de que este procedimiento no tenga éxito, el paciente debe volver al quirófano, donde se puede efectuar la exploración de la vía biliar.

◆ El paciente también puede tener un diagnóstico de **estenosis biliar** resultante de una lesión ocurrida durante la colecistectomía. La evaluación es la misma, pero el tratamiento consiste en la exploración quirúrgica y la derivación de la estenosis, por lo general con una hepaticoyeyunostomía (figs. 7-9 y 7-10). La dilatación endoscópica es otra opción de tratamiento, aunque los estudios han encontrado que es menos beneficiosa.

Un cálculo del conducto común que se produce en los 2 años siguientes a una colecistectomía se denomina cálculo retenido, mientras que uno que aparece más de 2 años después recibe el nombre de cálculo primario del CBC.

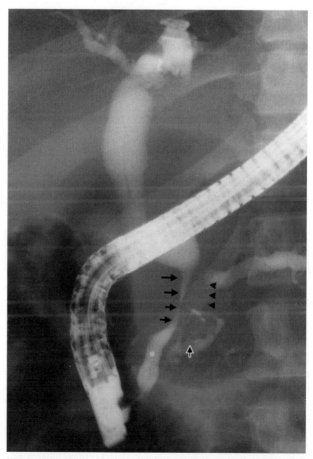

Figura 7-9. Colangiograma de una estenosis de la vía biliar distal. Las *flechas* indican la zona de la estenosis; la cual puede ser una cicatriz benigna o un tumor maligno.

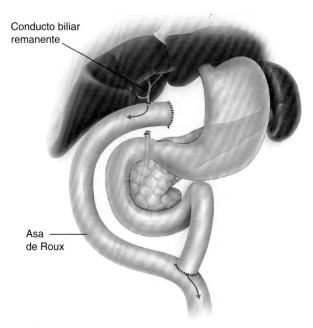

Conducto biliar
remanente

Asa
de Roux

Figura 7-10. Ilustración de una hepaticoyeyunostomía en Y de Roux. (De Hughes SJ. *OperativeTechniques in Hepato-Pancreato-Biliary Surgery*. Wolters Kluwer Health; 2015, Fig. 8-1).

Variación del caso 7.9.2. Sin colecistectomía previa

◆ El diagnóstico más probable es "un **cálculo del conducto común con obstrucción biliar**". Una evaluación ecográfica del CSD para examinar la vesícula biliar y el CBC es apropiada. Una ecografía es buena para detectar cálculos biliares y dilatación del conducto biliar, pero no lo es tanto para visualizar cálculos distales de éste. Si se descubre que el paciente tiene cálculos biliares, se justifica la administración de antibióticos por vía IV, seguida de una CPRE con extracción de cálculos. Después es necesario realizar una colecistectomía.

Case 7.10 Complicaciones de la colecistectomía laparoscópica

Usted realiza una colecistectomía laparoscópica por colelitiasis en un hombre de 40 años de edad.

P: ¿Cuál es el tratamiento adecuado en cada una de las siguientes situaciones posoperatorias?

Variación del caso 7.10.1. Fiebre posoperatoria y dolor abdominal

◆ La mayoría de los pacientes se recuperan sin problemas tras la colecistectomía laparoscópica, aunque pueden tener **fiebre o dolor** importantes, **lo cual puede indicar una infección o una fuga biliar**. Las dos pruebas más útiles son un **estudio ecográfico abdominal y la gammagrafía con ácido iminodiacético hepatobiliar** (GAIH), que consiste en la inyección IV de ácido hepatoiminodiacético. El trazador es absorbido por el hígado y excretado en el árbol biliar, siempre que el nivel de bilirrubina sea inferior a 8 mg/dL. La gammagrafía GAIH es una prueba en particular adecuada para detectar fugas biliares, así como colecistitis aguda (la vesícula biliar no se visualiza en esta condición) (fig. 7-11).

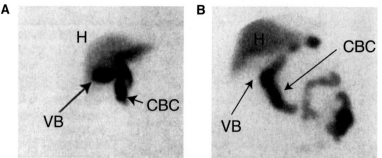

Figura 7-11. Exploración con gammagrafía con ácido iminodiacético hepatobiliar (GAIH)
A. Exploración GAIH de un paciente normal. La GAIH utiliza el radionúclido 99mTc acoplado
a análogos de la bilirrubina unidos al ácido iminodiacético. Este compuesto se inyecta por vía
intravenosa, es procesado por los hepatocitos y se excreta en la bilis. En una persona sana,
el llenado del hígado, la vesícula biliar y el tracto biliar se produce en los 60 minutos siguientes a la inyección. Observe el llenado del hígado (H), la vesícula biliar (VB) y el conducto biliar
común (CBC) una hora después de la inyección. **B.** Gammagrafía GAIH de un paciente con
colecistitis aguda. Note la ausencia de llenado de la vesícula biliar (VB) minutos después de
la inyección de morfina, que contrae el esfínter de Oddi y provoca un aumento de la presión
del sistema biliar. El hecho de que la vesícula biliar no se llene, incluso tras la inyección de
morfina, es diagnóstico de una obstrucción. Sin embargo, el hígado (H) y el conducto biliar
común (CBC) se llenan. Dado que la mayoría de los cálculos biliares están compuestos por
colesterol (y, por tanto, son radiolúcidos), las radiografías abdominales simples suelen tener
poco valor. En consecuencia, la ecografía y la GAIH son los métodos de elección para el
diagnóstico. (De Dudek RW. *High-Yield Gross Anatomy*, 4th ed. Wolters Kluwer Health; 2010,
Fig. 11-6D, E).

♦ Si en la ecografía no se evidencia ninguna fuga o colección biliar, y la exploración revela
una excreción hepática normal, entonces es apropiado dar seguimiento al paciente. Si se
encuentra una colección y es de tamaño significativo, debe ser drenada por completo.
De observarse una fuga u obstrucción biliar, el paciente debe someterse a una CPRE
para definir la anatomía biliar y colocar una endoprótesis en función de dónde se encuentre la lesión de la vía biliar. Algunos cirujanos también obtienen una tomografía
computarizada (TC) para descartar un absceso hepático proximal a la obstrucción del
conducto hepático.

Variación del caso 7.10.2. **Ictericia**

♦ La preparación es similar a la descrita en la Variación del caso 7.10.1.

Variación del caso 7.10.3. **Fuga en la GAIH y en el muñón del conducto cístico
en la CPRE (fig. 7-12)**

♦ El manejo suele consistir en el **drenaje biliar con una endoprótesis (*stent*) temporal** colocado durante la CPRE (fig. 7-13). La exploración es necesaria en el paciente que no mejora
con rapidez.

**P: ¿Cómo cambiaría el manejo propuesta si tanto la gammagrafía GAIH como
la CPRE demuestran una obstrucción completa de la vía biliar?**

R: Es necesaria una reexploración y algún tipo de **procedimiento de drenaje biliar**. En ocasiones, es viable la reparación primaria de la lesión ductal, pero lo más frecuente es que
resulte imprescindible efectuar una nueva anastomosis biliar-entérica. La operación típica
es una coledocoyeyunostomía en Y de Roux o una hepaticoyeyunostomía.

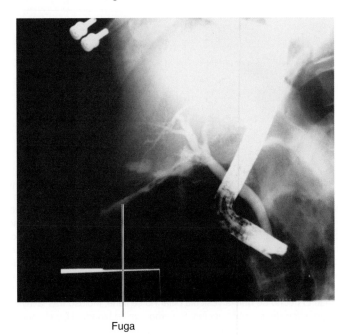

Fuga

Figura 7-12. Colangiopancreatografía retrógrada endoscópica y colangiograma que muestra la extravasación de colorante cerca del remanente del conducto cístico y a lo largo de la superficie inferior del hígado.

Caso 7.11   Ictericia indolora

Se le pide que evalúe y trate a una persona de 55 años de edad con ictericia de reciente aparición. El paciente niega tener dolor pero presenta un marcado prurito. Los estudios sanguíneos revelan una bilirrubina directa de 6 mg/dL, una aspartato aminotransferasa (AST [transaminasa glutámico-oxalacética sérica]) y una alanina aminotransferasa (ALT [transaminasa glutámico-pirúvica sérica]) normales, y una fosfatasa alcalina seis veces superior a la normal.

P: ¿Cuáles son los diagnósticos más comunes?

R: Las pruebas de laboratorio indican un **proceso obstructivo al árbol biliar.** El diagnóstico diferencial es **cáncer de la cabeza del páncreas, carcinoma periampular, colangiocarcinoma (tumor de Klatskin), estenosis del CBC y, en ocasiones, cálculo del CBC impactado en la ampolla.** Al adenocarcinoma pancreático y al colangiocarcinoma a menudo se añade pérdida de peso. Además, estos cánceres pueden ir acompañados de un vago dolor abdominal o de espalda. Las estenosis del CBC suelen producirse en personas con alcoholismo crónico que padecen pancreatitis crónica o en aquellos que se han sometido a una cirugía biliar previa. **Los cálculos del CBC que se encuentran en la ampolla con frecuencia provocan síntomas intermitentes de dolor abdominal, ictericia, fiebre y escalofríos.** Sin embargo, a veces, las características de presentación se asemejan a las de los pacientes con carcinoma.

P: ¿Cómo definiría el problema?

R: Un **estudio ecográfico abdominal** es un buen paso inicial para visualizar el CBC así como los cálculos en la vesícula o el conducto.

Dicho estudio ecográfico indica un CBC dilatado y la ausencia de cálculos biliares o masas pancreáticas.

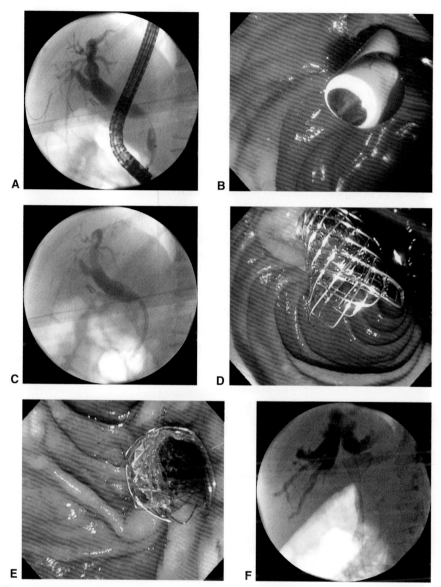

Figura 7-13. Vistas endoscópicas y fluoroscópicas de las endoprótesis biliares de plástico y de metal. **A.** Vista fluoroscópica de una estenosis biliar. **B.** Imagen endoscópica de una endoprótesis biliar de plástico desplegada. **C.** Aspecto radiográfico de una endoprótesis biliar de plástico. **D-E.** Vistas endoscópicas de una endoprótesis biliar metálica bien colocada. **F.** Aspecto fluoroscópico de una endoprótesis biliar metálica. (De Hughes SJ. *Operative Techniques in Hepato-Pancreato-Biliary Surgery*. Wolters Kluwer Health; 2015, Fig. 4-6).

P: ¿Cuál es el siguiente paso en el tratamiento?

R: Si la obstrucción del conducto común distal está presente pero no se ve ninguna masa en la ecografía, es apropiado realizar una **TC** con contraste **del abdomen**. La TC es más adecuada que la ecografía para visualizar la zona del conducto común distal. Sería posible tener una imagen superior de la masa con cortes más finos de TC del páncreas (fig. 7-14), pero a menudo, la patología aún no puede ser dilucidada. En caso de que se observe una masa, la CPRE puede definir mejor la lesión y permitir la recogida de cepillados para citología. **La ecografía abdominal transcutánea no es el método óptimo para visualizar el conducto biliar distal y la zona de la cabeza del páncreas porque el gas intestinal oscurece la visión.**

Se realiza un TC del abdomen y no se ve ninguna masa en el páncreas.

P: ¿Cuál es el siguiente paso en el tratamiento?

R: En este contexto, la endoscopia gastrointestinal superior y la **ecografía endoscópica (EE)** realizadas a través de la pared duodenal suelen dar oportunidad de una excelente evaluación de la cabeza del páncreas. Es posible combinar la CPRE con la EE si se necesita más información. La TC y la EE también permiten **evaluar el tumor para descubrir si hay metástasis locales, ganglios linfáticos positivos, afectación de la vena porta o metástasis hepáticas (fig. 7-15).**

Una EE hace posible visualizar una masa de 2 cm en la cabeza del páncreas (fig. 7-16).

P: ¿Es adecuada la biopsia de la masa?

R: Establecer un diagnóstico tisular es en especial difícil en pacientes con **pancreatitis crónica**, donde una cabeza pancreática engrosada y cicatrizada puede parecer un cáncer. Por el contrario, es factible que el cáncer de páncreas se asocie a zonas pancreáticas adyacentes

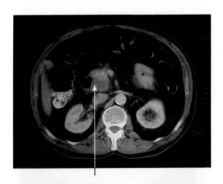

Figura 7-14. Tomografía computarizada que muestra una masa (*flecha*) en la cabeza del páncreas.

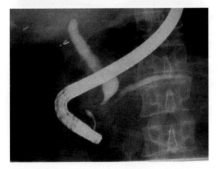

Figura 7-15. Colangiopancreatografía retrógrada endoscópica que muestra un estrechamiento del conducto biliar común distal y un signo de "doble conducto", constituido por un conducto biliar común y un conducto pancreático dilatados.

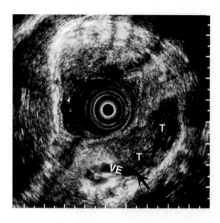

Figura 7-16. Ecografía endoscópica que muestra una masa en el páncreas. La *flecha* señala la obstrucción de la vena esplénica por el tumor. VE, vena esplénica.

con cicatrices crónicas causadas por un proceso inflamatorio local, lo que hace que la biopsia tenga un aspecto similar al de la pancreatitis crónica y engaña al cirujano haciéndole creer que el proceso es benigno.

La mayoría de los cirujanos pancreáticos experimentados se sienten cómodos procediendo a la exploración pancreática sin un diagnóstico patológico preoperatorio. Los cirujanos prefieren hacer una biopsia de la lesión y disponer de un diagnóstico definitivo antes de la cirugía, pero esto no siempre es posible. Es importante intentar tener o establecer un diagnóstico tisular en el momento de la cirugía pero antes de la resección pancreática porque la operación es extensa y el riesgo de complicaciones significativas es alto.

La evaluación final mediante una biopsia transduodenal endoscópica revela un diagnóstico definitivo de adenocarcinoma pancreático que afecta a la cabeza del páncreas.

P: ¿Qué hallazgos preoperatorios harían al paciente inoperable?

R: Para tolerar este procedimiento, el paciente debe tener un estado **médico general aceptable, sin evidencia de metástasis a distancia.** Es necesario realizar una evaluación adicional si se presenta alguna de estas condiciones. La TC y la EE requieren una valoración cuidadosa para comprobar si existen indicios de **invasión local** de la vena porta, o de los vasos mesentéricos superiores, de las estructuras cercanas o de los ganglios linfáticos locales (figs. 7-17 y 7-18). **El hígado debe estar libre de lesiones metastásicas.** El uso de la laparoscopia ayuda a la estadificación del paciente. Esto posibilita la visualización directa de algunas de estas estructuras y confirma cualquier metástasis mediante una biopsia. Las metástasis confirmadas son un signo de enfermedad incurable. En esencia, la mejor posibilidad de resecabilidad es una lesión pequeña y limitada al páncreas.

No hay metástasis evidentes en la TC ni en la EE, y usted determina que el paciente es operable.

P: ¿Qué decisiones operativas son necesarias?

R: A menudo es difícil determinar la resecabilidad del cáncer de páncreas en el preoperatorio. La invasión local de los vasos viscerales no siempre es evidente en la TC o en la EE. Una TC puede pasar por alto lesiones hepáticas menores de 1 a 2 cm y metástasis peritoneales y omentales. Por tanto, la **primera fase de la cirugía implica la evaluación de las metástasis a distancia** mediante el examen de las superficies hepáticas y peritoneales, con biopsia de las lesiones sospechosas para el diagnóstico por sección congelada. Las metástasis en los ganglios linfáticos de la región periaórtica o celiaca indican que el tumor está más allá de los límites de la resección y deben confirmarse con una biopsia.

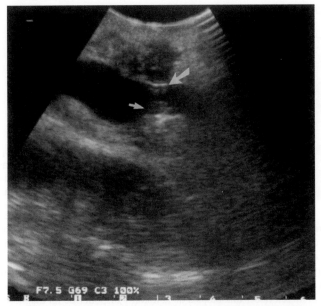

Figura 7-17. Ecografía que muestra la afectación de la vena mesentérica superior con cáncer de páncreas. Las *flechas* señalan el tumor. El *espacio oscuro* es la vena. (De Wanebo HJ, ed. *Surgery for Gastrointestinal Cancer*. Philadelphia: Lippincott-Raven; 1997:179).

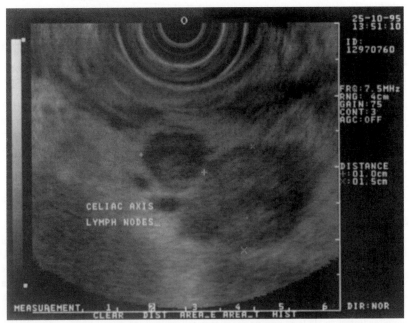

Figura 7-18. Ecografía endoscópica que muestra ganglios linfáticos metastásicos en la región del tronco celiaco. (De Wanebo HJ, ed. *Surgery for Gastrointestinal Cancer*. Philadelphia: Lippincott-Raven; 1997:213).

Otras determinaciones de irresecabilidad incluyen la afectación tumoral de la vena cava inferior, la aorta y la arteria mesentérica superior. **Si estos hallazgos indican que no hay metástasis ni invasión local, se puede proceder a la pancreaticoduodenectomía.**

P: ¿Cuáles son los pasos básicos de la pancreaticoduodenectomía?

R: Tras la evaluación de la metástasis y la resecabilidad, se moviliza la cabeza del páncreas desde el retroperitoneo, así como la vena mesentérica superior y la vena porta. El CBC y la primera porción del duodeno se seccionan para preservar el píloro, si es posible. Se reseca el cuello del páncreas y se separa la cabeza y el proceso uncinado de las estructuras posteriores. Se secciona el yeyuno a la altura del ligamento de Treitz, se extrae la muestra y se reconstruye el tracto gastrointestinal (fig. 7-19).

La resección del tumor es un éxito. La patología vuelve con la extirpación completa del adenocarcinoma primario de páncreas con márgenes negativos y sin enfermedad local o metastásica. El paciente pregunta por su pronóstico.

P: ¿Cómo respondería usted?

R: La **tasa de curación** global **a los 5 años es muy baja,** del orden de 5-10%, sin embargo, en algunos estudios, la tasa de supervivencia a los 5 años de los adenocarcinomas pancreáticos resecados en la cabeza del páncreas ha sido de hasta 35-48% en pacientes con ganglios negativos. Varios factores favorecen la sobrevida a largo plazo, como el diámetro del tumor inferior a 3 cm, el estado ganglionar negativo, el contenido de ácido desoxirribonucleico (ADN) diploide del tumor, la fracción de fase S del tumor inferior a 19%, los márgenes de resección negativos y el uso de quimioterapia y radioterapia adyuvantes posoperatorias.

P: ¿Cómo cambiaría su respuesta si hubiera realizado una derivación (*bypass*) biliar y gástrica paliativa tras encontrar un adenocarcinoma de páncreas irresecable con diseminación local?

R: La paliación quirúrgica con una derivación (*bypass*) biliar y gástrica puede prevenir la obstrucción de la salida gástrica o duodenal y de la vía biliar. El dolor abdominal y de espalda puede disminuirse mediante la inyección del eje celiaco con alcohol para ablacionar los nervios. **La supervivencia media de los pacientes sometidos a paliación quirúrgica es inferior a 8 meses. Ésta puede evitarse a menudo con endoprótesis (*stent*) biliares y duodenales** (fig. 7-20).

Caso 7.12 Ictericia indolora por obstrucción en la bifurcación del conducto biliar común

Se le pide que evalúe a una persona de 60 años de edad con ictericia indolora. Una ecografía abdominal muestra dilatación de los conductos intrahepáticos, pero no del CBC.

P: ¿Cuál es el siguiente paso?

R: Si existe obstrucción biliar intrahepática pero no hay oclusión biliar extrahepática, puede tratarse de colangiocarcinoma o de tumor de Klatskin. Estos últimos son tumores del árbol biliar en la bifurcación de los conductos hepáticos. Dado que no siempre se ven como una masa en la TC, el siguiente mejor paso es la **CPRE o la colangiografía transhepática percutánea** para demostrar el nivel de obstrucción. Para las lesiones muy proximales en

Yeyuno anastomosado a:
1. Páncreas
2. Conducto hepático común
3. Duodeno o estómago proximal

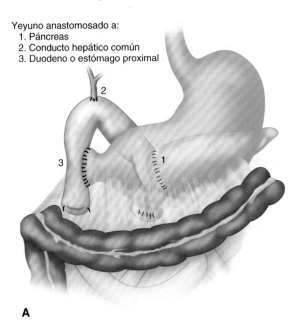

A

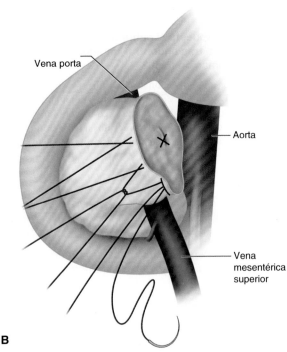

B

Figura 7-19. Pancreaticoduodenectomía. **A.** Reconstrucción estándar después de una pancreaticoduodenectomía, con una pancreaticoyeyunostomía latero-lateral, una yeyunostomía hepática termino-lateral y una duodenoyunostomía retrocólica termino-lateral. **B.** Cierre con sutura del remanente pancreático tras la pancreatectomía distal. (De DeVita VT, Lawrence TS, Rosenberg SA. *Colon and Other Gastrointestinal Cancers: Principles & Practice of Oncology*, 10th ed. Wolters Kluwer Health; 2016, Fig. 41-5).

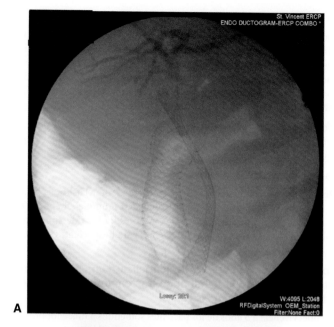

A

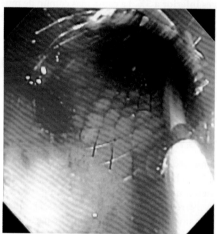

B

Figura 7-20. Las neoplasias malignas periampulares, como el cáncer de páncreas y el colangiocarcinoma, provocan obstrucción de la salida gástrica y obstrucción biliar. **A.** Colocación de una endoprótesis (*stent*) doble para la obstrucción biliar y duodenal en un paciente con colangiocarcinoma. **B.** Endoprótesis de pared duodenal desplegado en posición. (De Swanström LL, Soper NJ. *Mastery of Endoscopic and Laparoscopic Surgery*, 4th ed. Wolters Kluwer Health; 2013, Fig. 38-19B y 38-18D).

la vía biliar, es preferible la colangiografía transhepática percutánea porque visualiza los conductos hepáticos proximales mejor que la CPRE. También es posible efectuar **biopsias y citologías** durante estos procedimientos para hacer el diagnóstico de cáncer.

En la CPRE, se encuentra una lesión constrictiva típica de un tumor de Klatskin. La biopsia devuelve un colangiocarcinoma.

P: ¿Cuál es el paso a continuación?

R: Los tumores de Klatskin se asocian a un mal pronóstico debido a la alta tasa de invasión vascular, irresecabilidad y enfermedad metastásica. Si **no hay evidencia de irresecabilidad o metástasis** en la TC, la **exploración con resección** de los conductos biliares y la vesícula biliar es apropiada. Los tumores tienen la posibilidad de extenderse al conducto hepático izquierdo o derecho, en cuyo caso puede necesitarse una lobectomía hepática o una trisegmentectomía. **Sin embargo, la mayoría de estos tumores son irresecables.**

En la exploración, no hay enfermedad metastásica local. Usted realiza una resección completa del colangiocarcinoma primario en la bifurcación del conducto hepático. El paciente se recupera y pregunta por su pronóstico.

P: ¿Cuál es su respuesta?

R: La tasa de supervivencia de los pacientes con tumores de Klatskin es baja; la mayoría de éstos son irresecables en el momento del diagnóstico. Aunque en épocas recientes se han realizado mejoras en el tratamiento de tales tumores, **la tasa de supervivencia a 5 años aún es pobre**, siendo las mejores tasas de 25-40% para los pacientes sometidos a resección curativa.

P: ¿Cómo cambiaría su respuesta si sólo realizara una endoprótesis paliativa de la estenosis del conducto hepático tras encontrar un colangiocarcinoma irresecable con diseminación local?

R: La tasa de supervivencia a 5 años de los pacientes sometidos a una endoprótesis paliativa por colangiocarcinoma es **inferior a 5%**. La causa más común de muerte es la enfermedad localmente invasiva. Ni la radiación ni la quimioterapia tienen un beneficio probado a largo plazo en el tratamiento del colangiocarcinoma.

Caso 7.13 Otros cánceres del tracto biliar

Usted está evaluando a una persona de 50 años de edad por ictericia.

P: ¿Cómo manejaría las siguientes situaciones?

Variación del caso 7.13.1. *Diagnóstico de adenocarcinoma ampular*

◆ La persona debe someterse a una evaluación completa similar a la del paciente anterior (*véase* el caso 7.12). Si no hay metástasis, se necesita exploración. La mayoría de los cánceres ampulares requieren una pancreatoduodenectomía (procedimiento de Whipple) para eliminar la lesión. A diferencia del cáncer de páncreas, el cáncer ampular tiene una tasa de curación más alta, con una supervivencia a 5 años de hasta 65% (mucho más alta que la de cualquier otro cáncer biliar).

Variación del caso 7.13.2. *Diagnóstico de adenocarcinoma duodenal*

◆ El tratamiento de los tumores duodenales depende del tamaño y la localización de la lesión. Si el tumor afecta a la ampolla, es preciso efectuar una pancreatoduodenectomía. La extirpación de una lesión en la primera o cuarta parte del duodeno sería posible con una resección segmentaria. Los pacientes con cánceres duodenales tienen un peor pronóstico porque sus carcinomas suelen afectar a las estructuras cercanas.

Variación del caso 7.13.3. *Masa en la fosa de la vesícula biliar visible en la ecografía*

◆ Una masa en la fosa de la vesícula biliar suele ser un adenocarcinoma de vesícula maligno. Estos tumores pueden causar síntomas similares a los de los cálculos biliares. La TC es apropiada para evaluar la masa más a fondo y buscar evidencia de metástasis (fig. 7-21).

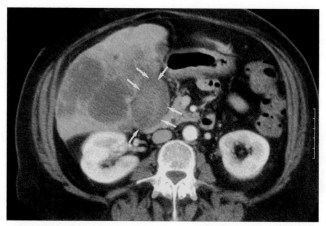

Figura 7-21. Tomografía computarizada de un cáncer de vesícula biliar (*flechas*). (De Yamada T, Alpers DH, Owyang C, *et al. Textbook of Gastroenterology*, 3rd ed., Philadelphia: Lippincott Williams & Wilkins; 1999:3037).

◆ Si la TC revela una masa infiltrante en la vesícula biliar sin evidencia de enfermedad metastásica, es aconsejable, de ser posible, realizar **una colecistectomía abierta, una amplia resección del hígado circundante y una resección de los ganglios linfáticos hiliares.** La mayoría de los cirujanos abogan por una resección en cuña del hígado con un margen de 2 a 3 cm alrededor de la vesícula. La colecistectomía laparoscópica tal vez no sea conveniente debido a la incapacidad de extirpar suficiente tejido hepático.

◆ La forma más común de propagación del carcinoma de la vesícula biliar es la extensión directa al hígado. Por desgracia, **el descubrimiento de la mayoría de estos cánceres se produce en una fase tardía de su evolución, cuando afectan a una gran parte del hígado, lo que los hace irresecables.**

Variación del caso 7.13.4. **Pólipo de 3 cm en la vesícula biliar**

◆ La observación de los pólipos pequeños suele ser adecuada. La colecistectomía se justifica para la extirpación de los pólipos más grandes (> 2 cm) debido al riesgo de 7-10% de desarrollar un adenocarcinoma de la vesícula biliar.

Variación del caso 7.13.5. **Vesícula biliar calcificada**

◆ Una vesícula biliar calcificada, también llamada vesícula biliar de porcelana, se asocia al adenocarcinoma y debe extirparse.

Caso 7.14 Dolor epigástrico agudo con amilasa y lipasa séricas elevadas

Usted está dando seguimiento a un individuo de 29 años de edad que ha tenido un episodio de dolor epigástrico. La amilasa y la lipasa séricas son tres veces superiores a lo normal, y no se ven cálculos biliares en la ecografía del abdomen.

P: ¿Qué manejo es el adecuado?

R: Lo más probable es que este paciente tenga pancreatitis según la evaluación inicial. Para tener la certeza de que no está pasando por alto otros posibles diagnósticos, es necesario realizar una serie abdominal obstructiva para descartar otros trastornos comunes como una úlcera perforada con aire libre. La TC del abdomen no es obligatoria para los pacientes con pancreatitis no complicada.

El tratamiento habitual de la pancreatitis consiste en ayuno, hidratación IV, control del dolor y observación. Muchos pacientes se recuperan de manera rápida como consecuencia de esta terapia. Si un individuo concreto no mejora pronto, puede ser necesario administrarle nutrición parenteral total (NPT) para mantener una buena nutrición.

Profun-dizando		Es importante diagnosticar la causa de la pancreatitis aguda para orientar el tratamiento y prevenir futuras recidivas.

P: ¿Cómo influiría la presencia de cálculos biliares en el tratamiento propuesto?

R: La pancreatitis por cálculos biliares se suele tratar de forma semejante. Se monitoriza el nivel de amilasa sérica. El conducto biliar debe ser monitoreado en relación con la presencia de cálculos con colangiograma intraoperatorio, CPRM o CPRE. Cuando la amilasa disminuye y el paciente mejora en términos clínicos, se justifica la **colecistectomía laparoscópica.**

Caso 7.15   Dolor epigástrico agudo en paciente grave

Una persona de 34 años de edad tiene un dolor abdominal intenso que ha ido aumentando de manera progresiva durante las últimas horas. El valor de la amilasa es elevado. Usted admite al paciente y comienza el tratamiento. A lo largo de la siguiente hora, observa que el paciente parece enfermo de gravedad; la hipotensión, la hipoxemia y el fallo multiorgánico se desarrollan con rapidez.

P: ¿Cuál es el diagnóstico más probable?

R: Lo más probable es que el paciente tenga una **pancreatitis necrotizante grave** con pérdida masiva de líquido en el tercer espacio debido a la inflamación pancreática local. Además, hay un síndrome de respuesta inflamatoria sistémica, que da lugar a falla orgánica múltiple. Se hipotetiza que este síndrome está mediado por la liberación de citoquinas, lo que ocasiona un síndrome de dificultad respiratoria aguda (SDRA), falla orgánica múltiple e inestabilidad hemodinámica.

P: ¿Qué pasos hay que dar a continuación?

R: **La reanimación** mayor **en una unidad de cuidados críticos** es esencial. La TC del abdomen es útil para evaluar la extensión de la inflamación local y buscar causas adicionales de descompensación, incluyendo necrosis y perforación intestinal, formación de abscesos u obstrucción biliar con infección (fig. 7-22).

Tras recibir 3 L de solución fisiológica durante 4 horas, el paciente sigue hipotenso con una diuresis muy baja: 10 mL/h en las últimas **4** horas.

P: ¿Cuál es su plan de reanimación con líquidos?

R: La adecuación de la reanimación debe seguir siendo una preocupación. El paciente puede requerir más líquidos IV para una reanimación adecuada. El apoyo vasopresor podría aumentar la perfusión de los órganos y prevenir más lesiones orgánicas. El choque séptico se asocia con vasodilatación e hipovolemia. Es necesaria una reanimación con líquidos

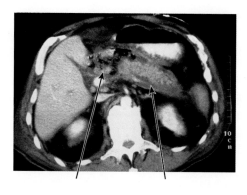

Figura 7-22. Tomografía computarizada del abdomen que muestra la cabeza y el cuerpo del páncreas (*flechas*) gravemente edematosos e inflamados.

correcta para restaurar la perfusión de los órganos. Para este fin, sería fundamental sumar a dicha reanimación la vasoconstricción con presores como la norepinefrina. El paciente puede necesitar un **catéter en la arteria pulmonar** si el estado hemodinámico no puede resolverse por medio de la presión venosa central o la ecocardiografía como guía para determinar la cantidad de líquido y el apoyo presor más conveniente para optimizar la perfusión de los órganos.

El paciente tiene una respiración dificultosa y una lectura del oxímetro de pulso de 90%.

P: ¿Cuál es la mejor manera de evaluar el estado pulmonar del paciente y manejar su ventilación?

R: Este sujeto requiere una exploración física inmediata con auscultación del tórax, gasometría arterial y Rx de tórax. Durante este examen es preciso el uso de oxígeno suplementario y la monitorización continua del oxímetro de pulso. Los problemas de este paciente pueden deberse a **un edema pulmonar por sobrehidratación, un SDRA por una respuesta sistémica a la pancreatitis, una atelectasia o una neumonía**, que a menudo son difíciles de distinguir en la Rx de tórax. La gasometría proporciona información importante sobre la oxigenación (Po_2) y la adecuación de la ventilación (Pco_2), lo que ayuda a decidir la necesidad de ventilación mecánica. Los clínicos experimentados suelen intubar antes de que el estado del paciente sea crítico. La decisión de intubar con frecuencia se toma basándose en una combinación de gasometría arterial y estado clínico.

Su estudiante quiere saber la correlación entre la amilasa sérica y la gravedad de la pancreatitis.

P: ¿Qué diría usted?

R: Los niveles de amilasa no se correlacionan con la gravedad de la pancreatitis ni con el pronóstico. Los signos pronósticos de Ranson (tabla 7-1) pueden utilizarse para determinar la gravedad de la pancreatitis.

*Usted decide que la insuficiencia pulmonar de este paciente requiere intubación y ventilación. Durante los dos días siguientes, se desarrollan **signos y síntomas de sepsis**, con fiebre, leucocitosis y choque séptico.*

P: ¿Cuál es el siguiente paso?

R: Lo que más le debe preocupar es la extensión de la necrosis pancreática o el **absceso pancreático**, aunque otras fuentes de sepsis como la neumonía, la infección del acceso IV y la infección de las vías urinarias (IVU) ameritan investigación. Para evaluar la presencia de un absceso pancreático, el examen más fiable es una TC dinámica (fig. 7-23). Esta TC incluye el uso de material de contraste radiográfico programado para determinar la vascularidad del páncreas.

Una TC muestra una colección peripancreática.

Tabla 7-1. Signos pronósticos de Ranson asociados a la pancreatitis aguda

Al ser admitido
Edad superior a 55 años
Recuento de leucocitos > 16 000 células/mm^3
Glucosa > 200 mg/dL
Lactato deshidrogenasa (LDH) > 350 UI/L
Aspartato aminotransferasa (AST) > 250 UI/L
Después de 48 horas
Disminución del hematocrito = 10%
Aumento del nitrógeno ureico en sangre (NUS) = 5 mg/dL
Nivel de Ca^{2+} < 8 mg/dL
Pao$_2$ < 60 mm Hg
Déficit de base > 4 mEq/L
Secuestro de fluidos > 6 L

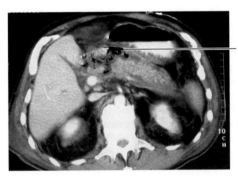

— Absceso

Figura 7-23. Tomografía computarizada de un absceso pancreático con aire en la cavidad.

P: ¿Cuál es el siguiente paso?

R: Un clínico experimentado debe decidir qué tipo de drenaje utilizar, ya que algunas colecciones contienen una gran cantidad de residuos y no pueden drenarse con un catéter. Los antibióticos adecuados son necesarios, por lo regular, para la cobertura de gramnegativos y anaerobios. Si no es viable un drenaje percutáneo correcto, se requiere un drenaje quirúrgico abierto.

En el caso de una colección peripancreática con loculación interna o restos, es preciso tomar muestras por vía percutánea bajo la guía de una TC o una ecografía, de ser factible. En el caso de un gran número de leucocitos o bacterias, el diagnóstico de un absceso es apropiado, y su drenaje resulta esencial. El drenaje puede llevarse a cabo de forma quirúrgica o percutánea con un catéter.

Mientras se recupera de un drenaje de absceso pancreático percutáneo, el paciente se vuelve de repente hipotenso y el drenaje se torna sanguinolento.

P: ¿De qué enfermedad sospecha y cómo la maneja?

R: El diagnóstico más probable es la **erosión del catéter o del absceso en una arteria principal** como la esplénica, la gastroduodenal, la mesentérica superior o un vaso pancreático. El diagnóstico involucra una **angiografía; el control consiste en la embolización** en la mayoría de los casos.

Variación del caso 7.15.1. Se produce un caso grave de pancreatitis en un paciente de 70 años de edad

◆ En pacientes de edad avanzada con dolor abdominal y aumento de los niveles de amilasa, es necesario considerar otros diagnósticos además de la pancreatitis. Las catástrofes abdominales como la **isquemia mesentérica y** el **vólvulo** podrían manifestarse de forma similar. El patrón de dolor de la isquemia mesentérica estaría menos localizado en la región epigástrica, pero en pacientes obtusos, esto tal vez sería difícil de determinar. Una elevación de la amilasa sérica por sí misma no es un marcador lo bastante fiable de pancreatitis en pacientes graves. La TC con angiografía es muy útil para evaluar el proceso intraabdominal.

◆ En la práctica, cualquier paciente que esté enfermo de gravedad con sospecha de pancreatitis amerita un examen minucioso para descartar cualquier otra causa. La TC es una buena forma de asegurarse de la presencia de pancreatitis porque muestra el edema del páncreas y del tejido circundante. En caso de que no esté presente, hay que sospechar del diagnóstico. Si después de la TC el diagnóstico aún es incierto, puede ser conveniente efectuar una laparotomía exploratoria.

P: ¿Cuál es la evolución esperada de un paciente con pancreatitis grave?

R: Cuanto más enfermo esté el paciente, más probable será el desarrollo de complicaciones serias que afecten a otros órganos y tejidos. La mortalidad de la pancreatitis grave sigue siendo elevada.

Caso 7.16 Dolor epigástrico agudo con dolor continuo

*Un paciente alcohólico de 34 años de edad que ha desarrollado una pancreatitis aguda mejora en un principio, pero los síntomas no se resuelven por completo. En cambio, el sujeto continúa **teniendo dolor abdominal moderado, anorexia, elevación persistente de la amilasa sérica e incapacidad para comer debido a la saciedad temprana.***

P: ¿Cuál es el diagnóstico que se sospecha?

R: El diagnóstico presuntivo es un **"seudoquiste pancreático"**, que es una acumulación de líquido cerca del páncreas al parecer debido a la fuga de líquido pancreático y al edema. Puede causar dolor por un efecto de compresión local, en especial en la pared posterior del estómago, que ocasiona la saciedad temprana.

P: ¿Cómo confirmaría este diagnóstico?

R: Se visualiza mejor mediante **TC abdominal**, aunque también puede ser útil un estudio ecográfico abdominal (fig. 7-24). Los pequeños seudoquistes son comunes en la pancreatitis y no suelen causar este cuadro.

La TC muestra un seudoquiste en el saco menor de 8 cm de diámetro.

P: ¿Cuál es el siguiente paso?

R: La práctica común sería **ayuno, NPT y observación**, siempre que no haya signos de infección.

Usted instituye esta terapia y el paciente mejora durante los 10 días siguientes. El dolor desaparece, la amilasa vuelve a ser normal y el seudoquiste se reduce a 2 cm.

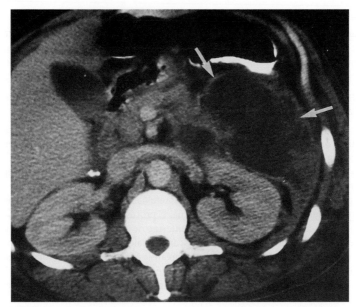

Figura 7-24. Tomografía computarizada del abdomen que muestra un seudoquiste pancreático (*flechas*).

P: ¿Cuál es el paso a continuación?

R: El tratamiento consiste en iniciar la alimentación y dar seguimiento a los síntomas del paciente y a la amilasa sérica. Si ambos son estables, entonces el **seudoquiste se está resolviendo**, el paciente se siente mejor y puede ser dado de alta.

P: ¿Cómo trataría al paciente si el dolor y otros síntomas persistieran o reaparecieran y la amilasa sérica siguiera elevada?

R: El periodo de espera de 6 semanas se observa por estas razones: muchos seudoquistes se resuelven en ese lapso; si no es así, la pared del quiste debe contener suficiente tejido fibroso para permitir la sutura quirúrgica. Hay muchas formas de tratar los seudoquistes pancreáticos. La mejor de ellas no se ha determinado con precisión, y cada enfoque tiene sus propias ventajas e inconvenientes. Uno de los métodos es el drenaje percutáneo con guía radiológica, que es, desde la perspectiva técnica, fácil de realizar, pero tiene una alta tasa de recurrencia y puede conducir a la infección del seudoquiste y al desarrollo de una fístula pancreaticocutánea.

   Si hay un seudoquiste en la TC y el paciente no mejora a las 6 semanas, la intervención es apropiada. Se puede colocar una endoprótesis (*stent*) en el conducto pancreático con CPRE más allá de la lesión ductal. Muchos consideran que el procedimiento de elección es el drenaje interno de la acumulación de líquido en el tracto gastrointestinal. Este procedimiento en un seudoquiste pancreático puede realizarse por vía endoscópica o quirúrgica. El drenaje endoscópico se lleva a cabo a través de un endoscopio utilizando la guía de la ecografía (fig. 7-25). Se colocan una o varias endoprótesis desde el lumen duodenal o gástrico a través de la pared entérica y la pared del seudoquiste hasta el propio seudoquiste, lo cual permite que el contenido del mismo drene hacia el estómago. Este enfoque no es tan invasivo como el quirúrgico, pero tiene menos probabilidades de éxito si el seudoquiste tiene una gran cantidad de restos y líquido complejo.

   Desde el punto de vista quirúrgico, el procedimiento más común es la **cistogastroanastomosis** (fig. 7-26). El cirujano abre el estómago anteriormente y localiza el quiste con una aguja y una jeringa a través del estómago posterior. Como el quiste es contiguo a la pared

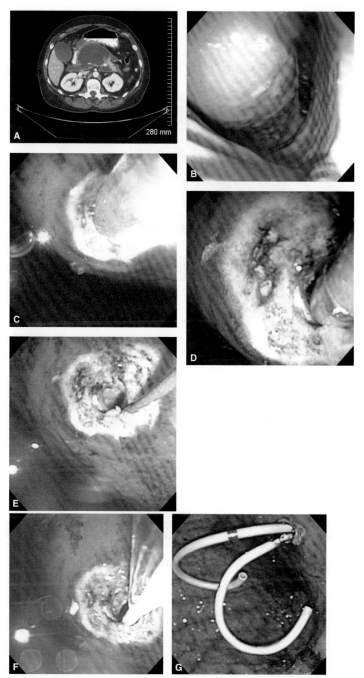

Figura 7-25. Técnicas de drenaje transmural del seudoquiste pancreático. **A.** Tomografía computarizada que muestra el seudoquiste en posición retrogástrica, **B.** vista endoscópica del seudoquiste abultado en el estómago, **C.** uso inicial del cauterio para entrar en el seudoquiste, **D.** cauterización adicional utilizando el anillo de cauterización circunferencial del cistótomo, **E.** alambre guía colocado a través de la gastrostomía del quiste, **F.** dilatación con globo de la gastrostomía del quiste utilizando la técnica guiada por alambre, y **G.** vista gástrica de las endoprótesis del seudoquiste entrando en el mismo. (De Fischer J. *Fischer's Mastery of Surgery*, 7th ed. Wolters Kluwer Health; 2018, Fig. 126-2).

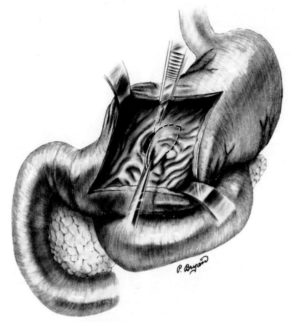

Figura 7-26. Cistogastroanastomosis para un seudoquiste pancreático (de Howard JM, Idezuki Y, Ihse I, *et al.* eds. *Surgical Diseases of the Pancreas*, 3rd ed. Baltimore: Lippincott Williams & Wilkins; 1998:428).

posterior del estómago, en la mayoría de los casos, es posible hacer una comunicación con el quiste por esa pared. Este procedimiento es muy eficaz para resolver el seudoquiste. Se suele tomar una **biopsia** para asegurar que el quiste es de origen inflamatorio y no un **cistadenoma o un cistadenocarcinoma de páncreas**.

TRASTORNOS HEPÁTICOS COMUNES
Asociaciones de cirugía crítica

Si oye/ve...	Piense en...
Sustitución de la arteria hepática derecha	Arteria mesentérica superior
Adenoma hepático	Anticonceptivos orales
Quiste con "pasta de anchoa"	Absceso amebiano
Quiste con calcificaciones	*Echinococcus*
Cicatriz estelar central	Hiperplasia nodular focal
Alfafetoproteína	Carcinoma hepatocelular
Varices esofágicas sangrantes	Bandas endoscópicas
Piedras pigmentadas	Hemólisis, hemoglobinopatías
Colangitis esclerosante primaria	Colitis ulcerosa
Fiebre, dolor en el CSD, ictericia	Colangitis

Caso 7.17　Masa hepática

Una mujer de 37 años de edad acude a la consulta por un vago dolor en el CSD. Los estudios de laboratorio son normales. Una ecografía del CSD no revela cálculos biliares, pero sí una masa de 3 × 4 cm en el lóbulo derecho del hígado.

P: ¿Qué diagnósticos comunes representan estos hallazgos?

R: Hay buenas razones para creer que esta lesión sea benigna. Si es **quística** en la ecografía, tal vez se trate de un **simple quiste**. Si es **sólida**, el diagnóstico más común es un "**hemangioma**". Otros tumores probables son la hiperplasia nodular focal y el adenoma hepático. **El carcinoma metastásico, el carcinoma hepatocelular primario y el colangiocarcinoma** son posibles pero menos factibles a esta edad.

P: ¿Qué información específica del historial del paciente y qué hallazgos de la exploración física buscaría?

R: Es necesario indagar los antecedentes de uso de píldoras anticonceptivas orales, exposición a toxinas ambientales, hepatitis B y C, lesiones previas en el hígado y tumores primarios conocidos. En la exploración física, hay que buscar signos de enfermedad hepática crónica, como cirrosis, enfermedad renal poliquística y tumores renales primarios.

P: ¿Cómo evaluaría y manejaría los siguientes tipos de lesiones?

Variación del caso 7.17.1. ***Lesión quística sin ecos internos que sugiere un quiste simple (fig. 7-27).***

◆ Aunque un quiste simple puede causar síntomas de malestar en el CSD, es **asintomático** en la mayoría de los casos. En raras ocasiones, un quiste hepático puede desarrollar hemorragia, infección bacteriana secundaria o icteria obstructiva. Por lo general, un quiste simple **no** necesita **más tratamiento**. Si persisten los síntomas significativos, se justifica el tratamiento del quiste con aspiración seguida de un esclerosante o mediante una simple escisión. En caso de haber múltiples quistes en el hígado en un paciente que también tiene poliquistosis renal, el sujeto tiene poliquistosis hepática. El tratamiento es similar al de los quistes hepáticos simples.

Variación del caso 7.17.2. ***Quiste multilocular con calcificaciones en la pared y ecos internos (fig. 7-28).***

◆ Puede haber sospecha de **quiste equinocócico**, que resulta de *Echinococcus granulosus*, un parásito gastrointestinal. La prueba serológica para el *Echinococcus* suele ser positiva. Los quistes pequeños (compartimento único <5 cm) pueden tratarse con antibióticos, albendazol o mebendazol. Por su parte, los quistes más grandes se manejarían con aspiración e inyección de un agente escolocida como la solución salina hipertónica o el alcohol.

◆ El tratamiento quirúrgico de los quistes más complicados tiene como objetivo la **esterilización operativa** del quiste mediante la inyección de éste en condiciones operatorias controladas por medio de un agente escolocida, seguida de la **escisión del quiste**. Es necesario tener cuidado de no derramar el contenido del quiste en el peritoneo, ya que podría infectar la cavidad peritoneal o producir una reacción anafiláctica.

Variación del caso 7.17.3. ***Lesión quística que sugiere un absceso***

◆ Un absceso hepático suele presentarse con fiebre, recuento elevado de leucocitos y sensibilidad abdominal. El tratamiento de un absceso piógeno (es decir, bacteriano) debe consistir en la administración de **antibióticos por vía IV y el drenaje guiado por TC**. En la mayoría de los casos, puede evitarse la resección. Es posible tratar un **absceso amebiano sólo con metronidazol** y sin cirugía.

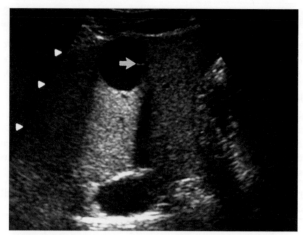

Figura 7-27. Ecografía del hígado que muestra un quiste hepático simple. (De Yamada T, Alpers DH, Owyang C, *et al. Textbook of Gastroenterology*, 3rd ed., Philadelphia: Lippincott Williams & Wilkins; 1999:2978).

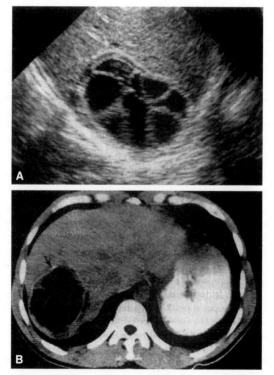

Figura 7-28. Tomografía computarizada (TC) del hígado que muestra un quiste de *Echinococcus*. **A.** Estudio ecográfico del quiste de *Echinococcus* que exhibe una estructura quística multiseptada. **B.** La TC sin contraste revela una estructura quística (*flechas*) con paredes internas y calcificación de la pared fibrótica. (De Kaplowitz N, ed. *Liver and Biliary Diseases*, 2nd. ed. Baltimore: Lippincott Williams & Wilkins; 1996:241).

Variación del caso 7.17.4. Lesión de aspecto sólido (fig. 7-29)

◆ El diagnóstico diferencial de una lesión hepática sólida incluye **hemangioma, hiperplasia nodular focal, adenoma hepático, cáncer metastásico y carcinoma hepatocelular**. Los antecedentes son importantes. Los hallazgos pertinentes comprenden el uso de anticonceptivos orales, que está presente en un alto porcentaje (hasta 90%) de pacientes con adenoma hepático y ocurre con menos frecuencia en aquéllos con hiperplasia nodular focal. Los antecedentes de hepatitis (B o C) o cirrosis pueden sugerir la existencia de un carcinoma hepatocelular.

◆ Es preciso tener en cuenta que los estudios hepáticos en suero quizá sean irrelevantes en individuos con cualquiera de estas tres condiciones. La alfafetoproteína, así como el antígeno de superficie de la hepatitis B, pueden ser positivos en pacientes con carcinoma hepatocelular.

La lesión es sólida. Usted sospecha que es un hemangioma.

P: ¿Cómo se establece el diagnóstico?

R: Un hemangioma es un conjunto de espacios vasculares cavernosos ectásicos revestidos de endotelio. La resonancia magnética con gadolinio IV es la mejor prueba para diagnosticar un hemangioma hepático, el cual tiene el aspecto característico de una lesión vascular que se llena desde la periferia hacia el centro (fig. 7-30). Una gammagrafía con glóbulos rojos marcados o una TC dinámica con bolo también son muy fiables para hacer el diagnóstico de un hemangioma.

El descubrimiento de la mayoría de los hemangiomas es incidental; se produce durante un examen ecográfico para comprobar si hay cálculos biliares. Los hemangiomas suelen ser asintomáticos y casi nunca presentan una hemorragia espontánea. Por consiguiente, no se justifica su extirpación. La mayoría de los cirujanos utilizan lo siguiente como **pauta general para la extirpación quirúrgica de las masas hepáticas benignas**: la biopsia de una lesión hepática sólo debe realizarse cuando se tenga la certeza de que la lesión no es un hemangioma, debido al alto riesgo de hemorragia. El adenoma hepático también presenta una fuerte amenaza de hemorragia con la biopsia. Así, ésta sólo se efectúa de forma selectiva para confirmar el diagnóstico. **Las lesiones sintomáticas significativas, aquéllas con riesgo de rotura espontánea y las que provocan incertidumbre en cuanto al diagnóstico justifican su extirpación.**

Se obtiene una resonancia magnética. El resultado es negativo para el hemangioma.

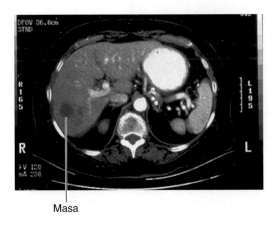

Masa

Figura 7-29. Tomografía computarizada de lesión hepática sólida.

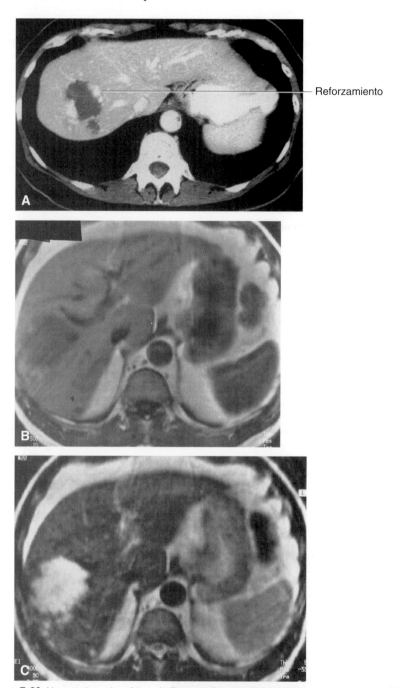

Figura 7-30. Hemangioma hepático. **A.** Tomografía computarizada que muestra una lesión hepática con realce periférico, indicativa de hemangioma. (De Yamada T, Alpers DH, Owyang C, *et al. Textbook of Gastroenterology*, 3rd ed., Philadelphia: Lippincott Williams & Wilkins; 1999:3031). **B.** La resonancia magnética en una imagen ponderada en T1 muestra una señal mínima de la lesión. **C.** La resonancia magnética en una imagen ponderada en T2 expone una señal intensa típica del hemangioma. (Partes **B** y **C** de Kaplowitz N, ed. *Liver and Biliary Diseases*, 2nd ed. Baltimore: Lippincott Williams & Wilkins; 1996:245).

P: ¿Cuál es el siguiente paso?

R: La TC es una prueba adecuada para diferenciar entre los otros diagnósticos posibles. Los pacientes con **hiperplasia nodular focal** en ocasiones muestran **una cicatriz estrellada central en la TC**, pero requieren una biopsia hepática para establecer el diagnóstico. **No** está indicado ningún **tratamiento** para la hiperplasia **nodular focal** (fig. 7-31).

El adenoma hepático puede ser difícil de distinguir del carcinoma hepatocelular, pero su riesgo de malignidad es bajo. Los **adenomas hepáticos se asocian** a los anticonceptivos orales y pueden remitir tras su interrupción. Las **lesiones persistentes o de gran tamaño** deben resecarse para confirmar el diagnóstico y evitar la ruptura espontánea, que es un peligro importante con el embarazo. Se cree que los adenomas hepáticos tienen un riesgo en particular elevado de ruptura durante el embarazo y, por ende, deben tratarse antes del mismo.

La TC sugiere un carcinoma hepatocelular. Se realiza una biopsia y la patología devuelve un carcinoma hepatocelular.

P: ¿Qué manejo es adecuado?

R: El primer paso consiste en **determinar si existe enfermedad metastásica**, por lo regular con una **TC de tórax y abdomen** para examinar si hay metástasis pulmonares y otras anomalías. Las metástasis abdominales a menudo se hallan en los ganglios linfáticos hiliares hepáticos y en los ganglios celiacos, y se extienden de forma local hacia el diafragma y otras estructuras. **Si no hay metástasis**, es conveniente **realizar una evaluación quirúrgica** de las lesiones hepáticas.

La resección hepática se lleva a cabo con mayor frecuencia para el carcinoma hepatocelular primario y el cáncer colorrectal metastásico en el hígado. Para ambos tumores, el pronóstico es favorable en el caso de pacientes con lesiones **resecables con un margen de 1 cm, solitarias, de menos de 5 cm de diámetro, en hígados no cirróticos, sin invasión vascular y de bajo grado de malignidad.** Cuando la **resección** es apropiada, los cirujanos deben ejecutarla de forma agresiva porque ofrece al paciente la **mayor tasa de curación; factores similares se muestran para las metástasis colorrectales al hígado (tabla 7-2).** Si no se cumplen estos criterios, no se justifica la extirpación. En ese caso, el tratamiento es médico, salvo en casos especiales en los que se pueden considerar protocolos de trasplante hepático.

Usted decide eliminar la masa.

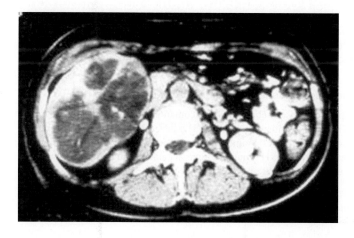

Figura 7-31. Tomografía computarizada del hígado que muestra una hiperplasia nodular focal.

Tabla 7-2. Factores pronósticos en la metástasis colorrectal resecable al hígado

Factores que influyen en la resecabilidad de los tumores de hígado		
Factor	**Influencia positiva**	**Influencia negativa**
Número de lóbulos	Lóbulo único	Bilobar
Metástasis extrahepáticas	No	Sí
Condición médica	Buena	Pobre
Cirrosis	No	Sí
Factores que influyen en el pronóstico de las lesiones hepáticas resecadas		
Factor	**Influencia positiva**	**Influencia negativa**
Número	Solitario	Múltiples
Tamaño de las lesiones	Pequeño (≤ 5 cm)	Grande (> 5 cm)
Cronicidad	Metacrónico con tumor primario	Sincrónico con el tumor primario
Margen quirúrgico	> 1 cm	< 1 cm
Estadio (tumor primario)	I o II	III
Localización del tumor primario	Colon primario	Primario rectal

P: ¿Cuáles son los principios básicos de la resección hepática?

R: Los principios básicos de la resección hepática son la **eliminación completa de la lesión sin que el paciente muera**. La fig. 7-32 muestra la anatomía hepática seccional y segmentaria. El flujo hepático de entrada y salida se aísla y se ocluye en el segmento resecado. El tejido hepático se secciona entonces en un lugar donde se consigue un margen de 1 cm, manteniendo la hemostasia mientras se atraviesa el hígado. En manos de cirujanos experimentados, los pacientes por lo demás sanos toleran bien el procedimiento.

Caso 7.18   Fiebre y dolor en el cuadrante superior derecho

Un paciente de 37 años de edad con antecedentes de abuso de drogas IV es hospitalizado por un extenso absceso en la extremidad superior. El paciente recibe tratamiento de incisión y drenaje, así como antibióticos IV. A pesar de 3 días de estos antibióticos, la persona sigue febril (temperatura de 39.4 °C [103°F]).

P: ¿Cuáles son las posibles causas de la fiebre de este paciente?

R: Otros procesos que pueden causar fiebre en los toxicómanos por vía IV son endocarditis, absceso intraabdominal, pancreatitis, neumonía, IVU o los catéteres permanentes infectados. Las sepsis relacionadas con el VIH también son una posibilidad en los consumidores de drogas IV que comparten agujas. Hay que examinar al paciente para detectar estas eventualidades y enviar cultivos de sangre.

En la exploración, el abdomen del paciente es sensible en el CSD. Los estudios de laboratorio revelan que el recuento de leucocitos es de 24 000/mm³ y la fosfatasa alcalina está elevada.

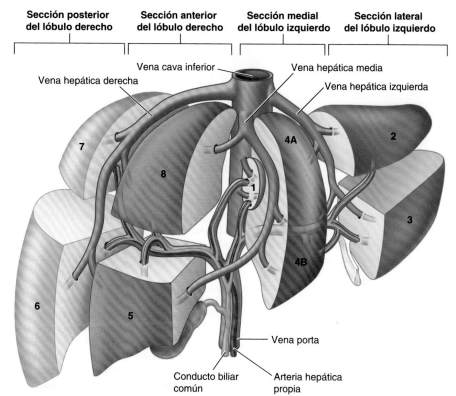

Sección posterior del lóbulo derecho

Sección anterior del lóbulo derecho

Sección medial del lóbulo izquierdo

Sección lateral del lóbulo izquierdo

Vena cava inferior

Vena hepática derecha

Vena hepática media

Vena hepática izquierda

Vena porta

Conducto biliar común

Arteria hepática propia

Figura 7-32. Anatomía hepática seccional y segmentaria. Según el sistema anglosajón, el hígado se divide en cuatro secciones por las tres venas hepáticas (secciones anterior y posterior del lóbulo derecho y secciones medial y lateral del lóbulo izquierdo). En el sistema de Couinaud, el hígado se divide en ocho segmentos en función de los límites vasculares y biliares. De acuerdo con este sistema, la vena porta separa el hígado en el plano horizontal y las tres venas hepáticas lo hacen en el plano vertical. (De Lee EY. *Pediatric Radiology: Practical Imaging Evaluation of Infants and Children*. Wolters Kluwer Health; 2017, Fig. 14-2).

P: ¿Cómo haría el manejo de este paciente?

R: Los hallazgos de sensibilidad en el CSD y fiebre con leucocitosis apuntan a una afección hepatobiliar. Esto podría incluir **complicaciones de cálculos biliares o procesos infecciosos** como colangitis o absceso hepático. Las pruebas adecuadas son la ecografía o la TC espiral. Una ecografía pone de manifiesto muchos procesos hepatobiliares, incluidos abscesos hepáticos y obstrucción o cálculos biliares, mientras que la TC puede ser mejor para identificar abscesos hepáticos cerca de la cúpula del hígado y visualizar otras lesiones como abscesos intraabdominales o diverticulitis (fig. 7-33).

Una TC revela múltiples lesiones de baja densidad en ambos lóbulos del hígado con realce del borde periférico indicativo de abscesos hepáticos.

P: ¿Qué tratamiento es el adecuado?

R: Los abscesos hepáticos pueden ser **piógenos (provocados por la propagación de bacterias) o amebianos (causados por *Entamoeba histolytica*)**. Por lo general, los abscesos

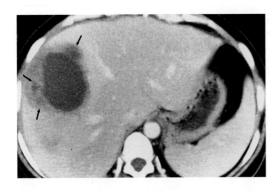

Figura 7-33. Tomografía computarizada de un absceso hepático solitario.

hepáticos son el resultado de una obstrucción parcial o completa del sistema biliar con propagación de bacterias por el árbol biliar. La traslocación bacteriana desde una víscera abdominal perforada a la vena porta o la embolización arterial de bacterias a través de la arteria hepática debido al abuso de drogas IV también es probable en este caso. Los abscesos pueden ser pequeños y múltiples, o grandes y unitarios.

Para un tratamiento adecuado con antibióticos, es necesario obtener un cultivo de muestra. Los abscesos más grandes se atienden mediante drenaje percutáneo. Es conveniente dejar la sonda colocada durante 2 a 3 semanas y administrar en forma simultánea antibióticos por vía IV. **Sea que exista otra patología biliar o que el absceso drenado no mejore o si la cirugía es necesaria por cualquier otro motivo, se justifica el drenaje abierto.**

El abordaje terapéutico preferido para los abscesos piógenos múltiples y pequeños es la administración de antibióticos IV de amplio espectro durante 4 a 6 semanas. Por lo general, el tratamiento inicial de los abscesos hepáticos piógenos grandes y únicos es el drenaje percutáneo mediante guía radiológica.

P: Si el paciente tiene un absceso hepático grande y único y las serologías son positivas para *E. histolytica*, ¿cómo altera esto el plan de tratamiento propuesto?

R: El tratamiento de los **abscesos amebianos es metronidazol** solo; la sobreinfección bacteriana puede ocurrir con la aspiración de abscesos amebianos no complicados.

REFERENCIA A NMS. CIRUGÍA
Para más información, consulte *NMS. Cirugía*, 7.ª ed, capítulo 10, Trastornos del hígado, la vesícula y la vía biliar y 11, Enfermedad del páncreas.

Trastornos gastrointestinales inferiores

Bruce E. Jarrell • *Molly Buzdon* • *Eric D. Strauch*

Alcanzar el objetivo

Trastornos del intestino delgado

- Muchas obstrucciones del intestino delgado se deben a adherencias y se resuelven con reposo intestinal, corrección de líquidos y electrolitos, y tiempo. La cirugía suele estar indicada si la obstrucción no se resuelve o si se presentan ciertos hallazgos clínicos, como sensibilidad abdominal localizada, hernia, fiebre, leucocitos muy elevados, acidosis, grandes necesidades de líquidos u obstrucción de asa cerrada en la radiografía. Los tumores del intestino delgado, como el tumor carcinoide, pueden presentarse con obstrucción.
- El intestino isquémico de forma aguda es un diagnóstico difícil y debe sospecharse cuando se presenta fibrilación auricular, infarto agudo de miocardio (IM), estado hipercoagulable, estados de bajo flujo o soplo abdominal con dolor abdominal intenso.

Enfermedad inflamatoria intestinal

- Las complicaciones comunes de la enfermedad inflamatoria intestinal (EII) que pueden llevar a una intervención quirúrgica son obstrucción, hemorragia, formación de fístulas, perforación, megacolon tóxico (por lo regular, colitis ulcerosa) y fracaso del tratamiento médico.

Trastornos del colon

- La colitis ulcerosa supone un mayor riesgo de displasia y malignidad colónica en la enfermedad activa durante más de 10 años.

Dolor abdominal bajo

- Un apéndice retrocecal puede no mostrar el curso clínico habitual de dolor en el cuadrante inferior derecho (CID).

Trastornos malignos del colon, recto y ano

- La quimioterapia adyuvante (posoperatoria) mejora la supervivencia en el cáncer de colon en estadio III.

- El cáncer rectal tiene un alto riesgo de recidiva local en el lugar de la resección.
- Los cánceres de recto responden a la radioterapia, mientras que los de colon no lo hacen.
- Los cánceres anales responden a la combinación de quimioterapia y radioterapia, que constituyen el tratamiento primario.
- El cáncer de ano y el de recto inferior pueden hacer metástasis en los ganglios inguinales.
- En los pacientes con diverticulitis clínica debe descartarse el cáncer de colon después de que el evento agudo ceda.

Hemorragia digestiva baja

- La hemorragia gastrointestinal (GI) baja masiva suele ser secundaria a diverticulosis o malformaciones arteriovenosas del ciego.
- El lugar de la hemorragia GI baja debe confirmarse antes de la cirugía.

TRASTORNOS DEL INTESTINO DELGADO

Asociaciones de cirugía crítica

Si oye/ve...	Piense en...
Obstrucción del intestino delgado, cirugía previa	Adherencias
Obstrucción del intestino delgado, hernia	Cirugía
Obstrucción de asa cerrada	Cirugía de urgencia
Divertículo de Meckel	Sangrado (mucosa gástrica heterotópica)
Grasa en el íleon	Enfermedad de Crohn
Crohn y obstrucción, fístula o hemorragia	Cirugía

Caso 8.1   Dolor abdominal tipo cólico

*Una mujer de 45 años de edad cuenta con una historia de 3 días de **náusea y dolor abdominal tipo cólico** seguido de vómito y **distensión abdominal**. La paciente no ha **defecado** en los últimos 3 días. No hay otros antecedentes significativos, salvo una apendicectomía previa. En la exploración física se constata que la paciente presenta una leve taquicardia y una ligera hipotensión ortostática. Por lo demás, la exploración es normal, **excepto el abdomen, que está distendido, timpánico y un tanto sensible en toda su extensión, pero sin rebote ni sensibilidad localizada**. Los ruidos intestinales tienen una calidad de crescendo-decrescendo con periodos de hiperactividad y lapsos de silencio. No hay heces en el recto. El recuento de glóbulos blancos es de 14 000/mm³ y el hematocrito es de 44%.*

P: ¿Cuál es el diagnóstico más probable?

R: Lo más probable es que se trate de una obstrucción del intestino delgado, aunque otros problemas, como el íleo, podrían tener un cuadro clínico similar.

El siguiente paso es obtener una radiografía abdominal.

P: ¿Qué radiografía abdominal se justifica?

R: Es necesaria una serie obstructiva, que por lo regular incluye una **Rx de tórax posterior-anterior y lateral en posición vertical, así como una radiografía de abdomen plana y vertical.**

P: ¿Cómo interpretaría esta serie radiográfica (figs. 8-1 y 8-2)?

R: Estas radiografías, que son las más típicas para la obstrucción del intestino delgado, muestran múltiples niveles de aire-líquido en el intestino delgado y ninguna evidencia de aire en el colon o el recto. También puede obtenerse una tomografía computarizada (TC) con contraste si la serie obstructiva no es adecuada o el paciente tiene una historia compleja, como neoplasia o radiación previas (fig. 8-3).

No hay evidencia de una complicación como perforación o necrosis del intestino.

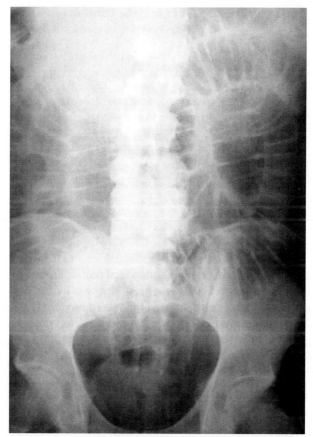

Figura 8-1. Radiografía simple del abdomen supino que muestra una obstrucción intestinal. (De McKenney MG, Mangonon PC, Moylan JA, eds. *Understanding Surgical Disease: The Miami Manual of Surgery.* Philadelphia: Lippincott-Raven; 1998:139).

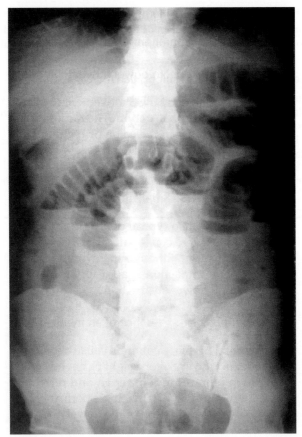

Figura 8-2. Radiografía de abdomen vertical que muestra una obstrucción intestinal. Observe los niveles de aire-líquido. Juntas, las figuras 8-1 y 8-2 constituyen una "serie obstructiva". (De McKenney MG, Mangonon PC, Moylan JA, eds. *Understanding Surgical Disease: The Miami Manual of Surgery*. Philadelphia: Lippincott-Raven; 1998:139).

P: ¿Cuál es el estado de líquidos y electrolitos previsto para la paciente?

R: Es de esperar una deshidratación debida al vómito y a la escasa ingesta oral. Además, el cuadro metabólico habitual comprende una alcalosis por contracción con hipocalemia, que se desarrolla como resultado de un proceso de varios pasos. Cuando hay secreción de H^+ en el estómago, se segrega HCO_3^- en el plasma. Para mantener la neutralidad, también se secreta Cl^- en el estómago. Con el vómito, se produce una pérdida de H^+, Na^+, Cl^- y agua, lo que conduce a la alcalosis y a la contracción del volumen. En respuesta a este estado, el riñón retiene ante todo Na^+ a expensas de la pérdida en orina de H^+ y K^+.

P: ¿Cómo corregiría este problema metabólico?

R: La corrección de este déficit requiere la rehidratación con líquidos intravenosos (IV) que contengan sodio y potasio. De manera habitual, la alcalosis se corrige por sí sola tras la rehidratación, si la función renal es normal.

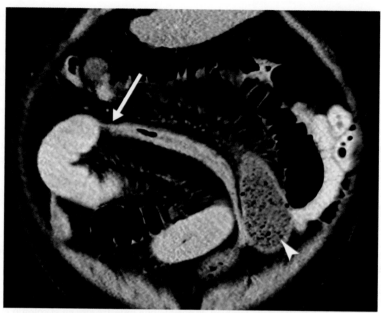

Figura 8-3. Tomografía computarizada (TC) de una obstrucción del intestino delgado. La TC reconstruida en plano coronal demuestra la transición abrupta (flecha) entre el intestino delgado dilatado y no dilatado en este paciente con enteritis por radiación que causa obstrucción del intestino delgado. El signo de las heces del intestino delgado (punta de flecha) también es evidente. (De Klein J, Brant WE, Helms CA, Vinson EN. *Brant and Helms' Fundamentals of Diagnostic Radiology*, 5th ed. Wolters Kluwer Health; 2018, Fig. 40-22).

P: ¿Cuál es el plan general de gestión?

R: Es necesario rehidratar y evaluar el estado general de la paciente. Por **regla general, es seguro manejar las obstrucciones del intestino delgado con drenaje nasogástrico (NG) y líquidos IV, si no hay signos clínicos de intestino isquémico o peritonitis**. Esta estrategia de manejo puede durar varios días **en ausencia de leucocitosis marcada, fiebre, acidosis o sensibilidad localizada** y sin hallazgos radiográficos que sugieran isquemia, obstrucción de asa cerrada o perforación. La **exploración física periódica**, los **estudios de laboratorio** y la **radiografía abdominal** son partes importantes del plan de observación.

La paciente mejora durante los días siguientes. El dolor y la distensión desaparecen, y de nuevo se manifiesta apetito.

P: ¿Cuál sería el plan de gestión en este momento?

R: Lo apropiado sería retirar la sonda nasogástrica y comenzar a alimentar a la paciente. Si ésta tolera la comida, entonces el alta es apropiada. No es necesario realizar más radiografías u otras evaluaciones. **Muchas obstrucciones del intestino delgado, en particular aquellas adhesivas del intestino delgado o las incompletas, se resuelven con un tratamiento no quirúrgico.**

El diagnóstico final es el de adherencias secundarias a la apendicectomía anterior; este diagnóstico es presuntivo en el sentido de que no hay manera de probarlo de forma específica, excepto en la laparotomía. La paciente debe volver si los síntomas reaparecen.

P: ¿Cambian de algún modo la evaluación inicial y el manejo como resultado de los siguientes hallazgos?

Variación del caso 8.1.1. Duración de un día de la enfermedad actual

♦ Se sospecharía de una obstrucción más proximal en el tracto gastrointestinal. Este tipo de obstrucciones suelen mostrar menos distensión abdominal en la exploración física. El manejo no cambia.

Variación del caso 8.1.2. No hay cirugía abdominal previa

♦ Las adherencias pueden desarrollarse sin cirugía previa, pero también es preciso suponer otras causas como una **hernia, tumores del intestino delgado o grueso, tumores metastásicos al intestino o procesos inflamatorios.**

Variación del caso 8.1.3. Heces hemopositivas en el recto

♦ Se justifica una mayor sospecha de **tumor obstructivo o** de **intestino isquémico.**

Variación del caso 8.1.4. No hay movimientos intestinales pero sigue habiendo flatos

♦ Si el paciente no presenta movimientos intestinales pero sigue teniendo flatos, se denomina **obstrucción parcial del intestino delgado.** La imagen radiográfica puede exhibir los hallazgos habituales, pero también es posible que muestre aire en el colon o el recto. Es más factible que la obstrucción parcial del intestino delgado se resuelva sin cirugía, en tanto que la probabilidad de que tenga una complicación como isquemia o perforación es menor.

Variación del caso 8.1.5. Pequeña cantidad de diarrea

♦ Este hallazgo también es típico de una **obstrucción parcial.** De igual modo, hay que sospechar impactación fecal y estreñimiento grave como causas de la diarrea. La gastroenteritis es otra posible explicación, aunque el cuadro general no es típico de este diagnóstico. Es apropiado efectuar un examen para impactación fecal. Por lo demás, debe tratarse a la persona por una obstrucción parcial del intestino delgado.

Variación del caso 8.1.6. Presencia de una hernia inguinal

♦ Una hernia inguinal, causa común de obstrucción, puede pasar desapercibida en el preoperatorio en pacientes con sobrepeso o con alteraciones de la conciencia (fig. 8-4). Si está presente, esta condición requiere **una reparación urgente y el alivio de la obstrucción intestinal** debido al riesgo de estrangulación.

Variación del caso 8.1.7. Melanoma de nivel 4 de Clark que fue extirpado hace 2 años

♦ El melanoma es el tumor más común que hace metástasis en el intestino. Con frecuencia se manifiesta como una obstrucción intestinal y puede presentarse muchos años o incluso décadas después. Las obstrucciones relacionadas con el tumor a menudo no se resuelven con un tratamiento no quirúrgico, así que la cirugía está indicada. Aun de este modo, el tumor suele ser extenso y la resección quirúrgica no es posible. El paciente tiene que someterse a una laparotomía para establecer el diagnóstico y aliviar la obstrucción. Las causas comunes de obstrucción intestinal se muestran en la figura 8-5.

♦ **Incluso un paciente con un tumor conocido puede tener una obstrucción por otra causa, como las adherencias.** Sin embargo, si se trata de un tumor irresecable, el pronóstico es malo.

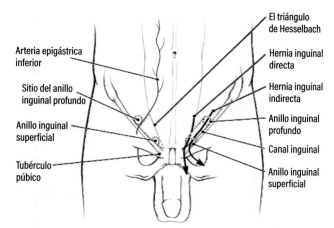

A Anatomía inguinal

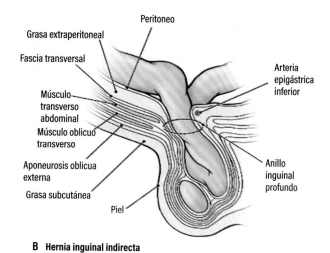

B Hernia inguinal indirecta

Figura 8-4. Hernias inguinales. **A:** Relaciones anatómicas y curso a través de la pared abdominal. **B:** Hernia inguinal indirecta que sale de la cavidad abdominal lateral a los vasos epigástricos inferiores y pasa por el canal inguinal. **C:** Hernia inguinal directa que sale de la cavidad abdominal medial a los vasos epigástricos inferiores. (De Detton AJ. *Dissector de Grant*, 16th ed. Wolters Kluwer Health; 2016, Fig. 4-12).

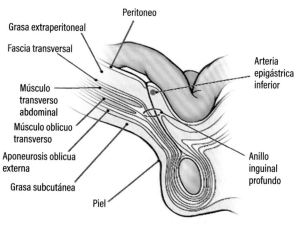

C Hernia inguinal directa

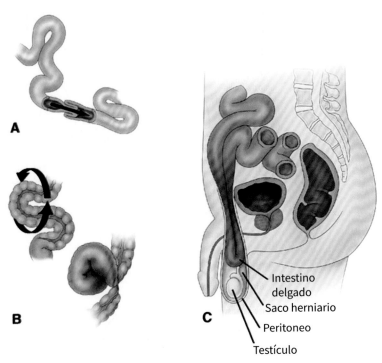

Figura 8-5. Tres causas de obstrucción intestinal. **A:** Intususcepción: invaginación o acortamiento del colon causado por el movimiento de un segmento del intestino dentro de otro. **B:** Vólvulo del colon sigmoide. La torsión es en sentido contrario a las agujas del reloj en la mayoría de los casos. Observe el intestino edematoso. **C:** Hernia (inguinal). El saco de la hernia es una continuación del peritoneo del abdomen. El contenido herniario es el intestino, el epiplón u otros contenidos abdominales que pasan a través del orificio herniario al saco herniario. (De Hinkle JL, Cheever KH. *Brunner & Suddarth's Textbook of Medical-Surgical Nursing*, 14th ed. Wolters Kluwer Health; 2017, Fig. 47-5).

Variación del caso 8.1.8. Cáncer de ovario antes extirpado

◆ El cáncer de ovario puede **reaparecer de manera local o en forma de tachones peritoneales**, lo que provoca una obstrucción. El tratamiento es similar al del melanoma (*véase* la Variación del caso 8.1.7). La **citorreducción de los tumores de ovario incurables puede mejorar la supervivencia** y merece considerarse.

Variación del caso 8.1.9. Cáncer de mama metastásico tratado con quimioterapia hace 1 año

◆ El cáncer de mama metastásico también puede manifestarse como una obstrucción intestinal. El tratamiento es similar al utilizado en la Variación del caso 8.1.7.

Variación del caso 8.1.10. Sensibilidad abdominal localizada con rebote

◆ La **sensibilidad localizada** con otros signos y síntomas de obstrucción intestinal debe alertar al clínico de la presencia de una **posible complicación grave**, como obstrucción de asa cerrada, perforación, isquemia o absceso. La sensibilidad localizada es **indicativa** de que resulta necesaria la **exploración quirúrgica** en vez de la observación.

Variación del caso 8.1.11. **Recuento de leucocitos de 24 000/mm³**

♦ La leucocitosis marcada es otro indicador de una complicación grave y justifica la exploración.

Variación del caso 8.1.12. **Acidosis metabólica moderada**

♦ La acidosis metabólica sin otra causa evidente hace sospechar un **intestino isquémico o necrótico.** Según el estado general del paciente y los hallazgos radiográficos, hay dos opciones: 1) la exploración urgente o, 2) la arteriografía mesentérica para comprobar la existencia de una lesión oclusiva arterial antes de poder realizar la exploración si, desde la perspectiva clínica, el intestino no parece necrótico o perforado.

Variación del caso 8.1.13. **Temperatura de 39.4 °C (103 °F)**

♦ Este grado de temperatura, que indica una perforación intestinal o un proceso isquémico con sepsis, amerita exploración.

Caso 8.2   Dolor abdominal tipo cólico con mejoría parcial

Usted ingresa a una persona de 38 años de edad con hallazgos abdominales similares a los de la paciente del caso 8.1. Decide que su nuevo sujeto tiene una obstrucción del intestino delgado y no hay evidencia de complicaciones. Coloca una sonda nasogástrica, corrige las anomalías de líquidos y electrolitos, y planea seguir la evolución de la obstrucción. Con la observación y las exploraciones seriadas, nota una **mejoría parcial** *con algo de flato y una pequeña defecación. Decide retirar la sonda nasogástrica porque el paciente ha progresado. Cuando lo hace, la persona presenta náusea y distensión durante las siguientes 6 horas, y parece que la obstrucción ha reaparecido.*

P: ¿Cuál es el siguiente paso?

R: El paciente, al que le ha fallado el tratamiento no quirúrgico, debe ir a la sala de operaciones para una laparotomía exploratoria.

Decide explorar a este paciente.

P: ¿Cuál es el hallazgo operativo más probable?

R: Esta banda puede ser única, al afectar una pequeña cantidad de intestino, o múltiple, con incidencia en diferentes porciones del mismo. **Lo más probable es que se trate de una banda adhesiva de tejido cicatricial proveniente de la intervención anterior que está ocluyendo un segmento del intestino.**

P: ¿Qué operación realizaría?

R: La lisis de las adherencias para liberar toda la sección del intestino implicado sería apropiada. De manera típica, se encuentra una banda que es muy obstructiva, con el intestino distendido proximalmente y vacío en sentido distal. Esto confirma en definitiva el diagnóstico de obstrucción del intestino delgado.

P: ¿Cuál es su plan posoperatorio?

R: El paciente permanece en restricción de ingesta por boca (NPO, *nil per os*). Con una sonda NG durante varios días hasta que la función intestinal se recupera. Una vez reanudada la alimentación, es posible dar el alta al sujeto. La mayoría de quienes han sido sometidos a una lisis de adherencias se curan de la obstrucción en un tiempo breve. El seguimiento consiste, ante todo, en la observación de la herida para comprobar si hay algún signo de infección. Ningún tratamiento conocido en la actualidad evita la reaparición de las adherencias o de la obstrucción a largo plazo.

Caso 8.3 Dolor abdominal tipo cólico con signos de obstrucción del intestino delgado

Le piden que atienda en el servicio de urgencias a un paciente de 46 años de edad, quien presenta los signos y síntomas de una obstrucción del intestino delgado.

P: ¿Cómo influiría cada una de las siguientes radiografías en su toma de decisiones?

Variación del caso 8.3.1. **Obstrucción en asa cerrada (fig. 8-6)**

◆ Por lo común, una banda adhesiva ocluye la entrada y la salida de un asa intestinal, lo cual favorece que las secreciones y el aire se acumulen en el asa y la distiendan. El asa puede volverse isquémica a causa de la obstrucción del flujo sanguíneo por la torsión del flujo de sangre o por la banda adhesiva que bloquea la irrigación sanguínea. El asa también puede perforarse. El paciente debe ser explorado con urgencia tras la reanimación.

Al explorar al paciente de la Variación del caso 8.3.1, usted encuentra un solo asa intestinal que se ha retorcido alrededor de una adherencia, ocasionando una obstrucción del asa. La desenrolla y corta la adherencia. Al volver a inspeccionar el segmento de intestino antes retorcido, observa que parece viable pero edematoso y, sin duda, lesionado.

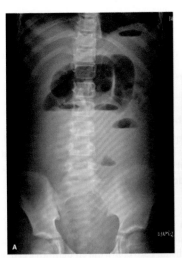 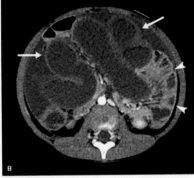

Figura 8-6. Obstrucción del intestino delgado de asa cerrada. **A:** Radiografía de abdomen vertical en un paciente con dolor abdominal y vómito que muestra asas de intestino delgado dilatadas con múltiples niveles de aire-líquido. Hay escasez de gas intestinal colónico. **B:** Imagen axial de tomografía computarizada con contraste que muestra asas del intestino delgado dilatadas y llenas de líquido (flechas) y el intestino delgado distal descomprimido (puntas de flecha), consistente con una obstrucción del intestino delgado. Las asas dilatadas muestran un hiporrealce relativo de la pared intestinal, que sugiere isquemia. En la cirugía, se encontró que el paciente tenía una obstrucción de asas cerradas con intestino necrótico debido a una adherencia de una apendicectomía previa. (De Klein J, Brant WE, Helms CA, Vinson EN. *Brant and Helms' Fundamentals of Diagnostic Radiology*, 5th ed. Wolters Kluwer Health; 2018, Fig. 69-19).

P: ¿Qué opciones consideraría en el manejo de este paciente?

R: Muchos cirujanos prefieren esta operación de "reevaluación o segundo vistazo", un método probado y seguro en el manejo de los pacientes. El principal escollo en este manejo es retrasar la segunda operación. Los médicos pueden creer que el paciente está bien después de la primera cirugía y que no necesita la segunda, cuando en realidad el intestino está isquémico. Aunque puede no perforarse y hacer que el individuo enferme durante varios días, para cuando es evidente, está mucho más enfermo. Por ende, la demora puede poner en peligro a los pacientes. **La cuestión principal es si el intestino es viable. Si la observación no proporciona una indicación definitiva, es necesario realizar una resección y una reanastomosis o una operación de "reevaluación o segundo vistazo". Ésta es una reexploración planificada 24 horas después para inspeccionar el intestino dudoso. La resección de cualquier intestino isquémico o necrótico, seguida de una anastomosis, restablece la continuidad del intestino.**

Variación del caso 8.3.2. **Dolor abdominal tipo cólico y aire libre en la cavidad peritoneal**

♦ La exploración es indispensable para resolver este problema. Si el aire libre se produjo durante la observación por una obstrucción del intestino delgado, lo más probable es que se deba a una perforación isquémica o a una perforación por sobreexpansión del intestino. Por tanto, parte del proceso de observación incluye la supervisión del grado de distensión intestinal en las radiografías.

P: ¿Cómo podrían diferir los hallazgos operativos en el mismo paciente, con aire libre en la radiografía abdominal?

R: Los hallazgos quirúrgicos en este paciente podrían ser similares a los del individuo anterior con el descubrimiento adicional de una perforación en el asa intestinal distendida. Lo más probable es que esto requiera resección.

Variación del caso 8.3.3. **Dolor abdominal tipo cólico y hernia inguinal**

♦ **Este paciente tiene evidencia de una obstrucción del intestino delgado y el intestino dentro de un saco herniario. Es imprescindible efectuar una exploración urgente tras una reanimación rápida.**

Usted decide explorar a un paciente con una hernia inguinal encarcelada y una obstrucción del intestino delgado.

P: ¿Cuáles son las opciones de tratamiento quirúrgico?

R: El manejo puede diferir dependiendo de lo enfermo que parezca el paciente. En un sujeto más o menos estable sin signos de enfermedad sistémica, la exploración a través de una incisión en la ingle es apropiada. El cirujano puede explorar la hernia, inspeccionar el intestino y devolverlo a la cavidad peritoneal, si es viable, y reparar la hernia.

En un paciente que luzca enfermo, se prefiere la exploración a través de una incisión abdominal en la línea media. Esto propicia una inspección más completa de todo el intestino. Si éste es dudoso o está necrótico, es posible la observación hasta que sea viable, o bien, la resección y reanastomosis. El cirujano puede reparar la hernia con una malla si no hay signos de infección o perforación. En caso de que cualquiera de estas condiciones esté presente, se puede efectuar una reparación tisular sin malla, si el paciente está estable.

Caso 8.4 Lesión del intestino durante la lisis de las adherencias

Usted se encuentra explorando a una persona de 60 años de edad con una obstrucción del intestino delgado que presenta adherencias en particular densas. En el proceso de lisado de una de ellas, entra en la luz del intestino.

P: ¿Cuáles son las opciones de manejo?

R: Una enterotomía no planificada es un acontecimiento indeseable cuando se produce durante la lisis de las adherencias. Si los orificios son pequeños, la reparación primaria es adecuada. Si son grandes, múltiples o implican un intestino adherido de manera densa, el segmento de intestino afectado puede requerir una resección.

P: ¿Qué problemas puede prever en el posoperatorio?

R: El mayor riesgo de una enterotomía es una fuga posoperatoria y el desarrollo de una **fístula del intestino delgado**.

Caso 8.5   Dolor abdominal tipo cólico tras una neumonía

En el servicio médico, se le pide que vea a un paciente de 49 años de edad que se está recuperando de una neumonía. Hace poco tiempo ha presentado distensión abdominal, náusea y dolor abdominal tipo cólico.

P: ¿Qué puede causar la distensión?

R: Los pacientes con otras enfermedades múltiples como insuficiencia cardiaca, sepsis o enfermedad pulmonar obstructiva crónica puede parecer que tienen una obstrucción intestinal. Este paciente podría tener una obstrucción del intestino delgado; si esto está presente, se justifica el tratamiento como se describe en los casos anteriores. Sin embargo, la distensión tiene muchas causas adicionales, como **íleo paralítico, deglución de aire y estreñimiento**. El íleo es un estado de parálisis en el que el intestino no puede mantener el peristaltismo. Se producen náusea, vómito y distensión abdominal y, desde el punto de vista funcional, no puede pasar nada por el intestino.

P: Si no está seguro del diagnóstico de obstrucción del intestino delgado en una situación compleja como ésta, ¿hay alguna forma de confirmarlo sin necesidad de operar?

R: Si no tiene certeza del diagnóstico o si el drenaje nasogástrico sólo conduce a una mejoría parcial, se justifica **una serie de GI superior con seguimiento del intestino delgado o una TC con contraste oral antes de tomar la decisión de explorar al paciente**. En caso de que el intestino esté obstruido, el contraste se detiene en la obstrucción, y esto establece el diagnóstico.

El estreñimiento grave también debería ser evidente con este estudio, aunque un colon lleno de heces suele ser visible en una radiografía simple del abdomen. Si el contraste llega al colon y, por último, al recto, no hay obstrucción intestinal mecánica, y la cirugía no ayudará. El tratamiento del estreñimiento consiste en enemas y desimpactación, no en cirugía. El íleo paralítico por muchas causas también puede producir síntomas de obstrucción. Es posible que dé lugar a un peristaltismo deficiente y a un tiempo de tránsito lento, como se observa en el seguimiento del intestino delgado.

Caso 8.6   Dolor abdominal en un adulto mayor

Una persona de 70 años de edad acude al servicio de urgencias con una historia de un día de náusea, vómito y dolor abdominal cada vez más intenso. El paciente tiene fiebre baja y una leve distensión del abdomen, que no es timpánica y es un poco sensible. El dolor parece mucho más intenso que sus hallazgos abdominales. La radiografía del abdomen muestra un íleo inespecífico.

En la evaluación inicial, se comprueba que el paciente está estable, con una presión arterial (PA) de 140/85 mm Hg (valor de referencia). Hay un recuento de leucocitos de 15 000/mm³ y no hay acidosis.

P: ¿Cuál es el siguiente paso?

R: Con base en los hallazgos iniciales, la sospecha de un **intestino isquémico** resulta apropiada. Dos enfoques son posibles.

1. Proceder a la sala de operaciones si se cree que el paciente tiene intestino necrótico.
2. Realizar una evaluación adicional antes de tomar una decisión de manejo.

En este caso, dado que el paciente parece estable y carece de indicios claros de necrosis, lo más probable es que no sea necesario llevar a cabo más evaluaciones. **Mientras se procede a una reanimación agresiva, hay que asegurarse de que el sujeto está bien oxigenado y perfundido, y continuar con el estudio.** Cuando un paciente presenta un dolor desproporcionado con respecto a los hallazgos de la exploración física, tiene que sospecharse una isquemia mesentérica. Si existe suposición de ésta, debe realizarse una angiografía por TC o una angiografía formal.

El paciente es sometido a una angiografía que muestra una oclusión crónica de la arteria celíaca y de la arteria mesentérica superior con formación de colaterales que inducen isquemia (fig. 8-7). En términos clínicos, el paciente mejora tras la administración de antibióticos e hidratación.

P: ¿Cuál es el siguiente paso?

R: Lo más razonable es que el paciente haya tenido un evento isquémico que se ha resuelto por el momento, pero **tal vez se repita**. El próximo episodio podría ser peor y provocar una necrosis intestinal. Usted ha establecido una anormalidad anatómica en la angiografía. La reparación de este defecto evitaría con toda probabilidad la reaparición de la isquemia. El paciente debe someterse a una **revascularización** urgente de la circulación mesentérica.

El paciente pasa por la revascularización con éxito.

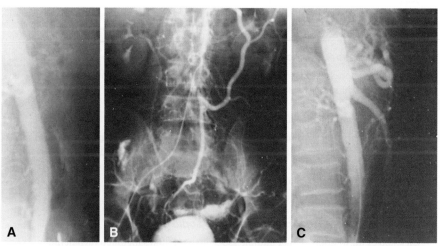

Figura 8-7. A: El aortograma lateral preoperatorio demuestra la oclusión total de las arterias celíaca y mesentérica superior. **B:** La vista anteroposterior con inyección selectiva exhibe un gran flujo colateral de la arteria mesentérica inferior a la superior. **C:** La angiografía posoperatoria demuestra que las arterias celíaca y mesentérica superior son ampliamente patentes tras la endarterectomía transaórtica. (Reproducido con autorización de Mulholland MW, Lillemoe KD, Doherty G, *et al. Greenfield's Surgery*, 5th ed., Philadelphia: Lippincott Williams & Wilkins; 2010).

P: ¿Qué plan de gestión a largo plazo es el adecuado?

R: La mayoría de los cirujanos pondrían al paciente en tratamiento antiplaquetario. Además, está justificada la evaluación de la presencia de enfermedades cardiacas y vasculares periféricas, ya que quizá estén presentes y afecten la supervivencia.

Caso 8.7 Dolor abdominal con sospecha de isquemia mesentérica

Una persona de 75 años de edad, similar al paciente del caso 8.6, acude al servicio de urgencias. Según la historia y la exploración física, la isquemia mesentérica es una posibilidad.

P: ¿Cómo influirían los siguientes hechos en su evaluación?

Variación del caso 8.7.1. *Empeoramiento significativo del dolor en la siguiente hora*

◆ La preocupación de que el paciente tenga un intestino necrótico debe hacer que se proceda a la sala de operaciones. Es preciso consultar a un cirujano vascular y, de manera ideal, colocar al paciente en una mesa de quirófano donde sea factible realizar una angiografía y la colocación de una endoprótesis (*stent*). De este modo, es viable efectuar la evaluación de los vasos mesentéricos y la revascularización, si está indicada.

Variación del caso 8.7.2. *Recuento de leucocitos de 24 000/mm³*

◆ Debe sospecharse de isquemia, necrosis o perforación con infección. La mayoría de los cirujanos considerarían esto como una señal para proceder a la sala de operaciones.

Variación del caso 8.7.3. *Recuento de leucocitos de 2500/mm³*

◆ Sus preocupaciones deben ser similares a las de la Variación del caso 8.7.2. Los individuos de edad avanzada, en particular, a veces responden a la sepsis abrumadora con leucopenia, a menudo con un marcado desplazamiento hacia la izquierda.

Variación del caso 8.7.4. *Acidosis metabólica de moderada a grave*

◆ Sus preocupaciones deben ser similares a las de un paciente que tiene un recuento de leucocitos de 24 000/mm³ (véase la Variación del caso 8.7.2).

Variación del caso 8.7.5. *Fibrilación auricular*

◆ Debe sospecharse una **embolización** hacia el intestino por un trombo en la aurícula izquierda asociado a una fibrilación auricular. Según el estado general del paciente, es posible realizar una angiografía de la circulación mesentérica antes de la exploración; lo más probable es que ésta sea necesaria. El émbolo puede extraerse y el flujo arterial restablecerse, si está indicado.

Variación del caso 8.7.6. *Antecedentes de soplo abdominal*

◆ Un soplo es un sonido vascular audible asociado a un flujo sanguíneo turbulento que se escucha en la auscultación. Un soplo puede sugerir **estenosis de los vasos celiacos y mesentéricos entre otros diagnósticos como un aneurisma aórtico**. Es preciso llevar a cabo una evaluación que incluya una ecografía o una angiografía por TC. La mayoría de los pacientes con isquemia intestinal no presentan soplos.

Variación del caso 8.7.7. **Un hematocrito de 55%**

◆ Las probabilidades se inclinan a que la policitemia sea **secundaria a una deshidratación grave,** que podría corregirse con rehidratación. Ésta constituye la terapia. Aunque la policitemia vera es menos frecuente en pacientes de edad avanzada, también puede darse. Se trata de un **estado hipercoagulable** y, al igual que otras condiciones de este tipo, puede causar estasis, bajo flujo y trombosis en los lechos vasculares mesentéricos. El tratamiento de la policitemia primaria consiste en flebotomía e hidratación. La angiografía aún debe realizarse para la planificación operativa. La policitemia como evento secundario también es posible que se halle asociada a la EPOC y, de acuerdo con el estado del paciente, sería apropiada una evaluación pulmonar.

Variación del caso 8.7.8. **Antecedentes de insuficiencia cardiaca congestiva**

◆ La insuficiencia cardiaca congestiva puede asociarse a estados de bajo flujo en la circulación mesentérica. Una angiografía puede confirmar un **estado no oclusivo de bajo flujo** en una presunta combinación de insuficiencia cardiaca congestiva e isquemia mesentérica. El tratamiento de este estado conlleva la infusión mesentérica directa de un vasodilatador como la papaverina y esfuerzos para mejorar el gasto cardiaco.

Variación del caso 8.7.9. **Antecedentes de disección aórtica torácica**

◆ La disección aórtica puede ocluir cualquier orificio vascular de la aorta. La combinación de disección e isquemia mesentérica sugiere una oclusión relacionada con la disección. La angiografía permite el diagnóstico y la planificación de la corrección quirúrgica.

Variación del caso 8.7.10. **Presión arterial de 90/60 mm Hg (en el servicio de urgencias)**

◆ La combinación de sospecha de isquemia mesentérica e hipotensión puede indicar isquemia, lo que ocasiona sepsis e hipotensión, o solo hipotensión, que provoca isquemia no oclusiva debido al bajo flujo. A fin de diagnosticar de manera correcta el problema, es posible recurrir a la evaluación general del paciente, la medición de la hemodinámica, la angiografía o la cirugía.

Variación del caso 8.7.11. **Diarrea con sangre**

◆ Esto sugiere un **segmento isquémico del colon con necrosis de al menos la mucosa,** y posterior descamación. El siguiente paso en la evaluación es la **sigmoidoscopia** para valorar el colon. Si hay necrosis en todo el espesor, es necesario **explorar** y resecar. Si sólo hay **isquemia de la mucosa,** es posible evitar la resección al **optimizar la hemodinámica y la administración de antibióticos,** y al aplicar una estrecha observación.

Los estudios de laboratorio revelan que el paciente está acidótico, con un pH sanguíneo de 7.14 y un recuento de leucocitos de 25 000/mm³. Usted decide que quizá haya intestino necrótico y que la exploración abdominal está justificada.

P: ¿Cómo debería manejar las siguientes situaciones operativas?

Variación del caso 8.7.12. **Necrosis del colon izquierdo**

◆ Es necesaria la resección del colon hasta los bordes bien perfundidos. Si el paciente está estable y las condiciones son favorables, la reanastomosis del colon puede ser apropiada. De no ser así, hay fundamentos para ejecutar una colostomía y una operación de bolsa de Hartmann (grapado del colon distal cerrado y colocado de nuevo en el abdomen) (fig. 8-8).

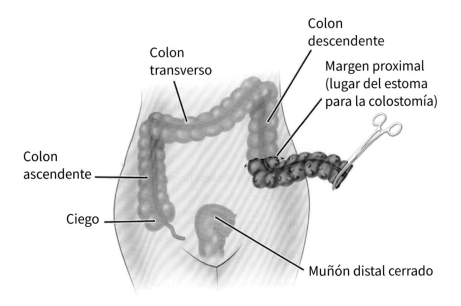

Figura 8-8. Procedimiento de Hartmann para la diverticulitis: resección primaria para la diverticulitis del colon. El segmento afectado (pinza adjunta) se ha dividido en su extremo distal. En una anastomosis primaria, se secciona el margen proximal (línea de puntos) y se une el intestino de extremo a extremo. En un procedimiento en dos fases, se construye una colostomía en el margen proximal con el muñón distal sobrecosido (procedimiento de Hartmann, como se muestra) y el muñón se deja en la pelvis. El muñón distal puede ser llevado a la superficie como una fístula mucosa si hay preocupación por el flujo de sangre. La segunda etapa consiste en la extracción de la colostomía y la anastomosis. (De Hinkle JL, Cheever KH. *Brunner & Suddarth's Textbook of Medical-Surgical Nursing*, 14th ed. Wolters Kluwer Health; 2017, Fig. 47-4).

Variación del caso 8.7.13. **Necrosis de los intestinos desde el ligamento de Treitz hasta el colon transverso**

◆ En la mayoría de los casos, se trata de una situación grave. Debe considerarse la posibilidad de cerrar el abdomen sin resección en los pacientes de edad avanzada y en aquéllos con afecciones comórbidas importantes, de modo que los sujetos sucumban a la enfermedad. La resección quirúrgica sería apropiada en individuos más jóvenes. La resección de la mayor parte del intestino es adecuada en estos pacientes, intervención que los deja con un síndrome de intestino corto y la necesidad de nutrición parenteral total (NPT) crónica o de trasplante de intestino delgado.

Variación del caso 8.7.14. **Necrosis de 61 cm (2 pies) de yeyuno e isquemia del intestino adyacente**

◆ Es necesaria la resección del intestino necrótico hasta el borde sano, con reanastomosis realizada en condiciones favorables. Si hay dudas sobre la viabilidad del intestino, o si el paciente está inestable, se puede dejar el intestino en discontinuidad, y se tiene que ejecutar un procedimiento de "reevaluación o segundo vistazo" al día siguiente. Si el paciente no es un buen candidato para una anastomosis debido a comorbilidades o a la salud del intestino, otra alternativa es una yeyunostomía, que permite observar de forma directa la viabilidad del intestino. Como no hay anastomosis intestinal, no existe riesgo de rotura de ésta. Los pacientes también pueden beneficiarse de la angiografía mesentérica intraoperatoria o posoperatoria para permitir la evaluación de la vasculatura.

*Variación del caso 8.7.15. **Isquemia, pero sin necrosis, de los intestinos y oclusión aguda del origen de la arteria mesentérica superior***

◆ En esta situación, es deseable revascularizar el intestino. La arteria mesentérica superior debe ser expuesta y la oclusión, removida o puenteada. A continuación, es posible inspeccionar la viabilidad del intestino y manejarlo en consecuencia. Además, estos pacientes son sujetos ideales para la angiografía mesentérica preoperatoria.

*Variación del caso 8.7.16. **Isquemia intestinal con múltiples áreas puntiformes de necrosis en todo el yeyuno y el íleon en un paciente con pulso en la arteria mesentérica superior e insuficiencia cardiaca congestiva crónica leve***

◆ Esta presentación sugiere múltiples émbolos pequeños o un estado de bajo flujo. Por supuesto, las áreas necróticas justifican la resección. La optimización posoperatoria de la hemodinámica y una operación de "reevaluación" son un esquema de manejo razonable, aunque el pronóstico es pobre. La angiografía puede demostrar un flujo mesentérico bajo.

*Variación del caso 8.7.17. **Intestinos viables pero isquémicos en un paciente con pulso en la arteria mesentérica superior, aunque con evidencia de un estado de bajo flujo***

◆ El estado hemodinámico de este paciente debe optimizarse. La angiografía preoperatoria y el reconocimiento del estado de bajo flujo se tratarían mejor al maximizar la perfusión vascular que con la cirugía; esto evitaría una operación innecesaria.

ENFERMEDAD INFLAMATORIA INTESTINAL

Asociaciones de cirugía crítica

Si oye/ve...	Piense en...
Colitis de Crohn	Enfermedad crónica, operar las complicaciones
Colitis ulcerosa	Corregir con colectomía
Colitis ulcerosa	Aumento del riesgo de cáncer a lo largo del tiempo
Pólipos de colon	Puede evolucionar hacia cáncer
Cáncer rectal	Terapia neoadyuvante
Cáncer anal	Tratamiento médico definitivo (no quirúrgico)
Neumaturia	Fístula a la vejiga por diverticulitis
Hemorragia diverticular	Por lo común, se detiene de manera espontánea
Flexión esplénica	Área de la cuenca, evitar la anastomosis
Melena	Hemorragia en el colon derecho
Hematoquecia	Sangrado del colon izquierdo (¡pero puede ser engañoso!)

Caso 8.8   Dolor abdominal tipo cólico en paciente con enfermedad de Crohn

Se le pide que vea a un individuo de 24 años de edad en el servicio de urgencias, quien presenta dolor abdominal tipo cólico, náusea y vómito. Los antecedentes son significativos por un historial de 2 años de enfermedad de Crohn del íleon terminal. El paciente recibió en un principio tratamiento con esteroides y ha estado en remisión sin estos compuestos durante 6 meses. El abdomen del paciente está distendido y la serie obstructiva es compatible con una obstrucción del intestino delgado. No hay fiebre ni dolor localizado y tampoco signos de complicaciones, incluyendo la ausencia de acidosis y sólo una leucocitosis leve (recuento de leucocitos = 13 000/mm³).

P: ¿Cuál es el diagnóstico más probable?

R: El diagnóstico que se sospecha es una **obstrucción del intestino delgado secundaria a estenosis del intestino involucrado con la enfermedad de Crohn**, la cual comparte algunas similitudes con la colitis ulcerosa (tabla 8-1).

Tabla 8-1. Enfermedad inflamatoria del colon: características de la enfermedad de Crohn y la colitis ulcerosa

Características	Enfermedad de Crohn	Colitis ulcerosa
Ubicación habitual	Cualquier segmento del colon; la enfermedad ileocólica es la más común.	Recto, colon izquierdo o colon entero
Características anatómicas y clínicas	Distribución por segmentos, áreas de salto Inflamación con fisuras profundas Pared intestinal engrosada, estenosis fibrosa Abscesos, fístulas Sangrado rectal común y continuo Granulomas no caseificantes Linfadenopatía mesentérica Úlceras aftosas focales Ulceración profunda con aspecto de adoquín Estructuras Enfermedad perianal	Enfermedad continua: ~50% involucra sólo el recto, la mitad es pancolitis, 10-20% involucra el íleon terminal Enfermedad de la mucosa: ulceración epitelial y abscesos de la cripta Sangrado rectal Tasa de estenosis intestinal; debe hacer sospechar de cáncer No hay enfermedad perianal
Características radiológicas	Serie gastrointestinal superior con seguimiento del intestino delgado El estudio de enteroclisis muestra el "signo de la cuerda": estrechamiento del íleon terminal por edema.	Ulceraciones de la mucosa con islas de mucosa intacta (seudopólipos)
Manejo médico	Esteroides para los brotes agudos Fármacos inmunosupresores Metronidazol para la enfermedad perianal	Esteroides para la enfermedad aguda ácido 5-aminosalicílico para la prevención de recaídas

(continuación)

Características	Enfermedad de Crohn	Colitis ulcerosa
Historia natural	Rara vez se produce una remisión completa Tiende a la obstrucción, la infección local y las fístulas Mala alimentación Mayor incidencia de carcinoma, pero menos que en la colitis ulcerosa	Mayor incidencia de carcinoma que aumenta progresivamente con la duración

P: ¿Cómo podría confirmar el diagnóstico?

R: La **TC del abdomen** sería útil porque podría demostrar la zona de estenosis intestinal en el íleon terminal (fig. 8-9). También tendría la posibilidad de ayudar a determinar la existencia de cualquier complicación, como la perforación o la formación de un absceso o una fístula. Además, podría sugerir otro diagnóstico (p. ej., un tumor).

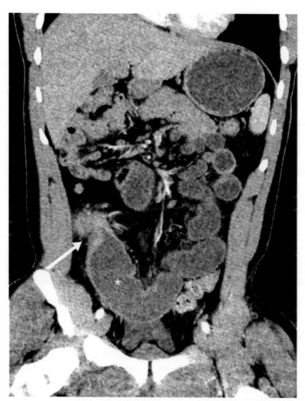

Figura 8-9. Enfermedad de Crohn con estenosis del íleon terminal. La imagen coronal de una enterografía por tomografía computarizada muestra el engrosamiento de la pared y la inflamación de un segmento corto del íleon terminal (flecha). El intestino proximal al segmento inflamado está dilatado (*) como resultado de una estenosis. Las estenosis en la enfermedad de Crohn suelen presentar una combinación de inflamación activa y fibrosis. (De Klein J, Brant WE, Helms CA, Vinson EN. *Brant and Helms' Fundamentals of Diagnostic* Radiology, 5th ed. Wolters Kluwer Health; 2018, Fig. 69-29).

Una TC del abdomen revela un segmento estenótico del intestino en la región del íleon terminal y ninguna otra sugerencia de complicaciones.

P: ¿Cuál es el plan de tratamiento?

R: Si la estenosis es fija, la resección resulta necesaria porque el tratamiento médico no mejorará la obstrucción. Si la obstrucción se debe a una inflamación, el tratamiento médico continuado puede aliviar la obstrucción.

Profun- dizando

El objetivo de la cirugía para la enfermedad de Crohn es aliviar la obstrucción y, al mismo tiempo, preservar la mayor cantidad posible de intestino normal. Esto incluiría el uso de la estricturoplastia, que abre una zona de estenosis al cortar la estenosis en sentido longitudinal y reparándola transversalmente para ampliar el lumen.

P: ¿Qué problemas hay que prever en los próximos años?

R: La reoperación puede ser necesaria; en algunas series, la tasa de ésta llega a 50% por problemas adicionales relacionados con la enfermedad de Crohn. La resección del íleon terminal también tiene el potencial de acarrear problemas porque es responsable de la reabsorción de los ácidos biliares y de la vitamina B_{12}. El deterioro de la absorción de los ácidos biliares puede **causar diarrea, agotamiento de la reserva de sales biliares y malabsorción, así como cálculos de oxalato.** Los cálculos biliares son más frecuentes y puede producirse una deficiencia de vitamina B_{12}.

P: ¿Cómo cambiaría el tratamiento si la TC demostrara una fístula interna entre dos segmentos del intestino delgado?

R: El tratamiento no cambiaría. **Éste se basa en los síntomas del paciente y los problemas activos, no en los hallazgos radiológicos.**

Caso 8.9 Enfermedad perianal en un paciente con enfermedad de Crohn

Se le pide que atienda a un sujeto de 20 años de edad con enfermedad de Crohn y enfermedad perianal. En la exploración, observa un perineo sensible e inflamado.

P: ¿Cómo trataría a este paciente?

R: El estado de este paciente plantea un problema difícil, y la cirugía suele estar indicada sólo para drenar los abscesos perirrectales, si están presentes. El tratamiento de las fístulas superficiales implica la apertura del tracto. Los setones son tubos de plástico o suturas que se colocan a lo largo de la fístula y que permiten que ésta se cierre de manera lenta. Se emplean para las fístulas más profundas a fin de permitir que se produzca la cicatrización sin dañar el esfínter. El **metronidazol** es útil en el tratamiento de la mayoría de los pacientes con problemas perianales.

Caso 8.10   Manejo de la colitis de Crohn

Usted está atendiendo a un paciente de 19 años de edad con una enfermedad de Crohn que afecta al colon.

P: ¿En qué se diferencia la enfermedad de Crohn en el colon de la enfermedad de Crohn en el intestino delgado?

R: La enfermedad de Crohn del recto es un problema desfavorable e implacable que a menudo conduce a la desviación fecal. Cuando la enfermedad se limita al colon, los compuestos de ácido 5-acetilsalicílico tienen algún efecto junto con los esteroides. Cuando la condición se limita al intestino delgado, tales compuestos tienen un impacto reducido. Si hay complicaciones quirúrgicas, suele necesitarse una colectomía subtotal y una ileostomía si el recto está afectado. De no ser así, es posible anastomosar el íleon al colon sigmoide o al recto, y mantener la continencia.

Caso 8.11   Complicaciones de la colitis ulcerosa de larga duración

Una persona de 36 años de edad con un diagnóstico de colitis ulcerosa de larga duración que ha sido tratada de forma médica le consulta para que le aconseje sobre el pronóstico y el tratamiento a largo plazo.

P: ¿Qué recomendaciones le haría?

R: La colitis ulcerosa es una enfermedad de la mucosa limitada a la mucosa y la submucosa, mientras que la enfermedad de Crohn afecta a toda la pared intestinal. **Los individuos con colitis ulcerosa tienen un mayor riesgo de desarrollar cáncer colorrectal, lo cual está relacionado con la duración de su enfermedad y la extensión de la misma.** El riesgo de desarrollar cáncer es en general bajo durante los primeros 10 años de la colitis ulcerosa (2-3%), pero luego aumenta entre 1 y 2% al año. Así pues, el riesgo de cáncer de colon puede llegar a ser de 20% en un paciente que haya padecido colitis ulcerosa durante 20 años. La American Gastroenterological Association recomienda que los pacientes con pancolitis se sometan a una colonoscopia cada 1 a 3 años a partir de los 8 años de la enfermedad. Las lesiones sospechosas, como las estenosis, las lesiones polipoides y las placas de la mucosa, ameritan la realización de una biopsia. Las biopsias aleatorias también son necesarias porque el cáncer de colon de la colitis ulcerosa no siempre sigue la secuencia de pólipo a cáncer; también puede desarrollarse en una superficie mucosa plana. Si se identifica **una displasia grave** en la biopsia, **está indicada la extirpación del colon y del recto.**

La displasia grave es evidente en varias biopsias tomadas durante una colonoscopia reciente.

P: ¿Qué principios quirúrgicos es importante tener en cuenta con respecto al riesgo de cáncer?

R: Los procedimientos que **extirpan toda la mucosa colónica y rectal son curativos** y eliminan el riesgo de cáncer. También es deseable **restaurar la continencia anal** y **establecer una función de reservorio** que permita defecar en momentos convenientes para el paciente. Además, es preciso utilizar un procedimiento que logre estos objetivos de **forma muy fiable y con un bajo riesgo operatorio.**

P: ¿Cuáles son los procedimientos para tratar la colitis ulcerosa?

R: El tratamiento de la colitis ulcerosa involucra varios procedimientos. En el pasado, la proctocolectomía total y la ileostomía eran el enfoque de elección. Independientemente de que el paciente tuviera una ileostomía continente, una ileostomía no resultaba deseable y era preferible una defecación normal. La colectomía subtotal, la mucosectomía (extirpación de la mucosa rectal) y la anastomosis ileorrectal, que todavía está indicada a veces para los pacientes mayores, se convirtieron entonces en los procedimientos de elección. Su tasa de fracaso alcanza 20-50% después de 5 a 10 años.

Ahora se utilizan procedimientos más nuevos, que preservan la continencia anal pero extirpan todo el colon y el recto. Hoy día, el **procedimiento más aceptable es la proctocolectomía total, que elimina la mucosa y, por tanto, el riesgo de cáncer, con la creación de una bolsa ileal (reservorio) y la anastomosis de la bolsa al ano (restablece la continencia) (fig. 8-10).** Las complicaciones tardías son comunes para esta difícil enfermedad, por lo que requiere una operación compleja para la continencia a largo plazo (tabla 8-2).

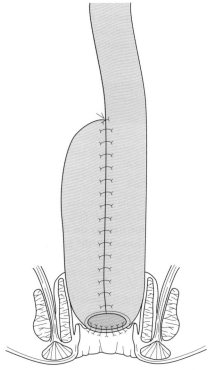

Figura 8-10. Tras una proctocolectomía total por colitis ulcerosa, la reconstrucción gastrointestinal se realiza mediante la creación de una bolsa ileal en J y la anastomosis de la bolsa al ano.

Tabla 8-2. Complicaciones tardías comunes después de una anastomosis con bolsa ileoanal

Reservoritis (30-50%)
Obstrucción del intestino delgado (11-26%)
Cuffitis (5-14%)
Fallo de la bolsa (5-10%)
Fístula (3-12%)
Disfunción sexual: hombres y mujeres (5-20%)
Cáncer: abrazadera o bolsa (poco frecuente)

De Greenfield LJ, Mulholland MW, Lillemoe KD, *et al.*, eds. *Greenfield's Surgery*, 5th ed. Philadelphia: Lippincott Williams & Wilkins; 2010

P: Después de que el paciente se recupere de la cirugía, ¿qué seguimiento a largo plazo es apropiado?

R: Si se extirpa todo el colon y el recto del paciente, el cáncer es muy raro, pero puede presentarse porque es difícil eliminar la totalidad de las células de la mucosa y es posible que el cáncer aparezca en el reservorio. Si la mucosa rectal residual está presente, es indispensable efectuar una proctoscopia con un intervalo de 6 meses a 1 año como vigilancia del carcinoma de colon. (También podría desarrollarse cualquiera de los inconvenientes habituales que ocurrirían tras una cirugía complicada, y el paciente debe recibir educación acerca de estos problemas).

El paciente se recupera de su proctocolectomía total y de la anastomosis ileal, pero vuelve 6 meses después con fiebre, diarrea sanguinolenta y dolor al defecar.

P: ¿Cuál es el diagnóstico más probable?

R: El diagnóstico de sospecha es **reservoritis** ("pouchitis"), que es una inflamación del reservorio de causa desconocida. En la endoscopia se observa una mucosa hemorrágica con edema y pequeñas ulceraciones; este problema se desarrolla hasta en la mitad de los pacientes con una bolsa ileal.

P: ¿Qué tratamiento es el adecuado?

R: El tratamiento es con **metronidazol**, que resuelve el problema en la mayoría de los pacientes.

Caso 8.12 Complicaciones de la colitis aguda

Un paciente de 29 años de edad se presenta con una historia de varios meses de cólicos abdominales, diarrea y una pérdida de peso de 1.5 kg a lo largo de ese tiempo. La diarrea con sangre comenzó esta mañana. A excepción de la diarrea, la historia clínica y la exploración física son normales.

P: ¿Qué evaluación y manejo son adecuados?

R: El paciente puede tener una EII. Es necesario realizar una **colonoscopia** para determinar si la enfermedad patológica es colitis ulcerosa, colitis de Crohn o algún otro proceso. La colitis ulcerosa suele afectar a individuos jóvenes. Esta condición a menudo comienza en el colon distal y en el recto, y puede extenderse en sentido proximal hasta afectar a todo el colon. Por lo regular, sólo incide en la mucosa. Se caracteriza por abscesos en las criptas y ulceraciones elevadas.

La enfermedad de Crohn, un trastorno inflamatorio, puede afectar a cualquier parte del tracto gastrointestinal, desde la boca hasta el ano. Con frecuencia se presenta en forma de lesiones saltadas y afecta a todas las capas de la pared intestinal. Es posible que se produzca una enfermedad perineal grave, incluida una fístula. El tratamiento de ambos padecimientos incluye medicamentos antiinflamatorios, inmunosupresores y antibióticos.

Tras la instauración de la terapia, el paciente se estabiliza y se pone en tratamiento crónico, a la vez que se le da seguimiento clínico con un diagnóstico de colitis ulcerosa. Dos meses más tarde, el sujeto vuelve al servicio de urgencias enfermo de gravedad, con recurrencia de diarrea sanguinolenta, dolor abdominal y distensión. La temperatura es de 38.3 °C (101 °F), la PA es estable y normal, en tanto que la frecuencia cardiaca es de 120 latidos por minuto. El abdomen está distendido y muy sensible.

P: ¿Cuál es el diagnóstico que se sospecha?

R: Habría preocupación por el **megacolon tóxico** en un paciente con colitis ulcerosa y dolor abdominal, distensión, fiebre y diarrea con sangre.

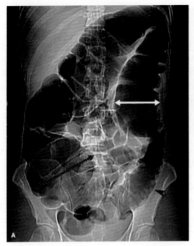
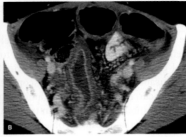

Figura 8-11. Megacolon tóxico. **A:** La radiografía de abdomen en decúbito supino demuestra una marcada dilatación del colon con el ciego que mide 14 cm (flecha roja) y el colon descendente que mide 7 cm (flechas blancas) de diámetro. El patrón de la mucosa del colon descendente inferior es notablemente nodular (punta de flecha). **B:** La tomografía computarizada correspondiente mostró un marcado engrosamiento de la pared del colon (flecha). El megacolon tóxico estaba relacionado con la colitis ulcerosa. El colon se perforó justo antes de la cirugía. (De Klein J, Brant WE, Helms CA, Vinson EN. *Brant and Helms' Fundamentals of Diagnostic Radiology*, 5th ed. Wolters Kluwer Health; 2018, Fig. 40-19).

P: ¿En qué consiste la evaluación inicial?

R: Son necesarios los estudios sanguíneos de rutina y una serie obstructiva abdominal para descartar una perforación intestinal. Muchos médicos también realizarían una TC del abdomen para estar seguros de que no hay ningún proceso abdominal como un absceso o una perforación. **Un aspecto típico en la radiografía abdominal suele establecer el diagnóstico (fig. 8-11).** La sigmoidoscopia también puede ser útil, pero debe ejecutarse con precaución.

Las radiografías del paciente muestran un colon muy dilatado con edema de la mucosa y sin signos de absceso o perforación.

P: ¿Cómo manejaría de manera inicial a este paciente?

R: **Siempre que el individuo esté estable, está indicado un ensayo de terapia médica.** El tratamiento consiste en la colocación de una sonda nasogástrica, alimentación NPO, NPT, y líquidos IV, así como antibióticos de amplio espectro. La mayoría de los médicos también utilizan dosis altas de **esteroides por vía IV.** Con esta terapia, el problema agudo se resuelve en 50% o más de los pacientes. Es necesaria **una observación estrecha para detectar si hay empeoramiento de los signos y síntomas**, con exámenes abdominales y radiografías frecuentes, porque la mortalidad de los pacientes que sufren una perforación intestinal por megacolon tóxico oscila entre 27 y 44%.

P: ¿Cómo manejaría los siguientes hallazgos?

Variación del caso 8.12.1. Aire libre en la Rx vertical

◆ El paciente debe ser llevado de inmediato a la sala de operaciones; esto es evidencia de perforación. La tasa de mortalidad es en extremo elevada cuando se ha producido perforación. El tratamiento de elección es la **ileostomía con formación de una bolsa de Hartmann** en el recto y colectomía abdominal total (fig. 8-8). Este procedimiento, que deja el recto intacto, puede no curar al paciente ni eliminar el riesgo de cáncer. Por tanto, es preciso efectuar más análisis en cuanto al manejo y la posterior cirugía definitiva una vez que el paciente se recupere.

Variación del caso 8.12.2. Aire en la pared del colon

◆ Esto también es un signo de perforación inminente, y el paciente puede requerir una intervención quirúrgica. Se utiliza el procedimiento de Hartmann (véase la Variación del caso 8.7.12).

Variación del caso 8.12.3. Mejoría significativa en los siguientes días

◆ Con la mejoría del estado del paciente, se puede evitar la cirugía emergente.

Variación del caso 8.12.4. No hay cambios en los próximos días

◆ Si el paciente no mejora, la cirugía es apropiada.

Variación del caso 8.12.5. Un curso persistente y tormentoso con empeoramiento de la fiebre, leucocitosis y dolor

◆ El paciente no responde al tratamiento médico y es necesario operar.

TRASTORNOS DEL COLON

Caso 8.13   Dolor en el cuadrante inferior derecho (CID)

Usted atiende a una mujer de 25 años de edad en el servicio de urgencias por un dolor abdominal que ha estado presente durante 12 horas. El dolor comenzó en el abdomen medio y ahora ha migrado a la parte inferior derecha del mismo. La paciente presenta anorexia. En la exploración física, el único hallazgo es un dolor leve, sin guardia ni sensibilidad de rebote en el CID. Los estudios de laboratorio y las radiografías abdominales son normales, y la prueba de embarazo es negativa.

P: ¿Qué evaluación es la adecuada?

R: Hay que sospechar de una apendicitis, así como de un problema ginecológico. Parte del reconocimiento físico debe incluir exámenes rectales y pélvicos. El tacto **rectal puede detectar dolor en la pelvis derecha debido a una apendicitis retrocecal (fig. 8-12)**. Es factible que el examen pélvico descubra patología ovárica y enfermedad inflamatoria pélvica. Si estas partes de la revisión son normales, es apropiado el manejo con hidratación, alimentación NPO y observación con exámenes seriados y repetición de la biometría hemática completa. La exploración con estos síntomas leves no es apropiada. Para evitar enmascarar la progresión de aquéllos, debe evitarse la administración de analgésicos.

La mayoría de los cirujanos también obtendrían una ecografía abdominal a fin de permitir la visualización de las trompas de Falopio y los ovarios para descartar una patología ginecológica. Algunos médicos realizarían una TC del abdomen para diagnosticar apendicitis, como dilatación del apéndice, engrosamiento de la pared, trabeculación y festoneamiento de la grasa, apendicolito y absceso.

Usted decide observar a la paciente, y ella desarrolla más dolor, con rebote localizado y rigidez en el CID.

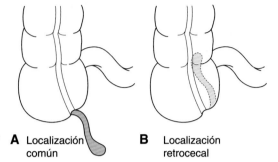

Figura 8-12. Posición del apéndice de localización normal y retrocecal. **A:** Localización común. **B:** Localización retrocecal.

A Localización común

B Localización retrocecal

P: ¿Cómo altera esto la gestión?

R: Con una mayor localización y persistencia del dolor que empeora, esta paciente encaja en un cuadro de apendicitis. El diagnóstico por imagen con una ecografía o una TC para visualizar el apéndice y otros órganos abdominales y pélvicos puede ser viable (fig. 8-13).

P: ¿Cuáles son las opciones quirúrgicas?

R: Hay dos opciones de cirugía:

1. El enfoque más común, la laparoscopia y la visualización del apéndice, es bien tolerado y también permite la extracción del apéndice (fig. 8-14).
2. Exploración abierta, en la que se efectúa una incisión de McBurney y se visualiza y extrae el apéndice.

Decide explorar a la paciente. Encuentra una apendicitis aguda y realiza una apendicectomía.

P: ¿Cuál es el plan posoperatorio?

R: Tan pronto como la paciente tolere la alimentación, ésta debe comenzar. El alta suele ser apropiada en ese momento, y el seguimiento puede continuar en la consulta hasta que la paciente se haya recuperado por completo.

Caso 8.14 Dolor en cuadrante inferior derecho con disuria y aumento de leucocitos

Se le pide que vea a una mujer con una historia y una exploración física similares a las descritas en el caso 8.13.

P: ¿Cómo podrían cambiar la evaluación y la gestión los siguientes hallazgos al ingreso?

Variación del caso 8.14.1. Disuria y un recuento de leucocitos en la orina de 10 000/campo de alto poder (cap)

♦ Estos hallazgos sugieren una infección de vías urinarias (IVU) y podrían causar un dolor CID similar al de la apendicitis, pero también es posible que sean secundarios a un absceso apendicular en continuidad con la vejiga. Convendría mantener el seguimiento de la paciente en busca de otros signos de apendicitis, aunque éstos son menos probables.

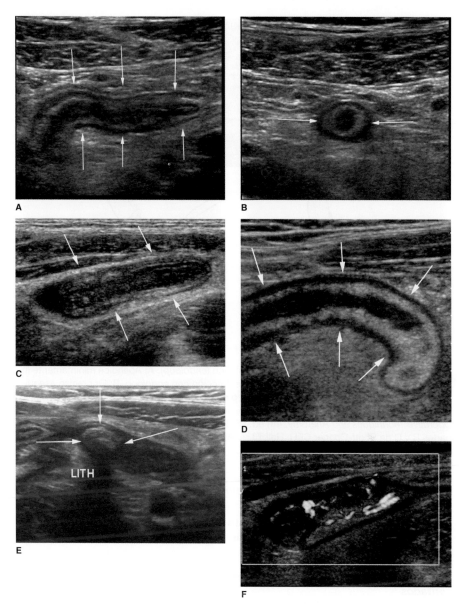

Figura 8-13. Apendicitis. Las imágenes longitudinales (**A**) y transversales (**B**) del apéndice demuestran un engrosamiento de la pared (flechas) consistente con apendicitis. **C** y **D:** Imágenes longitudinales de dos pacientes diferentes con un apéndice dilatado e inflamado, con pared engrosada y dilatación de la luz apendicular. **E:** Imagen longitudinal de un apéndice inflamado que contiene un apendicolito ecogénico (flechas). **F:** Imagen longitudinal que muestra hiperemia dentro de un apéndice inflamado consistente con apendicitis. (De Kawamura DM, Nolan, TD. *Diagnostic Medical Sonography: Abdomen and Superficial Structures*, 4th ed. Wolters Kluwer Health; 2017, Fig. 9-19).

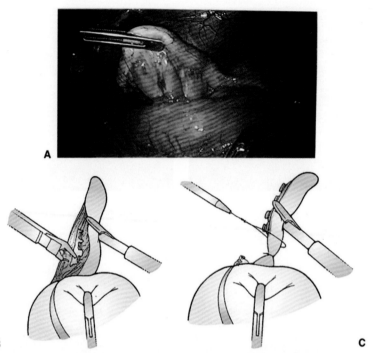

Figura 8-14. Apendicectomía con lazo hemostático (*endoloop*). **A:** Apéndice mínimamente inflamado con mesenterio blando, apto para la extracción con *endoloop*. **B:** Es preciso asegurar el mesenterio con clips, como se muestra, o con bisturí Harmonic. **C:** Primera aplicación del lazo hemostático en la base. (De Scott-Conner CEH. *Scott-Conner & Dawson: Essential Operative Techniques and Anatomy*, 4th ed. Wolters Kluwer Health; 2013, Fig. 95-3. Figura partes B y C de Scott-Conner CEH, Hall TJ, Anglin BL, *et al.* Laparoscopic appendectomy: Initial experience in a teaching program. *Ann Surg.* 1992;215:660-668, con autorización).

Variación del caso 8.14.2. Disuria mínima y un recuento de leucocitos en la orina de 8-10/cap

♦ Este hallazgo no sería raro en una apendicitis aguda, en la que el proceso inflamatorio local está en continuidad con alguna parte de las vías urinarias. Resultaría adecuado conservar una sospecha importante de apendicitis.

Variación del caso 8.14.3. Eritrocitos en orina demasiado numerosos para ser contados

♦ Este hallazgo podría ser una IVU grave o un cálculo renal. La mayoría de los cirujanos llevaría a cabo una ecografía o un TC sin contraste (para examinar si hay un cálculo).

Variación del caso 8.14.4. Antecedentes de enfermedad inflamatoria pélvica

♦ La enfermedad inflamatoria pélvica tiende a reaparecer. Todavía puede desarrollarse una apendicitis. Es necesario un examen pélvico cuidadoso.

Variación del caso 8.14.5. Sensibilidad del cuello uterino en el examen pélvico

♦ Este hallazgo tiende a confirmar la enfermedad inflamatoria pélvica y debe motivar la consulta ginecológica.

Variación del caso 8.14.6. **Sensibilidad de los anexos en el lado derecho**

◆ Este descubrimiento tiende a confirmar la enfermedad inflamatoria pélvica, quizá con un absceso tuboovárico y también debe incitar a la consulta ginecológica.

Variación del caso 8.14.7. **Descarga cervical**

◆ Este hallazgo hace propenso confirmar la enfermedad inflamatoria pélvica. Es necesario efectuar una tinción para gonococo y obtener una consulta ginecológica.

Variación del caso 8.14.8. **Otros miembros de la familia en casa con gastroenteritis**

◆ Es probable que esta paciente haya estado en contacto con familiares con gastroenteritis. Aunque ella podría tener apendicitis, es mucho más probable que se trate de gastroenteritis, y debería recibir tratamiento para esta última afección.

Variación del caso 8.14.9. **Síntomas miccionales en un hombre de 65 años de edad**

◆ Este paciente puede tener una obstrucción de la salida de la vejiga y una vejiga grande y distendida. Con un examen físico cuidadoso, la percusión de la vejiga distendida puede ejecutarse. El tratamiento consiste en la inserción de un catéter de Foley, y la reexaminación.

Variación del caso 8.14.10. **Antecedentes familiares de enfermedad inflamatoria intestinal (EII)**

◆ La presentación de la EII, que a veces es familiar, puede ser similar a la apendicitis. Ante la sospecha de una EII, convendría realizar otros estudios antes de proceder a la exploración. La TC puede mostrar un asa intestinal engrosada o ganglios agrandados en el íleon terminal. **Con ciertas EII, la exploración no es necesaria**. Es apropiado establecer el diagnóstico con una colonoscopia. El tratamiento inicial consiste en medicación antiinflamatoria e inmunomodulación. Resulta prudente recordar que la apendicitis puede desarrollarse incluso en pacientes con EII establecida. La adición de corticoides a una apendicitis no detectada creará, con seguridad, complicaciones y retrasará u ocultará el diagnóstico correcto de apendicitis.

◆ Es posible que la exploración de un paciente con sospecha de apendicitis revele un apéndice normal y, con ello se pueda establecer el diagnóstico de EII (ileítis terminal). Los hallazgos macroscópicos, como íleon inflamado, envoltura grasa del intestino, pared engrosada y ganglios agrandados, son la base del diagnóstico de la EII. Debido al riesgo de rotura de la anastomosis y de fístula gastrointestinal, la mayoría de los cirujanos no haría una biopsia del intestino. Es viable hacer una biopsia de un ganglio local y, si hay granulomas, efectuar el diagnóstico, pero no es necesario. Casi la totalidad de los cirujanos extirpan el apéndice si no está implicado en el proceso inflamatorio, pero lo dejan en su sitio si el ciego está inflamado; la extirpación elimina la posibilidad de un futuro diagnóstico de apendicitis.

Variación del caso 8.14.11. **Historia de 2 meses de dolor tipo cólico y diarrea**

◆ Es preciso considerar una causa distinta a la apendicitis para explicar este problema. La EII, el estreñimiento y el carcinoma son todos diagnósticos posibles. Debe pensarse en un estudio más completo con imágenes y colonoscopia.

Variación del caso 8.14.12. **Sensibilidad marcada en la pelvis derecha en el tacto rectal**

◆ Cuando un apéndice es retrocecal o está más profundo en la pelvis, tal vez no cause dolor localizado en la pared abdominal anterior porque no se halla en contacto con el peritoneo parietal. La sensibilidad en el tacto rectal sería la mejor pista para ubicar este problema; la ecografía o la TC pueden diagnosticar apendicitis, en cuyo caso el paciente debe pasar por el quirófano.

P: ¿Cómo pueden cambiar las siguientes situaciones la presentación de la apendicitis?

Variación del caso 8.14.13. **Edad avanzada (75 años)**

♦ Los pacientes de edad avanzada con frecuencia no presentan la historia clásica de dolor periumbilical que migra a dolor en el CID. Por lo general, se presentan con molestias abdominales vagas, sepsis, alteración de la conciencia.

Variación del caso 8.14.14. **Infancia (5 años)**

♦ Los niños presentan más a menudo una apendicitis en la que el apéndice se ha roto.

Variación del caso 8.14.15. **Altas dosis de corticoesteroides**

♦ Los esteroides pueden enmascarar la mayoría o todos los signos y síntomas de cualquier proceso inflamatorio. Además, el intento del cuerpo de "contener" la inflamación y los abscesos se ve empañado por los esteroides. Por consiguiente, en muchos casos, los signos de advertencia están ausentes hasta que se produce la perforación y se desarrolla la sepsis; por ende, es necesario tener un alto índice de sospecha. La cautela es esencial con los pacientes que toman esteroides.

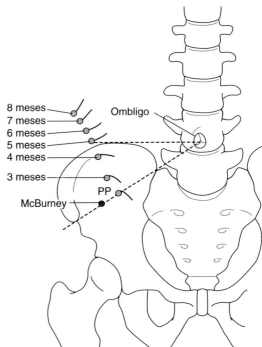

Figura 8-15. Localización del dolor de apendicitis en el embarazo. (De Yamada T, Alpers DH, LaMe L, *et al*, eds. *Textbook of Gastroenterology*, 3rd ed. Philadelphia: Lippincott Williams & Wilkins; 1999:1068).
PP, previo al embarazo.

Variación del caso 8.14.16. Embarazo

◆ La apendicitis puede producirse durante el embarazo. A medida que el útero se agranda, empuja el apéndice en sentido cefálico y lateral. Así, el dolor se produce en la parte superior lateral del abdomen (fig. 8-5). Es posible llevar a cabo la apendicectomía con seguridad durante el embarazo con un riesgo mínimo para la madre o el feto. La operación temprana es apropiada. Un apéndice perforado conlleva un riesgo importante tanto para la madre como para el niño; el riesgo es la peritonitis, no la apendicectomía.

Caso 8.15   Dolor en el cuadrante inferior derecho que empeora

Usted atiende a una mujer de 28 años de edad en el servicio de urgencias, quien tiene una historia típica de apendicitis. El dolor, que comenzó en la región periumbilical y migró al CID, está ahora muy localizado. Hay una marcada sensibilidad sobre el punto McBurney. Dado que su estado ha empeorado, usted decide que la exploración es apropiada.

P: ¿Cómo manejaría los siguientes hallazgos operativos?

Variación del caso 8.15.1. ***Una punta de apéndice que luce roja e inflamada con exudado***

◆ Esto representa una apendicitis aguda, y es necesario ligar el apéndice en su base y amputarlo, dejando un pequeño muñón más allá de la ligadura o línea estable.

Variación del caso 8.15.2. ***Apendicitis gangrenosa aguda con necrosis que se extiende hasta la base del ciego***

◆ Cuando la base del apéndice está necrótica, aún es necesario ligar y amputar el órgano con suturas. La mayoría de los cirujanos entierran entonces la base del apéndice en el ciego con una sutura para disminuir la posibilidad de que el muñón se "reviente". Si el ciego también está afectado, en casi todos los casos es seguro invertir un segmento mayor de la base del ciego. Si éste se halla involucrado en un proceso inflamatorio o una masa que parece originarse en el apéndice, es apropiada una colectomía derecha. Este procedimiento es esencial tanto para extirpar el apéndice necrótico y el ciego de forma segura, como para no pasar por alto un cáncer de colon perforado.

Variación del caso 8.15.3. ***Apendicitis perforada con absceso localizado (fig. 8-16)***

◆ **El absceso puede tratarse con drenaje percutáneo y antibióticos con o sin apendicectomía de intervalo (con un retraso de 6 a 9 semanas), o el paciente puede ser intervenido de forma quirúrgica con drenaje del absceso y apendicectomía abierta o laparoscópica.**

Variación del caso 8.15.4. ***Apendicitis aguda con una masa redonda y móvil de 1 cm***

◆ Puede tratarse de un fecalito, que se asocia a apendicitis. Se ingirió una semilla o un objeto de tamaño similar. Los fecalitos también son evidentes en las radiografías abdominales de algunos pacientes; esto establece el diagnóstico de apendicitis y simplifica la decisión de operar.

Variación del caso 8.15.5. ***Apéndice normal***

◆ Es necesario **examinar otras** causas del dolor. Entre ellas, adenitis mesentérica, inflamación de un divertículo de Meckel, enteritis terminal, trastornos de los ovarios y las trompas de Falopio, y diverticulitis. Salvo en circunstancias inusuales, la extirpación del apéndice es adecuada para eliminar el diagnóstico de apendicitis en el futuro.

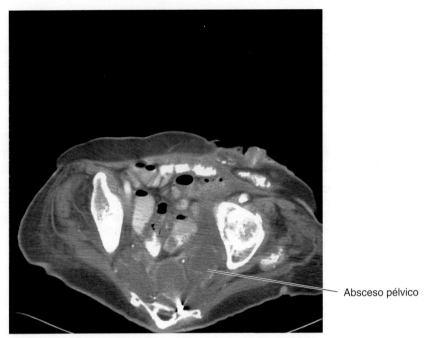

Absceso pélvico

Figura 8-16. Tomografía computarizada que muestra un absceso pélvico.

Caso 8.16 Dolor en el cuadrante inferior derecho con masa en el apéndice

Un paciente de 34 años de edad tiene sospecha de apendicitis. En la exploración, usted encuentra una masa en la punta del apéndice.

P: ¿Qué gestión es adecuada para los siguientes hallazgos?

Variación del caso 8.16.1. Una masa firme y amarilla de 1 cm de diámetro en la punta del apéndice

♦ Lo más probable es que se trate de un **pequeño tumor carcinoide** (fig. 8-17). La biopsia no es necesaria. Si el tumor está en la punta del apéndice, con menos de 2 cm de diámetro, y no hay evidencia de diseminación al ciego o a los ganglios cercanos, es posible realizar una apendicectomía rutinaria.

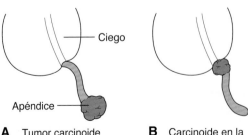

A Tumor carcinoide en la punta

B Carcinoide en la base del apéndice

Figura 8-17. Localización de los tumores carcinoides del apéndice. **A:** Punta. **B:** Base.

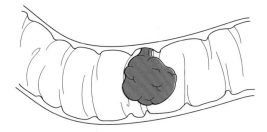

Figura 8-18. Tumor carcinoide pedunculado del intestino delgado que causa una obstrucción del intestino delgado.

Variación del caso 8.16.2. Una masa firme y amarilla de 2.2 cm de diámetro en la base del apéndice

◆ Tal vez se trate de un tumor carcinoide de mayor tamaño que afecta la base del ciego. La escisión, no la biopsia, es apropiada.

◆ **Un tumor carcinoide con un tamaño de 2 cm o más o con afectación de la base del apéndice o del ciego sugiere un comportamiento maligno y es una indicación para realizar una colectomía derecha.**

◆ Un adenocarcinoma puede tener un aspecto similar, aunque el color es diferente. La colectomía requeriría una extensión de la incisión cefálica para una exposición adecuada. Por lo regular, es viable efectuar con seguridad la reanastomosis del íleon y del colon.

Variación del caso 8.16.3. Masa redonda pedunculada de 3 cm en el íleon terminal que parece obstruir la luz (fig. 8-18)

◆ Los **tumores carcinoides** y los **adenocarcinomas** del intestino delgado pueden manifestarse como **masas pedunculadas** que causan una obstrucción intermitente del intestino delgado, lo cual simularía una apendicitis. Es necesario extirpar el íleon afectado y los ganglios linfáticos regionales. El examen del resto del intestino en busca de otras lesiones también es pertinente debido a la **significativa incidencia de múltiples tumores carcinoides en él**.

La patología de la masa apendicular vuelve como tumor carcinoide.

P: ¿Qué plan de tratamiento es el adecuado?

R: Para cada uno de los tumores carcinoides (Variaciones del caso 8.16.1 y 8.16.2), es necesario obtener un nivel de referencia de ácido 5-hidroxiindolacético (5-HIAA) en orina y de serotonina en suero. **Los principales determinantes de la malignidad tienen que ver con el comportamiento biológico del tumor**, por tanto, es conveniente realizar un seguimiento a largo plazo de los pacientes con este tipo de tumores. Si hay dudas sobre la recidiva, se justifica una **TC del abdomen** y una gammagrafía con octreotida, que localiza los tumores neuroendocrinos.

Caso 8.17 Complicaciones de una ruptura de apéndice

Un paciente de 60 años de edad con rotura de apéndice se recupera de la operación y es dado de alta. Una semana después, el individuo presenta fiebre, escalofríos, anorexia y malestar general.

P: ¿Qué evaluación es la adecuada?

R: Puede tratarse de un **absceso pélvico o de una infección** de la herida si ésta se ha cerrado. Si hay una infección de la herida, es indispensable el drenaje. De no ser así, la mayoría de los cirujanos obtendría un estudio de TC o de ecografía de la pelvis para examinar la posibilidad de un absceso. A la palpación, un absceso pélvico se siente como una masa blanda en el examen rectal.

Se establece el diagnóstico de un absceso pélvico.

P: ¿Qué plan de gestión es el pertinente?

R: El tratamiento de un absceso pélvico varía. Muchos cirujanos **drenarían el absceso** con un catéter colocado de manera percutánea si es accesible, en tanto que otros utilizarían el drenaje quirúrgico abierto. De vez en cuando, el drenaje transrectal o transvaginal es apropiado si el absceso es próximo a cualquiera de esas estructuras. La figura 8-19 muestra el drenaje guiado por ecografía de un absceso pélvico. Una vez drenado, el absceso se resuelve en la mayoría de los casos, y una fístula cecal asociada sería inusual.

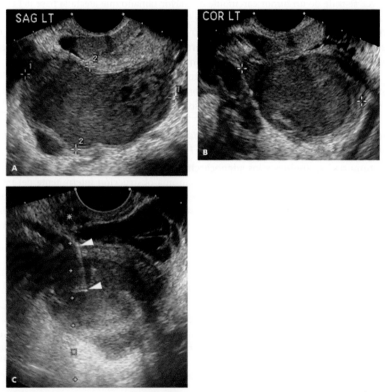

Figura 8-19. Drenaje ecoguiado de un absceso pélvico. (**A**) Vistas sagital y (**B**) transversal del anexo izquierdo en una mujer con fiebre y dolor pélvico revelan una lesión llena de material ecogénico bastante homogéneo (*calipers*), que representa un absceso. **C:** Bajo la guía de la ecografía transvaginal, se introdujo una aguja (puntas de flecha) en el absceso y se aspiró material purulento. (De Doubilet PM, Benson CB, Benacerraf, BR. *Atlas of Ultrasound in Obstetrics and Gynecology: A Multimedia Reference*, 3rd ed. Wolters Kluwer Health; 2018, Fig. 35-10).

TRASTORNOS MALIGNOS DE COLON, RECTO Y ANO

Caso 8.18 Detección del cáncer colorrectal

Una persona de 40 años de edad está preocupada por el cáncer colorrectal. El paciente quiere saber sus recomendaciones para la detección de este tipo de cáncer.

P: ¿Qué le dice?

R: La American Cancer Society (ACS) recomienda que las personas con un riesgo medio de padecer cáncer colorrectal empiecen a someterse a un escaneo regular de detección a partir de los 45 años de edad; ese análisis tiene como objetivo **detectar los cánceres asintomáticos.** Es obvio que **los pacientes sintomáticos deben someterse a una evaluación** con una rutina aceptada, que suele incluir una colonoscopia.

Entre los métodos de detección se encuentran los siguientes:

◆ Pruebas basadas en las heces
  ◆ Prueba inmunoquímica fecal de alta sensibilidad, cada año
  ◆ Prueba de sangre oculta en heces de alta sensibilidad basada en guayacol cada año
  ◆ Prueba de ADN fecal multiobjetivo (ADNmt), cada 3 años
◆ Sigmoidoscopia flexible para observar las paredes interiores del recto. Tenga en cuenta que esta prueba no examina todo el colon.
◆ Colonoscopia para observar las paredes interiores del recto y todo el colon. La colonoscopia puede utilizarse como prueba de detección y como herramienta de diagnóstico de seguimiento cuando los resultados de otra prueba son positivos.
◆ La colonografía por TC (colonoscopia virtual) no requiere sedación, sí da radiación y no permite la biopsia de una anomalía.

Existen directrices prácticas detalladas para la vigilancia endoscópica del cáncer colorrectal, por ejemplo, en la US Multi-Society Task Force on Colorectal Cancer.

Tabla 8-3. Signos y síntomas de las lesiones del lado izquierdo y del lado derecho

	Colon derecho (%)	Colon izquierdo (%)	Colon sigmoide (%)	Recto (%)
Dolor	80	70	50	5
Molestias intestinales	30	50	70	80
Vómito	30	15	3	0
Sangrado	10	10	30	70
Pérdida de peso	50	15	20	30
Obstrucción	10	20	30	3
Absceso/peritonitis	1	2	10	0
Tenesmo	0	0	0	15
Masa	70	50	40	0

P: ¿Cómo puede cambiar esta recomendación si al paciente se le ha extirpado antes un cáncer de colon?

R: Una de las formas más productivas de detectar la recidiva del cáncer después del cáncer de colon primario es la **detección con mediciones del antígeno carcinoembrionario (ACE).** Si los pacientes con cáncer en estadio II o estadio III están libres de enfermedad, es provechoso realizar una medición del ACE cada 2 a 3 meses durante al menos 2 años. Este método detecta hasta 80% de las recidivas. La producción de ACE no ocurre hasta en 30% de las recidivas, de manera particular en los tumores poco diferenciados o en los pacientes que tenían mediciones normales de ACE con su cáncer primario. La exploración física, que debe llevarse a cabo cada 3 a 6 meses, detecta hasta 20% de las recidivas. También se recomienda efectuar estudios de la función hepática.

Caso 8.19   Heces hemopositivas

Un hombre de 45 años de edad es remitido a usted porque ha notado vetas de sangre roja brillante en sus heces de forma intermitente durante las últimas tres semanas. Por lo demás, el paciente se queja de estreñimiento ocasional. Las heces han sido de calibre normal y de color marrón. Los antecedentes (pasados, familiares y sociales) y la revisión de los síntomas son negativos. En la exploración física, se observa que las constantes vitales son normales. El paciente no parece anémico. La exploración de la cabeza, el cuello, el tórax, el abdomen, las extremidades y la exploración neurológica son normales.

P: ¿Cuál es el diagnóstico adecuado o el tratamiento inicial de los siguientes hallazgos en el tacto rectal o la sigmoidoscopia?

Variación del caso 8.19.1. Varias hemorroides con evidencia de lesión reciente

◆ Con una historia familiar negativa de cáncer de colon y sin antecedentes de EII o de cáncer de colon en el pasado, es probable que el origen del sangrado sean las hemorroides. La figura 8-20 ilustra las hemorroides internas y externas. El tratamiento conservador, con baños de asiento, ablandadores de heces y la adición de fibra a la dieta, es una opción. Si las hemorroides siguen sangrando a pesar del tratamiento médico, puede ser necesaria la extirpación quirúrgica.

◆ Las hemorroides externas se extirpan de forma quirúrgica, y las internas pueden extirparse o ligarse (*banding*). La figura 8-21 muestra la aplicación de bandas elásticas en las hemorroides internas. **La mayoría de los cirujanos aún recomiendan la colonoscopia para descartar el cáncer de colon.**

 Profundizando Los cánceres colorrectales que se presentan con heces hemopositivas suelen diagnosticarse tarde porque la presencia de sangre en las heces se atribuye de manera errónea a las hemorroides.

Variación del caso 8.19.2. Hemorroides trombosadas

◆ El tratamiento conservador con baños de asiento y ablandadores de heces sería adecuado para las hemorroides trombosadas. Sin embargo, si los individuos presentan un dolor extremo, puede ser necesaria la incisión y el drenaje de las hemorroides en caso de que pre-

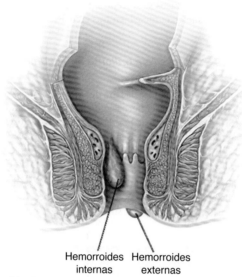

Hemorroides   Hemorroides
internas   externas

Figura 8-20. Hemorroides internas o externas. La posición de las hemorroides respecto de la línea dentada (línea sinusoidal) las clasifica como internas (proximales a la línea dentada) o externas (distales a la línea dentada). (De Albo D. *Operative Techniques in Colon and Rectal Surgery*. Wolters Kluwer Health; 2015, Fig. 45-1).

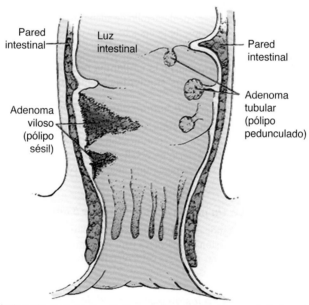

Pared
intestinal

Luz
intestinal

Pared
intestinal

Adenoma
viloso
(pólipo
sésil)

Adenoma
tubular
(pólipo
pedunculado)

Figura 8-21. Aplicación de la banda elástica a la hemorroide interna. **A, B:** Las pinzas atrapan la hemorroide interna que sobresale de la manera más amplia que sea posible. **C:** El ligador se empuja directamente hacia abajo sobre la hemorroide hasta alcanzar la base de la misma. **D:** El ligador dispara la banda de goma alrededor de la base de la hemorroide. Es de suma importancia que la ligadura se realice de forma definitiva en la proximidad de la línea dentada (flecha punteada). (De Albo D. *Operative Techniques in Colon and Rectal Surgery*. Wolters Kluwer Health; 2015, Fig. 45-11).

senten trombosis. Los cirujanos deben asegurarse de extirpar la piel y el tejido subcutáneo suprayacente para eliminar los vasos subyacentes. Está permitido dejar la piel abierta. Las hemorroides trombosadas suelen curarse bien tras la incisión y el drenaje, con analgésicos suaves y baños de asiento.

Variación del caso 8.19.3. Sangre roja brillante en el guante después de un examen rectal

◆ La anoscopia o sigmoidoscopia es necesaria para determinar la causa del sangrado anorrectal, que puede deberse a hemorroides internas, una fisura, un carcinoma rectal o anal sangrante, o un pólipo. Si la lesión no se visualiza en el ano o en el recto, es preciso llevar a cabo una colonoscopia para asegurarse de que un pólipo o un cáncer no es la causa del sangrado.

Variación del caso 8.19.4. Una masa fungiforme perianal de 5 cm

◆ Es importante obtener una biopsia de esta masa porque lo más probable es que represente un carcinoma anal. La ecografía transanal también puede necesitarse para determinar la profundidad de la invasión y ayudar a guiar su estrategia de tratamiento (fig. 8-22).

Caso 8.20 Heces hemopositivas en paciente con pólipo

Una persona de 60 años de edad informa de la presencia de sangre roja brillante en las heces. En la exploración no se aprecian otras anomalías. Una colonoscopia encuentra un pólipo en su colon.

P: ¿Cuál es el tratamiento adecuado de un pólipo colónico?

R: Los pólipos pueden ser pedunculados (en un tallo) o sésiles (a ras de la mucosa) (fig. 8-23). Es preciso extirparlos por el riesgo de desarrollo de adenocarcinoma. La presunta progresión histológica desde la formación de pólipos hasta el carcinoma invasivo puede durar hasta 10 años.

P: ¿Cuál es el manejo, el pronóstico y la vigilancia recomendados después del tratamiento para cada uno de los siguientes hallazgos?

Variación del caso 8.20.1. Un pólipo pedunculado de 1 cm

◆ Es conveniente realizar una **polipectomía**, que consiste en colocar un asa alrededor del pólipo y hacerla avanzar por el tallo. A continuación se cierra el lazo mientras se levanta el pólipo, aplicando un electrocauterio en el tallo mientras se atrapa el pólipo. La patología de la lesión determina si se requiere una nueva resección (p. ej., en el caso de un carcinoma invasivo).

Variación del caso 8.20.2. Un pólipo pedunculado de 5 cm

◆ Un pólipo pedunculado grande es posible que requiera extirparse de forma fragmentada o que necesite más de una sesión endoscópica para su eliminación. Estos pacientes tienen **un mayor riesgo de desarrollar cánceres colorrectales** y también deben someterse a una colonoscopia de vigilancia.

Variación del caso 8.20.3. Una lesión plana y sésil de 4 cm

◆ La cuestión de si los pólipos sésiles justifican la **biopsia o el intento de captura** es controvertida. Una técnica consiste en inyectar una solución salina bajo el pólipo e intentar atraparlo en su totalidad. Por lo general, los pólipos sésiles de menos de 2 cm se pueden extirpar con éxito, pero los de **más de 2 cm** tal vez precisen una **resección quirúrgica** formal.

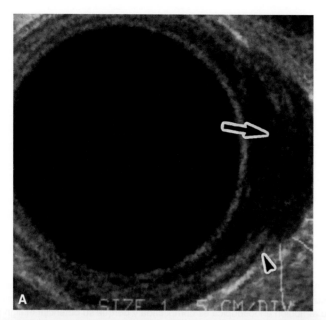

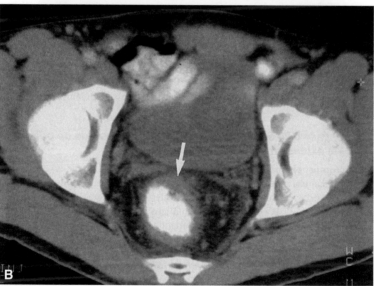

Figura 8-22. Carcinoma rectal. **A:** Ecografía endoscópica que exhibe una lesión T3 con extensión del tumor más allá de la pared intestinal hacia el espacio perirrectal. La flecha señala el tumor en la pared rectal. **B:** Tomografía computarizada del mismo paciente. La flecha muestra el engrosamiento de la pared rectal, indicativo de tumor rectal. (De Wanebo HJ, ed. *Surgery for Gastrointestinal Cancer*. Philadelphia: Lippincott-Raven; 1997:175-176).

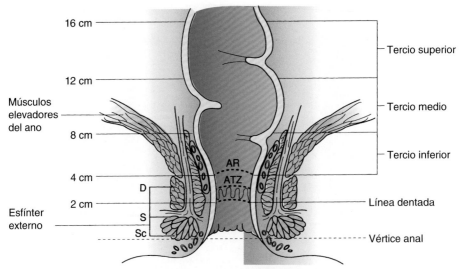

Figura 8-23. Aspecto característico de un adenoma velloso (pólipo sésil) comparado con un adenoma tubular (pólipo pediculado). Los pólipos sésiles tienden a ser más difíciles de manejar porque su remoción endoscópica es complicada y porque su potencial maligno es mayor. (De Lawrence PF. *Essentials of General Surgery and Surgical Specialties*, 5th ed. Wolters Kluwer Health; 2012, Fig. 15-19).

Variación del caso 8.20.4. Atipia severa en el pólipo pediculado extirpado

♦ La polipectomía es una terapia suficiente. Se justifica un seguimiento estrecho con colonoscopia.

Variación del caso 8.20.5. Carcinoma in situ en la cabeza de un pólipo pedunculado sin extensión al tallo

♦ La **polipectomía por sí sola** es un tratamiento suficiente en el caso de un carcinoma *in situ* **limitado a la cabeza** de un pólipo pedunculado porque no se ha producido una **invasión** a través de la mucosa muscular. No es necesario efectuar una resección intestinal. El riesgo a largo plazo de metástasis en los ganglios linfáticos es de alrededor de 1-3%. El momento del seguimiento es discutible, pero las recomendaciones generales consisten en repetir la colonoscopia en 3 a 6 meses y luego a intervalos de 12 meses.

Variación del caso 8.20.6. Carcinoma en el tallo de un pólipo pedunculado

♦ La cuestión del carcinoma en el tallo del pólipo es controvertida. En general, si existe **un margen superior a 2 mm**, el cáncer **no está mal diferenciado** o **no hay invasión vascular o linfática**. En tal caso, la **polipectomía** es suficiente. De lo contrario, es preciso marcar con un tatuaje y realizar una resección quirúrgica de ese segmento del intestino.

Variación del caso 8.20.7. Carcinoma en una lesión sésil

♦ El riesgo de metástasis en los ganglios linfáticos es de 15% en los pólipos sésiles con **carcinoma invasivo**. La tasa de recidiva local tras la resección endoscópica es de cerca de 20% sin extirpación posterior, por lo que la resección intestinal está indicada en este caso. El seguimiento consiste en repetir la colonoscopia al cabo de 1 año.

Caso 8.21 Heces hemopositivas con fatiga y pérdida de peso

Una persona de 55 años de edad, antes sana, es remitida a usted por la reciente aparición de fatiga y una pérdida de peso de 1.5 kg. El paciente no tiene otros síntomas y los antecedentes (pasados, familiares y sociales) son negativos. La revisión de los síntomas es negativa. En la exploración física, se observan dos hallazgos positivos: conjuntiva pálida y heces negras, positivas para el guayaco.

P: ¿Qué evaluación es la adecuada?

R: Se sospecha que el paciente tiene un cáncer de colon, en particular del ciego o del colon derecho, debido a la anemia y a las heces negras. Es necesario identificar, localizar e histologizar la lesión. La **colonoscopia** es lo mejor, y también identifica otra patología colónica como **segundas lesiones** u otros procesos patológicos. La colonoscopia ha sustituido en gran medida al enema de bario. La figura 8-24 muestra una imagen de colonoscopia virtual y una reconstrucción de TC coronal de la imagen colonoscópica, en la que se observa un tumor a ambos lados de la luz del colon.

Se justifica la realización de una RX, la medición del ACE y las pruebas de función hepática para comprobar si hay enfermedad metastásica. Está indicada la TC de abdomen y pelvis. Las actuales TC en espiral son muy fiables para detectar lesiones hepáticas. Los estudios adicionales son innecesarios, a menos que se presenten síntomas específicos del órgano. En la tabla 8-3 se describen los síntomas de las lesiones del lado izquierdo y del lado derecho.

El hematocrito del paciente es bajo (30%), y los índices demuestran una anemia microcítica. El hierro sérico está disminuido. La colonoscopia revela una masa exofítica de 5 cm en el ciego. Otros estudios, como la Rx, la TC y las pruebas de función hepática, son normales. Una biopsia revela un adenocarcinoma moderadamente diferenciado en el ciego.

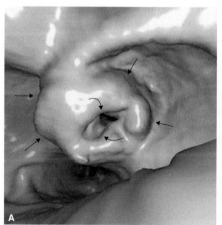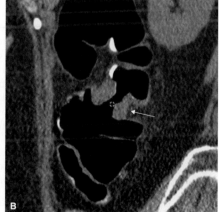

Figura 8-24. Cáncer invasivo núcleo de manzana descubierto en colonoscopia virtual. **A:** La imagen de colonoscopia virtual muestra una gran masa endoluminal (flechas rectas), asociada a un estrechamiento de la luz del colon (flechas curvas). **B:** Reconstrucción coronal por tomografía computarizada de la imagen colonoscópica. El tumor (flecha) se observa a ambos lados de la luz del colon y extruye hacia el espacio pericólico. (De Farrell TA. *Radiology 101: The Basics and Fundamentals of Imaging*, 5th ed. 2019, Fig. 3-31).

P: ¿Cuál es el siguiente paso?

R: Se requiere **cirugía** para extirpar el cáncer. El paciente ha de someterse a una cuidadosa evaluación médica para valorar el riesgo operatorio y también debe recibir hierro suplementario antes de la operación.

P: ¿Qué le diría al paciente sobre su riesgo operatorio y sus posibles complicaciones?

R: El riesgo operatorio de una colectomía rutinaria no difiere del de la mayoría de los procedimientos abdominales. Las complicaciones posoperatorias incluyen las siguientes:

♦ Infección de la herida, que se produce en cerca de 5-10% de los casos. El riesgo es mayor que en una operación limpia.
♦ Riesgo de fuga anastomótica.
♦ Necesidad de una colostomía si se produce un problema operatorio imprevisto.
♦ Afectación por tumor o lesión del uréter. Esta posibilidad merece ser discutida.
♦ Biopsia o extirpación de cualquier lesión sospechosa de metástasis, especialmente en el hígado.
♦ Recurrencia.

El paciente está de acuerdo con la cirugía.

P: ¿Qué procedimientos son adecuados?

R: Una **"prep." intestinal mecánica y una "prep." antibiótica oral solían ser el procedimiento estándar para la colectomía, pero la evidencia muestra que tal vez no sean necesarias o útiles.** Los cirujanos que todavía eligen emplear una preparación intestinal mecánica o antibiótica suelen utilizar polietilenglicol, citrato de magnesio u otro laxante potente. A menudo se administran antibióticos orales no absorbidos para disminuir los niveles bacterianos del colon, con o sin preparación mecánica, junto con una dosis única preoperatoria de una cefalosporina de segunda generación para disminuir la infección de la herida.

Es posible usar un enfoque laparoscópico o abierto. El paso inicial comprende una **evaluación cuidadosa del tumor primario**, seguida de una valoración detallada para descubrir **metástasis**. Los cirujanos deben buscar de manera específica metástasis en el mesenterio del intestino delgado, la superficie peritoneal, el diafragma, el hígado y otras localizaciones. Incluso si hay otro tumor, la resección sigue siendo apropiada para prevenir la obstrucción y la hemorragia, aunque el procedimiento no sea curativo.

La figura 8-25 ilustra varias resecciones colónicas segmentarias. En este caso se justifica una colectomía parcial, por lo común, una **hemicolectomía**. Además de extirpar el colon con tumor, es preciso hacer lo mismo con el tejido mesentérico, incluidos los **ganglios linfáticos regionales**. La reanastomosis del intestino consiste en conectar el íleon terminal con el colon transverso, lo que se denomina colostomía ileotransversal. El cierre de los desgarros en el mesenterio evita la herniación interna y la obstrucción del intestino delgado. El cierre del abdomen es el último paso.

Ha realizado una colectomía derecha y la extirpación de los ganglios linfáticos mesentéricos. El resto del abdomen, incluido el hígado, es normal.

P: ¿Qué tratamiento posoperatorio es adecuado?

R: El paciente debe permanecer NPO con líquidos IV hasta que la función intestinal regrese. Una vez que el sujeto pueda tolerar los alimentos, es factible darlo de alta.

En el día 2 del posoperatorio, se obtiene el resultado de la patología del paciente, que informa de un adenocarcinoma moderadamente diferenciado del ciego, con penetración del tumor a través de la serosa. Los ganglios son negativos.

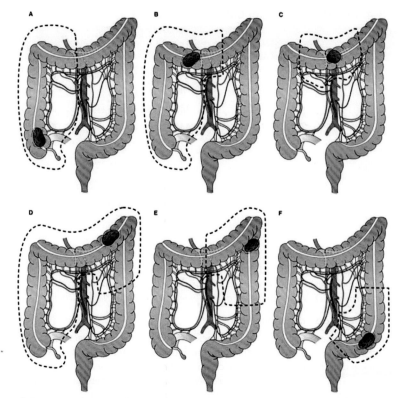

Figura 8-25. Resecciones colónicas segmentarias. **A:** Colectomía derecha. **B:** Colectomía derecha extendida al colon transverso. **C:** Transversectomía. **D:** Colectomía derecha extendida a la flexura esplénica. **E:** Colectomía izquierda. **F:** Sigmoidectomía. (De Mulholland MW. *Cirugía de Greenfield*, 6th ed. Wolters Kluwer Health; 2016, Fig. 68-10).

P: ¿Cómo se clasificaría este cáncer de colon?

R: La estadificación del cáncer de colon, que se realiza tras la resección quirúrgica, se basa en la **profundidad de la invasión de la lesión primaria, la presencia de ganglios linfáticos regionales y las metástasis a distancia**.

A menudo se utilizan dos métodos de estadificación: el sistema de tumor-ganglios (nódulos)-metástasis (TNM) y la clasificación de Dukes Astler-Collier. Se prefiere el sistema TNM (tabla 8-4). La clasificación de Dukes es relevante desde la perspectiva histórica pero no se utiliza de manera habitual en la clínica. Este tumor es un T3, N0, M0 y representa el estadio II o la clasificación B de Dukes.

P: ¿Está justificada una terapia adicional, como la radiación o la quimioterapia?

R: La cirugía es el único tratamiento para la mayoría de los cánceres en estadio II. Los cánceres de alto riesgo en estadio II pueden beneficiarse de la quimioterapia adyuvante. La terapia se denomina "adyuvante" porque se administra en el posoperatorio a pacientes sin enfermedad residual aparente. La investigación ha descubierto que la radioterapia no desempeña ningún papel. Sin embargo, el pronóstico de los cánceres en estadio II es peor en el caso de los tumores de alto grado, los que presentan perforación intestinal, aquellos con invasión venosa o perineural y los que se hallan en el margen o cerca de él; por ello, algunos médicos tratan a estos pacientes con quimioterapia adyuvante.

Tabla 8-4. Estadificación del cáncer colorrectal

Estadio TNM				Astler-Coller modificado	Dukes
Etapa 0	Tis	N0	M0	N/A	N/A
Estadio I	T1	N0	M0	Etapa A	A
	T2	N0	M0	Etapa B1	A
Estadio IIA	T3	N0	M0	Etapa B2	B
Estadio IIB	T4	N0	M0	Etapa B3	B
Estadio IIIA	T1, T2	N1	M0	Etapa C1	C
Estadio IIIB	T3, T4	N1	M0	Etapas C2, C3	C
Estadio IIIC	Cualquier T	N2	M0	Etapas C1, C2, C3	C
Estadio IV	Cualquier T	Cualquier N	M1	Etapa D	N/A

Los estudios han demostrado que la **quimioterapia adyuvante para el estadio III (hay múltiples opciones)** es eficaz para reducir la recidiva y mejorar la supervivencia.

El paciente quiere saber sus planes de seguimiento en cuanto a la reaparición del cáncer.

P: ¿Qué debería decirle al paciente?

R: Es necesario hacer seguimiento de un paciente sometido a una resección curativa para detectar **recidiva local en la anastomosis, metástasis en el hígado, metástasis a distancia y aparición de un segundo cáncer de colon primario.** Alrededor de 90% de las recidivas son detectables a los 4 años, de manera respectiva. Se requiere repetir la colonoscopia a los 6 meses y luego a intervalos de 12 meses. Es esencial un control más frecuente de la Rx, el ACE y las pruebas de función hepática. Un aumento del ACE, que tiene una precisión de 70% en la predicción de la recidiva, debe hacer que se realice una TC del abdomen para examinar si hay metástasis.

Caso 8.22   Heces hemopositivas con sospecha de cáncer de colon

Usted atiende a un paciente de 62 años de edad que tiene heces hemopositivas. Sospecha que se trata de cáncer de colon.

P: ¿Cómo cambiarían los siguientes hallazgos adicionales la evaluación de este paciente?

Variación del caso 8.22.1. Masa en el CID

♦ Una **masa palpable** en el CID sugiere un **tumor grande** que puede estar invadiendo estructuras locales como el uréter. La TC ayudaría a evaluar las estructuras implicadas.

Variación del caso 8.22.2. Estreñimiento intermitente y diarrea

♦ Este síntoma común del cáncer de colon sugiere la existencia de una **lesión obstructiva de mayor grado**, que quizá se halle en el lado izquierdo del colon. El manejo puede ser más difícil en el preoperatorio debido a la urgencia de la obstrucción. Los cirujanos deben intentar efectuar un procedimiento curativo, aunque el pronóstico es peor para los cánceres obstructivos.

Variación del caso 8.22.3. Dolor abdominal tipo cólico

◆ El dolor abdominal tipo cólico también sugiere una obstrucción intermitente. Véase la Variación del caso 8.22.2 para más información.

Variación del caso 8.22.4. Antecedentes familiares positivos de cáncer de colon

◆ Los antecedentes familiares de cáncer de colon conllevan un mayor riesgo de desarrollarlo. Los síndromes genéticos que se sabe que están asociados al cáncer de colon son el síndrome de Lynch y el síndrome de Gardner, así como la poliposis adenomatosa familiar.

Variación del caso 8.22.5. Colonoscopia previa que demostró múltiples pólipos

◆ Si la colonoscopia anterior no pasó por alto una lesión adicional, es poco probable que se haya desarrollado un nuevo cáncer de colon durante el periodo posterior. Los datos epidemiológicos sugieren que la **progresión de pólipo a cáncer invasivo** tarda alrededor de 10 años. Sin embargo, datos más recientes sugieren otra posibilidad: El cáncer puede surgir del tejido no adenomatoso. Aun así, el paciente debe someterse a una nueva colonoscopia para establecer un diagnóstico.

Variación del caso 8.22.6. Ictericia escleral

◆ La ictericia escleral podría deberse a una serie de razones no conectadas con el tumor, pero la probabilidad de que esté vinculada a éste es alta. Las posibles causas relacionadas con el tumor incluyen la **sustitución del hígado por un tumor metastásico y una metástasis** localizada de manera estratégica que bloquee el conducto biliar. Una ecografía o una TC del hígado ayudaría a evaluar estas posibilidades.

Variación del caso 8.22.7. Un joven (22 años) en vez de un adulto de mayor edad (55 años)

◆ En los individuos de menor edad, son más probables los diagnósticos benignos, como las afecciones inflamatorias. Sin embargo, el escenario del cáncer de colon puede ocurrir en pacientes jóvenes, y por ende, es necesario un examen completo.

Caso 8.23   Hallazgos quirúrgicos en el cáncer de colon

Usted realiza una colectomía por cáncer de colon en un paciente de 58 años de edad.

P: ¿Cómo cambian los siguientes hallazgos patológicos la terapia planificada?

Variación del caso 8.23.1. Penetración del tumor primario en la pared abdominal cercana

◆ La porción de la pared abdominal se reseca como parte de un procedimiento más radical. La afectación de estructuras adyacentes **hace que la clasificación T en el sistema TNM sea una lesión T4 y empeora el pronóstico.**

Variación del caso 8.23.2. Ganglios linfáticos positivos reconocidos en la cirugía

◆ La operación procede sin cambios; sin embargo, el cirujano intenta extirpar todos los ganglios implicados.

Variación del caso 8.23.3. Ganglios linfáticos positivos reconocidos por el patólogo 2 días después

◆ La hemicolectomía es aún el tratamiento de elección, y no se necesitan otros procedimientos quirúrgicos. El paciente tiene la enfermedad en estadio III y es elegible para quimioterapia adyuvante.

*Variación del caso 8.23.4. **Lesión de 1 cm palpable en la superficie del hígado en el momento de la cirugía***

◆ Una lesión pequeña en el hígado, sobre todo en el borde del mismo, a menudo se puede eliminar con una escisión total. Si la lesión fuera contigua a estructuras vitales, como una vena hepática, sería conveniente realizar una biopsia de dicha lesión, sin que haya que aplicar ningún otro tratamiento durante esa operación.

*Variación del caso 8.23.5. **Lesión de 8 cm palpable en la superficie del hígado en el momento de la cirugía***

◆ Las lesiones más grandes no deben resecarse cuando se descubren en el momento de la cirugía. Una resección hepática importante aumenta tanto el riesgo intraoperatorio de hemorragia como la complejidad y la duración generales de la operación. Además, muchos cirujanos generales no tienen experiencia en cirugía hepática. Es posible que se produzcan complicaciones posoperatorias como infección y fuga de bilis; por lo regular, ninguna de ellas se ha discutido con el paciente antes de la intervención quirúrgica. La mayoría de los cirujanos completarían la colectomía, harían una biopsia de la lesión hepática y planificarían una posible resección en una fecha posterior tras una evaluación más detallada.

*Variación del caso 8.23.6. **Histología tumoral poco diferenciada obtenida del tumor primario en el preoperatorio***

◆ El procedimiento quirúrgico no cambia. Los factores asociados a un peor pronóstico son los tumores poco diferenciados, de forma especial los que producen mucina y los de "células en anillo de sello", los tumores con invasión venosa o perineural y los que presentan perforación.

*Variación del caso 8.23.7. **Un nódulo de 2 cm aparente en la Rx***

◆ El nódulo amerita evaluación mediante TC de tórax y biopsia con aguja percutánea, si se sospecha de cáncer. Muchos cirujanos incluirían una TC abdominal para obtener más información para la planificación operativa. Un nódulo pulmonar metastásico hace muy improbable una operación curativa. Sin embargo, sigue siendo necesario realizar una colectomía para extirpar el tumor primario, a fin de manejarlo de manera local y evitar más pérdidas de sangre u obstrucción intestinal.

Caso 8.24 Complicaciones de la colectomía posoperatoria

La mayoría de los pacientes que se someten a una colectomía electiva se recuperan sin problemas en el periodo posoperatorio.

P: ¿Cómo gestionaría las siguientes situaciones?

*Variación del caso 8.24.1. **Paciente que se distiende y vomita material feculento en el tercer día posoperatorio***

◆ Este escenario sugiere que el tracto gastrointestinal del paciente no es funcional, lo que podría ser secundario a un íleo posoperatorio persistente, una obstrucción mecánica o una fuga. Los vómito feculentos son el resultado de un sobrecrecimiento bacteriano en el estómago y el intestino delgado proximal debido a la incapacidad de propulsar los alimentos y las secreciones a nivel distal. La alimentación NPO y los líquidos IV son apropiados, junto con la inserción de una sonda NG. Es necesario evaluar el abdomen con un examen físico y una serie obstructiva. Las preocupaciones son dos: **1) se ha producido una fuga de la anastomosis, lo que causó un íleo persistente o, 2) ha ocurrido una obstrucción mecánica**

ocasionada por adherencias, una hernia interna o una anastomosis obstruida. Estos acontecimientos pueden requerir una TC o una serie de intestino delgado para identificar el problema, dependiendo del día posoperatorio y del estado del paciente. Es posible que éste precise una reoperación por fuga anastomótica, obstrucción con isquemia o isquemia potencial.

Variación del caso 8.24.2. Se desarrolla una zona enrojecida y fluctuante en la cara inferior de la herida

◆ Esto sugiere una **infección de la herida**. El tratamiento suele consistir en la apertura de la parte afectada de dicha herida hasta la fascia, con la inspección de ésta para determinar si se encuentra intacta. El cuidado local de la herida es suficiente para la mayoría de las infecciones no complicadas.

Variación del caso 8.24.3. Drenaje de material feculento por la cara inferior de la herida

◆ Esto sugiere una infección de la herida causada por una **fuga anastomótica** que se ha drenado de manera espontánea (requerido) a la piel. La **alimentación NPO y los líquidos intravenosos** a menudo son suficientes para casi todas las fístulas de colon, la mayoría de las cuales **se cerrarán con esta terapia**. Una TC del abdomen determina si existe una **colección no drenada** que precisa vaciarse de manera quirúrgica o percutánea, lo cual es preferible. Si existe alguna duda en cuanto a la **permeabilidad de la anastomosis**, la exploración quirúrgica o un enema de Gastrografin suave o una colonoscopia pueden ser apropiados, aunque la generalidad de los cirujanos dudaría mucho en hacer esto al principio del curso de una fístula con una anastomosis reciente. Una fístula con una obstrucción distal debida a una anastomosis no patente (es decir, obstruida) no se cerrará. Necesita una revisión quirúrgica y una ileostomía proximal para desviar el tránsito fecal.

Variación del caso 8.24.4. Paciente que regresa al hospital 10 días después de la operación con una temperatura de 40 °C (104 °F) y dolor abdominal en el CID

◆ Esto sugiere un **absceso**, con bastante probabilidad de que ocurra en el canal paracólico derecho o en la pelvis. Lo más común es que el diagnóstico sea por TC y el manejo se dé por drenaje percutáneo. También es preocupante la fuga anastomótica, y el tratamiento antes discutido es adecuado (véase la Variación del caso 8.24.3).

Variación del caso 8.24.5. Paciente que regresa en 6 meses con dolor abdominal tipo cólico, disminución del calibre de las heces y estreñimiento

◆ Estos síntomas podrían representar una **recidiva anastomótica** del cáncer, así como una **estenosis** en la anastomosis. Las estenosis suelen ser el resultado de una formación excesiva de cicatrices debido a un flujo inadecuado de sangre a los segmentos anastomosados. También es posible que un segundo cáncer obstructivo, que podría haberse pasado por alto en la cirugía inicial, esté ocasionando los síntomas. La **colonoscopia** por lo común establece el diagnóstico.

Caso 8.25   Heces hemopositivas en paciente con adenocarcinoma rectal

Un hombre de 55 años de edad se presenta con estreñimiento, sangrado rectal y sensación de fatiga. En la exploración, usted encuentra una lesión dura y constrictiva a 4 cm del borde anal. La biopsia indica un adenocarcinoma de recto.

P: ¿Qué otra evaluación es necesaria antes de tomar una decisión sobre el tratamiento?

R: Son necesarios varios estudios. La **colonoscopia** al principio se requiere para visualizar todo el colon y descartar la presencia de lesiones sincrónicas. Si no se hallan otras lesiones, una evaluación **determina la profundidad de la invasión** que se amerita; éste es un signo pronóstico importante. La **ecografía transrectal** es útil para determinar la invasión de la pared rectal y el agrandamiento de los ganglios linfáticos locales. La **TC** o la resonancia magnética (RM) son adecuadas para precisar **si las estructuras adyacentes,** como la próstata, la vejiga y los uréteres, están afectadas. La TC puede mostrar una alteración **a distancia** en el hígado, así como un aumento de tamaño de los ganglios linfáticos. También se justifica una Rx y un nivel de ACE antes de la cirugía.

Después de estudiar a este paciente, usted encuentra que hay una lesión circunferencial a 4 cm del borde anal que no está fijada a los tejidos circundantes. La ecografía transrectal indica que el tumor se limita a la pared intestinal y no se aprecian ganglios linfáticos regionales o locales. La TC muestra un hígado normal y ninguna otra anomalía. La Rx es normal. El ACE está elevado y todos los demás estudios de laboratorio son normales.

P: ¿Cuál es el siguiente paso?

R: La resección del tumor está justificada, asumiendo que el paciente tiene un riesgo operatorio aceptable. La terapia neoadyuvante preoperatoria no es útil en esta lesión en fase inicial.

P: ¿Qué procedimiento es el adecuado?

R: La mayoría de los cirujanos recomendarían una resección abdominoperineal, que implica la escisión de todo el recto con la creación de una colostomía permanente (figs. 8-26 y 8-27). Además, este procedimiento elimina los ganglios linfáticos locales.

P: ¿ A qué localizaciones ganglionares y otros órganos hace metástasis el tumor del paciente?

R: Los carcinomas rectales se propagan por extensión directa y linfática. La diseminación linfática es paralela a los vasos hemorroidales superiores e incluye los ganglios **iliacos internos, los ganglios sacros y los ganglios mesentéricos inferiores.** Las lesiones situadas a menos de 5 cm del borde del ano también pueden extenderse de forma local y hacia los **ganglios inguinales,** y esto debe determinarse antes de la operación. La afectación de órganos distales suele incluir el hígado o las estructuras adyacentes.

P: ¿Qué información debe recibir el paciente acerca de los riesgos y complicaciones perioperatorias de la resección abdominoperineal?

R: Hay varias complicaciones específicas relacionadas con la resección abdominoperineal. Dado que el plexo nervioso simpático está situado alrededor del recto, la posibilidad de **disfunción eréctil** tras la intervención es elevada. Es esencial que antes de la cirugía se informe al paciente sobre esta posibilidad. También puede ser que la **función de la vejiga** se vea afectada tras la intervención. Otros riesgos intraoperatorios son la hemorragia venosa masiva del espacio presacro y la lesión del uréter. Por último, es factible que se produzcan diversas complicaciones de la colostomía, como retracción, prolapso, estenosis y obstrucción.

Su paciente decide proceder a una resección abdominoperineal.

P: ¿Cuáles son los elementos fundamentales de este procedimiento?

R: El principio básico de la resección abdominoperineal es la extirpación de todo el recto en continuidad con su suministro vascular y linfático. Es necesario marcar un sitio de colostomía antes de la operación, y el cirujano suele elegir el cuadrante inferior izquierdo. La colocación del paciente en posición de litotomía permite realizar de manera simultánea las disecciones abdominal y pélvica.

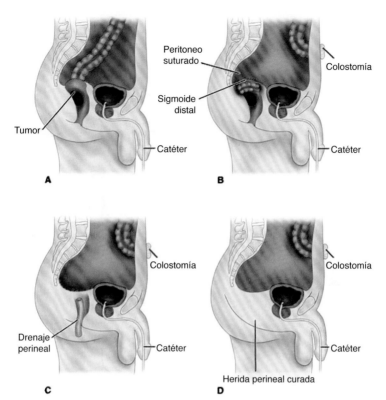

Figura 8-26. Resección abdominoperineal por carcinoma de recto. **A:** Antes de la cirugía. Observe el tumor en el recto. **B:** Durante la cirugía, se extirpa el sigmoide y se establece la colostomía. El intestino distal se diseca libre hasta un punto por debajo del peritoneo pélvico, que se sutura sobre el extremo cerrado del sigmoide distal y el recto. **C:** La resección perineal incluye la extirpación del recto y de la porción libre del sigmoide desde abajo; se inserta un drenaje perineal. **D:** El resultado final después de la curación. Nótese la herida perineal curada y la colostomía permanente. (De Honan L. *Focus on Adult Health*, 2nd ed. Wolters Kluwer Health; 2018, Fig. 24-10).

El recto se diseca lejos de los tejidos circundantes, y se procura evitar la lesión de los nervios y las vías urinarias. Los ganglios linfáticos mesentéricos se extraen con la muestra. El colon se divide en la unión del colon descendente y el colon sigmoide, y se procede a extraer la muestra. Se efectúa una colostomía final. La herida perineal se cierra o se tapona con una gasa.

La patología del espécimen se traduce en un adenocarcinoma de recto bien diferenciado con extensión a la pared intestinal hasta el nivel de la muscularis propria, pero sin afectar a la serosa. Esta información se utiliza para clasificar el tumor (fig. 8-28).

P: ¿En qué etapa se encuentra este tumor?

R: Este tumor es un cáncer en etapa I.

P: ¿Qué otros factores de este tumor primario son importantes en el pronóstico de este paciente, quien no tiene ganglios linfáticos positivos?

R: Un mal pronóstico se asocia a una mala diferenciación histológica del tumor, un nivel elevado de ACE, perforación intestinal y aneuploidía.

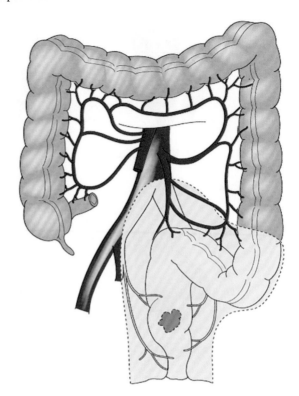

Figura 8-27. Extensión de la cirugía en la resección abdominoperineal. (De Fiser SM. *The ABSITE Review* 6th ed. Wolters Kluwer Health; 2019, Fig. 36-6).

P: ¿Cuál es el plan de tratamiento adecuado para este individuo una vez que se haya recuperado de la cirugía?

R: El manejo es similar al de cualquier paciente con cáncer de colon.

Caso 8.26   Heces hemopositivas en paciente con cáncer rectal

Se le pide que evalúe a un paciente de 62 años de edad con cáncer de recto.

P: ¿Cómo afectaría el nivel de la lesión desde el borde del ano al tratamiento quirúrgico?

R: Es posible extirpar la mayoría de los cánceres de recto que se encuentran a más de 5 cm del borde anal de forma segura mediante un abordaje anterior dejando el ano y el esfínter en su lugar. Si la lesión se halla más cerca del borde anal, es necesaria la resección abdominoperineal porque las lesiones próximas a aquél tienen márgenes laterales de resección que incluyen el mecanismo del esfínter anal. La extirpación o inutilización de este mecanismo da lugar a incontinencia, lo que por supuesto no es una situación deseable.

Varios factores adicionales que influyen en la práctica están relacionados sobre todo con el tipo de lesión.

Las lesiones con grandes componentes laterales requieren un margen de resección más amplio. Así, la resección abdominoperineal es más probable para lesiones mayores de 5 cm (fig. 8-29). Los cánceres rectales que afectan a los ganglios linfáticos regionales (estadio III)

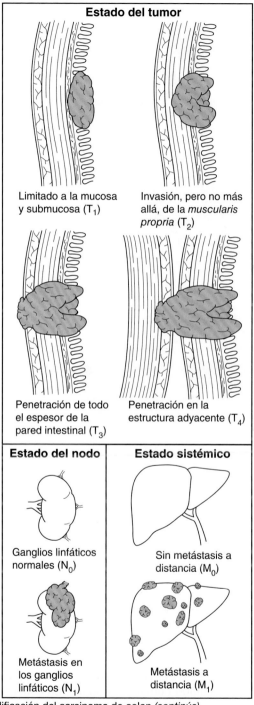

Estado del tumor

Limitado a la mucosa y submucosa (T_1)

Invasión, pero no más allá, de la *muscularis propria* (T_2)

Penetración de todo el espesor de la pared intestinal (T_3)

Penetración en la estructura adyacente (T_4)

Estado del nodo

Ganglios linfáticos normales (N_0)

Metástasis en los ganglios linfáticos (N_1)

Estado sistémico

Sin metástasis a distancia (M_0)

Metástasis a distancia (M_1)

A

Figura 8-28. A: Estadificación del carcinoma de colon *(continúa)*.

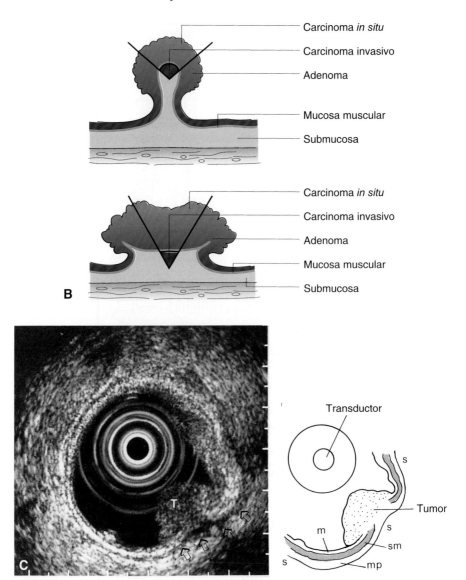

Figura 8-28. *(Continuación)* **B:** Diagrama que muestra la distinción entre carcinoma *in situ* y malignidad invasiva del colon. (De Greenfield LJ, Mulholland MW, Oldham KT, *et al.*, eds. *Surgery: Scientific Principles and Practice*, 2nd ed. Philadelphia: Lippincott Williams & Wilkins; 1997:1132). **C:** Carcinoma rectal en estadio T1 en la ecografía endorrectal. (De Wanebo HJ, ed. *Surgery for Gastrointestinal Cancer*. Philadelphia: Lippincott-Raven; 1997:174).

o los tumores de alto riesgo en estadio II también necesitan una quimioterapia adyuvante posoperatoria similar a la utilizada con el cáncer de colon. **La recidiva local del carcinoma rectal es un modo común de fracaso. En consecuencia, es forzoso contar con márgenes amplios y claros en el procedimiento inicial.**

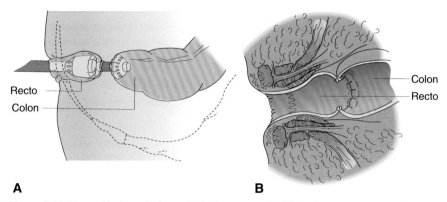

A   **B**

Figura 8-29. Resección intestinal anterior baja, mostrando **(A)** la técnica de grapas y, **(B)** la técnica de sutura. (De Greenfield LJ, Mulholland MW, Oldham KT, *et al.*, eds. *Surgery: Scientific Principles and Practice*, 2nd ed. Philadelphia: Lippincott Williams & Wilkins; 1997:1141).

P: ¿Cuándo podría considerarse la radioterapia preoperatoria?

R: Si las lesiones son grandes y voluminosas o se extienden fuera de la pared intestinal hacia el tejido circundante, la tasa de recurrencia local es mayor. Por tanto, el tratamiento suele incluir **irradiación preoperatoria** y quimioterapia para aumentar la resecabilidad y disminuir la recidiva local.

P: ¿Qué alternativas tienen los pacientes si no aceptan la colostomía?

Los procedimientos ya descritos en este caso son los métodos establecidos para el tratamiento del cáncer de recto, pero existen dos opciones terapéuticas adicionales.

R: Un enfoque es la **proctectomía para preservar el esfínter** (fig. 8-30). Una de las razones de este procedimiento está relacionada con el cambio de opinión sobre el margen de resección distal necesario para curar a un paciente con cáncer. En el pasado, los expertos creían que era necesario un margen distal de 5 cm, pero en épocas recientes, los estudios han encontrado que un margen de 2 cm es adecuado para los cánceres bien diferenciados. Se han producido mejoras adicionales en el enfoque operativo y en la preservación de la continencia anal. Estos procedimientos, combinados con la radioterapia y la quimioterapia preoperatorias en el recto, así como una ileostomía desviadora temporal para permitir la curación de la anastomosis, se han convertido en algo habitual.

Un segundo enfoque consiste en la resección local de los tumores rectales. En estos casos, un método comprende la dilatación del esfínter anal y la resección del tumor. Otro procedimiento consiste en utilizar un abordaje trans-sacral del recto, que permite una resección en manguito del intestino con tumor (fig. 8-31). Ambos enfoques son en particular provechosos para tumores pequeños en pacientes de alto riesgo médico.

Los carcinomas que tienen un diámetro inferior a 4 cm y afectan menos de 40% de la pared rectal pueden resecarse mediante un abordaje transanal, el cual suele reservarse para las lesiones T1.

P: ¿En qué se diferencia la resección abdominoperineal en las mujeres?

R: En las pacientes con carcinoma de la pared anterior del recto, la extirpación de la vagina posterior es apropiada. Los cirujanos deben tener cuidado de no denervar la uretra. En ese caso, puede producirse el cierre de la vagina.

Un paciente se somete a una resección curativa con una resección abdominoperineal.

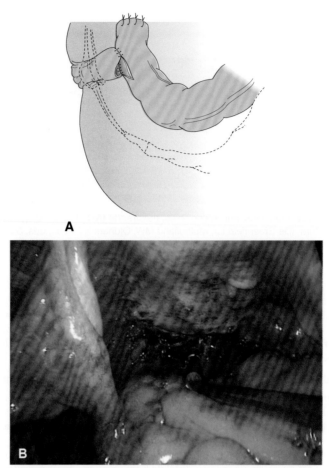

A

B

Figura 8-30. A: Proctectomía para preservar el esfínter. **B:** Anastomosis coloanal. (De Delaney CP. *Operative Techniques in Laparoscopic Colorectal Surgery*, 2nd ed. Wolters Kluwer Health; 2013, Fig. 10-3).

P: ¿Qué evaluación y tratamiento son adecuados para una nueva lesión de 0.5 cm en el perineo?

R: Es indispensable realizar una **biopsia** de la lesión. Si la biopsia muestra carcinoma, el paciente debe someterse a una repetición de la TC, el nivel de ACE y la colonoscopia para determinar la extensión de la lesión y si hay otras más. De manera habitual, para el tratamiento de una recidiva es pertinente un enfoque multidisciplinario que utilice quimioterapia, radiación y cirugía. En general, el cáncer recurrente tiene un mal pronóstico.

P: ¿Qué evaluación y tratamiento son adecuados para el dolor pélvico?

R: Si esto ocurre en el posoperatorio temprano, puede ser secundario a una **lesión nerviosa operatoria o a una infección**. Si se produce más tarde, es necesario descartar la **recidiva local** del tumor mediante exploración física y TC de la pelvis.

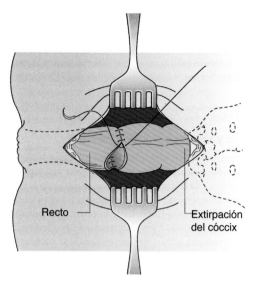

Figura 8-31. Resección trans-sacral de un cáncer de recto. (De Greenfield LJ, Mulholland MW, Oldham KT, *et al.*, eds. *Surgery: Scientific Principles and Practice*, 2nd ed. Philadelphia: Lippincott Williams & Wilkins; 1997:1141).

Caso 8.27   Metástasis en cáncer colorrectal

Usted realiza una resección curativa de cáncer de colon en una persona de 49 años de edad que tiene un cáncer en estadio II. Decide hacer seguimiento del paciente con mediciones seriadas del ACE y colonoscopia anual. Los valores iniciales del ACE son bajos y estables, y la colonoscopia repetida es normal a los 1 y 2 años. En la siguiente visita, el ACE está elevado de manera significativa.

P: ¿Qué evaluación es la adecuada?

R: Se justifica una **Rx y una TC del abdomen** para buscar metástasis. Puede necesitarse repetir la **colonoscopia**, dependiendo de cuándo se haya realizado la última.

La evaluación del paciente es negativa, excepto por una nueva lesión de 2 cm en el lóbulo derecho del hígado.

P: ¿Qué evaluación y gestión adicionales son adecuadas?

R: El paciente es candidato a la **resección quirúrgica** si **no hay** un cáncer **metastásico extra-hepático demostrable** ni **recidiva local** del cáncer primario, así como si el riesgo anestésico es aceptable desde el punto de vista cardiopulmonar y la lesión está **en una localización resecable por vía quirúrgica**. Los estudios más actuales de TC en espiral y RM son fiables; demuestran la existencia de metástasis hepáticas adicionales en más de 80% de los casos. Estas pruebas son necesarias si la TC inicial es inadecuada. Una Rx y una colonoscopia son pertinentes, pero no es preciso efectuar más pruebas a menos que el paciente presente síntomas o hallazgos adicionales.

De modo usual, las lesiones no resecables son: múltiples en ambos lóbulos, íntimas con estructuras vasculares (p. ej., venas hepáticas, vena porta), invasoras de estructuras locales (p. ej., el diafragma) o producidas en hígados cirróticos. La cirrosis aumenta el riesgo perioperatorio como resultado de la reserva hepática limitada tras la resección, así como de las dificultades técnicas para transeccionar un hígado fibrótico.

P: ¿Cómo le diría al paciente su pronóstico y las variables que lo afectan?

R: La resección de las lesiones hepáticas se asocia con una mejor supervivencia en comparación con otras modalidades de tratamiento, y debe recomendarse si la alteración es extirpable. **Los pacientes con lesiones solitarias que se resecan tienen una tasa de supervivencia de hasta 50% o más a los 5 años.** La sobrevida de los individuos con lesiones múltiples es menor.

Usted decide extirpar la lesión hepática de manera quirúrgica.

P: ¿Qué procedimiento y seguimiento recomienda?

R: Es aceptable extirpar una lesión con **una lobectomía o segmentectomía hepática formal o con una resección en cuña no anatómica, siempre que se obtenga un margen superior a 1 cm.** Las principales razones de la irresecabilidad quirúrgica son la incapacidad de remover la lesión debido a su localización, las lesiones múltiples o la evidencia de metástasis fuera del hígado. El riesgo quirúrgico más importante lo constituye la hemorragia incontrolable relacionada con problemas técnicos. Con los cirujanos hepáticos más experimentados, la mortalidad operatoria es cercana a 1%. La recurrencia puede adoptar la forma de metástasis a distancia o producirse en el lugar original de la resección. La Rx, las mediciones seriadas de ACE y la ecografía abdominal o la TC se utilizan para comprobar la recidiva.

P: ¿Qué tratamiento es adecuado para las metástasis hepáticas no resecables?

R: Existen otras opciones para el tratamiento de las lesiones irresecables con métodos locales. La mayoría implican alguna forma de terapia de ablación con técnicas de congelación-descongelación (crioterapia), inyección de etanol absoluto o destrucción con ondas de radiofrecuencia (**ablación por RF**). La destrucción de las lesiones también puede producirse de manera angiográfica mediante **quimioembolización**. Se cateteriza la arteria hepática y se saturan sustancias trombóticas como Gelfoam® con quimioterapia, a la vez que se inyectan en la región de la metástasis. La mayoría de estos métodos se encuentra en diversas fases de ensayo clínico.

Caso 8.28   Heces hemopositivas con lesión dura

Una persona de 45 años de edad presenta una hemorragia rectal. En la exploración, se encuentra una lesión dura que afecta al borde del ano. La biopsia de la lesión indica un carcinoma de células escamosas del ano.

P: ¿Qué ganglios regionales tienen más probabilidades de sufrir metástasis?

R: Los carcinomas de células escamosas (también llamados carcinomas epidermoides) son el tumor más común del canal anal. Debido a que los síntomas son inespecíficos (p. ej., sangrado, drenaje, dolor, prurito), el diagnóstico a menudo se retrasa mientras el paciente es tratado por un proceso benigno. El diagnóstico se realiza mediante una biopsia. Los carcinomas de células escamosas suelen hacer metástasis en los ganglios linfáticos inguinales, pero también la hacen en los ganglios linfáticos rectales superiores hasta en 50% de los pacientes.

P: ¿Qué sistema de clasificación es mejor?

R: Se utiliza el sistema TNM para la estadificación, y el tratamiento difiere en función del estadio TNM (tabla 8-4). La TC y la ecografía transrectal son válidas para determinar la profundidad de la invasión y la presencia de metástasis ganglionares.

P: ¿Cómo manejaría los siguientes hallazgos?

Variación del caso 8.28.1. Lesión de 0.5 cm de diámetro sin extensión local y con ganglios linfáticos negativos

◆ **Las lesiones superficiales, pequeñas y móviles ameritan el tratamiento sólo con escisión local,** con un seguimiento estrecho para garantizar que el cáncer no reaparezca.

Variación del caso 8.28.2. Lesión de 4 cm de diámetro sin extensión local y con ganglios linfáticos negativos

◆ La cirugía no está justificada. El tratamiento consiste en el protocolo de Nigro modificado, que consiste en quimioterapia y radioterapia para eliminar el cáncer. En la mayoría de los casos, la terapia de quimiorradiación tiene éxito. La resección abdominal perineal **sólo se utiliza si hay un cáncer residual comprobado por biopsia.** Sin embargo, incluso en pacientes con ganglios inguinales positivos, el protocolo de Nigro modificado suele proporcionar un control local completo del cáncer primario (tabla 8-5).

Tabla 8-5. Régimen de Nigro modificado para el carcinoma de células escamosas del canal anal

Tratamiento	Dosis	Programar
Radiación externa	50 Gy en el carcinoma primario y 35-45 Gy en los ganglios inguinales de la pelvis	Inicio día 1 (2 Gy/día, 5 días/semana durante 5 semanas)
Quimioterapia sistémica	Fluorouracilo, 1000 mg/m^2/24 h en infusión continua durante 4 días	Comienza el día 1; repite la infusión de 4 días a partir del día 28
Mitomicina C	10-15 mg/m^2 en bolo intravenoso	Sólo día 1

De Greenfield LJ, Mulholland MW, Lillemoe KD, *et al.*, eds. *Greenfield's Surgery*, 5th ed. Philadelphia: Lippincott Williams & Wilkins; 2010.

Variación del caso 8.28.3. Carcinoma anal recurrente

◆ La resección abdominoperineal desempeña un papel importante en el cáncer anal recurrente. Las complicaciones de la herida perineal son frecuentes, ya que estos pacientes han recibido radiación en el campo quirúrgico.

DOLOR ABDOMINAL BAJO

Asociaciones de cirugía crítica

Si oye/ve...	Piense en...
Aire libre	Perforación, urgencia quirúrgica
Abdomen rígido	Peritonitis: operar
Cirugía abdominal previa	Adherencias
Flato	Obstrucción
Pérdida de peso involuntaria	Malignidad
Dolor de cuadrante superior derecho	Vesícula biliar
Dolor en el cuadrante inferior derecho	Apéndice
Dolor en el cuadrante inferior izquierdo	Diverticulitis

Caso 8.29   Dolor en el cuadrante inferior izquierdo y fiebre

Una persona de 70 años de edad acude al servicio de urgencias con dolor abdominal y fiebre de varias horas de evolución. Los antecedentes no son destacables, salvo el estreñimiento ocasional. En la exploración física, el paciente tiene fiebre de 38.3 °C (101 °F) y taquicardia leve, con una PA de 140/85 mm Hg. El abdomen es sensible en el cuadrante inferior izquierdo (CII).

P: ¿Cuál es el diagnóstico que se sospecha?

R: La **diverticulitis** es probable en un paciente con dolor en el CII, hipersensibilidad y fiebre. De vez en cuando, es posible palpar una masa en el CII.

P: ¿Cuál es la gestión inicial?

R: Dado que este paciente es mayor y tiene fiebre y taquicardia, el tratamiento más adecuado puede ser el **reposo intestinal completo, la hidratación IV y los antibióticos parenterales.** Si se producen náusea o vómito, es posible que se requiera aspiración NG. Se justifica una serie abdominal obstructiva para comprobar si hay aire libre y buscar otros diagnósticos. El clínico puede optar por realizar una TC **para examinar si existe inflamación, absceso, divertículos y engrosamiento de la pared del intestino sigmoide, lo que confirmaría el diagnóstico de diverticulitis (fig. 8-32).** Sin embargo, la TC no es obligatoria en pacientes no complicados.

Otra preocupación es que los síntomas correspondan a un **cáncer de colon perforado**, pues los signos y síntomas pueden ser similares. El plan de tratamiento debe incluir **exámenes abdominales** cuidadosos y **seriados** para comprobar la progresión de la enfermedad.

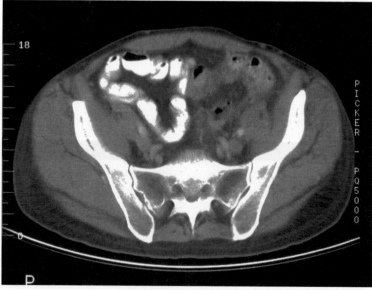

Figura 8-32. Tomografía computarizada de diverticulitis, en la que se observa el festoneamiento de la grasa y el edema del tejido cercano al colon inflamado.

En general, los pacientes con síntomas o signos mínimos de inflamación pueden recibir tratamiento ambulatorio con antibióticos de amplio espectro.

Con esta gestión, el paciente muestra una rápida mejoría y siente hambre.

P: ¿Cuál sería el plan de tratamiento ahora?

R: El manejo puede implicar una dieta rica en fibra, que se recomienda después de la recuperación del ataque inicial. Si está afebril, el paciente puede ser dado de alta. El tratamiento ambulatorio con antibióticos de amplio espectro es adecuado durante 7 a 10 días.

P: ¿Cuál es la probabilidad de que este paciente tenga otro episodio de diverticulitis?

R: La tasa de recidiva es alta y puede llegar a 40%, pero es posible disminuirla con una dieta rica en fibra.

P: ¿Qué seguimiento a largo plazo es necesario?

R: La **colonoscopia** o el enema de bario pueden ser apropiados después de que el paciente se haya recuperado para **confirmar la presencia de divertículos** y la **ausencia de cáncer de colon (fig. 8-33).**

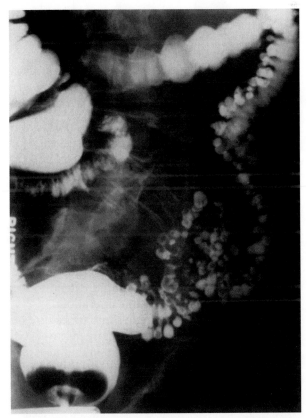

Figura 8-33. Enema de bario que muestra múltiples divertículos. (De McKenney MG, Mangonon PC, Moylan JA, eds. *Understanding Surgical Disease: The Miami Manual of Surgery*. Philadelphia: Lippincott-Raven; 1998:154).

Caso 8.30   Recurrencia de dolor en el cuadrante inferior izquierdo

El paciente descrito en el caso 8.29 vuelve 6 meses después con una recidiva del mismo problema.

P: ¿Cómo cambia esto el plan de gestión propuesto?

R: En el pasado, se recomendaba la resección quirúrgica agresiva tras un segundo episodio de diverticulitis no complicada. Los nuevos datos muestran que el manejo no quirúrgico puede ser más eficaz para la diverticulitis no complicada recurrente. El tratamiento más

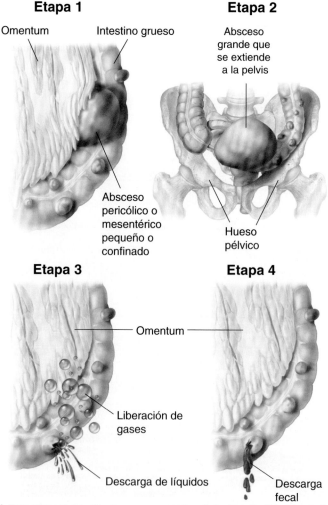

Etapa 1

Omentum   Intestino grueso

Absceso pericólico o mesentérico pequeño o confinado

Etapa 2

Absceso grande que se extiende a la pelvis

Hueso pélvico

Etapa 3

Etapa 4

Omentum

Liberación de gases

Descarga de líquidos

Descarga fecal

Figura 8-34. Estadificación de Hinchey representativa de la diverticulitis. El estadio 0 (no ilustrado) es una diverticulitis leve sin formación de abscesos. El estadio I consiste en pequeños abscesos pericólicos o mesentéricos, mientras que el estadio II presenta abscesos de localización pélvica o intraabdominal a distancia. El estadio III entraña una peritonitis purulenta, en tanto que el estadio IV representa una peritonitis fecal. (De Britt LD, Peitzman AB, Barie PS, Jurkovich GJ. *Acute Care Surgery*, 2nd ed. Wolters Kluwer Health; 2018, Fig. 45-14).

agresivo con cirugía se reserva para la diverticulitis complicada. En la figura 8-34 se ilustra la estadificación de Hinchey de la diverticulitis.

Caso 8.31   Dolor en el cuadrante inferior izquierdo en un paciente con deterioro

Usted ingresa a una persona de 75 años de edad con dolor en la zona lumbar, fiebre y náusea, con un diagnóstico presuntivo de diverticulitis aguda. Una serie obstructiva no es notable, y el recuento de leucocitos es de 15 000 células/mm³. Se inicia un tratamiento con antibióticos, reposo intestinal y líquidos IV, con un plan de seguimiento clínico del paciente. A pesar de este tratamiento, el sujeto se deteriora, presenta dolor continuo, fiebre creciente y aumento del recuento de leucocitos.

P: ¿Cuál es el problema que se sospecha?

R: El paciente tiene una perforación libre o un absceso intraabdominal.

P: ¿Cuál es la evaluación adecuada?

R: La TC puede demostrar la existencia de un absceso, una perforación u otras complicaciones del proceso inflamatorio agudo. Además, también quizá revele la presencia de divertículos.

La TC expone una colección de líquido loculado en el canal pericólico.

P: ¿Qué gestión es la adecuada?

R: Se justifica una recolección de líquido loculado con la inserción de un catéter en la colección guiada por TC. Este método permite tomar muestras del líquido y drenarlo. El algoritmo de tratamiento de la diverticulitis es complejo y se basa en la clasificación de Hinchey modificada (tabla 8-6 y fig. 8-35).

El líquido drenado es purulento y contiene bacilos gramnegativos. Al dejar un catéter en la colección, el paciente mejora.

P: ¿Cuál es la gestión adecuada?

R: Es necesario dejar el catéter de drenaje en su lugar hasta que la cavidad se reduzca a un tamaño pequeño y el drenaje se detenga. Si el individuo tolera la comida y permanece afebril, puede ser dado de alta. Sin embargo, muchos pacientes con un íleo persistente u obstrucción funcional por el edema no resisten la comida y requieren NPT durante un tiempo.

La resección quirúrgica puede estar indicada tras este episodio de diverticulitis complicada.

P: ¿Cómo cambiaría el tratamiento propuesto si el paciente no mejorara con el drenaje del catéter?

R: Si el paciente empeora en sentido clínico, se justifica un procedimiento de Hartmann con resección del colon y de la masa inflamatoria, con una colostomía (fig. 8-8).

Profundizando

De ser posible y seguro, la resección del colon por diverticulitis debe hacerse de forma electiva y las complicaciones de la enfermedad habrán de tratarse con antibióticos, reposo intestinal y drenaje percutáneo de los abscesos para minimizar las complicaciones de la cirugía.

Tabla 8-6. Clasificación de Hinchey modificada

Clasificación de Hinchey	Clasificación de Hinchey modificada	Comentarios
	0 Diverticulitis clínica leve	Dolor en el cuadrante inferior izquierdo, elevación de glóbulos blancos, fiebre, sin confirmación por imágenes o cirugía
I Absceso pericólico o flemón	I Inflamación pericólica confinada - flemón	
II Absceso pélvico, intraabdominal o retroperitoneal	II Absceso pélvico, intraabdominal a distancia o retroperitoneal	
III Peritonitis purulenta generalizada	III Peritonitis purulenta generalizada	No hay comunicación abierta con la luz del intestino
IV Peritonitis fecal generalizada	IV Peritonitis fecal Fístula colovesical/ colovaginal/coloentérica/ colocutánea	Perforación libre, comunicación abierta con la luz del intestino
Obstrucción	Obstrucción del intestino grueso o delgado	

De Greenfield LJ, Mulholland MW, Lillemoe KD, *et al*., eds. *Greenfield's Surgery*, 5th ed. Philadelphia: Lippincott Williams & Wilkins; 2010.

Caso 8.32   Historia de dolor en el cuadrante inferior izquierdo con sensación de expulsión de aire

Usted trata a una persona de 70 años de edad por diverticulitis aguda, quien se recupera sin complicaciones ni necesidad de cirugía. Una colonoscopia posterior muestra una zona de divertículos sigmoideos con cicatrices y una leve estenosis de la zona afectada. Las biopsias son negativas para tumor. El paciente evoluciona bien en su domicilio, pero vuelve varios meses después con una sensación de expulsión de aire al orinar.

P: ¿Cuáles son el diagnóstico y el tratamiento adecuados?

R: Hay **neumaturia**. La diverticulitis puede formar una fístula con la mayoría de los órganos abdominales inferiores con revestimiento epitelial (fig. 8-36). En este caso, ha creado una fístula con la vejiga. Lo anterior complica la cirugía; es necesario separar el segmento de intestino enfermo de la vejiga. Por lo demás, el procedimiento no cambia. **La etiología más común de una fístula colovesical es la diverticulitis.**

Síntomas sugestivos de diverticulitis

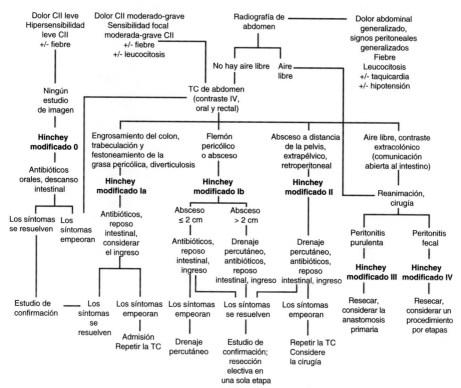

Figura 8-35. Algoritmo de tratamiento de la diverticulitis. (De Greenfield LJ, Mulholland MW, Lillemoe KD, *et al.*, eds. *Greenfield's Surgery*, 5th ed. Philadelphia: Lippincott Williams & Wilkins; 2010). CII, cuadrante inferior izquierdo; TC, tomografía computarizada.

HEMORRAGIA DIGESTIVA BAJA

Caso 8.33   Hemorragia digestiva baja masiva

Una persona de 70 años de edad que ha gozado de buena salud se presenta en el servicio de urgencias con una historia de 4 horas de grandes cantidades de sangre roja brillante por el recto. La anamnesis es negativa. En la exploración física, la frecuencia cardiaca es de 115 latidos por minuto con una PA de 105/70 mm Hg. El paciente parece cansado, pero alerta. La conjuntiva se muestra pálida y las mucosas están secas. El corazón y los pulmones son normales excepto por una taquicardia en reposo. El abdomen es blando y no está sensible, y se aprecia sangre roja brillante por el recto. No hay edema periférico y los pulsos son débiles, pero presentes. En términos neurológicos, el paciente está intacto.

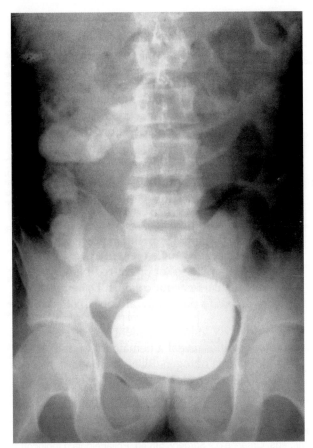

Figura 8-36. Estudio de contraste de la vejiga, que muestra una fístula entre el colon y la vejiga, una ocurrencia común. (De McKenney MG, Mangonon PC, Moylan JA, eds. *Understanding Surgical Disease: The Miami Manual of Surgery*. Philadelphia: Lippincott-Raven; 1998:141).

P: ¿Cuál es el plan de evaluación y gestión inicial?

R: Los signos y síntomas del sujeto, incluyendo fatiga, taquicardia, sequedad de las mucosas y palidez de la conjuntiva, sugieren **hipovolemia**. Como todos los pacientes de edad avanzada, esta persona es en particular susceptible a la depleción de volumen debido al mayor riesgo de enfermedad cardiaca. En consecuencia, es necesario insertar de manera inmediata dos líneas IV de gran calibre y **1-2 L de solución de Ringer lactato**, o solución salina normal al 0.9%, para reponer el líquido perdido. **La colocación de una sonda NG para realizar un lavado está justificada a fin de evaluar y descartar una hemorragia digestiva alta.**

El paciente requiere la colocación de un monitor. Es adecuado efectuar estudios sanguíneos de rutina y una Rx. Se necesita realizar una evaluación de la coagulación sanguínea para asegurarse de que ésta es normal, y es indispensable disponer de sangre para transfusiones. Puede estar indicada la colocación de una sonda de Foley para ayudar a evaluar la efectividad de la reanimación.

Si el lavado de la sonda NG es positivo para sangre, es necesario llevar a cabo una endoscopia superior. También debe hacerse una **anoscopia** en el servicio de urgencias para examinar si hay hemorroides, várices rectales sangrantes u otra patología anorrectal.

Una vez iniciada la reanimación, es preciso realizar una anamnesis más cuidadosa y una exploración física más detallada para evaluar las enfermedades preexistentes, la cirugía previa y otros problemas que puedan influir en la toma de decisiones. La **reevaluación** constante de la **reanimación** debe ser una prioridad.

P: ¿Cuáles son los diagnósticos más probables?

R: Las causas más comunes de hemorragia digestiva baja rápida son los **divertículos sangrantes y** las **ectasias vasculares.** Otras causas de sangre roja brillante por el recto son el divertículo de Meckel, la fístula aortoentérica, la colitis isquémica, la EII, la enfermedad hemorroidal y las várices rectales. Las neoplasias colónicas también son una posibilidad, aunque el cáncer de colon rara vez causa una hemorragia digestiva baja masiva.

Después de recibir líquidos IV, la PA y la frecuencia cardiaca del paciente mejoran, y éste parece más enérgico. Los estudios de laboratorio revelan un hematocrito de 38% y un Na sérico un poco elevado de 148 mEq/L, así como un nitrógeno ureico en sangre de 30 mg/dL. Desde su examen inicial, no ha habido más sangrado rectal. El aspirado NG contiene bilis, y la anoscopia no revela ninguna fuente de sangrado.

P: ¿Cuáles son las siguientes medidas de manejo?

R: Se justifica el ingreso para la **estabilización,** la **observación de la hemorragia gastrointestinal y** la **realización de pruebas diagnósticas.** Es preciso un seguimiento estrecho en una unidad de cuidados intermedios o intensivos. Aunque el hematocrito inicial es de 38%, se necesitan varias horas para que éste se equilibre antes de que sea una medida exacta del volumen de células sanguíneas; debe comprobarse con frecuencia. Si sigue disminuyendo, puede requerirse una transfusión de sangre.

El paciente ha permanecido estable durante la noche con una frecuencia cardiaca de 80 latidos por minuto, una PA normal sin cambios ortostáticos y un hematocrito que ha bajado a 32%. No se han producido más episodios de hemorragia rectal. Por ahora, el paciente tiene hambre y se siente mucho mejor.

P: ¿Cuál es la probabilidad de que este paciente sufra otro episodio de hemorragia?

R: La probabilidad de que el sujeto vuelva a sangrar depende de la causa de la hemorragia digestiva. **El curso natural de las hemorragias diverticulares es detenerse de forma espontánea.** Los divertículos colónicos sangrantes tienen menos de 25% de probabilidad de volver a sangrar, aunque 20% de los pacientes afectados continúan sangrando y requieren una intervención quirúrgica. Alrededor de 90 % de individuos con ectasias vasculares **dejan de sangrar sin necesidad de intervención externa,** aunque el riesgo de resangrado es más o menos de entre 25 y 46% después de 1 y 3 años, respectivamente.

P: ¿Cuál es el siguiente paso?

R: Es necesario **determinar la causa** de la hemorragia digestiva. En este caso, en el que la hemorragia se ha detenido, el procedimiento más valioso es la **colonoscopia.**

Tanto si la colonoscopia se realiza durante este ingreso como si es ambulatoria, resulta fundamental no pasar por alto este procedimiento. Aunque el cáncer de colon es poco probable, un cáncer no detectado es un descuido importante. Si se produce durante el ingreso, es conveniente efectuar una "preparación" intestinal.

Si la **ectasia vascular** es evidente, el tratamiento con **coagulación** con corriente monopolar es apropiado. El mayor riesgo es la perforación del colon por la coagulación del mismo. Los **divertículos colónicos** sangrantes **no son susceptibles de tratamiento endoscópico**, pero este enfoque **permite** en ocasiones **localizar** el lugar de la hemorragia. Los pólipos sangrantes pueden ser coagulados o, en el caso de los pólipos pediculados, atrapados. El "tatuaje" del lugar de la hemorragia hace posible una ubicación precisa si es necesaria una intervención quirúrgica (p. ej., en el caso de una masa o pólipo colónico).

La colonoscopia indica múltiples divertículos en el colon izquierdo y ninguna ectasia vascular. No hay hemorragia activa. El paciente tiene un hematocrito estable y tolera una dieta regular.

P: ¿Cuál es el siguiente paso?

R: El alta con seguimiento ambulatorio es adecuada. La mayoría de los médicos le darían al paciente **hierro** y una dieta rica en fibra, lo que puede disminuir la posibilidad de que se desarrollen más divertículos.

P: ¿Por qué los divertículos se asocian a hemorragias?

R: Las hemorragias diverticulares colónicas son el resultado de una **arteria vasa recta subyacente que penetra en la pared intestinal** a través del cuello o del ápice de un divertículo y se erosiona. Aunque la mayoría de los divertículos del colon son del lado izquierdo, los del lado derecho son más propensos a sangrar (fig. 8-37).

P: ¿Qué son las ectasias vasculares?

R: Se cree que las ectasias vasculares, o **malformaciones arteriovenosas**, surgen de la degeneración de las venas submucosas intestinales y de los capilares mucosos suprayacentes (fig. 8-38). A medida que la enfermedad progresa, se forman comunicaciones entre las arterias y las venas submucosas. Cuando la mucosa se erosiona o se interrumpe por alguna razón, es factible que ocurra una hemorragia GI baja masiva.

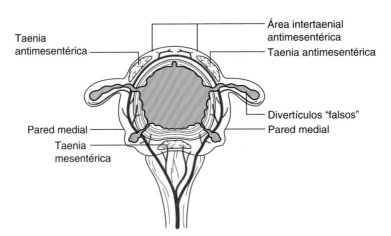

Figura 8-37. Irrigación sanguínea de la pared del colon y su asociación con los divertículos dentro de la pared del colon, que explica por qué la diverticulosis tiene tendencia a sangrar. (De McKenney MG, Mangonon PC, Moylan JA, eds. *Understanding Surgical Disease: The Miami Manual of Surgery*. Philadelphia: Lippincott-Raven; 1998:154).

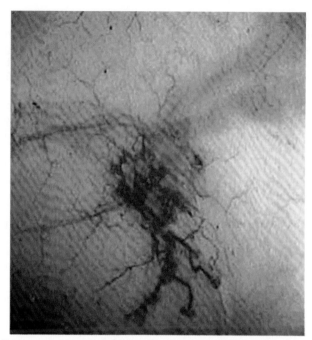

Figura 8-38. Ectasia vascular del colon: aspecto endoscópico. Observe la característica mancha roja plana en la mucosa. (De Riddell R, Jain D. *Lewin, Weinstein y Riddell's Gastrointestinal Pathology and Its Clinical Implications*, 2nd ed. Wolters Kluwer Health; 2014, Fig. 2-43A).

Caso 8.34 Hemorragia persistente con hemorragia digestiva baja masiva

Usted admite a una persona de 68 años de edad con una hemorragia roja y brillante por el recto. El diagnóstico presuntivo es una hemorragia por divertículo colónico o ectasia vascular. Tras la reanimación y 2 unidades de sangre, el paciente se estabiliza. La evaluación inicial no revela evidencia de una hemorragia digestiva alta ni hemorroides ni señales de una coagulopatía. Usted planea evaluar de nuevo al paciente al día siguiente si está estable; esa tarde, el hematocrito es de 35% tras la transfusión.

A la mañana siguiente, el paciente comienza a sangrar otra vez de manera profusa con sangre roja brillante por el recto. La frecuencia cardiaca también ha aumentado a 130 latidos por minuto, y la PA es de 100/60 mm Hg. La repetición del hematocrito es de 24%. Usted vuelve a reanimar y administra 2 unidades más de eritrocitos empacados. Aunque tenía previsto realizar una colonoscopia, todavía no la ha llevado a cabo.

P: ¿Cuál es el plan general de gestión en este momento?

R: El **resangrado** del paciente **es importante** debido a la **inestabilidad cardiovascular** y a un **hematocrito muy bajo a pesar de las transfusiones anteriores**. El tratamiento médico ha fracasado, y lo más probable es que sea necesaria la cirugía para detener la hemorragia. La localización colonoscópica durante una hemorragia activa es difícil, tiene menos probabilidades de demostrar la causa de ésta y se asocia con un riesgo significativo de perforación debido a la escasa visibilidad del colon.

P: ¿Qué evaluación es adecuada en este momento?

R: La determinación del lugar de la hemorragia es esencial. **En el caso de un nuevo sangrado, las opciones para diagnosticar la causa de la hemorragia gastrointestinal incluyen la gammagrafía con eritrocitos marcados con tecnecio o la angiografía mesentérica, ya sea con angiograma por TC (fig. 8-39) o mesentérico.**

Un angiograma por TC sólo puede utilizarse para la localización, mientras que es posible emplear un angiograma terapéutico para el diagnóstico y las intervenciones terapéuticas. La elección entre estos dos procedimientos depende de la tasa actual de hemorragia, la inestabilidad del paciente y la preferencia del cirujano:

◆ La **angiografía** es quizá mejor **para los pacientes menos estables** debido a la mejor capacidad de monitorización y reanimación en la sala de angiografía, así como **para aquellos que sangran a un ritmo más rápido**. Puede aislar una lesión que sangra a una velocidad de 0.5-1.0 mL/min o más.

◆ La **exploración de eritrocitos marcados con tecnecio** es mejor para los **pacientes más estables** que **sangran de forma más lenta**. Tiene la capacidad de detectar hemorragias a una velocidad de 0.1 mL/min o más. Una limitación de la gammagrafía de eritrocitos es que carece del potencial para localizar con precisión el lugar de la hemorragia, lo que dificulta la interpretación de los resultados. (fig. 8-40).

Un angiograma demuestra una hemorragia activa en el área sigmoidea inferior y ninguna evidencia de ectasia vascular en otras partes del colon.

P: ¿Cuál es el plan de manejo?

R: El paciente muestra evidencias claras de una **hemorragia continua**, tiene una **inestabilidad cardiovascular** demostrada y ya ha recibido **4 unidades de eritrocitos empacados**. En ningún momento específico está indicada la cirugía, pero cada una de estas condiciones constituye una señal relativa para la cirugía, y la combinación es en verdad una indicación. Muchos cirujanos explorarían a la mayoría de los pacientes con hemorragias digestivas bajas una vez que hubieran necesitado **6 unidades de sangre**; la experiencia dicta que los sujetos que han sangrado tanto tal vez seguirán sangrando. Una gran cantidad de transfu-

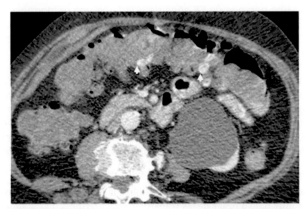

Figura 8-39. Sangre en el lumen del colon transverso en una hemorragia diverticular aguda demostrada en la angiografía mesentérica por tomografía computarizada (las flechas exhhiben la extravasación de contraste por la hemorragia diverticular). (De Corman M, Nicholls RJ, Fazio VW, Bergamaschi R. *Corman's Colon and Rectal Surgery*, 6th ed.). Wolters Kluwer Health; 2012, Fig. 27-39).

Rubor precoz
indicativo del
lugar de la
hemorragia

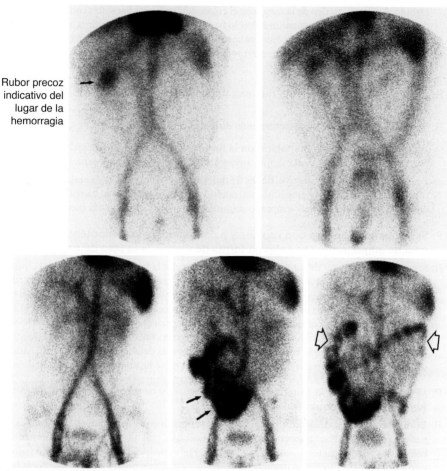

Figura 8-40. Gammagrafía de glóbulos rojos que muestra una hemorragia en la zona de la diverticulosis. **Abajo en el centro:** Acumulación de sangre (flechas pequeñas) en una presunta zona de hemorragia. Sangre que viaja en sentido distal en el lumen colónico (flechas grandes).

sión conlleva su propio conjunto de riesgos, como la reacción transfusional, la coagulopatía y la infección.

La mayoría de los cirujanos llevarían a este paciente **urgentemente al quirófano.** Es fundamental identificar el lugar probable de la hemorragia antes de pasar a la sala de operaciones. De lo contrario, el cirujano no sabe qué parte del colon debe extirpar.

Usted ha decidido que es necesaria una intervención quirúrgica.

P: ¿Qué operación es la adecuada?

R: Antes de inducir la anestesia, es indispensable estar cierto de que la reanimación es **adecuada.** En función de la localización, conviene llevar a cabo una **hemicolectomía izquierda o derecha** para eliminar la fuente de la hemorragia; ésta es una **decisión preoperatoria.** No se recomienda que el cirujano intente ser demasiado preciso y extirpar sólo el lugar de la hemorragia, como un divertículo o un segmento concreto del intestino; esto se asocia a una alta tasa de resangrado. Aún es necesario explorar el abdomen para asegurarse de que no hay ninguna otra patología importante. A continuación se ejecuta la colectomía prevista.

Debido al efecto catártico de la sangre en el colon, casi todos los pacientes con hemorragias digestivas bajas masivas tienen un colon lo bastante limpio para permitir la realización de una **anastomosis primaria**. Cuando los sujetos son inestables o están en extremo desnutridos, y las anastomosis primarias tienen menos probabilidades de cicatrizar, la colostomía es una opción más segura.

P: ¿Existen situaciones en las que sea necesario pasar más pronto por el quirófano?

R: Hay que explorar a ciertos pacientes *antes* de que necesiten 4-6 unidades de sangre.

◆ Pacientes que se vuelven **inestables con la hemorragia** (tal vez), en especial aquellos con enfermedad arterial coronaria significativa y angina cuyos signos vitales son inestables.

◆ Pacientes con **tipos de sangre difíciles de determinar**, incluyendo anticuerpos inusuales, o personas que no desean transfusiones, como los **testigos de Jehová**. La realización de la cirugía en un momento más temprano disminuiría el riesgo asociado a la hemorragia.

P: Si un paciente sangra con rapidez y a continuación está hipotenso en la sala de angiografía, ¿hay alguna forma de disminuir la tasa de sangrado?

R: Si se identifica el lugar del sangrado, es posible controlar la hemorragia activa con la infusión directa de un vasoconstrictor en el vaso sangrante. Esta maniobra temporal puede efectuarse durante la preparación para la cirugía. El agente utilizado de manera habitual es la **vasopresina**, que no se administra por un tiempo prolongado debido a dos razones: 1) su efecto vasoconstrictor coronario y, 2) que 50% de los pacientes presentan una reaparición de la hemorragia en las 12 horas posteriores a su interrupción. Otro medio de tratamiento durante la angiografía es la **embolización**. Sin embargo, la determinación de qué pacientes deben someterse a la cirugía frente a la embolización no se ha dilucidado con claridad.

P: ¿Por qué no evitar la angiografía preoperatoria y determinar el lugar de la hemorragia en el quirófano?

R: Es **muy difícil** intentar determinar el lugar del sangrado en el quirófano, y los resultados son **poco fiables**. Al no conocer el sitio de la hemorragia, muchos cirujanos realizarían una colectomía abdominal total siempre que la hemorragia esté localizada en el colon. En parte, esto se basa en la experiencia de que el resangrado después de procedimientos menores (es decir, hemicolectomía ciega izquierda o derecha) se asocia con una alta tasa de resangrado y una elevada mortalidad.

OTROS TRASTORNOS BENIGNOS DEL TRACTO GASTROINTESTINAL INFERIOR

Caso 8.35   Síndromes de dilatación y obstrucción colónica aguda

Una persona de 88 años de edad que recibe cuidados de larga duración en una residencia de ancianos es llevada al servicio de urgencias con una historia de estreñimiento y un reciente deterioro del estado mental. La PA es de 100/60 mm Hg, con una frecuencia cardiaca de 120 latidos por minuto. El paciente presenta distensión abdominal y gime cuando se le revisa el abdomen. El examen rectal revela que no hay heces.

P: ¿Cómo evaluaría a este paciente?

R: La hidratación es necesaria. También están justificados los electrolitos, un biometría hemática completa y una serie radiográfica abdominal obstructiva para descartar una obstrucción u otra patología abdominal.

P: ¿Cómo evaluaría los siguientes hallazgos radiológicos?

*Variación del caso 8.35.1. **Vólvulo sigmoide***

♦ El vólvulo sigmoide se produce con mayor frecuencia en pacientes debilitados de residencias de ancianos, a menudo como resultado del uso pertinaz de laxantes, enfermedades crónicas o demencia. El vólvulo sigmoide se desarrolla a partir de un giro en el sentido de las agujas del reloj del colon sigmoide móvil alrededor del mesenterio, lo que conduce a una obstrucción de bucle cerrado. Es viable emplear un enema de contraste para confirmar el vólvulo, si es necesario.

♦ La terapia definitiva suele planificarse durante la misma estancia hospitalaria. El tratamiento es la **colectomía sigmoidea** con colostomía de desviación o la resección con anastomosis primaria, según el estado preoperatorio del paciente. La figura 8-41 muestra la detorsión del vólvulo y el vólvulo del colon sigmoide (fig. 8-42). Si el manejo endoscópico no tiene éxito, se requiere una laparotomía urgente. La tasa de recurrencia es cercana a 30%.

♦ **En pacientes estables sin peritonitis ni signos de sepsis, a menudo es posible "destorcer" el colon sigmoide mediante proctosigmoidoscopia rígida y colocación de una sonda rectal.**

*Variación del caso 8.35.2. **Vólvulo cecal***

♦ La mayoría de los pacientes con vólvulo **cecal requieren tratamiento quirúrgico urgente**. La figura 8-42 muestra los tipos de torsión con vólvulo cecal y el vólvulo cecal en la radiografía. Los intentos de detorsión con un enema de bario o una colonoscopia no suelen tener éxito. Las opciones quirúrgicas incluyen la destorsión sola, la cecopexia o la colectomía derecha. En pacientes estables con intestino viable, la operación de elección es la colectomía derecha con anastomosis primaria.

*Variación del caso 8.35.3. **Colon derecho masivamente dilatado hasta el nivel del transverso medio con descompresión colónica distal***

♦ La **seudoobstrucción aguda, o síndrome de Ogilvie**, se define **como una dilatación masiva aguda del ciego y del colon derecho sin evidencia de obstrucción mecánica**. Esto ocurre por lo común en pacientes hospitalizados en la unidad de cuidados intensivos que están intubados y enfermos de gravedad. El ciego se dilata más que el resto del colon debido a la ley de Laplace. El tratamiento conservador y no quirúrgico está indicado cuando el diámetro del ciego es inferior a 9-10 cm. Es preciso realizar radiografías seriadas para seguir el diámetro del colon.

♦ Muchos cirujanos llevarían a cabo la descompresión de pacientes inmunodeprimidos con síndrome de Ogilvie cuando el diámetro del colon es menor.

♦ **Si el diámetro del colon supera los 11-12 cm, está indicada la descompresión endoscópica. Muchos cirujanos intentan también un breve ensayo con neostigmina, un agente parasimpatolítico, que puede aumentar el tono del colon y contrarrestar la dilatación. Si la neostigmina no tiene éxito, es necesario efectuar una descompresión quirúrgica del ciego o una colectomía derecha (fig. 8-43).**

*Variación del caso 8.35.4. **Todo el colon lleno de heces***

♦ Este hallazgo es indicativo de estreñimiento, con heces vistas en todo el colon. Es necesario un examen rectal para **asegurarse de que las heces no están impactadas**. Una vez que las

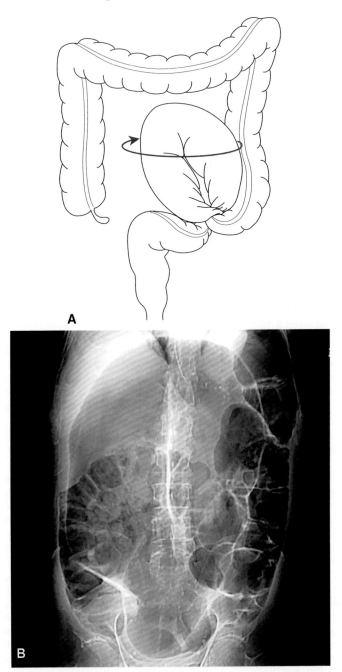

A

B

Figura 8-41. A: Detorsión de vólvulo, que requiere tratamiento con inserción de una sonda rectal seguida de colectomía sigmoidea electiva. **B:** Radiografía de vólvulo del colon sigmoide. (De Lawrence PF. *Essentials of General Surgery and Surgical Specialties*, 6th ed. Wolters Kluwer Health; 2018, Fig. 15-14).

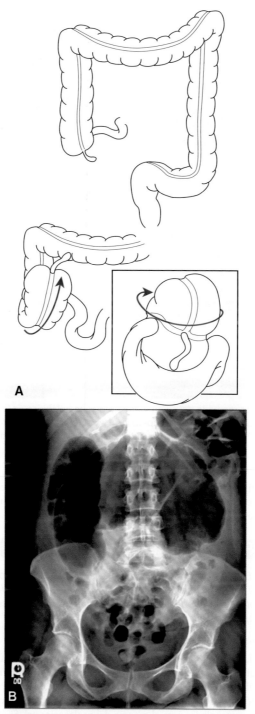

Figura 8-42. A: Tipos de torsión con vólvulo cecal. **B: Vólvulo** cecal. (De Lawrence PF, Bell RM, Dayton MT, *et al. Essentials of General Surgery*, 5th ed. Philadelphia: Lippincott Williams & Wilkins; 2012, Fig. 15-16A).

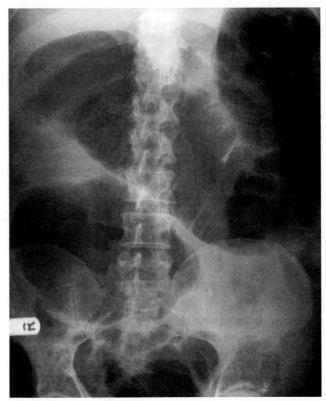

Figura 8-43. Dilatación marcada del ciego y otras regiones colónicas en la seudoobstrucción colónica. Cuando el diámetro del ciego supera los 12 cm, el riesgo de perforación aumenta de manera considerable. (Reproducida con autorización de la Scottish Radiological Society).

heces han sido eliminadas de la bóveda, es posible hacer enemas. El estreñimiento grave que causa obstrucción debe tratarse siempre desde abajo antes de administrar cualquier catártico por vía oral.

Caso 8.36   Prolapso rectal

Una persona de 65 años de edad se presenta con molestias anorrectales. La paciente informa que tiene problemas para iniciar la defecación; además, siente una protuberancia en el recto después de defecar. En la exploración, se observa un ano patuloso y un prolapso rectal.

P: ¿Qué gestión es la adecuada?

R: El prolapso rectal, que puede producirse durante la defecación, tiene una causa desconocida, pero es posible que esté relacionado con deficiencias neuromusculares y una disminución de la sensibilidad rectal, en particular en pacientes de edad avanzada (fig. 8-44). La mayoría de los pacientes tienen un ano patuloso y esfínteres externos debilitados. Numerosas operaciones son apropiadas para el manejo del prolapso rectal. Si éste es por completo interno, se justifica el tratamiento con una dieta rica en fibra para normalizar la función

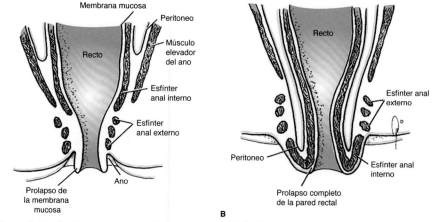

Figura 8-44. Corte coronal del recto y del canal anal. **A:** Prolapso rectal incompleto (mucosa). **B:** Prolapso rectal completo.

intestinal, y podría evitarse la cirugía. Sin embargo, **si el prolapso es externo y provoca una hemorragia rectal**, y no se descubren otras causas de hemorragia digestiva baja, tal vez se requiera la operación.

Hay muchas estrategias operativas adecuadas para el prolapso rectal.

◆ **Rectopexia**, en la que se fija el recto al sacro sin extirpar una parte de aquél.

◆ Una resección anterior baja, que extirpa las porciones superior y media del recto, junto con el colon sigmoide redundante **(resección rectosigmoidea transabdominal)**.

◆ Un abordaje perineal, que extirpa el recto prolapsado y el colon sigmoide con el colon sigmoide proximal anastomosado a la zona de transición 1-2 cm por encima de la línea dentada.

Caso 8.37 Problemas perianales

Una persona de 30 años de edad presenta un dolor rectal que es en particular intenso durante la defecación. En la exploración, usted observa una zona ulcerada en el canal anal que es muy dolorosa al tocarla.

P: ¿Qué gestión es la adecuada?

R: Las fisuras anales consisten en desgarros en el anodermo, supuestamente causados por un traumatismo provocado por el paso de heces duras, pero también pueden ser consecuencia de otras enfermedades, como la EII. Se asocian con dolor durante la defecación y sensibilidad a la palpación. Suele haber sangre en el papel higiénico tras la limpieza. Las fisuras anales se localizan casi siempre en la línea media posterior. Puede observarse una marca centinela en el borde anal.

La mayoría de las fisuras anales responden al **tratamiento conservador**, que incluye agentes de volumen, ablandadores de heces y baños de asiento. Si la fisura es **profunda y crónica**, puede precisarse la **esfinterotomía** lateral, que divide una porción del esfínter anal interno (fig. 8-45). La hipótesis de que la estimulación refleja y el espasmo del esfínter anal interno son importantes en la patogénesis es la base de este procedimiento. Más de 90% de las fisuras anales se curan tras la esfinterotomía lateral. Se justifica la **biopsia de las fisuras crónicas sospechosas** para descartar un cáncer anal.

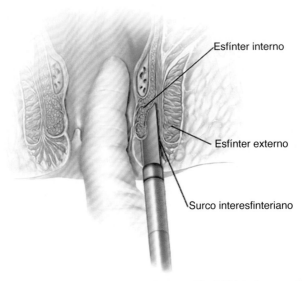

Figura 8-45. Esfinterotomía lateral interna cerrada: inserción del bisturí para cataratas en el surco interesfinteriano. La hoja del bisturí para cataratas se inserta en el surco, paralela al plano de los esfínteres para evitar una lesión involuntaria del esfínter externo durante la inserción. (De Albo D. *Operative Techniques in Colon and Rectal Surgery*. Wolters Kluwer Health; 2015, Fig. 46-6).

Caso 8.38   Drenaje perianal persistente

Un paciente presenta una historia de drenaje perianal persistente. En la exploración se aprecia un tracto sinusal con tejido de granulación.

P: ¿Cuál es el diagnóstico más probable?

R: Lo más probable es que este paciente tenga una **fístula en el ano**, que es el residuo de un absceso anterior que no se curó por completo (fig. 8-46). En su lugar, se formó un tracto crónico, con una conexión interna a una cripta anal y una conexión externa a la piel perianal.

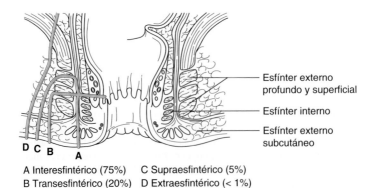

A Interesfintérico (75%)   C Supraesfintérico (5%)
B Transesfintérico (20%)   D Extraesfintérico (< 1%)

Figura 8-46. Fístula-en-ano típica. (De McKenney MG, Mangonon PC, Moylan JA, eds. *Understanding Surgical Disease: The Miami Manual of Surgery*. Philadelphia: Lippincott-Raven; 1998:162).

El tratamiento consiste en **desobstruir** el tracto, **drenar** cualquier colección no vaciada y **permitir que el tracto se reepitelice**. Si éste atraviesa el esfínter anal, se debe colocar un setón o cordón dentro del tracto y permitir que atraviese el esfínter sin que el paciente sufra incontinencia.

Caso 8.39   Dolor anal intenso con masa perianal

Un paciente presenta un dolor anal intenso, una masa perianal fluctuante y sensible, y fiebre.

P: ¿Cuál es el diagnóstico probable y el tratamiento adecuado?

R: El diagnóstico más probable es el de **absceso perianal**, que resulta de una infección que se produce en las criptas anales y en las glándulas presentes en la línea dentada. Existen cuatro tipos básicos de absceso: perianal, isquioanal, interesfinteriano y supraelevador. El tratamiento de los dos primeros requiere el drenaje a través de una incisión perianal. Un absceso interesfinteriano, que causa dolor dentro del canal anal, es posible que requiera vaciamiento dentro de éste. El supraelevador, un absceso más alto y complejo, puede surgir de la zona perianal o más arriba en el abdomen; la decisión sobre el lugar de drenaje depende de su localización y origen. **El tratamiento principal es el drenaje, no los antibióticos.**

*Un paciente se queja de dolor y supuración en la **zona sacrococcígea** de la espalda baja. Usted lo examina y encuentra un absceso en esa zona.*

P: ¿Qué gestión es la adecuada?

R: Esta afección es un **absceso pilonidal**, que es una infección en un seno que contiene pelo en la zona sacrococcígea. El tratamiento consiste en drenar o **desobstruir** el absceso, eliminar todo el pelo y dejar la herida abierta para que sane por segunda intención. En el futuro, puede ser necesaria la resección del quiste pilonidal o del seno.

Caso 8.40   Necesidad de colostomía

A una persona de 58 años de edad le van a crear un estoma en el quirófano al día siguiente.

P: ¿Qué preparación es necesaria?

R: El paciente debe reunirse con el médico y el terapeuta enterostomal para recibir información acerca de los estomas y su cuidado. La complicación más común relacionada con éstos es la fuga alrededor del dispositivo (bolsa) y la insatisfacción del paciente debido a una mala ubicación del estoma en la pared abdominal. El estoma debe situarse en un lugar en el que se pueda cuidar de forma cómoda y no en un pliegue de la piel en el que exista la posibilidad de que se produzcan fugas. Lo mejor es determinar esta posición antes de la operación, con el paciente sentado. Otras complicaciones posoperatorias son la hernia paraestomal, la obstrucción intestinal, la estenosis, el absceso, el prolapso y la formación de fístulas.

Su residente le pide que describa los diferentes tipos de estomas.

P: ¿Cómo respondería usted?

R: Los estomas son aberturas creadas de manera artificial entre el tracto intestinal, respiratorio o urinario y la piel (fig. 8-47). Pueden ser temporales o permanentes. La mayoría de los temporales se crean para desviar el flujo fecal mientras se produce la cicatrización de una anastomosis o cede un proceso inflamatorio relacionado con la fuga GI. Los pares de estomas finales que actúan como aberturas únicas (estomas de "doble barril") o las asas que

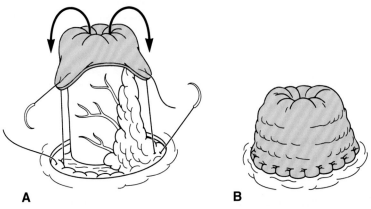

A   **B**

Figura 8-47. Realización de una ileostomía. **A:** Íleos cosidos a la piel. **B:** Después de completar la ileostomía. (De Greenfield LJ, Mulholland MW, Oldham KT, *et al*., eds. *Surgery: Scientific Principles and Practice*, 2nd ed. Philadelphia: Lippincott Williams & Wilkins; 1997:1100).

se suben a la pared abdominal y se abren, son temporales. Los estomas en asa no son desviadores totales y deben separarse como de doble barril para una desviación completa. Los estomas intestinales distales se denominan "fístulas mucosas" porque su único contenido es moco derivado de la mucosa, y no heces. Si el colon distal se cierra y no se lleva a la pared abdominal, sino que se deja caer hacia la pelvis, se denomina "bolsa de Hartmann". Esto suele hacerse en las resecciones del sigmoide por diverticulitis cuando el intestino no puede volver a conectarse de forma segura. También es viable realizar estomas en asa, cecostomías y cecostomías en tubo para descomprimir de manera temporal un segmento de intestino distendido, como en el síndrome de Ogilvie.

Los estomas permanentes se emplean con mayor frecuencia en las siguientes situaciones (presentadas en orden de frecuencia decreciente):

♦ Tras una resección abdominoperineal en la que se crea una colostomía sigmoidea final.
♦ Una ileostomía a continuación de una proctocolectomía total por colitis ulcerosa si falla o no se puede hacer una bolsa, o bien, el paciente prefiere una ileostomía.
♦ Un conducto ileal que drena el sistema urinario hacia la piel.

Debido a que la salida de las ileostomías es en particular irritante para la piel, están diseñadas para dar lugar a la continencia o sobresalir de la piel para que su salida caiga de forma directa en el dispositivo (de la misma manera que una espita). La aplicación cuidadosa de tales dispositivos es fundamental para el éxito de las ileostomías.

REFERENCIA A NMS. CIRUGÍA
Para más información, consulte *NMS. Cirugía*, 7.ª ed, capítulo 13, Trastornos del intestino delgado, y capítulo 14, Trastornos del colon, el recto y el ano.

Trastornos endocrinos

Bruce E. Jarrell • *W. Bradford Carter* • *Eric D. Strauch*

Alcanzar el objetivo

- Nódulo tiroideo: Evaluar con la historia, el examen (incluyendo los ganglios y la función de las cuerdas vocales), ecografía del cuello y aspiración con aguja fina (AAF).
- El carcinoma papilar es el cáncer de tiroides más común y tiene una alta tasa de curación.
- Los carcinomas papilares y medulares son multicéntricos, se extienden a los ganglios linfáticos regionales y suelen tratarse con tiroidectomía total.
- El carcinoma folicular de tiroides se propaga a través de los vasos, se asocia a metástasis sistémicas y puede tratarse con una tiroidectomía total o con lobectomía e istmectomía; este tipo de carcinoma también tiene una elevada tasa de curación.
- El hiperparatiroidismo primario suele deberse a un adenoma y tiene que tratarse tanto en los pacientes sintomáticos como en los asintomáticos con un calcio sérico superior a 11.5 mg/dL.
- El hiperparatiroidismo secundario es la hiperplasia asociada a la insuficiencia renal y presenta niveles de calcio normales o bajos.
- Las masas suprarrenales encontradas de manera incidental en adultos deben ser observadas si no son funcionales y su tamaño es inferior a 4 cm.

TRASTORNOS ENDOCRINOS
....
Asociaciones de cirugía crítica

Si oye/ve...	Piense en...
Nódulo tiroideo	AAF
Cáncer de tiroides papilar	95% de supervivencia a los 5 años con tiroidectomía, diseminación linfática
Cáncer folicular de tiroides	80% de supervivencia a los 5 años, propagación hematógena
CMT	MEN2, descartar feocromocitoma

(continúa)

Si oye/ve...	Piense en...
Cáncer de tiroides anaplásico	Poco frecuente que el mal pronóstico se vea favorecido por la cirugía
Ronquera después de una tiroidectomía	Lesión del nervio laríngeo recurrente
Hiperparatiroidismo primario	Tumores benignos, cura quirúrgica
Hiperparatiroidismo secundario	Hiperplasia de todas las glándulas, tratamiento médico
NEM I	Páncreas, hipófisis, paratiroides
NEM 2A	CMT, feocromocitoma, hiperplasia paratiroidea
NEM 2B	CMT, feocromocitoma, hábito marfanoide, neuromas mucosos
Eritema migratorio necrolítico	Glucagonoma
Insulinoma	Tríada de Whipple

AAF, aspiración con aguja fina; CMT, cáncer medular de tiroides; NEM, neoplasia endocrina múltiple.

Caso 9.1   Nódulo tiroideo encontrado en la exploración

*Una mujer de 29 años de edad se presenta para la evaluación de un nódulo tiroideo que su médico de atención primaria observó en un examen de rutina. Por lo demás, está sana. Sus únicos antecedentes significativos son dos embarazos previos normales. En la exploración física, todos los sistemas parecen normales excepto el cuello. En el lóbulo derecho de la glándula tiroides hay un **nódulo aislado de 1 cm** que se mueve al tragar.*

P: ¿Cómo influyen la historia clínica y la exploración física del paciente en su evaluación?

R: La figura 9-1 proporciona una revisión de la anatomía de las glándulas tiroides y paratiroides. La mayor preocupación de usted es que este nódulo represente un cáncer de tiroides, por lo que es importante obtener información acerca de los factores de riesgo de esta afección. Entre tales factores se encuentran antecedentes de radiación, historial familiar, síntomas de la voz y de las vías respiratorias, así como el patrón del nódulo tiroideo. Una historia pasada (10 a 25 años) de **radiación ionizante de baja dosis** (< 2000 rad) en el cuello conlleva un riesgo de 40% de cáncer de tiroides. El cáncer más común después de la radiación es el carcinoma papilar. La ablación con yodo radiactivo no se ha asociado a una mayor incidencia de cáncer de tiroides.

Los **antecedentes familiares** de cáncer de tiroides son significativos. El cáncer medular de tiroides (CMT) se hereda como un rasgo autosómico dominante, y las pruebas para la existencia de una mutación puntual del gen *RET* en una familia pueden establecer un diagnóstico. **Los antecedentes de ronquera, así como la presencia de un nódulo duro y fijo, disnea, disfagia, aumento de tamaño de los ganglios linfáticos cervicales y parálisis de las cuerdas vocales sugieren una neoplasia.**

En una lesión sospechosa, el examen de la calcitonina sérica puede ser apropiado. Los valores elevados son muy sugestivos de carcinoma medular, y entonces se justifica la detección de la mutación *RET*. Los resultados positivos apuntan a una neoplasia endocrina múltiple (NEM). Es necesario evaluar a los pacientes afectados para detectar feocromocitoma, hiperplasia medular suprarrenal e hiperparatiroidismo antes de la cirugía.

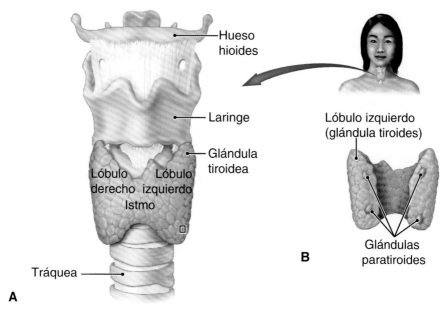

Figura 9-1. Glándulas tiroideas y paratiroideas. **A:** La tiroides tiene dos lóbulos conectados por un istmo. Se muestran aquí en relación con otras estructuras de la garganta. La epiglotis es un cartílago de la laringe. **B:** Las glándulas paratiroides están incrustadas en la superficie posterior de la glándula tiroides. (De Cohen BJ, Hull K. *Memmler's The Human Body in Health and Disease*, 13th ed. Wolters Kluwer Health; 2014, Fig. 12-4).

Usted realiza una anamnesis y una exploración física completas, y comprueba que la mujer no tiene factores de riesgo de cáncer de tiroides. En la exploración, el nódulo es solitario y no aparece duro ni fijo. Las cuerdas vocales se mueven de forma normal.

P: ¿Cuál es el siguiente paso en la evaluación?

R: Se debe realizar una ecografía de la tiroides para buscar nódulos adicionales sospechosos y para evaluar el nódulo actual en busca de características sospechosas. La mayoría de los cirujanos llevarían a cabo una AAF de la lesión. Esto implica anestesia local, aspiración de la masa mediante una jeringa y una aguja de calibre 21-25, así como el envío del aspirado para citología. **La AAF tiene poco riesgo y puede establecer un diagnóstico firme en la mayoría de los casos.** Si el nódulo es complejo (quístico y con componentes sólidos), es preciso efectuar la AAF con guía ecográfica para biopsiar el componente sólido.

Aproximadamente dos tercios de los aspirados muestran procesos benignos. De los aspirados restantes, alrededor de la mitad exponen células malignas y la otra mitad son indeterminados. Un **quiste** requiere una aspiración completa y un seguimiento. Si es **grande** (> 4 cm) o **reaparece** varias veces tras la aspiración, o si el aspirado es hemorrágico, es necesario **extirparlo** para eliminar el riesgo de malignidad (hasta 15% en los quistes grandes).

La AAF se ha convertido en la norma de atención para el diagnóstico de los nódulos tiroideos. Otros métodos de evaluación ya no son tan útiles. En general, la **exploración** de la tiroides con yodo radiactivo **no** suele ser **apropiada** en la valoración inicial de los nódulos tiroideos solitarios. Los nódulos "fríos" tienen 15% de posibilidades de ser malignos, mientras que los nódulos "calientes" rara vez son cancerosos. La **ecografía** es sensible para evaluar la calidad de los nódulos y los criterios para la AAF; la exploración de nódulos adicionales, sospechosos y no palpables; y para discriminar los quistes de los nódulos.

La ecografía se **utiliza** por lo regular **para dar seguimiento al tamaño** o a la reaparición de los quistes después de la AAF o la progresión nodular. La AAF guiada por ecografía de nódulos tiroideos sospechosos mejora el rendimiento, con menos biopsias de este tipo no diagnósticas.

Las pruebas de la función tiroidea tampoco suelen ser necesarias para evaluar los nódulos tiroideos a menos que haya síntomas de hipertiroidismo o hipotiroidismo. Es posible que la elevación de la hormona estimulante del tiroides (HET) sea un factor de desarrollo de los nódulos. Una vez que se establece un diagnóstico benigno, la HET puede controlarse como parte de la terapia de supresión tiroidea con tiroxina.

Usted realiza una AAF del nódulo.

P: ¿Qué medidas recomendaría para cada uno de los distintos resultados citológicos?

Variación del caso 9.1.1. *Nódulo coloide*

♦ Se trata de un resultado benigno, y no se requiere cirugía para eliminar el riesgo de malignidad. Es suficiente el manejo médico con suplemento de hormona tiroidea según sea necesario para la elevación de la HET y el seguimiento con ecografía intermitente para la progresión del nódulo. Se precisaría cirugía sólo si el nódulo cambia de modo significativo o por síntomas de compresión o desviación traqueal.

Variación del caso 9.1.2. *Carcinoma papilar*

♦ Se trata de una enfermedad maligna y la cirugía es apropiada. Por lo general, se realiza una tiroidectomía total debido a la importante tasa de enfermedad multicéntrica.

Variación del caso 9.1.3. *Carcinoma medular*

♦ Se trata de un tumor en extremo maligno y se recomienda la cirugía. Se efectúa una tiroidectomía total debido a una tasa significativa de enfermedad multicéntrica. El CMT se disemina de manera temprana a los ganglios linfáticos regionales, por lo que la disección de los ganglios linfáticos centrales y la evaluación cuidadosa de las cuencas de los ganglios linfáticos laterales resultan esenciales en el momento de la cirugía.

Variación del caso 9.1.4. *Cuerpos de Psammoma*

♦ Estas estructuras son un marcador de cáncer papilar y se recomienda una tiroidectomía.

Variación del caso 9.1.5. *Depósitos amiloides*

♦ Esta sustancia y la tinción de calcitonina sugieren un cáncer medular; se aconseja una tiroidectomía total.

Variación del caso 9.1.6. *Células indiferenciadas*

♦ Este hallazgo indica un cáncer anaplásico, así que la quimioterapia y la radiación o la terapia operativa de rescate son apropiadas.

Variación del caso 9.1.7. *Células de Hürthle*

♦ La presencia de láminas de células de Hürthle puede significar un adenoma o un cáncer de bajo grado. En consecuencia, la lobectomía puede estar indicada. Si el cáncer se halla presente, una tiroidectomía total es adecuada.

Variación del caso 9.1.8. *Células foliculares*

♦ El diagnóstico de adenoma folicular frente a carcinoma se basa en la presencia o ausencia de invasión capsular o vascular, por lo que se suele efectuar una lobectomía tiroidea con fines diagnósticos.

Variación del caso 9.1.9. Infiltrado linfocítico

◆ Esto sugiere un linfoma o una tiroiditis linfocítica crónica, que puede diferenciarse mediante citometría de flujo. Los linfomas son radiosensibles, por lo que la radiación es apropiada. La tiroiditis no requiere cirugía; puede necesitar la sustitución de la hormona tiroidea.

Los resultados de la AAF indican que hay un **tumor maligno** *y usted decide proceder a la cirugía.*

P: ¿Cuáles son los riesgos de la cirugía?

R: Cualquier procedimiento quirúrgico implica los riesgos básicos de sangrado e infección. **Las complicaciones graves de la cirugía tiroidea incluyen la lesión del nervio laríngeo recurrente o de la rama externa del nervio laríngeo superior, así como la desvascularización de las cuatro glándulas paratiroides con la consiguiente hipocalcemia.**

Con una tiroidectomía total, el riesgo de lesión de estos nervios (0.5-5.0%) aumenta a causa de la disección bilateral. Una lesión unilateral del nervio laríngeo recurrente provoca ronquera debido a la parálisis de las cuerdas vocales; una lesión bilateral de dicho nervio produce parálisis bilateral de las cuerdas y compromiso de las vías respiratorias, y es posible que requiera una traqueostomía. Una lesión de la rama externa del nervio laríngeo superior altera la voz aguda al cantar. La resección de la tiroides pone en riesgo las glándulas paratiroides, con el consiguiente hipoparatiroidismo, que ocasiona **hipocalcemia** e hiperfosfatemia si se lesionan las cuatro glándulas paratiroides. La figura 9-2 ilustra la irrigación sanguínea y el drenaje venoso y linfático de las glándulas tiroideas y paratiroideas.

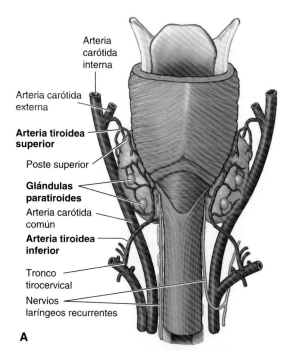

Arteria carótida interna

Arteria carótida externa

Arteria tiroidea superior

Poste superior

Glándulas paratiroides

Arteria carótida común

Arteria tiroidea inferior

Tronco tirocervical

Nervios laríngeos recurrentes

A

Figura 9-2. A: Anatomía arterial de las glándulas tiroides y paratiroides. (De Agur AMR, Dalley AF. *Moore's Essential Clinical Anatomy*, 6th ed. Wolters Kluwer Health; 2019, Fig. 9-14).

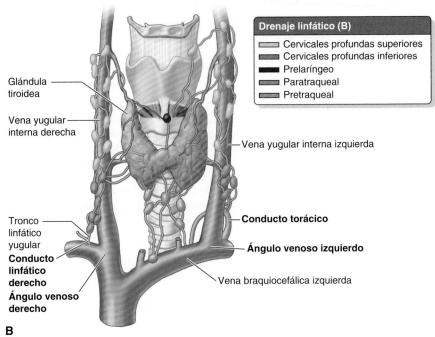

Glándula tiroidea

Vena yugular interna derecha

Drenaje linfático (B)
- Cervicales profundas superiores
- Cervicales profundas inferiores
- Prelaríngeo
- Paratraqueal
- Pretraqueal

Vena yugular interna izquierda

Tronco linfático yugular
Conducto linfático derecho
Ángulo venoso derecho

Conducto torácico

Ángulo venoso izquierdo

Vena braquiocefálica izquierda

B

Figura 9-2. B: Drenaje venoso y linfático de tiroides y paratiroides. (De Agur AMR, Dalley AF. *Moore's Essential Clinical Anatomy*, 6th ed. Wolters Kluwer Health; 2019, Fig. 9-14).

El AAF vuelve con un diagnóstico que requiere cirugía. Usted ahora se encuentra en la sala de operaciones preparado para explorar el cuello del paciente.

P: ¿Qué decisiones hay que tomar en el quirófano respecto de cada uno de los siguientes cánceres?

Variación del caso 9.1.10. Cáncer papilar

♦ El pico de incidencia del cáncer papilar, el **tipo más común de cáncer de tiroides**, es entre los 30 y 40 años de edad. Aproximadamente el 5% de los pacientes presentan una diseminación a distancia en el momento del diagnóstico.

♦ Los pacientes con lesiones de 1 cm o menos se dividen en dos grupos: 1) los pacientes con **radiación previa de cabeza y cuello**, que deben someterse a una **tiroidectomía total** y; 2) aquéllos que **no** han **recibido radiación** y pueden pasar por una **lobectomía e istmectomía tiroidea** limitada (fig. 9-3).

♦ Debido a la mayor incidencia de multicentricidad en el cáncer papilar, algunos médicos recomiendan una tiroidectomía total. Muchos cirujanos eligen este procedimiento porque permite el uso de yodo radiactivo para localizar y tratar la enfermedad local o las metástasis a distancia. La presencia de tejido tiroideo normal afecta a la capacidad de localización del yodo radiactivo en el cáncer residual. Además, tras la tiroidectomía total, la tiroglobulina puede utilizarse como marcador tumoral de la enfermedad persistente o recurrente.

♦ En los ganglios linfáticos positivos en términos clínicos, tiene que llevarse a cabo la escisión nodal mediante una disección de los ganglios linfáticos del compartimento central o una disección de los ganglios linfáticos compartimentales. Dicha disección de los ganglios linfáticos del compartimento central se realiza para el cáncer papilar de tiroides, ya que hasta 60% de los pacientes tendrán metástasis subclínicas.

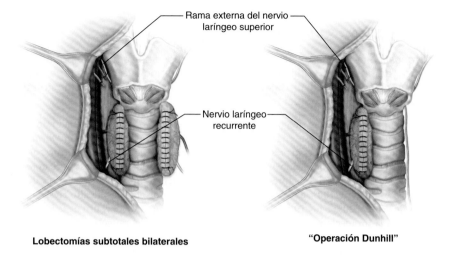

Lobectomías subtotales bilaterales   **"Operación Dunhill"**

Figura 9-3. Al final de una tiroidectomía subtotal, cada nervio laríngeo recurrente ha sido identificado y preservado, y las glándulas paratiroides se han conservado. Se dejan pequeños restos de tiroides en ambos lados (izquierda) o se efectúa una lobectomía total y una lobectomía subtotal contralateral (derecha), a menudo llamada "operación Dunhill". (De Sabel M. *Operative Techniques in Breast, Endocrine, and Oncologic Surgery.* Wolters Kluwer Health; 2015, Fig. 38-6).

Variación del caso 9.1.11. Cáncer folicular

◆ Los cánceres foliculares, que representan entre 15 y 20% de los cánceres de tiroides, son más frecuentes en las zonas con déficit de yodo. El pico de incidencia se produce alrededor de los 40 a 50 años de edad. La **lobectomía** formal **y la istmectomía** son apropiadas para la extirpación de una lesión bien circunscrita que se identifica como una neoplasia folicular por medio de una AAF. No es necesaria ninguna cirugía adicional para un tumor descrito como **carcinoma folicular microinvasivo**.

◆ La **tiroidectomía total** es indispensable para las lesiones microinvasivas > 4 cm o para un cáncer folicular invasivo > 1 cm. El cáncer folicular es propenso a extenderse por vía vascular y tiene una difusión linfática muy limitada.

Variación del caso 9.1.12. Cáncer medular

◆ El cáncer medular constituye entre 5 y 10% de todos los cánceres de tiroides. Existen dos formas: **80% son esporádicos** y **20% son familiares** (NEM). En términos histológicos, estos tumores presentan una hiperplasia de células C (parafoliculares) con amiloide.

◆ El tratamiento de estos tumores es la tiroidectomía total. En el caso de los pacientes con NEM tipo 2 (NEM2), la enfermedad tiroidea suele ser la patología diagnóstica de presentación. Los ganglios del compartimento central del cuello están a menudo implicados y se justifica su extirpación. Se precisa la disección lateral del cuello para los ganglios sospechosos desde la perspectiva clínica o para las lesiones primarias grandes.

Variación del caso 9.1.13. Cáncer indiferenciado

◆ Este cáncer suele estar **avanzado en el momento del diagnóstico** y las opciones quirúrgicas son limitadas. Si es posible extirpar la lesión de la tráquea de forma segura, esta acción está justificada a fin de prevenir un compromiso respiratorio futuro. El procedimiento de elección es una escisión amplia de la tiroides y las estructuras circundantes.

P: ¿Qué implica el tratamiento posoperatorio de los siguientes cánceres?

Variación del caso 9.1.14. **Cáncer papilar**

El pronóstico del cáncer papilar depende de una serie de variables importantes. **Un método de pronóstico utiliza la escala AGES que incluye la edad (*age*) (menor de 40 años frente a mayor de 40 años), el grado patológico, la extensión de la enfermedad y el tamaño del tumor.**

♦ Así, los pacientes de bajo riesgo son jóvenes y tienen un tumor bien diferenciado sin metástasis. Otro método consiste en la escala **MACIS** (metástasis a distancia [*distant metastases*] edad de presentación [*age at presentation*], integridad de la resección [*completeness of resection*], invasión extratiroidea [*extrathyroidal invasion*] y tamaño de la masa [*size of mass*]), que tiene en cuenta dos factores adicionales. La **supervivencia** de los **pacientes de bajo riesgo es de** hasta **100% a los 10 años**, mientras que la de aquéllos **de alto riesgo** apenas puede llegar a **20% a los 10 años**. Existe un debate en curso sobre el uso de la lobectomía frente a la tiroidectomía total basado en la estratificación del riesgo mediante las escalas AGES o MACIS.

♦ El tratamiento posoperatorio a menudo también abarca la **supresión** de la HET **con hormona tiroidea** y, tal vez, la **ablación con yodo-131** (^{131}I) en función de la evaluación del riesgo.

♦ Los niveles de tiroglobulina (una proteína que sólo producen las células tiroideas) pueden emplearse como marcador tumoral de la enfermedad persistente o recurrente. El aumento de dichos niveles justifica la búsqueda de enfermedad residual por medio de una ecografía o una gammagrafía con yodo. La disección de los ganglios linfáticos regionales se realiza en caso de enfermedad progresiva o sintomática.

Variación del caso 9.1.15. **Cáncer folicular**

♦ Muchos de los factores pronósticos del cáncer folicular son similares a los del cáncer papilar. Además, la presencia de **invasión vascular empeora el pronóstico**. La **supervivencia** es aproximadamente **de 80% para las lesiones favorables y de 60% para las desfavorables a los 10 años**.

♦ La terapia adyuvante posoperatoria se centra en el tratamiento de ablación con ^{131}I. La extirpación de la tiroides residual también hace posible el seguimiento exitoso del cáncer de tiroides recurrente, con la tiroglobulina como marcador tumoral.

Variación del caso 9.1.16. **Cáncer medular**

♦ El **tratamiento con ^{131}I y la supresión tiroidea en el posoperatorio no son útiles** porque el tumor surge de células C. Algunas instancias médicas emplean la irradiación externa posoperatoria para los casos avanzados, aunque el beneficio de esta terapia no está probado.

♦ El pronóstico está relacionado con la extensión de la enfermedad, con una **supervivencia** global **de 80% a los 10 años, pero menos de 45% con afectación de los ganglios linfáticos**. Los pacientes pueden ser controlados mediante la medición de **los niveles séricos de calcitonina y antígeno carcinoembrionario (ACE).**

Variación del caso 9.1.17. **Cáncer indiferenciado**

♦ El cáncer anaplásico, que constituye sólo 5% de todos los cánceres de tiroides, tiene una incidencia máxima en la séptima década de vida. Los tumores suelen ser grandes y 50% de ellos aparece con ganglios positivos. Alrededor de 30% de los pacientes presentan metástasis a distancia. El pulmón es el lugar más frecuente de estas metástasis.

♦ El **pronóstico es extremadamente malo**. Sin embargo, se suele usar una **terapia multimodal** con quimioterapia preoperatoria y posoperatoria, al igual que radioterapia.

Caso 9.2   Hipercalcemia sintomática

*Una persona de 75 años de edad acude a su consulta después de que las pruebas de laboratorio rutinarias expusieron un **nivel de calcio de 14 mg/dL**. Una radiografía simple de la mano del paciente demostró reabsorción ósea (**osteítis fibrosa cística**). El paciente también se queja de **fatiga** generalizada.*

P: ¿Qué pruebas de laboratorio adicionales desea solicitar?

R: En el proceso de evaluación de la hipercalcemia sintomática, es necesario medir los niveles de hormona paratiroidea (HPT), así como los de fosfatasa alcalina y fosfato en suero.

P: ¿El paciente tiene hiperparatiroidismo?

R: La presencia de hipercalcemia y HPT plasmática elevada es diagnóstica de hiperparatiroidismo (fig. 9-4). Si los niveles de HPT y de calcio están elevados, es necesario realizar pruebas adicionales con una recolección de orina de 24 horas para verificar la excreción de calcio con el objetivo de descartar la hipercalcemia hipocalciúrica familiar (HHF). La hipercalcemia y la elevación de la HPT con una excreción de calcio normal o elevada durante 24 horas sugieren el diagnóstico de **hiperparatiroidismo primario** (tabla 9-1).

P: ¿Cuál es la causa patológica más probable del hiperparatiroidismo?

R: Los adenomas paratiroideos son las lesiones más comunes que conducen al hiperparatiroidismo primario. **El carcinoma paratiroideo está presente en < 2% de los casos.**

Usted mide la HPT y la representa en la figura 9-4, y encuentra que el paciente tiene hiperparatiroidismo primario.

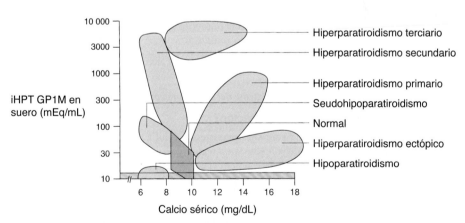

Figura 9-4. Relación entre la hormona paratiroidea inmunorreactiva en suero y el calcio sérico en pacientes con hipoparatiroidismo, pseudohipoparatiroidismo, hiperparatiroidismo ectópico e hiperparatiroidismo primario, secundario y terciario. GP1M, antisuero de cobaya 1M. HPT, hormona paratiroidea. (De Mulholland MW. *Greenfield's Surgery*, 6th ed. Wolters Kluwer Health; 2016, Fig. 76-12).

Tabla 9-1. Síntomas comunes de presentación del hiperparatiroidismo

Síntoma	Frecuencia
Debilidad muscular	2/3
Mialgia	1/2
Artralgia	1/2
Nefrolitiasis	1/3
Estreñimiento	1/3
Poliuria	1/3
Trastornos psiquiátricos	1/7
Enfermedad de úlcera péptica	1/8

P: ¿Cuál es su plan en este momento?

R: La corrección quirúrgica es la terapia adecuada. Los estudios más comunes son la ecografía para ayudar a localizar la(s) glándula(s) anormal(es) y la gammagrafía con tecnecio-99m sestamibi (fig. 9-5). Los niveles de HPT intraoperatorios permiten completar la operación sin tener que explorar las cuatro glándulas paratiroides. Si se localiza una sola glándula anormal en el preoperatorio, una exploración limitada y la resección de la glándula agrandada puede ser todo lo necesario. Un descenso adecuado de la HPT medida durante la cirugía confirma el éxito del tratamiento. Las glándulas paratiroides pueden ser ectópicas. Una paratiroides del polo inferior faltante es posible que sea intratiroidea, o esté dentro del timo, el surco traqueoesofágico y en la vaina carotídea (fig. 9-6). **La localización más frecuente de una glándula inferior ausente es en el timo.** Si la HPT transoperatoria no disminuye, es preciso realizar una exploración tradicional de cuatro glándulas, con examen de las glándulas anormales en localizaciones ectópicas.

Profun-dizando

La "cirugía mínimamente invasiva" es mejor para el paciente siempre que se cumpla el objetivo principal.

Se ha producido una elevación persistente del calcio en el posoperatorio.

P: ¿Cómo debe manejarse esta situación?

R: Este paciente tiene **hiperparatiroidismo persistente**. Confirmar el diagnóstico de hiperparatiroidismo primario. Se debe medir la excreción de calcio en la orina para confirmar que el paciente no tiene HHF. Se puede repetir la gammagrafía con tecnecio-99m sestamibi y la ecografía, así como la tomografía computarizada (TC), la resonancia magnética (RM), la angiografía, la tomografía por emisión de positrones (TEP), la RM TEP o la tomografía computarizada por emisión de fotón único (TCEFU) para localizar la(s) glándula(s) patológica(s) (fig. 9-7). Una vez localizada la glándula "ausente", es necesario **volver a realizar una exploración** a través del cuello o un abordaje lateral directo. En los casos en los que se encuentra una paratiroides intratímica persistente, se justifica una **timectomía** a través de una incisión cervical o una esternotomía mediana. Las glándulas supernumerarias ectópicas, cuando están presentes, se encuentran con mayor frecuencia en el surco traqueoesofágico o en el mediastino.

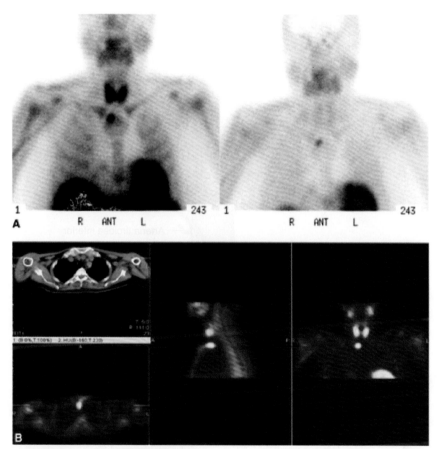

Figura 9-5. Adenoma paratiroideo ectópico en unestudio de ^{99m}Tc-sestamibi con tomografía computarizada por emisión de fotón único (TCEFU). **A:** Imágenes planares anteriores inmediatas y diferidas de todo el cuello y el tórax, obtenidas a los 10 minutos y 2 horas, respectivamente, tras la administración intravenosa de ^{99m}Tc-sestamibi. Hay una captación normal en las glándulas tiroideas y salivales, así como en el miocardio. Se observa un foco de actividad persistente en la parte derecha del mediastino superior. **B:** Imagen de TC sin contraste y TCEFU de tórax. Hay una captación focal de ^{99m}Tc-sestamibi en el nódulo de tejido blando en el aspecto derecho del mediastino superior, lo que es más consistente con un adenoma paratiroideo ectópico. (De LoCicero J III, Feins RH, Colson YL, Rocco G. *Shields' General Thoracic Surgery*, 8th ed. Wolters Kluwer Health; 2018, Fig. 152-16).

P: ¿Cuáles son los riesgos de una exploración paratiroidea?

R: Las complicaciones son **similares a las de la cirugía de tiroides**, incluyendo la lesión del nervio laríngeo recurrente o de la rama externa del nervio laríngeo superior, o el hipoparatiroidismo. La resección de todo el tejido paratiroideo provoca hipocalcemia e hiperfosfatemia. En el posoperatorio inmediato puede generarse tetania. Al golpear el nervio facial adyacente a la oreja se produce el signo de Chvostek, que es un espasmo del músculo orbicular. Si ocurre, hay hipocalcemia.

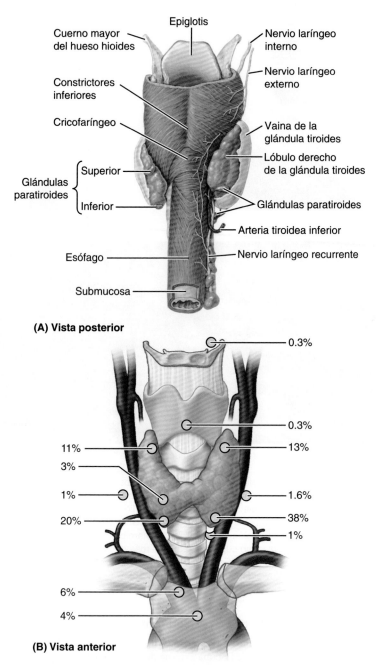

(A) Vista posterior

(B) Vista anterior

Figura 9-6. Glándulas tiroideas y paratiroideas. **A:** Vista posterior de la glándula tiroidea para revelar las tres glándulas paratiroideas incrustadas. Las dos glándulas paratiroides del lado derecho están bastante bajas y la inferior está debajo de la glándula tiroidea. **B:** Se muestra la vista anterior de los sitios y las frecuencias del tejido glandular paratiroideo aberrante. (De Moore KL, Dalley AF, Agur AMR. *Clinically Oriented Anatomy*, 8th ed. Wolters Kluwer Health; 2017, Fig. 9-31).

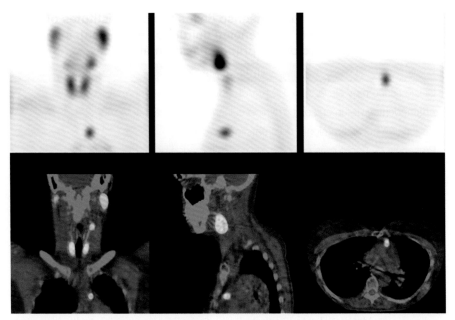

Figura 9-7. Lesión paratiroidea mediastínica. Aunque la tomografía por emisión de positrones (TEP) localiza la lesión paratiroidea ectópica en el mediastino anterior, la tomografía computarizada por emisión de fotón único (TCEFU) la ubica de manera exacta en el timo. En la intervención quirúrgica se resecó una glándula paratiroidea hipercelular de 1700 mg, adherida a la superficie anterior del timo. Si sólo se hubiera realizado la TEP, el paciente habría sido sometido a una tomografía computarizada diagnóstica por separado. (De Aktolun C, Goldsmith S. *Nuclear Oncology*. Wolters Kluwer Health; 2014, Fig. 4-16).

Variación del caso 9.2.1. Usted está tratando a un paciente asintomático que tiene una elevación del calcio sérico encontrada en un panel de detección realizado por razones no relacionadas

◆ El tratamiento de la hipercalcemia asintomática es expectante para un calcio sérico apenas elevado. Los National Institutes of Health emitieron una declaración de consenso para la intervención quirúrgica en pacientes con hiperparatiroidismo asintomático (tabla 9-2): las indicaciones claras para la cirugía incluyen un nivel de calcio superior a 11.5 mg/dL, edad inferior a 40 años, antecedentes de nefrolitiasis o un diagnóstico de osteoporosis.

Caso 9.3 Manejo médico de la hipercalcemia aguda

*Una persona de 45 años de edad acude al servicio de urgencias con náusea, fatiga y pérdida de peso, así como somnolencia, dolor abdominal y alteración del estado mental. El paciente tiene antecedentes de trastorno bipolar y cálculos renales. **El nivel de calcio sérico es de 16 mEq/L.***

P: ¿Cuál es la causa más probable del trastorno?

R: Este paciente sufre una hipercalcemia aguda.

Tabla 9-2. Indicaciones de consenso de los National Institutes of Health para la intervención quirúrgica en pacientes con hiperparatiroidismo primario asintomático

Indicaciones
Calcio sérico muy elevado (> 1.0 mg/dL por encima de lo normal)
Antecedentes de un episodio de hipercalcemia potencialmente mortal
Reducción del aclaramiento de creatinina
Presencia de uno o más cálculos renales detectados por radiografía abdominal
Excreción urinaria de calcio de 24 horas muy elevada
Reducción sustancial de la masa ósea determinada por medición directa (energía dual Puntuación *T* de la absorciometría de rayos X < -2.5)

De Greenfield LJ, Mulholland MW, Lillemoe KD, *et al.*, eds. *Greenfield's Surgery*, 5th ed. Philadelphia: Lippincott Williams & Wilkins; 2010.

El adenoma paratiroideo es la causa benigna más frecuente de hipercalcemia. Los **tumores malignos**, como el carcinoma de mama, son un principio común de hipercalcemia. Es un diagnóstico frecuente en **mujeres con cáncer de mama metastásico.** Otras causas de hipercalcemia son: hiperplasia paratiroidea, mieloma múltiple, hipertiroidismo, sarcoidosis, síndrome lácteo-alcalino, intoxicación por vitamina A, diuréticos tiazídicos, carcinoma de células renales, cáncer de células escamosas de pulmón (que segrega una sustancia similar a la HPT) y HHF.

P: ¿Qué tratamiento agudo debe recibir este paciente?

R: La hipercalcemia provoca una diuresis osmótica en las primeras fases de la enfermedad, lo que conduce a un círculo vicioso de deshidratación alternada y empeoramiento de la hipercalcemia. Por ende, el tratamiento inicial debe ser la rehidratación con suero fisiológico. Después de hidratar al paciente, es necesario administrar furosemida, que provoca una diuresis enérgica con alto contenido en calcio. Es viable usar la calcitonina de forma aguda para reducir los niveles de calcio. Otros agentes utilizados para controlar la hipercalcemia por tiempo prolongado son los bifosfonatos como el ácido zoledrónico y el cinacalcet (tabla 9-3).

Tabla 9-3. Tratamiento inicial de la hipercalcemia aguda con síntomas

1. Hidratación con suero fisiológico
2. Diuresis de calcio con furosemida
3. Inicio de los bifosfonatos
4. Tratamiento de la causa subyacente

El calcio del paciente ha regresado a un nivel casi normal tras varios días de terapia. Después de trazar el valor de HPT en un nomograma, usted observa que es demasiado alto para el calcio sérico correspondiente y es compatible con un hiperparatiroidismo primario.

P: ¿Qué estrategia de tratamiento recomendaría?

R: Con el hiperparatiroidismo primario, se aconseja la **exploración del cuello** y la extirpación de las glándulas paratiroides anormales. Lo más común es que se presente un solo adenoma, pero los **adenomas múltiples ocurren alrededor de 5%** de las veces y deben ser objeto de inspección. La extirpación de un adenoma es curativa en la gran mayoría de los casos.

Caso 9.4 Hiperparatiroidismo secundario

Usted recibe una consulta del servicio renal para considerar la paratiroidectomía en una persona de 34 años de edad que está en diálisis.

P: ¿Cuál es el diagnóstico más probable?

R: Los pacientes con insuficiencia renal crónica retienen fosfato a medida que disminuye su tasa de filtración glomerular. La hiperfosfatemia provoca hipocalcemia, que eleva la HPT sérica, y este síndrome se denomina hiperparatiroidismo secundario. La absorción de calcio desde el intestino y el metabolismo de la vitamina D también están alterados.

P: ¿Cómo se decide si está justificado el tratamiento quirúrgico?

R: El tratamiento médico suele ser adecuado en pacientes con insuficiencia renal crónica e hiperparatiroidismo secundario. Esto comprende el control de la hiperfosfatemia con agentes fijadores de fosfato y la restricción dietética junto con la administración de suplementos de calcio y vitamina D. El tratamiento quirúrgico está indicado cuando hay **dolor óseo, fracturas, prurito intratable o calcificaciones ectópicas en los tejidos blandos (calcifilaxis). El hallazgo quirúrgico común en el hiperparatiroidismo secundario es la hiperplasia de todas las glándulas.**

Se justifica la escisión de todo el tejido paratiroideo, menos 50 mg. Este tejido restante puede dejarse en su lugar o trasplantarse a un sitio más accesible como el antebrazo o dentro de una ubicación superficial en el cuello como el esternocleidomastoideo, marcado con una sutura permanente. El trasplante del tejido es útil cuando el paciente no se recupera de los efectos del hiperparatiroidismo secundario tras la cirugía y necesita la extracción de tejido paratiroideo adicional: es mucho más sencillo encontrar tejido remanente en el antebrazo o a nivel superficial en el cuello, donde los riesgos de lesión de los nervios y otras estructuras vitales son mayores.

P: ¿Cuál es el manejo habitual?

R: La mayoría de los pacientes que reciben un trasplante renal recuperan la función paratiroidea normal. De vez en cuando, desarrollan un alto nivel de calcio sérico en el posoperatorio; esta afección se denomina **hiperparatiroidismo terciario**. Las glándulas paratiroides no responden al retorno de la función renal y continúan produciendo HPT en exceso. Si esta condición persiste durante 1 año y no ocurre la homeostasis, está indicada una **resección de 3½ glándulas**. En ocasiones, los pacientes con trasplante renal desarrollan anomalías paratiroideas.

Caso 9.5 Hiperparatiroidismo e hipertensión grave en el mismo paciente

*El mismo paciente de 34 años de edad se somete a una cirugía de **exploración del cuello** por hiperparatiroidismo primario (véase el caso 9.4). Durante la intervención, el sujeto se torna **hipertenso de forma incontrolable**, con una presión arterial (PA) de 210/140 mm Hg. El equipo quirúrgico comprueba las posibilidades habituales, como la colocación incorrecta del tubo endotraqueal, la oxigenación inadecuada y el nivel incorrecto de anestesia, pero no se demuestra la causa.*

P: ¿Qué consejo es pertinente en este caso?

R: Este paciente puede estar experimentando una **liberación de catecolaminas** de un feocromocitoma no diagnosticado. Es necesario terminar la operación actual e ingresar al paciente en la unidad de cuidados intensivos para una mayor evaluación. Es posible emplear una combinación de alfabloqueadores y betabloqueadores para obtener un control inmediato de la hipertensión; es importante lograr el bloqueo alfa antes del beta porque la estimulación alfa sin oposición puede ser fatal.

Usted hace esto y la tensión se controla.

P: ¿Cuál es el siguiente paso?

R: Es necesario establecer el diagnóstico de **feocromocitoma. Los feocromocitomas constituyen los tumores de "10%"; 10% son malignos, extraadrenales, productores de epinefrina o bilaterales.** Más de 90% de tales feocromocitomas dan lugar a niveles elevados de **catecolaminas urinarias, ácido vanilmandélico o metanefrinas fraccionadas en plasma.** La TC o la RM con imágenes ponderadas en T2 pueden demostrar un brillo del tumor tres veces mayor que el del hígado. Esto es útil en pacientes con depósitos adicionales de tumor en el abdomen que son intraabdominales pero extrasuprarrenales. Para los tumores difíciles de localizar, se utiliza una gammagrafía con metayodobenzilguanidina ^{131}I (**MIBG**). El material de gammagrafía MIBG se acumula de manera selectiva en el tejido cromafín, con una alta sensibilidad y una especificidad aún mayor para los feocromocitomas (fig. 9-8). Tras la localización del tumor, debe obtenerse un bloqueo alfa mediante fenoxibenzamina durante 10 a 14 días antes de la cirugía. El bloqueo beta se emplea en pacientes con taquicardia persistente o con antecedentes cardiacos. El tratamiento es la suprarrenalectomía por vía abierta o laparoscópica.

Se establece el diagnóstico de feocromocitoma y se localiza con los estudios de imagen.

P: ¿Cuál es el siguiente paso en el tratamiento?

R: Cirugía. Un número importante de tumores son bilaterales y extrasuprarrenales, y la exploración transabdominal abierta o laparoscópica permite al cirujano analizar estas áreas. Sin embargo, es importante llevar a cabo la **resección** con una mínima manipulación del tumor a fin de evitar la liberación de catecolaminas. Los feocromocitomas extra suprarrenales se presentan a lo largo de la aorta abdominal en una distribución similar a la de la cadena simpática.

Caso 9.6 Desarrollo agudo de una masa sensible en el cuello

Una persona de 38 años de edad se queja de la aparición repentina de una glándula tiroidea inflamada y sensible. El médico de cabecera del paciente lo ha remitido para que se evalúe esta masa en el cuello.

P: ¿Cuál es el diagnóstico más probable?

R: Es probable que este paciente sufra un caso de **tiroiditis** dolorosa **subaguda.** En las primeras etapas de la enfermedad, los individuos presentan hipertiroidismo debido a la liberación repentina de hormonas tiroideas de forma directa desde los folículos tiroideos agudamente lesionados.

El hallazgo general asociado a la tiroiditis es una velocidad de sedimentación globular elevada.

La histología es clásica para los granulomas de células gigantes alrededor de los folículos tiroideos degenerados.

P: ¿Cómo quiere proceder con el manejo de este paciente?

R: El tratamiento consiste en analgésicos y antiinflamatorios. Los esteroides pueden ser eficaces en los casos más resistentes. No se precisa cirugía. Es posible realizar pruebas de la función tiroidea si el paciente tiene síntomas de hipertiroidismo.

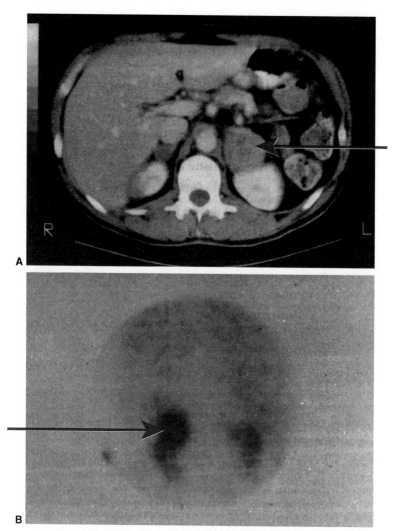

Figura 9-8. Feocromocitoma. **A:** La flecha roja señala la demostración por tomografía computarizada del feocromocitoma en la suprarrenal izquierda. **B:** Gammagrafía con MIBG, vista posterior, flecha roja que localiza el feocromocitoma en la suprarrenal izquierda; esta localización fue confirmada por la gammagrafía renal.. (De Lavin N. *Manual of Endocrinology and Metabolism*, 5th ed. Wolters Kluwer Health; 2018 Fig. 18-2). MIBG, ^{131}I-meta-yodobenzilguanidina.

P: ¿Es apropiada la cirugía en algunos casos de inflamación aguda de la tiroides?

R: Si se cree que un paciente tiene una infección bacteriana, el drenaje quirúrgico de un absceso podría ser adecuado. La infección bacteriana se denomina **tiroiditis supurativa aguda**. Los patógenos suelen ser *Streptococcus*, *Staphylococcus* y *Pseudomonas*. Otras causas poco frecuentes son la tuberculosis, la aspergilosis, las actinomicosis y la sífilis. El mejor tratamiento para estas infecciones son los antibióticos o los agentes antimicóticos con el drenaje de cualquier absceso, si está presente.

P: ¿Cómo trataría a este paciente?

R: La tiroiditis de Hashimoto es una enfermedad autoinmune que implica la sustitución del tejido tiroideo dañado por linfocitos y células plasmáticas. Estos pacientes con frecuencia son **hipotiroideos y presentan masas nodulares indoloras** en la glándula tiroides. Las pruebas de laboratorio revelan niveles bajos de tiroxina y triyodotironina, niveles elevados de HET y anticuerpos contra la peroxidasa tiroidea.

No se dispone de una terapia específica para la tiroiditis de Hashimoto, pero es necesario el reemplazo de la tiroides si el proceso inflamatorio conduce al hipotiroidismo, que es común. **Es preciso efectuar una biopsia de todas las lesiones sospechosas,** y los pacientes con **síntomas de compresión de la tráquea** deben someterse a una resección paliativa para aliviar la obstrucción.

Variación del caso 9.6.1. Paciente con hipertiroidismo, agrandamiento de la tiroides y abultamiento de los ojos

◆ Hay que medir los anticuerpos del receptor de HET o las inmunoglobinas estimulantes de la tiroides.

◆ El tratamiento consiste en betabloqueadores para los síntomas de hipertiroidismo y medicamentos antitiroideos.

◆ Si los síntomas persisten, la tiroidectomía total o la ablación tiroidea radiactiva son adecuadas.

Caso 9.7 Historia de hiperparatiroidismo y úlceras duodenales intratables

*Una persona de 40 años de edad es remitida por un gastroenterólogo debido a **úlceras intratables** en el estómago y la tercera porción del duodeno. El paciente se ha sometido a una **paratiroidectomía por hipercalcemia** en la que se resecaron tres glándulas. Además, el individuo informa acerca de un importante historial de enfermedad ulcerosa y operaciones de cuello en tres miembros de la familia.*

P: ¿Cómo evaluaría a este paciente?

R: La investigación de primera línea debe ser descartar una infección crónica por *Helicobacter pylori*, una fuente tratable de manera médica de enfermedad ulcerosa crónica. También es necesario obtener un nivel de gastrina en suero para determinar si la enfermedad ulcerosa obedece a una hipergastrinemia (tabla 9-4). **El diagnóstico de hipergastrinemia se establece por un nivel elevado de gastrina sérica no estimulada o con una prueba positiva de estimulación de calcio o secretina para aumentar la respuesta de la gastrina.**

Tabla 9-4. Gastrinoma

Parámetro	Descripción
Síntomas	Enfermedad de úlcera péptica Diarrea Esofagitis
Pruebas de diagnóstico	Medición de la gastrina sérica Análisis de la úlcera gástrica Prueba de estimulación de la secretina
Localización anatómica	Duodeno y cabeza del páncreas (triángulo del gastrinoma)

✦ Si la prueba de *H. pylori* es negativa y la gastrina sérica basal es superior a 600 pg/mL (>1000 pg/mL es diagnóstica), hay que sospechar de un **gastrinoma (síndrome de Zollinger-Ellison)**. Hay dos formas de este síndrome: una es esporádica y la otra es familiar y está asociada a NEM1. Otras enfermedades vinculadas a ésta son el adenoma hipofisario, la hiperplasia paratiroidea y los tumores endocrinos pancreáticos. Las características de presentación de las neoplasias hipofisarias, que ocurren en 15 a 50% de los pacientes con NEM1, incluyen síntomas de visión (compresión local) o hipersecreción (lactancia). El tratamiento consiste en la resección del lado afectado de la hipófisis (hipofisectomía parcial). Los tumores endocrinos pancreáticos comprenden el gastrinoma, el insulinoma y el tumor del péptido intestinal vasoactivo (VIPoma [VIP, *vasoactive intestinal peptide*). También ha habido una asociación con carcinoides bronquiales.

El nivel de gastrina es de 1200 pg/mL.

P: ¿Cuáles son los siguientes pasos de la evaluación?

R: La presencia de hipergastrinemia puede ser el resultado de un tumor secretor de gastrina, una resección gástrica previa incompleta o una hiperplasia de células G. El tratamiento comprende el inicio de un inhibidor de la bomba de protones una vez confirmado el diagnóstico de gastrinoma. En razón de que este paciente no tiene una cirugía previa, la **localización** de un tumor que segrega gastrina se lleva a cabo mediante una TC, una RM o una gammagrafía con octreotida. Estos tumores a menudo se localizan en la cabeza del páncreas y dentro de la pared duodenal a la derecha de los vasos mesentéricos superiores en el "triángulo del gastrinoma". Otras medidas empleadas para determinar la ubicación son la ecografía endoscópica, la angiografía y la toma de muestras venosas para detectar gastrina (fig. 9-9).

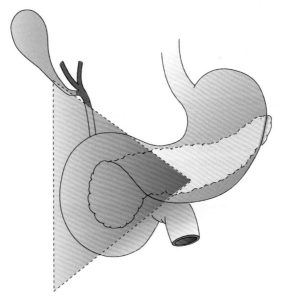

Figura 9-9. Localización de los gastrinomas. La mayoría de éstos se encuentran dentro del "triángulo del gastrinoma". El borde superior es el cuerpo de la vesícula biliar, el borde inferior es la unión de la segunda y tercera porción del duodeno, y el borde medial es la unión del cuello y el cuerpo del páncreas. (Adaptada de Greenfield LJ, Mulholland MW, Oldham KT, *et al.*, eds. *Surgery: Scientific Principles and Practice*, 2nd ed. Philadelphia: Lippincott Williams & Wilkins; 1997:262).

Usted establece el diagnóstico de un tumor secretor de gastrina, que parece estar muy cerca de la cabeza del páncreas.

P: ¿Recomendaría la cirugía?

R: Si se encuentra enfermedad irresecable, como metástasis hepáticas difusas, el paciente tiene que ser tratado con IBP a largo plazo. De lo contrario, es preciso ofrecerle la exploración quirúrgica con un intento de resección curativa. Los gastrinomas esporádicos suelen ser solitarios y tienen mejor pronóstico tras la extirpación que los asociados a NEM1, que pueden ser multifocales.

P: ¿Cuál es la estrategia operativa?

R: Es necesario **localizar el tumor y extirpar la mayor cantidad posible de él**. Este proceso incluye la **endoscopia** intraoperatoria para identificar las lesiones duodenales, así como la **ecografía** intraoperatoria con el objetivo de aislar la masa. **El cirujano debe utilizar la enucleación quirúrgica para el gastrinoma, que preserva la masa pancreática, con el objetivo de extirpar el tumor.** Sin embargo, cuando la masa involucra o colinda con un conducto pancreático grande, es necesario realizar un procedimiento de Whipple o la extirpación del páncreas involucrado, de manera habitual, una pancreatectomía distal. En épocas previas, el tratamiento de los gastrinomas malignos o metastásicos irresecables implicaba la resección gástrica (tradicional) o la vagotomía altamente selectiva; sin embargo, el tratamiento con IBP ha tomado el lugar de estas cirugías. La estreptozocina es el principal agente quimioterapéutico utilizado para el control del tumor. La octreotida, un análogo de la somatostatina, puede usarse para controlar los efectos sistémicos del gastrinoma no resecable.

Profundizando	A veces el tratamiento puede provocar problemas peores que la propia enfermedad. Si el tratamiento provoca más morbilidad que la enfermedad, reconsidérelo.

P: ¿Cómo podría cambiar la presentación si el gastrinoma fuera un insulinoma?

R: Los **insulinomas** son las siguientes lesiones que se observan con mayor frecuencia. Los pacientes afectados presentan la **tríada de Whipple**: hipoglucemia en ayunas (glucosa < 60 mg/dL), hipoglucemia sintomática y alivio mediante la administración de glucosa. Estos sujetos tienen una secreción de insulina elevada (debe medirse el péptido C para excluir la autoadministración de insulina en exceso) (tabla 9-5). Por lo general, los insulinomas

Tabla 9-5. Insulinoma

Parámetro	Descripción
Síntomas	Visión borrosa, confusión, ansiedad, mareos, debilidad, sudoración, hambre
Neuroglicopenia	Confusión, cambio de personalidad, coma
Aumento de las catecolaminas	Temblores, diaforesis, taquicardia
Pruebas de diagnóstico	Monitorización de la relación insulina/glucosa en ayunas Niveles de péptido C y proinsulina en sangre
Localización anatómica	Distribuido de manera uniforme por todo el páncreas

asociados a NEM son pequeños (< 1 cm) y multicéntricos a diferencia de los esporádicos; 80% de éstos son solitarios. Los insulinomas tienen una incidencia de malignidad de sólo 10%.

P: ¿Cuál sería la estrategia operativa para un insulinoma?

R: Está indicada la enucleación quirúrgica o la resección pancreática. Si los tumores son insulinomas no resecables, el diazóxido, un inhibidor de la liberación de insulina, es apropiado.

Caso 9.8   Carcinoma medular de tiroides

Una persona de 30 años de edad presenta una masa asintomática en la tiroides. El endocrinólogo del paciente realizó una biopsia con aguja fina, que reveló material de tipo amiloide y proliferación de células C compatible con un carcinoma medular de tiroides. En la exploración, la PA está elevada de forma significativa.

P: ¿Cuál es el siguiente paso en el tratamiento?

R: Es posible suponer que este paciente tiene **un CMT** asociado a **NEM2**, un síndrome con herencia autosómica dominante. Se necesita obtener indicadores de un feocromocitoma en caso de sospecha de NEM2A con hipertensión. Estos indicadores incluyen las catecolaminas en orina. Las características de presentación de los feocromocitomas comprenden hipertensión sostenida o episódica con quejas primarias de cefaleas frontales, diaforesis episódica, palpitaciones o ansiedad. La aparición bilateral es más frecuente (60-80%) que en el feocromocitoma esporádico (10%).

En la NEM2A, la constelación de patología incluye CMT, hiperplasia paratiroidea y feocromocitoma. En la NEM2B, el patrón es similar, excepto por un hábito corporal marfanoide asociado y ganglioneuromas, pero sin feocromocitoma.

Usted evalúa al paciente y no encuentra evidencia de feocromocitoma.

P: ¿Qué procedimiento quirúrgico se recomienda?

R: Una tiroidectomía total y la extirpación de los ganglios linfáticos en el compartimento central del cuello resulta adecuada. La resección del compartimento nodal lateral está indicada para los ganglios linfáticos sospechosos en términos clínicos.

Caso 9.9   Masa suprarrenal descubierta de manera incidental

Una persona de 50 años de edad tiene un episodio de diverticulitis aguda. El paciente acude a su consulta después de haberse sometido a una TC abdominal para verificar la existencia de una perforación oculta. No hay perforación aparente, pero la exploración demuestra una masa suprarrenal derecha de 4 cm (fig. 9-10). En la anamnesis y la exploración, el paciente está asintomático y, por lo demás, normal, sin hipertensión ni otros hallazgos que apoyen un trastorno suprarrenal.

P: ¿Cuál es su plan clínico?

R: El manejo clínico de una **masa suprarrenal incidental** depende del diámetro de la lesión y de la presencia de síntomas. En las lesiones de 5 cm o más, la incidencia de carcinoma cortical suprarrenal es alta, y se recomienda la cirugía. El tratamiento quirúrgico suele consistir en una amplia resección de la glándula suprarrenal.

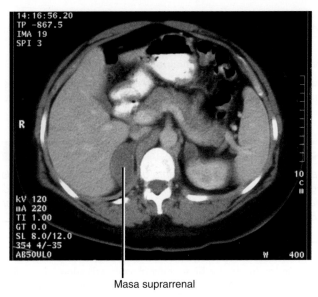

Masa suprarrenal

Figura 9-10. Tomografía computarizada de una masa suprarrenal.

En las lesiones de tamaño inferior a 5 cm, se justifica una historia clínica y una exploración física cuidadosas para detectar tumores evidentes y síndromes endocrinológicos. También es apropiada la evaluación bioquímica para examinar si existen niveles elevados de catecolaminas, cortisol, aldosterona con actividad de renina plasmática y potasio sérico. En caso de que estas pruebas señalen que la masa es funcional, es indispensable extirpar la suprarrenal. Si la lesión no es funcional, conviene darle seguimiento con TC seriadas. De no haber crecimiento, la observación puede ser suficiente, y si se agranda, es necesaria la extirpación.

La consideración de los procesos de la enfermedad metastásica, como el cáncer de pulmón, también es apropiada porque la glándula suprarrenal es un sitio común para la metástasis.

Trastornos de la piel, tejidos blandos y hernias

Bruce E. Jarrell • Eric D. Strauch

Alcanzar el objetivo

- Un lunar que demuestre cualquiera de los signos de advertencia ABCD (**a**simetría; irregularidad del **b**orde; variación del **c**olor; **d**iámetro mayor de 0.6 cm y; color negro oscuro [*dark*]), o que esté evolucionando en su apariencia, debe ser extirpado. El melanoma puede aparecer en cualquier sitio que contenga piel, mucosa o lugares con melanocitos como el ojo. El tratamiento es la escisión quirúrgica.

- Los melanomas más gruesos tienen un mayor riesgo de metástasis y recidiva. Aquéllos de 1 a 4 mm de grosor suelen requerir una biopsia del ganglio linfático centinela. Si es positiva, se realiza una escisión terapéutica de los ganglios linfáticos.

- El pronóstico del sarcoma se clasifica según el grado de atipia celular observado en la biopsia. Los mejores resultados se obtienen cuando el tumor puede extirparse por completo con márgenes negativos.

- Las hernias femorales son menos frecuentes que las inguinales, pero se asocian a un mayor riesgo de estrangulación intestinal.

MELANOMA MALIGNO

Caso 10.1 Evaluación de una lesión cutánea

Un hombre de 42 años de edad acude a usted por una lesión en el antebrazo izquierdo. La lesión, que no es dolorosa, ha estado presente durante varios meses. El paciente cree que puede estar aumentando de tamaño.

P: ¿Qué aspectos de la historia clínica o de la exploración física pueden ser importantes?

R: Los **antecedentes familiares de melanoma maligno** aumentan el riesgo de padecerlo. Otros factores de peligro de muchos trastornos de la piel son la amplia exposición a la luz solar y los nevos displásicos o lunares atípicos previos.

La exploración física puede ayudar a distinguir las lesiones benignas de las malignas. La ulceración, la hemorragia y el cambio reciente de tamaño suelen estar presentes en la malignidad. La variación de la pigmentación también es un indicador importante de malignidad. ***Entre 5 y 10% de los melanomas malignos no están pigmentados,*** *en tanto que un número*

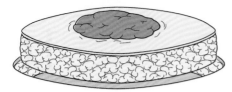
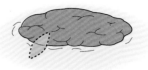

Biopsia por escisión   Biopsia por incisión

Figura 10-1. Biopsia por escisión frente a biopsia por incisión. La biopsia por escisión extirpa por completo la lesión con un borde de tejido normal. Se extiende hasta el tejido subcutáneo para poder medir la profundidad de la lesión. La biopsia por incisión extirpa una parte del margen de la lesión con un segmento de tejido normal.

*significativo de carcinomas de células basales y carcinomas de células escamosas si presentan pigmentación. Se ha establecido la **regla ABCD** para describir los hallazgos sugestivos de melanoma en las lesiones pigmentadas. Además, la presencia de ulceración o nodularidad es preocupante. También es apropiada la búsqueda de linfadenopatía regional.*

P: ¿Es correcta la extirpación de la lesión?

R: Es necesaria la escisión de cualquier lesión que haya cambiado en tiempos recientes o que presente alguno de los atributos enumerados.

En las **lesiones más grandes (> 2-3 cm) o en las que están contiguas a estructuras importantes, como en la cara,** se justifica la **biopsia incisional** de la piel de grosor total en el borde de la lesión (fig. 10-1). No deben efectuarse biopsias por raspado porque no permiten una evaluación adecuada del grosor de la lesión.

Usted decide realizar una biopsia excisional de la lesión.

P: ¿Qué tratamiento es apropiado para cada una de las siguientes condiciones patológicas?

Variación del caso 10.1.1. Lesión cutánea benigna
♦ No se requiere ningún otro tratamiento.

Variación del caso 10.1.2. Carcinoma de células basales (fig. 10-2)
♦ Estas lesiones rara vez hacen metástasis, pero requieren una adecuada destrucción local, por lo general, mediante escisión, **porque las lesiones recurrentes pueden ser localmente invasivas.** Es posible eliminarlas por medio de cirugía de Mohs, criocirugía u otros métodos.
♦ Este paciente corre el riesgo de sufrir nuevas lesiones, en especial en las zonas de la piel expuestas a la luz solar. Si los márgenes histológicos están libres de tumor, no es necesario ningún otro tratamiento.
♦ **Si los márgenes son positivos, es esencial volver a extirpar el nevo para despejar los márgenes. El margen para las lesiones grandes o más agresivas debe ser de 2 a 4 mm.**
♦ El tratamiento del carcinoma de células basales también puede incluir el 5-fluorouracilo tópico, la terapia fotodinámica o la radiación.

Variación del caso 10.1.3. Carcinoma de células escamosas
♦ **El carcinoma de células escamosas es más peligroso que el carcinoma de células basales debido a su comportamiento localmente agresivo y a su propensión a hacer metástasis en los ganglios linfáticos locales.**

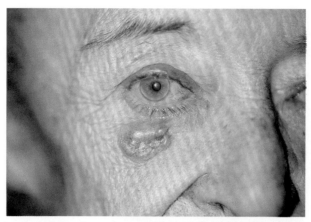

Figura 10-2. Aspecto clásico de un carcinoma de células basales. Esta lesión no involucra el margen del párpado, pero las lesiones grandes como ésta son un desafío para la reconstrucción debido a la posibilidad de ectropión del párpado inferior. (De Penne R. *Color Atlas and Synopsis of Clinical Ophthalmology: Oculoplastics*, 3rd ed. Wolters Kluwer Health; 2018, Fig. 3-4A).

◆ El carcinoma de células escamosas *in situ* se denomina enfermedad de Bowen. La recidiva local es más frecuente en las lesiones de ≥ 4 mm de grosor, que requieren una resección con un margen libre de tumor de 1 cm. Las lesiones ≥ 10 mm de grosor tienen más probabilidades de ser metastásicas en los ganglios linfáticos regionales. Sin embargo, de forma habitual, la **escisión de los ganglios linfáticos** se recomienda sólo para los **ganglios clínicamente palpables**, excepto cuando la lesión primaria es muy agresiva. El tratamiento con 5-fluorouracilo tópico o la radiación también son adecuados.

Variación del caso 10.1.4. *Melanoma* in situ *(fig. 10-3)*

◆ Es necesario volver a extirpar la lesión hasta un margen de 0.5 a 1 cm de tejido normal; este enfoque debería dar lugar a la curación.

Variación del caso 10.1.5. *Nevo displásico (fig. 10-4)*

◆ Esta neoplasia benigna de melanocitos con áreas de **atipia** puede representar una transición entre el nevo benigno y el melanoma. Sólo es necesaria una escisión correcta con un examen minucioso para detectar otras lesiones sospechosas y una supervisión rutinaria.

Caso 10.2 Diagnóstico de melanoma maligno en una lesión cutánea (fig. 10-5)

Tras la extirpación de la lesión del antebrazo del paciente descrito en el caso 10.1, los resultados patológicos indican un melanoma maligno.

Profundizando

La protección contra la exposición a los rayos ultravioleta puede disminuir de manera significativa el riesgo de desarrollar enfermedades de la piel como el melanoma, el carcinoma de células escamosas y el carcinoma de células basales.

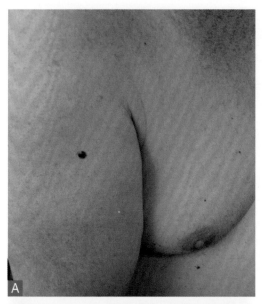

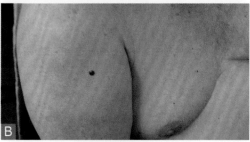

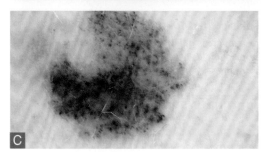

Figura 10-3. Estas lesiones clínicamente planas son de color marrón oscuro, con un patrón dermatoscópico del mismo tono. **A, B:** Ejemplos clínicos de melanoma maligno *in situ*. **C:** El ejemplo dermatoscópico muestra un patrón puntiforme/globular asimétrico de color marrón oscuro. El diagnóstico es melanoma *in situ*. (De Markowitz O. *A Practical Guide to Dermoscopy*. Wolters Kluwer Health; 2017, Fig. 12-19).

P: ¿Cómo se estadifica esta lesión?

R: Los métodos actuales de estadificación del melanoma se refieren, ante todo, a la profundidad de penetración o al grosor de la lesión. Las dos clasificaciones más utilizadas son el **nivel de Clark y el grosor de Breslow** (fig. 10-6 y tabla 10-1). Los estadios de metástasis de los ganglios tumorales (TNM, *tumor–node–metastasis*) se correlacionan en gran medida con la supervivencia de los pacientes (tablas 10-2 y 10-3, y recuadro 10-1).

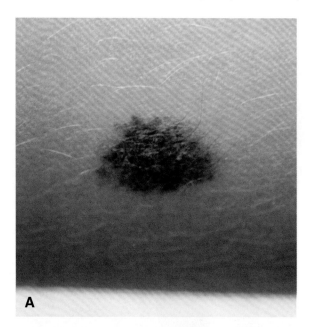

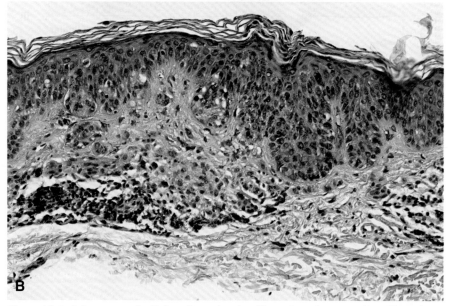

Figura 10-4. **A:** Los nevos displásicos tienen bordes difusos irregulares y variegación en la pigmentación. Los antecedentes familiares de melanoma y muchos nevos displásicos justifican una estrecha vigilancia dermatológica, por lo general con fotografías de todo el cuerpo para determinar qué nevos están cambiando y requieren una biopsia. **B:** Nevo displásico con atipia grave. En el componente epidérmico de este nevus displásico hay una gran celularidad y un crecimiento pagetoide focal de nevomelanocitos. (Cortesía de Rosalie Elenitsas, MD; de Chung KC. *Grabb and Smith's Plastic Surgery*, 8th ed. Wolters Kluwer Health; 2019, Fig. 26-6).

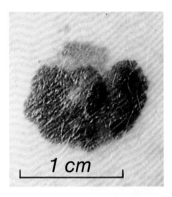

Figura 10-5. Melanoma maligno superficial. (De Kronenberger J, Durham L, Woodson D. *Lippincott Williams & Wilkins' Comprehensive Medical Assisting*, 4th ed. Wolters Kluwer Health; 2012, Fig. 27-12A).

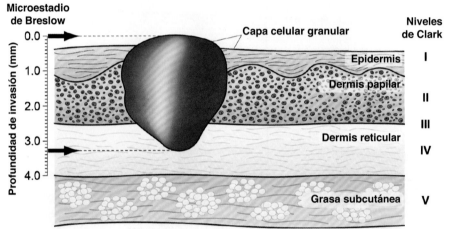

Figura 10-6. Esquema de la estadificación del tumor primario utilizando la profundidad de Breslow y los niveles de Clark. El grosor de Breslow es una medida en milímetros desde la parte superior del tumor hasta la base del mismo, como se muestra con las flechas negras. El nivel de Clark es la capa más profunda que invade la base del tumor. (De Fischer J. *Fischer's Mastery of Surgery*, 7th ed. Wolters Kluwer Health; 2018, Fig. 31-3).

Tabla 10-1. **Estadificación del melanoma: grosor del tumor de Breslow y nivel de Clark**

Grosor del tumor de Breslow (mm)	Clasificación del tumor primario	Nivel de Clark	Supervivencia a 5 años (%)
	T0	I	> 95
≤ 0.75	T1	II	89
0.76-1.49	T2	III	75
1.50-2.49	T3	IV	58
2.50-3.99			46
≥ 4.0	T4	V	25

Tabla 10-2. Sistema de estadificación del melanoma del American Joint Committee on Cancer, definiciones de tumor-ganglio (nódulo)-metástasis (TNM)

Tumor primario	
TX	No se puede evaluar (biopsia por raspado, lesión regresiva)
T0	Desconocido primario
Tis	Melanoma *in situ*
T1	≤ 1-mm grosor de Breslow a. < 0.8 mm sin ulceración y mitosis ≤ 1 mm^2 b. b. Con ulceración o 0.8-1 mm
T2	1.01-2.00 mm a. Sin ulceración b. Con ulceración
T3	2.01-4.00 mm a. Sin ulceración b. Con ulceración
T4	> 4 mm a. Sin ulceración b. Con ulceración
Afectación de los ganglios linfáticos regionales	
NX	No se puede evaluar (se eliminó antes)
N0	No hay metástasis en los ganglios regionales
N1	Metástasis en un ganglio regional a. Uno clínicamente oculto (diagnosticado por BGLC o disección electiva de ganglios linfáticos) b. Uno detectado de manera clínica (palpable clínicamente o encontrado en estudios de imagen, y confirmado en términos histológicos) c. No hay enfermedad de los ganglios linfáticos regionales con presencia de metástasis en tránsito, satélites o microsatélites
N2	Metástasis en dos o tres ganglios regionales a. Dos o tres clínicamente ocultos (es decir, detectados por BGLC) b. Dos o tres, de los cuales al menos uno fue detectado de forma clínica c. Uno clínicamente oculto o clínicamente detectado con presencia de metástasis en tránsito, satélite o microsatélite
N3	Metástasis en ≥ 4 ganglios regionales, ganglios enmarañados, o metástasis en tránsito o satélites con ganglios metastásicos positivos a. Cuatro clínicamente ocultos (es decir, detectados por BGLC) b. Cuatro o más, de los cuales al menos uno fue detectado de forma clínica, o la presencia de ganglios en conglomerado. c. Dos o más metástasis ocultas de manera clínica o clínicamente detectadas o la presencia de un número cualquiera de ganglios en conglomerado con la presencia de metástasis en tránsito, satélites o microsatélites

(continúa)

Tabla 10-2. Sistema de estadificación del melanoma del American Joint Committee on Cancer, definiciones de tumor-ganglio (nódulo)-metástasis (TNM) (*continuación*)

Metástasis a distancia	
MX	No se puede evaluar
M0	No hay metástasis a distancia
M1a	Metástasis a distancia en la piel, en los tejidos blandos, incluidos los músculos, o en los ganglios linfáticos no regionales; no se registra ni se especifica el LDH M1a(0) LDH no elevado M1a(1) LDH elevado
M1b	Metástasis de pulmón con o sin M1a lugares de la enfermedad, LDH no registrado o especificado M1b(0) LDH no elevado M1b(1) LDH elevado
M1c M1d	Metástasis a distancia en sitios viscerales no relacionados con el SNC M1c(0) LDH no elevado M1c(1) LDH elevado Metástasis a distancia en el SNC M1d(0) LDH no elevado M1d(1) LDH elevado

Agrupaciones de etapas						
	Estadificación clínica*			Estadificación patológica[†]		
	T	N	M	T	N	M
0	Tis	N0	M0	Tis	N0	M0
IA	T1a	N0	M0	T1a	N0	M0
IB	T1b	N0	M0	T1b	N0	M0
	T2a	N0	M0	T2a	N0	M0
IIA	T2b	N0	M0	T2b	N0	M0
	T3a	N0	M0	T3a	N0	M0
IIB	T3b	N0	M0	T3b	N0	M0
	T4a	N0	M0	T4a	N0	M0
IIC	T4b	N0	M0	T4b	N0	M0
III	Cual-quier T	N2 N3	M0			
IIIA				T1 o T2a	N1a o N2A	M0

Tabla 10-2. Sistema de estadificación del melanoma del American Joint Committee on Cancer, definiciones de tumor-ganglio (nódulo)-metástasis (TNM) (*continuación*)

Agrupaciones de etapas						
	Estadificación clínica*			Estadificación patológica[†]		
IIIB				T0	N1b, N1c	M0
				T1a/bT4a	N1b/c o N2b	M0
				T2b/T3a	N1a-N2b	M0
IIIC				T0	N2b,N2c,N3b, o N3c	M0
				T1a-T3a	N2c o N3 a/b/c	M0
				T3b/T4a	Cualquier N ≥ N1	M0
				T4b	N1aq-N2c	M0
IIID				T4b	N3a/b/c	M0
IV	Cualquier T	Cualquier N	Cualquier M1	Cualquier T	Cualquier N	Cualquier M1

*La estadificación clínica incluye la microestadificación del melanoma primario y la evaluación clínica/radiológica de las metástasis. Por convención, debe utilizarse tras la escisión completa del melanoma primario con la evaluación clínica de las metástasis regionales y a distancia.
[†]La estadificación patológica incluye la microestadificación del melanoma primario y la información patológica acerca de los ganglios linfáticos regionales después de una linfadenectomía parcial o completa. Los pacientes en estadio patológico 0 o estadio IA son las excepciones; no requieren una evaluación patológica de sus ganglios linfáticos.
[‡]No hay subgrupos de estadio III para la estadificación clínica.
BGLC, biopsia del ganglio linfático centinela; LDH, lactato deshidrogenasa; SNC, sistema nervioso central. Utilizado con autorización del American College of Surgeons, Amin MB, Edge SB, Greene FL, *et al.* eds. *AJCC Cancer Staging Manual*, 8th ed. New York: Springer; 2017.

Tabla 10-3. Tasas de supervivencia relativa a cinco años para el cáncer de piel por melanoma*

Etapa SEER	Tasa de supervivencia relativa a 5 años (%)
Localizado	99
Regional	676
Distante	27
Todos los estadios SEER combinados	92

*Estas cifras se basan en las personas diagnosticadas con melanoma entre 2009 y 2015.
SEER, Surveillance, Epidemiology, and End Results, un programa del National Cancer Institute de los National Institutes of Health: https://seer.cancer.gov/statfacts/html/melan.html

*Aunque existen varios tipos de melanoma (de extensión superficial, nodular, lentigo maligno y lentiginoso acral), todos tienen un pronóstico **similar cuando se corrige el grosor**. Los melanomas nodulares son un tipo distintivo, pero no empeoran el pronóstico cuando se corrige por la profundidad.*

Recuadro 10-1 Interpretación de los números

Al evaluar las estadísticas relativas a las tasas de supervivencia del cáncer, hay que tener en cuenta lo siguiente:

- **Estas cifras sólo se aplican al estadio del cáncer cuando se diagnostica por primera vez.** No se usan de manera subsiguiente si el cáncer crece, se extiende o reaparece después del tratamiento.
- **Estas cifras no lo tienen todo en cuenta.** Las tasas de supervivencia se agrupan en función de la extensión del cáncer, pero la edad del paciente, su estado de salud general, la respuesta del cáncer al tratamiento y otros factores también pueden afectar al resultado. Por ejemplo, las personas más jóvenes tienden a mostrar un mejor resultado que las mayores, más allá del estadio del cáncer. Y quienes tienen el sistema inmunitario debilitado, como los sujetos que se han sometido a trasplantes de órganos, corren un riesgo superior de morir a causa de su melanoma.
- **Los sujetos a quienes se diagnostica ahora un melanoma están en posibilidades de contar con un mejor pronóstico que el que muestran estas cifras.** Los tratamientos mejoran con el tiempo, y estos números se basan en individuos que fueron diagnosticados y tratados al menos hace 5 años.

P: ¿Qué factores, además de la clasificación histológica y el estadio TNM, afectan en gran medida a la supervivencia?

R: Además de los hallazgos histológicos y el estadio TNM, el descubrimiento más significativo es la presencia de ulceración en la lesión primaria. Los individuos con lesiones localizadas en la cara o el tronco tienen un peor pronóstico que los que presentan daño en las extremidades, y las mujeres obtienen mejores resultados que los hombres en general. **Incluso en las lesiones en estadio I, si presentan ulceración, tienen una reducción de un tercio de la supervivencia.**

Un patólogo revisa la lesión.

P: ¿Cómo manejaría los siguientes hallazgos histológicos?

Variación del caso 10.2.1. Melanoma maligno de 0.7 mm de profundidad

♦ Esta lesión es un hallazgo temprano y superficial, y **con el control local, el pronóstico es bueno. La reexcisión de la lesión con un margen de 1 cm** debería lograrlo. Es necesario volver a extirpar el lugar de la resección anterior hasta el plano fascial profundo, asegurándose de que la incisión va en línea recta hacia abajo en vez de biselarse hacia el centro de la lesión.

♦ Una anamnesis completa y una exploración física que incluya el examen de los ganglios linfáticos agrandados es la prueba de detección más importante para identificar una enfermedad metastásica. La Rx de tórax, la biometría hemática completa y las pruebas de función hepática son apropiadas; sólo justifican el seguimiento en caso de ser anormales.

♦ Es preciso efectuar un examen rutinario para detectar otros melanomas, ya que se producen melanomas primarios adicionales en hasta 5% de los pacientes.

Variación del caso 10.2.2. Melanoma maligno de 1.6 mm de profundidad

♦ Esta lesión, más avanzada, tiene una mayor tasa de recidiva local. **Se justifica la reexcisión con un margen mayor, de 2 cm.** El riesgo de metástasis en los ganglios linfáticos regionales es de cerca de 40%.

♦ **Si hay ganglios palpables, debe realizarse una linfadenectomía terapéutica.** La biopsia del ganglio linfático centinela se realiza de manera habitual cuando los ganglios linfáticos son negativos de forma clínica en pacientes con melanoma de 1 mm de grosor o más para determinar si está indicada una linfadenectomía terapéutica adicional.

◆ **De no haber ganglios palpables, se justifica una biopsia del ganglio linfático centinela. Si la biopsia es positiva, está indicada la disección terapéutica de los ganglios linfáticos, incluso en el caso de los que no son palpables.**

Variación del caso 10.2.3. Melanoma maligno de 4.5 mm de profundidad

◆ Este paciente tiene un mal pronóstico. La reexcisión de la lesión con un margen de 2 a 3 cm es apropiada. En este caso, es más factible que los ganglios linfáticos sean palpables; si es así, su escisión está justificada porque tienden a erosionar la piel y a infectarse y ser dolorosos. Es poco probable que una disección ganglionar electiva o profiláctica sea beneficiosa.

◆ Además, es necesario efectuar una tomografía computarizada (TC) del abdomen y una resonancia magnética (RM) del cerebro para examinar si hay metástasis.

◆ La inmunoterapia con interleucina-2 (IL-2 [*interleukin-2*]), los inhibidores del punto de control como los inhibidores de la proteína de muerte celular programada-1 (PD-1) pembrolizumab y nivolumab, el inhibidor de la proteína 4 asociada a los linfocitos T citotóxicos (CTLA-4) ipilimumab y otras inmunoterapias, han disminuido la mortalidad.

◆ Las terapias dirigidas contra los genes mutados que pueden afectar al crecimiento, como *BRAF*, *MEK* y *C-KIT*, también se han utilizado para tratar y reducir la mortalidad en los melanomas con las mutaciones susceptibles.

Caso 10.3 Melanoma maligno con ganglio linfático palpable

Usted extirpa una lesión cutánea del paciente del caso 10.1, y los resultados patológicos indican un melanoma maligno Clark III. Después de revisar la profundidad de la lesión, usted examina de nuevo al paciente.

P: **¿Cómo cambiaría el plan de tratamiento la presencia de un ganglio linfático axilar palpable?**

R: La presencia de linfadenopatía axilar sugiere enfermedad metastásica, es posible que en estadio III o IV. Se justifica la **linfadenectomía regional** para establecer el diagnóstico y extirpar los ganglios afectados. Con la metástasis, hay 75% de posibilidades de recurrencia del melanoma en los próximos 5 años. Los pacientes han de pasar por una **estadificación completa** para detectar la presencia de metástasis a distancia. Esto a menudo comprende Rx de tórax, pruebas de función hepática, TC del abdomen y RM del cerebro. **Las personas con melanoma en estadio IV deben someterse a un ensayo terapéutico, que suele incluir inmunoterapia o terapia dirigida.**

Caso 10.4 Melanoma maligno con metástasis a distancia

Una persona de 46 años de edad busca evaluación para un melanoma maligno recién diagnosticado. El paciente tiene una lesión Clark III y no presenta ganglios palpables. En la Rx se aprecia una nueva lesión pulmonar.

P: **¿Cómo altera este hallazgo el plan de tratamiento?**

R: Es necesario un diagnóstico de la lesión pulmonar. Según las circunstancias, es posible obtenerlo de varias maneras, como mediante una biopsia percutánea con aguja. Cualquier metástasis a distancia significa enfermedad en estadio IV. Esta afección avanzada no suele ser curable, pero la **terapia sistémica** puede producir una respuesta. Algunos médicos apoyan la extirpación de la metástasis pulmonar solitaria, así como la metástasis cerebral en el melanoma cuando no hay ningún otro padecimiento. La radioterapia puede aliviar el dolor de las metástasis óseas. La supervivencia de quienes presentan melanoma ha mejorado de manera considerable con la inmunoterapia, la terapia dirigida, la cirugía y los cuidados agresivos.

Caso 10.5 Melanoma maligno en la mejilla

Un sujeto de 75 años de edad le consulta por una decoloración parduzca en la mejilla que ha ido agrandándose de manera lenta.

P: ¿Qué tratamiento es necesario para las siguientes lesiones?

Variación del caso 10.5.1. *Melanoma lentigo maligno irregular de 5 cm en la mejilla*

♦ Un melanoma lentigo maligno, que suele aparecer en la cara, sobre todo en individuos de edad avanzada, tiende a ser **superficial** y a **extenderse** más que a ser invasivo. Por tanto, conlleva un **pronóstico más favorable debido a su grosor**. El tratamiento consiste en la escisión, con un margen más estrecho porque la lesión está en la cara.

Variación del caso 10.5.2. *Lentigo maligno irregular de 5 cm (peca de Hutchinson) en la mejilla*

♦ Una peca de Hutchinson es una lesión grande, macular y marrón en la mejilla, que puede estar presente durante muchos años o décadas (fig. 10-7). Esta lesión no es maligna en sí misma, pero suele ser la **precursora de un melanoma lentigo maligno**.

♦ El tratamiento puede consistir en la resección y la biopsia, biopsia incisional, ablación con crioterapia u otros tipos de terapia ablativa, o bien, la observación.

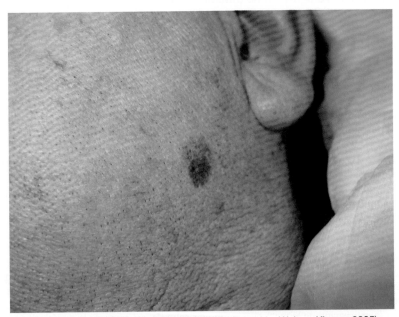

Figura 10-7. Peca de Hutchinson, mejilla. (Colección Barankin, Wolters Kluwer, 2005).

Caso 10.6 Melanomas malignos en otras zonas

Un hombre de 50 años de edad le consulta para que le atienda un supuesto melanoma.

P: ¿Qué tratamiento es necesario para las siguientes lesiones?

*Variación del caso 10.6.1. **Melanoma maligno de 4.2 mm de profundidad cerca del pliegue nasolabial***

♦ En general, los **márgenes de escisión pueden ser más pequeños en la cara en** comparación con las lesiones periféricas. La lesión a la que se hace referencia debe ser extirpada en consulta con un cirujano plástico.

*Variación del caso 10.6.2. **Paciente con un melanoma maligno en la planta del pie***

♦ Los melanomas en esta localización, que se clasifican como lesiones lentiginosas acrales, son más comunes en individuos de piel oscura. Estas lesiones tienden a ser **más gruesas** y se asocian a un **peor pronóstico**. Es necesario llevar a cabo una escisión con márgenes adecuados al grosor.

*Variación del caso 10.6.3. **Melanoma maligno de la zona subungueal del dedo índice***

♦ Los melanomas subungueales se observan con frecuencia debido a su similitud con los hematomas subungueales (fig. 10-8). La biopsia comprende la extirpación de una porción de la uña en continuidad con la lesión. La reexcisión tras el diagnóstico implica la **amputación en la articulación interfalángica distal**.

*Variación del caso 10.6.4. **Melanoma maligno del ano***

Los melanomas anales, junto con otros melanomas de la mucosa, se asocian a un **pronóstico especialmente malo**. Las lesiones finas pueden ser extirpadas localmente y lo más frecuente es que se produzcan en la línea dentada. Las lesiones **más gruesas es posible que requieran una resección abdominoperineal del anorrecto**, aunque también puede ejecutarse una escisión local amplia. La resección abdominoperineal tiene una menor tasa de

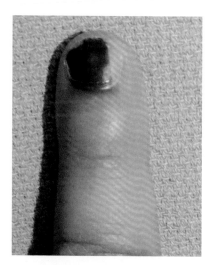

Figura 10-8. Melanoma subungueal con signo de Hutchinson, extensión del pigmento desde el lecho ungueal hasta el pliegue ungueal proximal. (De Chung KC. *Operative Techniques in Hand and Wrist Surgery*. Wolters Kluwer Health; 2019, Fig. 76-1D).

recidiva en la zona que la escisión local, pero ninguno de los dos procedimientos produce una mejor tasa de supervivencia del paciente. La escisión de los ganglios linfáticos regionales sólo está indicada para los ganglios inguinales positivos.

Caso 10.7 Obstrucción del intestino delgado y antecedentes de melanoma maligno

Un paciente con un melanoma maligno en estadio I extirpado hace 5 años regresa al servicio de urgencias con distensión abdominal, náusea, vómito y evidencia radiográfica de obstrucción del intestino delgado.

P: ¿Qué gestión es la adecuada?

R: El melanoma tiene una propensión única a **hacer metástasis en la cavidad peritoneal** y a afectar a las vísceras; la presentación común es una obstrucción del intestino delgado. La exploración está indicada, pero el pronóstico es malo. El tratamiento es posible con lesiones solitarias o un grupo de lesiones resecables, y los pacientes pueden abandonar el hospital. Sin embargo, muchos de ellos sucumben.

SARCOMA

Caso 10.8 Sarcoma de la extremidad inferior

Una persona de 45 añosde edad presenta una masa indolora en la parte anterior del muslo. La lesión de 5 cm y de crecimiento lento ha estado presente durante varios meses.

P: ¿Qué datos pueden ser importantes en el historial y la exploración física?

R: Los sarcomas de tejidos blandos son neoplasias raras del tejido conectivo; los médicos diagnostican alrededor de 6 000 casos nuevos al año. Los antecedentes familiares de sarcoma son raros, pero pueden aumentar la incidencia de sarcomas posteriores. Precedentes de radiación terapéutica (fibrosarcoma) o linfadenectomía axilar (linfangiosarcoma) una o dos décadas antes se han asociado al desarrollo de sarcomas. Una historia de traumatismo con una masa posterior y persistente puede ser un sarcoma diagnosticado de modo erróneo como un hematoma.

La exploración física es importante para distinguir un sarcoma de otras lesiones benignas como un hematoma, un lipoma, un fibroma, un hamartoma o un hemangioma. Los sarcomas se presentan como **masas firmes e indoloras** que suelen ser más grandes que los tumores benignos. Las adenopatías regionales son inusuales (2.6%) pero pueden ser evidentes en varios tipos de sarcomas (linfangiosarcoma, sarcoma epitelioide, rabdomiosarcoma embrionario, histiocitoma fibroso maligno y sarcoma de células sinoviales).

P: ¿Qué tipo de biopsia o escisión es adecuada?

R: La biopsia está dirigida por el tamaño de la lesión. La biopsia por escisión está indicada para las masas de menos de 3 cm.

La biopsia incisional es el paso inicial para los sarcomas de 3 cm o más grandes. La incisión de la biopsia debe ser paralela a la incisión quirúrgica subsecuente para una resección definitiva (fig. 10-9).

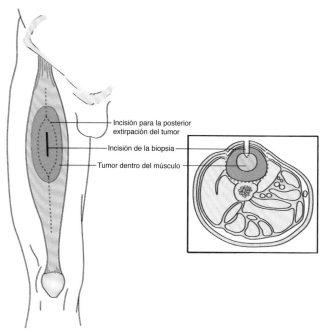

Incisión para la posterior extirpación del tumor

Incisión de la biopsia

Tumor dentro del músculo

Figura 10-9. Técnica para la biopsia de una masa de tejido blando de la extremidad que se sospecha que es un sarcoma. La incisión debe orientarse a lo largo del eje de la extremidad, en el punto en el que la lesión está más cerca de la superficie, y tiene que situarse de forma que pueda extirparse con facilidad junto con el tumor si se diagnostica un sarcoma. No se necesita elevación de colgajos ni alteración de los planos tisulares superficiales al tumor. La masa no debe enuclearse dentro de la seudocápsula, sino que ha de efectuarse una biopsia incisional que deje intacta la mayor parte de la lesión. Antes de cerrar la herida, es preciso lograr la hemostasia para evitar un hematoma, que podría diseminar las células tumorales a través de planos de tejido normal. Los drenajes no se utilizan de forma rutinaria. De Fiser SM. *The ABSITE Review*, 6th ed. Wolters Kluwer Health; 2019, Fig. 18-2. (Crédito: Mulholland MW, Lillemoe KD, Doherty GM, Maier RV, Simeone DM, Upchurch GR, eds. *Greenfield's Surgery: Scientific Principles & Practice*, 5th ed. Philadelphia: Lippincott Williams & Wilkins; 2011).

Las biopsias por escisión realizadas en lesiones de más de 3 cm o perpendiculares a los márgenes de resección definitivos son inapropiadas. El mayor defecto hace que el cierre primario sea complejo o que tenga el potencial de contaminar otros compartimentos con tumor y aumente el riesgo de recidiva local. La biopsia central puede ofrecer un diagnóstico preciso, pero la aspiración con aguja fina proporciona tejido no diagnóstico y ha de desaconsejarse. Además, las biopsias de sección congelada del sarcoma a veces no conducen a un diagnóstico fiable.

La biopsia confirma un sarcoma de tejidos blandos.

P: ¿Qué características patológicas son motivo de preocupación?

R: Los sarcomas se categorizan en función de los tejidos a los que se asemejan, no del lugar donde surge el tumor. El grado histológico es crucial para el pronóstico y el tratamiento, y se basa en el grado de atipia celular, la cantidad de necrosis tumoral y la frecuencia de figuras mitóticas. Los sarcomas suelen clasificarse como de grado bajo, intermedio o alto, y el pronóstico empeora a medida que aumenta el grado. Los tumores de grado bajo tienen un buen pronóstico, menos atipia celular, pocas figuras mitóticas y ninguna necrosis. Los tumores de grado más alto cuentan con un peor pronóstico, más atipia y mitosis, así como necrosis tumoral.

P: ¿Qué pruebas diagnósticas son necesarias para caracterizar y estadificar el cáncer?

R: Los sarcomas tienen una alta tasa de metástasis en el momento de la presentación (22%); los lugares más comunes de metástasis son el hígado, el pulmón, el hueso y el cerebro. Los pacientes tienen que someterse a un estudio de metástasis antes de la resección. Una TC es muy útil para detectar la afectación ósea, y una RM identifica la alteración de las estructuras de los tejidos blandos adyacentes (p. ej., la definición del grupo muscular, la implicación de los haces neurovasculares y la interfaz entre el tumor y el tejido normal).

La estadificación debe completarse con la realización de una TC abdominopélvica y una Rx simple o una TC torácica. Una Rx sospechosa debe impulsar una TC de tórax, y la presencia de dolor óseo haría lo propio con una gammagrafía ósea (fig. 10-10).

P: ¿Cuáles son los criterios de estadificación de los sarcomas?

R: Se utiliza el sistema TNM estándar para la estadificación (tabla 10-4).

Los resultados patológicos indican que esta lesión es un sarcoma de bajo grado. El estudio es negativo para metástasis.

P: ¿Qué tipo de resección es la adecuada?

R: El tratamiento quirúrgico debe equilibrar la morbilidad de la resección con el riesgo de recidiva local.

La resección quirúrgica completa, incluyendo el tumor y la seudocápsula con márgenes, es crucial para el tratamiento de los sarcomas de tejidos blandos. El enfoque inicial consiste en la cirugía de preservación de las extremidades con terapia multimodal (cirugía, quimioterapia y radioterapia juntas), según la localización, el grado y el tipo de tumor. **Un principio básico en la cirugía del sarcoma es que se necesita una resección inicial extensa del tumor primario para obtener un control local duradero del tumor.**

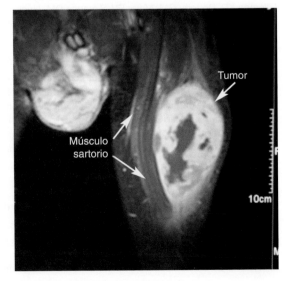

Figura 10-10. Resonancia magnética (RM) de un gran sarcoma de tejidos blandos de alto grado (estadio IIB) en el muslo. El muslo es el lugar más común para los sarcomas de tejidos blandos de las extremidades. La evaluación por RM es el estudio más útil para determinar la extensión de los sarcomas de tejidos blandos. (Reproducido con permiso de Wiesel SW, Parvizi J, Rothman RH, *et al.*, eds. *Operative Techniques in Orthopaedic Surgery.* Vol. 2. Philadelphia: Lippincott Williams & Wilkins; 2011).

Tabla 10-4. Sistema de estadificación del sarcoma de tejidos blandos de la extremidad o del tronco

Sistema de estadificación	Descripción
AJCC 7.ª edición[a]	
T1a	Tumor ≤ 5 cm en su mayor dimensión, superficial
T1b	Tumor ≤ 5 cm en su mayor dimensión, profundo
T2a	Tumor > 5 cm en su mayor dimensión, superficial
T2b	Tumor > 5 cm en su mayor dimensión, profundo
N0	No hay metástasis en los ganglios linfáticos regionales
N1	Metástasis en los ganglios linfáticos regionales
M0	No hay metástasis a distancia
M1	Metástasis a distancia
Grupos de estadios	
Estadio IA	T1a/b; N0; M0; G1
Estadio IB	T2a/b; N0; M0; G1
Estadio IIA	T1a/b; N0; M0; G2/3
Estadio IIB	T2a/b; N0; M0; G2
Estadio III	T2a/b; N0; M0; G3 Cualquier T; N1; M0; cualquier G
Estadio IV	Cualquier T; Any N; M1; cualquier G
AJCC 8.ª edición[b]	
T1	Tumor ≤ 5 cm en su mayor dimensión
T2	Tumor > 5 y ≤ 10 cm en su mayor dimensión
T3	Tumor > 10 y ≤ 15 cm en su mayor dimensión
T4	Tumor > 15 cm en su mayor dimensión
N0	No hay metástasis en los ganglios linfáticos regionales o se desconoce el estado de los mismos
N1	Metástasis en los ganglios linfáticos regionales
M0	No hay metástasis a distancia
M1	Metástasis a distancia
Grupos de estadios	
Estadio IA	T1; N0; M0; G1
Estadio IB	T2, T3, T4; N0; M0; G1
Estadio II	T1; N0; M0; G2/3
Estadio IIIA	T2; N0; M0; G2/3
Estadio IIIB	T3, T4; N0; M0; G2/3
Estadio IV	Cualquier T; N1; M0; cualquier G Cualquier T; cualquier N; M1; cualquier G

(continúa)

Tabla 10-4. Sistema de estadificación del sarcoma de tejidos blandos de la extremidad o del tronco (*continuación*)

Sistema de estadificación		Descripción
Sistema de estadificación de Vanderbilt		
	T1a	Tumor ≤ 5 cm en su mayor dimensión, superficial
	T1b	Tumor ≤ 5 cm en su mayor dimensión, profundo
	T2a	Tumor > 5 y ≤ 10 cm en su mayor dimensión, superficial
	T2b	Tumor > 5 y ≤ 10 cm en su mayor dimensión, profundo
	T3a	Tumor > 10 cm en su mayor dimensión, superficial
	T3b	Tumor > 10 cm en su mayor dimensión, profundo
	N0	No hay metástasis en los ganglios linfáticos regionales o se desconoce el estado de los mismos
	N1	Metástasis en los ganglios linfáticos regionales
	M0	No hay metástasis a distancia
	M1	Metástasis a distancia
Grupos de estadios		
	Estadio I	Cualquier T; N0; M0; G1 T1a; N0; M0; G2
	Estadio II	T1b; N0; M0; G2 T2a/b; N0; M0; G2 T3a/b; N0; M0; G2 T1a/b; N0; M0; G3 T2a; N0; M0; G3
	Estadio IIIA	T2b; N0; M0; G3 T3a; N0; M0; G3
	Estadio IIIB	T3b; N0; M0; G3 Cualquier T; N1; M0; cualquier G Cualquier T; cualquier N; M1; G1
	Estadio IV	Cualquier T; cualquier N; M1; G2/3

[a]Utilizado con autorización del American Joint Committee on Cancer (AJCC), Chicago, IL, EUA. La fuente original de este material es el AJCC Cancer Staging Manual, Seventh Edition (2010) publicado por Springer Science and Business Media LLC, www.springer.com.
[b]Utilizado con autorización del American Joint Committee on Cancer (AJCC), Chicago, IL, EUA. La fuente original de este material es el AJCC Cancer Staging Manual, Eighth Edition (2017) publicado por Springer Science and Business Media LLC, www.springer.com.

Las amputaciones radicales se reservan para los pacientes que no pueden someterse a técnicas de preservación del miembro. En este caso, la mayoría de los cirujanos realizaría una **amplia resección local con márgenes negativos** por dos razones: 1) es una técnica de conservación de la extremidad y, 2) proporciona un excelente control local. Por lo general, los pacientes también han pasado por una biopsia previa, así que el procedimiento también extirpa en bloque la incisión anterior y cualquier hematoma residual sin que se derrame el tumor.

P: **¿Cómo cambiaría el tratamiento propuesto si la lesión es un sarcoma de alto grado de 15 cm de diámetro?**

R: Los tumores grandes y de alto grado, que se asocian a un peor pronóstico, suelen requerir un **tratamiento más radical.** El rescate de extremidades mediante resección junto con quimioterapia adyuvante o neoadyuvante y radioterapia puede mejorar la supervivencia del paciente o la amputación radical cuando el salvamento de extremidades no es factible en términos técnicos.

P: **¿Qué tipo de terapia adyuvante es adecuada?**

R: **La radioterapia posoperatoria para el rescate de extremidades puede disminuir la recidiva local de los sarcomas de alto grado.**

Caso 10.9   Sarcoma metastásico en el pulmón

Un sujeto de 52 años de edad, que ha acudido a su consulta cada 3 meses tras la extirpación de un sarcoma de bajo grado en el muslo, regresa para su visita de seguimiento de 1 año. No hay evidencia de recurrencia local. Una Rx obtenida como parte del seguimiento rutinario revela una nueva masa de 1.5 cm en el lóbulo superior derecho.

P: **¿Cuál es el siguiente paso?**

R: El hallazgo en la Rx de tórax no es raro; **la mayoría de las recidivas** (80%) **ocurren dentro de los primeros 2 años después de la resección primaria.** Tras una Rx anormal, el siguiente paso es una TC de tórax con contraste para caracterizar la nueva lesión y detectar cualquier otra. La TC tiene el potencial para diagnosticar lesiones de hasta 1 cm. Algunos cirujanos realizarían una **biopsia con aguja** por vía percutánea para establecer el diagnóstico, mientras que otros llevarían a cabo una tomografía por emisión de positrones (TEP) y procederían a la cirugía si la TEP es positiva en la localización de la masa pulmonar.

La biopsia de la lesión indica que se trata de un sarcoma similar al tumor ya extirpado.

P: **¿Cuál es el siguiente paso?**

R: Si la biopsia es positiva para sarcoma, se justifica una **resección torácica en cuña** de la lesión, siempre que no haya otra enfermedad presente, como una recurrencia local.

La mejora de la supervivencia de los pacientes se produce incluso en la escisión simultánea de varios tumores y en la resección de múltiples metástasis metacrónicas en intervalos de meses a años. Cuando se observan lesiones bilaterales, se puede emplear un abordaje de esternotomía mediana si es viable resecar todas las lesiones. Esto permite al cirujano explorar ambos lados y llevar a cabo varias resecciones en cuña de manera simultánea.

La recidiva del sarcoma es uno de los pocos tumores en los que la escisión de la metástasis pulmonar puede dar lugar a un importante intervalo libre de enfermedad a largo plazo (años).

P: **Si una TC abdominal demuestra una nueva masa hepática de 3 cm, ¿qué tratamiento es el adecuado?**

R: La biopsia de la nueva lesión hepática está justificada. Si los estudios patológicos indican que se trata de un sarcoma, es necesario realizar una resección hepática en cuña con un margen de 1 cm o una lobectomía formal.

Profun-dizando

Los distintos tipos de sarcoma responden de forma diferente a la radioterapia y la quimioterapia. Los algoritmos de tratamiento de los sarcomas dependen del tipo, localización y el grado de los mismos.

HERNIAS Y AFECCIONES RELACIONADAS

Asociaciones de cirugía crítica

Si oye/ve...	Piense en...
Hernia umbilical en el bebé	Cierre espontáneo
Hernia umbilical en el adulto	Reparación primaria
Hernia umbilical, enfermedad hepática	Controlar la ascitis y luego reparar la hernia
Hernia sensible, no reducible	Emergencia quirúrgica
Examen equívoco	Ecografía
Hernia inguinal indirecta	Saco peritoneal
Hernia inguinal directa	Debilidad del piso inguinal
Reparación de hernia incisional	Malla protésica
Hernia y resección del intestino delgado	Reparación del tejido (sin malla)
Dolor en la ingle después de la reparación de una hernia	Inguinodinia, fisioterapia
Herida crónica tras la reparación de una hernia	Infección de la malla, por lo regular requiere su retirada
Recurrencia después de una cirugía abierta	Reparación laparoscópica
Recurrencia después de la cirugía laparoscópica	Reparación abierta
Hernias inguinales bilaterales, adulto	Reparación laparoscópica

Caso 10.10 Dolor en la ingle

Un hombre de 28 años de edad se presenta con dolor en la ingle. Usted realiza una exploración física.

P: ¿Cómo deben interpretarse los siguientes hallazgos?

Variación del caso 10.10.1 **Varios ganglios linfáticos sensibles de 1 cm en la ingle**

♦ Este hallazgo justifica la preocupación por una infección que cause **linfadenitis** en la ingle, la pierna o el pie. La malignidad es una causa menos probable.

Variación del caso 10.10.2. **Testículo agudamente sensible**

♦ Si el inicio de la afección es agudo, podría tratarse de una **torsión testicular**. Si es más gradual, quizás sería una orquitis o epididimitis vírica. La torsión testicular, en la que el testículo se retuerce alrededor de su flujo de sangre, es una urgencia quirúrgica y el testículo debe destorcerse o se necrosará. La torsión testicular es un diagnóstico clínico; sin embargo, una ecografía escrotal que busque el flujo sanguíneo testicular puede ayudar a diferenciarla de la epididimitis o la orquitis.

Variación del caso 10.10.3. Epidídimo agudamente sensible

✦ La **epididimitis** puede deberse a varias causas, como una infección o un traumatismo.

Variación del caso 10.10.4. Masa firme y sensible en la parte medial de la ingle

✦ La localización medial de la masa representa una localización típica de una hernia inguinal directa (fig. 10-11A).

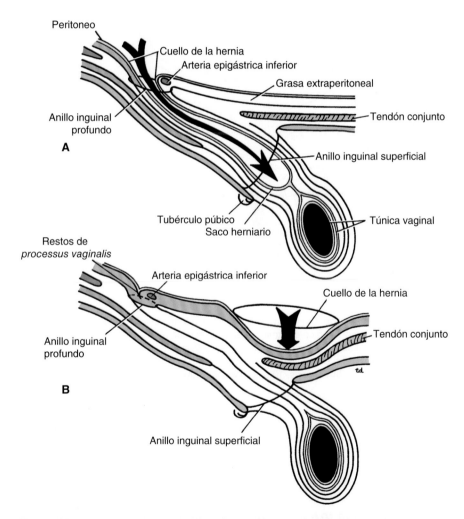

Figura 10-11. Hernias. **A:** Hernia inguinal indirecta. **B:** Hernia inguinal directa. Observe que el cuello de la hernia inguinal indirecta se encuentra lateral a la arteria epigástrica inferior y el cuello de la hernia inguinal directa se halla medial a la arteria epigástrica inferior.

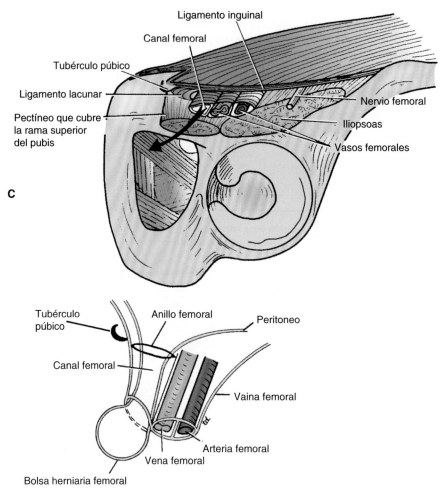

Figura 10-11. *(Continuación)* **C:** Hernia femoral. La vaina femoral vista desde abajo. La flecha que sale del canal femoral indica el camino que sigue el saco herniario femoral. Advierta la relación del anillo y el canal femoral con la hernia. (**A** y **B** de Wineski LE. *Snell's Clinical Anatomy by Regions*, 10th ed. Wolters Kluwer Health; 2018, Fig. 6-40. **C** de Wineski LE. *Snell's Clinical Anatomy by Regions*, 10th ed. Wolters Kluwer Health; 2018, Fig. 6-42).

Variación del caso 10.10.5. Zona sensible en la porción lateral de la ingle e impulso que recorre el canal inguinal cuando el paciente tose

♦ Una localización más lateral y un impulso que recorre el canal sugieren una hernia indirecta.

Variación del caso 10.10.6. Masa firme y sensible debajo del ligamento inguinal

♦ La localización inferior al ligamento inguinal apunta a una hernia femoral (fig. 10-12B y C).

*Variación del caso 10.10.7. **Masa firme y sensible, así como presencia de náusea, vómito y distensión abdominal***

✦ Un asa de intestino puede quedar **encarcelada** o **estrangulada** en la hernia. La incidencia estimada de la obstrucción del intestino delgado debida a una hernia ha disminuido de modo significativo desde que se aboga por la reparación rutinaria de la hernia una vez que ésta se identifica.

Profun- dizando

> Las hernias encarceladas se suponen estranguladas o pueden llegar a estarlo y necesitan ser reducidas o reparadas de manera quirúrgica con urgencia.

*Variación del caso 10.10.8. **Masa grande y blanda en el escroto separada del testículo con plenitud en el canal inguinal***

✦ Lo más probable es que un segmento de intestino haya migrado por el canal y hacia el escroto.

*Variación del caso 10.10.9. **Masa grande y blanda en el escroto, separada del testículo, con plenitud en el canal inguinal. Es posible empujar la masa hacia el abdomen.***

✦ Es bastante probable que se trate de una hernia indirecta que se ha extendido al escroto. Si la masa puede ser empujada hacia el abdomen, la hernia es reducible. Si no, es irreductible y está encarcelada.

*Variación del caso 10.10.10. **Masa firme y sensible con fiebre, leucocitosis y acidosis***

✦ La posibilidad de que un **segmento del intestino esté estrangulado** justifica la preocupación. Esto significa que el flujo de sangre se ha obstruido, y el intestino se necrosará si no se reduce inmediatamente. Esta situación se considera una urgencia quirúrgica. En la actualidad, la incidencia de la estrangulación es de 1 a 3% al año en pacientes con una hernia conocida. La mortalidad notificada, que se encuentra relacionada con la duración de la estrangulación, la edad del paciente y la presencia o ausencia de necrosis, llega a 12%.

✦ Las hernias directas suponen aproximadamente el 3% de estas estrangulaciones, aunque representan 30% de las hernias inguinales. Por otro lado, las **hernias femorales constituyen sólo 10% de las hernias inguinales, pero suponen entre 33 y 50% de todas las estrangulaciones**. De hecho, hasta 50% de las hernias femorales se manifiestan en un principio con estrangulamiento.

La estrangulación es más frecuente en las hernias femorales, seguidas de las indirectas.

Caso 10.11   Hernia inguinal

Un hombre de 55 años de edad le consulta por una masa inguinal. En la exploración rutinaria se observa una hernia inguinal derecha. Está asintomático, es activo en el aspecto físico y no tiene otros problemas médicos.

P: ¿Cómo se detecta una hernia?

R: Muchas hernias se evidencian con facilidad en la inspección o examen. Otras sólo se identifican mediante una maniobra que acentúa el defecto, por lo común al introducir un dedo en la parte cefálica del escroto y subir por la región del canal inguinal. Si el paciente tose o la presión intraabdominal aumenta de otro modo, el examinador siente que un segmento de tejido se desplaza por el canal y toca la punta del dedo.

Al efectuar esta maniobra se muestra que el paciente tiene una hernia.

P: ¿Cuál es la diferencia entre una hernia directa y una indirecta?

R: Una **hernia indirecta,** que suele tener una superficie posterior intacta llamada piso del canal, **se origina en el anillo interno** y atraviesa el canal inguinal. Una **hernia directa,** una debilidad en el piso del canal, **surge de forma medial a los vasos epigástricos inferiores.** El enfoque quirúrgico y la reparación de ambos tipos de hernias son similares en los adultos.

Esto parece ser una hernia directa.

P: ¿Cuál es el siguiente paso en la evaluación del paciente?

R: Es necesaria una evaluación del estado físico general del paciente, una revisión de su historial y un conjunto mínimo de estudios de laboratorio.

En ocasiones, el desarrollo de una hernia se asocia a otras afecciones que pueden aumentar la presión abdominal, como obesidad, enfermedad pulmonar obstructiva crónica, ascitis, hipertrofia prostática benigna –que provoca un bloqueo de la salida de la vejiga– y obstrucción del colon o del recto como consecuencia de tumores, estreñimiento y trastornos similares. Todas estas afecciones requieren una evaluación adicional antes de la cirugía. La mayoría de ellas presentan signos y síntomas que podrían detectarse con una historia clínica y una exploración física completas. El tabaquismo se asocia a una mayor incidencia de hernias.

No hay antecedentes adicionales ni hallazgos físicos indicativos de otras enfermedades.

P: ¿Se recomienda la reparación quirúrgica de la hernia?

R: Si el estado físico del paciente es aceptable, la reparación de la hernia resulta apropiada.

Este riesgo varía según el tipo de hernia; las hernias con un anillo estrecho plantean un peligro mayor. Las hernias femorales son en particular propensas a la estrangulación (fig. 10-12). **El riesgo de estrangulación intestinal de la hernia es la razón más convincente para la reparación de la misma.** *Otros motivos importantes para la reparación son el dolor local, el aumento de tamaño, la imposibilidad de levantar peso y la preferencia del paciente.*

P: ¿Cuáles son las opciones quirúrgicas para la reparación de hernias y sus ventajas?

R: Las opciones quirúrgicas básicas para una hernia directa o indirecta son la reparación abierta y la laparoscópica.

Existen varios tipos de **reparaciones abiertas.** *La* **reparación de Bassini** *comprende la reconstrucción del canal inguinal posterior, con una sutura de una capa superior de la pared abdominal (músculo oblicuo interno, músculo abdominal transverso y* **fascia transversalis)** *a una ubicación inferior en* **el ligamento inguinal** *y el tracto iliopúbico (fig. 10-13). La técnica de Bassini era un procedimiento bastante practicado, pero como las reparaciones sin tensión han reportado menores tasas de recurrencia, aquélla ha perdido apoyo.*

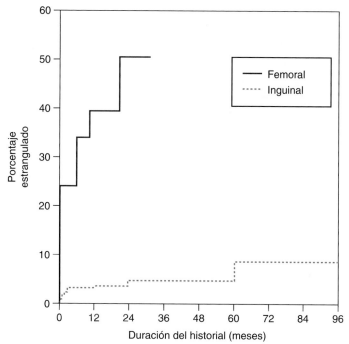

Figura 10-12. Incidencia acumulada de estrangulamiento con hernias inguinales y femorales.

La **reparación del ligamento de Cooper** *es similar a la reparación de Bassini, salvo que las suturas inferiores se colocan en el ligamento de Cooper, que es el* **periostio de la rama púbica** *(fig. 10-14). Este abordaje es más eficaz para las hernias femorales y los ligamentos inguinales atenuados.* **La mayoría de las reparaciones de hernias unen la *fascia transversalis* al ligamento inguinal, o bien, el periostio de la rama púbica al ligamento inguinal.**

La **reparación de Shouldice** consiste en fijar una fascia transversal reforzada al ligamento inguinal en múltiples capas (fig. 10-15). La **reparación de Lichtenstein** utiliza una **malla protésica** para aproximar las estructuras de la pared abdominal superior al ligamento inguinal (fig. 10-16). El **uso de la malla evita crear tensión en las estructuras fasciales**, lo que se cree que disminuye el dolor posoperatorio y la recurrencia. **Este procedimiento se ha hecho popular entre un alto porcentaje de cirujanos.**

♦ Los procedimientos laparoscópicos también son aceptables y eficaces y han ganado una amplia aceptación.

La **reparación preperitoneal transabdominal** implica la fijación de la malla al piso del canal inguinal desde el espacio preperitoneal (es decir, desde dentro de la cavidad abdominal) pero en una localización preperitoneal (fig. 10-17). Sus principales complicaciones son la anestesia general y el riesgo de adherencia abdominal en los sitios laparoscópicos.

La **reparación totalmente extraperitoneal** comprende el inflado de un globo en el plano preperitoneal para exponer el piso inguinal. Una vez expuesto, éste puede repararse por laparoscopia mediante una malla protésica para cubrir el defecto.

El paciente quiere conocer las complicaciones potenciales de la intervención y sus posibilidades de curación.

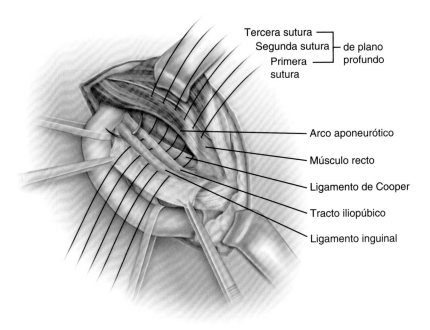

Tercera sutura
Segunda sutura — de plano
Primera — profundo
sutura

Arco aponeurótico

Músculo recto

Ligamento de Cooper

Tracto iliopúbico

Ligamento inguinal

Figura 10-13. Reparación de Bassini. Si se abre la *fascia transversalis* en una reparación de Bassini, el tracto iliopúbico puede incorporarse a la sutura lateral. (De Mulholland MW, Albo D, Dalman R, Hawn M, Hughes S, Sabel M. *Operative Techniques in Surgery*. Wolters Kluwer Health; 2014, Fig. 1.7).

P: ¿Cómo debería responder usted?

R: Las principales complicaciones de la reparación de la hernia son las hemorragias y las lesiones de los nervios, el intestino o los conductos deferentes y los vasos sanguíneos de los testículos. Puede producirse una lesión de la rama genital del **nervio genitofemoral y de los nervios cutáneos ilioinguinal, iliohipogástrico y femoral lateral**, lo que provoca defectos sensoriales (fig. 10-18). La tasa de recidiva, que varía según el tipo de intervención y la experiencia del cirujano, es de 1 a 10%. Otros problemas como la atrofia testicular, el edema y la isquemia son poco frecuentes. La infección de la herida y el hematoma de la misma ocurren en menos de 1% de los casos.

Se ha producido una reparación exitosa de la hernia del paciente mediante el método Lichtenstein.

P: ¿Qué instrucciones debe recibir el paciente en cuanto al seguimiento a corto y largo plazos?

R: El paciente debe **evitar levantar objetos durante las primeras 6 semanas** después de la operación de hernia. Para entonces, la herida tendría que haber recuperado entre 75 y 90% de su fuerza final. A partir de ese momento, es viable una progresión gradual hacia la posibilidad total de alzar peso. La mayoría de los cirujanos ven al paciente en la consulta a la semana y 6 semanas después de la operación para controlar la cicatrización de la incisión. Los pacientes que tengan alguna complicación en la herida o preguntas sobre la reaparición de la hernia deben volver a la consulta.

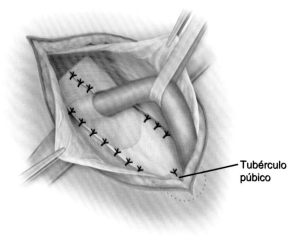

A

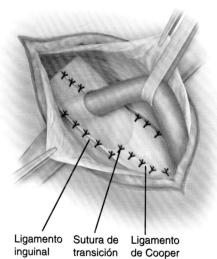

B | Ligamento | Sutura de | Ligamento
inguinal | transición | de Cooper

Tubérculo
púbico

Figura 10-14. Reparación de Cooper. **A:** Para una hernia indirecta o directa pequeña: La malla se cose en su lugar con una serie de suturas interrumpidas. La sutura medial está en el tubérculo púbico. Las suturas caudales están en el ligamento inguinal y las cefálicas en el tendón conjuntivo. Las colas de la malla se unen lateralmente permitiendo que la punta del dedo del cirujano entre en el anillo neointerno. **B:** Los grandes defectos directos se reparan cosiendo la malla mesial al ligamento de Cooper en vez de al ligamento inguinal. Cuando se encuentran los vasos femorales, se coloca un punto de "transición" en los ligamentos de Cooper e inguinal que sella el canal femoral. (De Jones DB. *Master Techniques in Surgery: Hernia*. Wolters Kluwer Health; 2012, Fig. 2-4.)

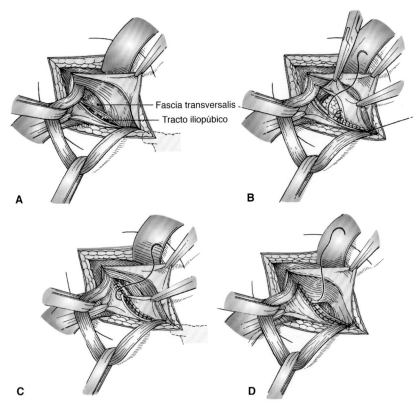

Fascia transversalis
Tracto iliopúbico

A

B

C

D

Figura 10-15. Reparación de Shouldice. **A:** Incisión a lo largo del tracto iliopúbico.
B: Inicio de la primera línea de sutura. **C:** Esta sutura se devuelve en el anillo interno y
continúa como la segunda línea de sutura. **D:** Colocación de la tercera (y cuarta) línea
de sutura. (De Scott-Conner CEH. *Scott-Conner & Dawson: Essential Operative Techniques
and Anatomy*, 4th ed. Wolters Kluwer Health; 2013, Fig. 115-6).

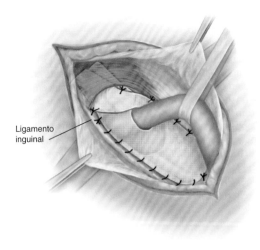

Ligamento
inguinal

Figura 10-16. Reparación de Lichtenstein. La malla se utiliza para
puentear el arco aponeurótico medialmente y el ligamento inguinal en
forma lateral. (De Hawn M. *Operative Techniques in Foregut Surgery*.
Wolters Kluwer Health; 2015, Fig.
33-19).

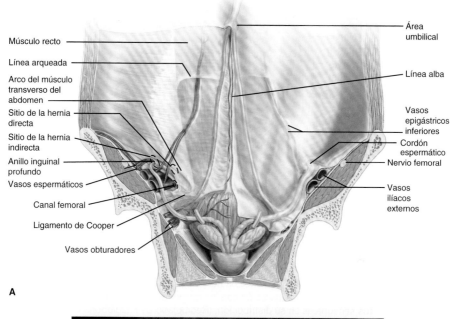

Músculo recto

Línea arqueada

Arco del músculo transverso del abdomen

Sitio de la hernia directa

Sitio de la hernia indirecta

Anillo inguinal profundo

Vasos espermáticos

Canal femoral

Ligamento de Cooper

Vasos obturadores

Área umbilical

Línea alba

Vasos epigástricos inferiores

Cordón espermático

Nervio femoral

Vasos ilíacos externos

A

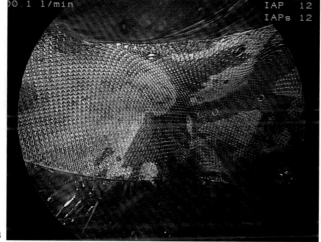

B

Figura 10-17. Reparación preperitoneal transabdominal. **A:** Anatomía del canal inguinal, vista intraabdominal. (De Hawn MT. *Operative Techniques in Foregut Surgery*. Wolters Kluwer Health; 2015, Fig. 34-1). **B:** Reparación laparoscópica mediante abordaje extraperitoneal total. La malla cubre todo el piso inguinal incluyendo la vaina del recto posterior y su inserción en el pubis. (De Jones DB. *Master Techniques in Surgery: Hernia*. Wolters Kluwer Health; 2012, Fig. 20-13).

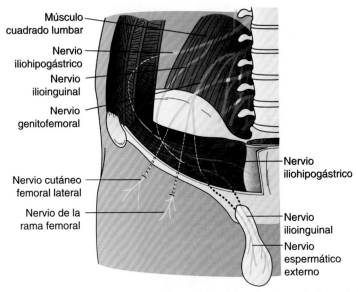

Figura 10-18. Nervios de la región inguinal. Los nervios vistos desde una incisión de hernia. Los nervios expuestos durante la reparación son los que se lesionan de manera más común, causando defectos sensoriales en su distribución. (Redibujado de Fitzgibbons RJ Jr, Greenburg AG, eds. *Nyhus and Condon's Hernia*, 5th ed. Philadelphia: Lippincott Williams & Wilkins; 2002:39, 151).

Caso 10.12 Problemas adicionales relacionados con la hernia

Un hombre de 32 años de edad tiene una hernia inguinal. Usted la está reparando y se halla casi listo para hacer la incisión. Su residente le pide que describa los puntos de referencia quirúrgicos del canal inguinal.

P: ¿Qué estructuras identificaría?

R: Las estructuras más importantes que hay que identificar y preservar al reparar la hernia son el nervio ilioinguinal y el cordón espermático. Por supuesto, el conocimiento de los anillos interno y externo, así como de la anatomía general son importantes.

Su residente le solicita que describa de manera breve la diferencia entre las siguientes hernias.

P: ¿Cuál es su respuesta?

Variación del caso 10.12.1 Hernia inguinal adulta y otra pediátrica

♦ Las hernias pediátricas rara vez implican un defecto en el piso del canal inguinal; por tanto, son hernias inguinales indirectas. **Las hernias pediátricas difieren de las de los adultos en que las primeras suelen representar un *processus vaginalis* persistente.**

♦ Existe una comunicación directa entre la cavidad peritoneal y el canal inguinal con el escroto en las hernias de los niños. Hay una **mayor incidencia de bilateralidad,** y algunos cirujanos evalúan el lado contralateral, de manera habitual por laparoscopia, en los lactantes y prematuros, y corrigen el lado contralateral si hay una hernia. La acción suele limitarse a una **ligadura alta del saco** sin reparación de la pared abdominal porque el músculo y la fascia de la pared abdominal son normales.

Variación del caso 10.12.2. Hernia inguinal y femoral

♦ Una **hernia inguinal** es un defecto en la pared abdominal que permite el paso de estructuras por el canal inguinal, o a través del piso de éste, hacia el escroto. La **hernia femoral**, más frecuente en las mujeres, **suele producir una masa por debajo del ligamento inguinal.** La hernia pasa a la parte superior del muslo por un espacio delimitado anteriormente por el tracto iliopúbico (reflejo del ligamento inguinal), en su parte posterior por el periostio del ligamento de Cooper (rama púbica), en su zona medial por el tubérculo púbico y sus uniones ligamentosas, y en la sección lateral por la vena femoral. La corrección de una hernia femoral consiste en cerrar el espacio femoral con una malla o con una reparación del ligamento de Cooper (McVay).

Usted se halla reparando una hernia inguinal.

P: Además de los nervios, ¿qué otras estructuras pueden intimar con la hernia y, por tanto, lesionarse en la reparación?

R: Las hernias deslizantes, que son preponderantes en las hernias indirectas, pueden afectar a otras estructuras que pertenecen a la pared de la hernia. **Las formas más comunes involucran a la vejiga, el ciego o el colon sigmoide.** La protrusión de una parte de la pared del intestino en el saco herniario da lugar a una hernia de Richter. La protrusión de un divertículo de Meckel en el saco herniario ocasiona una hernia de Littre. **Otras estructuras como el ovario y el apéndice también pueden aparecer en una hernia. Es importante reconocer la presencia de una hernia deslizante en el momento de la cirugía para que el intestino u otras estructuras contenidas no se lesionen durante la reparación.**

Caso 10.13 Hernia ventral

Una persona de 46 años de edad con una hernia ventral se sometió a una laparotomía por adherencias hace un año, y la hernia ha ido aumentando progresivamente de tamaño. El paciente no tiene otros síntomas.

P: ¿Recomienda la reparación?

R: La reparación de la hernia se recomienda de manera habitual si el paciente tiene síntomas significativos o está por lo demás sano, porque existe el riesgo de encarcelamiento y estrangulación del intestino. También es posible que el defecto se agrande de manera gradual, dificultando la reparación posterior. La corrección de la hernia puede no ser apropiada si el estado médico del paciente es malo y el riesgo operativo es excesivo. Sin embargo, la reparación está en definitiva justificada si se ha producido un episodio previo de obstrucción intestinal u otras complicaciones importantes relacionadas con la hernia.

P: ¿Cómo se repara una hernia ventral?

R: Algunas hernias ventrales de pequeño tamaño son simples y fáciles de reparar con un cierre primario. Las hernias más grandes o recurrentes pueden resultar muy complicadas de corregir debido a la **resistencia inadecuada del tejido**, la **insuficiencia del mismo**, la **infección** o la **mala nutrición**. La malla protésica, que suele necesitarse para el cierre, conlleva el riesgo de infección. Además, la mayoría de las hernias ventrales requieren la entrada en la cavidad peritoneal y la disección del intestino de la superficie posterior del saco herniario. Esto se asocia al riesgo de lesión intestinal, así como a la probabilidad de íleo posoperatorio, distensión abdominal y complicaciones pulmonares como la atelectasia. En la actualidad, el enfoque laparoscópico se utiliza a menudo para la reparación de hernias ventrales, cuando es posible en términos técnicos.

REFERENCIA A NMS. CIRUGÍA

Para más información, consulte *NMS. Cirugía*, 7.ª ed, capítulo 27, Cirugía plástica y reconstructiva, y capítulo 15, Trastornos por hernias.

Trastornos mamarios

Julia H. Terhune • *Bruce E. Jarrell* • *Emily Bellavance*
• *Michelle Townsend Day* • *Katherine Tkaczuk*
• *Eric D. Strauch*

Alcanzar el objetivo

- Dado que el cáncer de mama es tan frecuente, la mamografía de detección es un elemento importante para la detección precoz. La mamografía de detección reduce la mortalidad por cáncer de mama.
- Existen numerosos factores de riesgo que predisponen a una persona a desarrollar cáncer de mama: uno o más familiares de primer grado que hayan tenido esta afección constituye un factor de riesgo común.
- Los marcados antecedentes familiares de cáncer de mama (múltiples miembros de la familia) o el diagnóstico de cáncer de mama a una edad temprana pueden estar asociados a mutaciones genéticas, como el *BRCA1* y el *BRCA2*. La presencia de estas mutaciones a menudo influye sobre la toma de decisiones.
- Después de una biopsia, es imprescindible confirmar que se ha tomado la muestra de la lesión correcta, sobre todo si la biopsia es negativa o no concuerda con las imágenes. Esto se logra mediante un examen físico, una radiografía de la muestra, una ecografía intraoperatoria o una evaluación radiológica posoperatoria.
- En las lesiones diagnosticadas como carcinoma ductal *in situ*, entre 10 y 20% tiene un componente infiltrativo en la escisión, por lo que es importante la extirpación completa con márgenes negativos.
- El carcinoma lobular *in situ* confiere un mayor riesgo de cáncer de mama, tanto ductal como lobular invasivo, en ambas mamas.
- Las tasas de supervivencia son las mismas para las pacientes tratadas con una resección agresiva (mastectomía) que con una conservación de la mama (tumorectomía y radiación). La radioterapia a continuación de la lumpectomía reduce en gran medida la posibilidad de recidiva local.
- Los tumores suelen drenar primero en determinados ganglios, denominados *ganglios centinela*. En el caso del cáncer de mama, con frecuencia se ubican en la axila y pueden identificarse mediante la inyección de un colorante o una radiosonda en los ganglios linfáticos. Si este ganglio es negativo para el tumor, los demás ganglios axilares también lo son. Esta técnica ha evitado a una gran cantidad de pacientes la morbilidad adicional de una disección de los ganglios linfáticos axilares.

- El cáncer de mama avanzado en forma local y el cáncer de mama inflamatorio requieren un tratamiento multimodal que incluya quimioterapia de inducción, resección quirúrgica y radioterapia posoperatoria.
- La secreción del pezón es un signo preocupante que justifica un examen exhaustivo si es unilateral, sanguinolenta o espontánea. La causa más común es un papiloma intraductal, y el tratamiento es la escisión.

Asociaciones de cirugía crítica

Si oye/ve...	Piense en...
Carcinoma ductal *in situ*	Resección y radiación
Carcinoma lobular *in situ*	Mayor riesgo de cáncer de mama bilateral
Lumpectomía (mastectomía parcial)	Supervivencia equivalente a la de la mastectomía
Cáncer de mama inflamatorio	Tratamiento inicial quimiorradiación
Secreción del pezón con sangre	Papiloma intraductal
Escápula alada	Lesión del nervio torácico largo

Caso 11.1   Detección del cáncer de mama

Una mujer de 42 años de edad acude a usted para una evaluación rutinaria. Su historial es significativo por no haber visitado antes a un médico. Le pide asesoría en cuanto a la prevención y detección precoz del cáncer de mama.

El cirujano que la atiende le pide a usted que describa la anatomía básica de la mama.

P: ¿Qué estructuras importantes identificaría?

R: Cada mama está conformada por entre 15 y 20 lóbulos dispuestos de forma radial, cada uno de los cuales tiene de 20 a 40 lobulillos (fig. 11-1). Un conducto, que converge en el pezón, proporciona el drenaje de cada lóbulo. La irrigación arterial procede sobre todo de las arterias mamaria interna o torácica interna (60%) y torácica lateral (30%). El retorno venoso se produce de manera fundamental a través de las venas axilares y mamarias internas. El drenaje linfático se dirige más que nada a la cadena de ganglios linfáticos axilares, que se divide en tres niveles, según la relación con el músculo pectoral menor.

La exploración física no revela anomalías mamarias ni axilares.

P: ¿Qué recomendación de tratamiento debe dar a esta paciente?

R: El cáncer de mama afecta a 1 de cada 8 mujeres en algún momento de su vida. Se recomienda que la mamografía de detección comience entre los 40 y los 45 años de edad en las personas de riesgo medio. En los países con acceso adecuado a la detección mamográfica no existe un beneficio claro en cuanto a los índices de mortalidad al comparar la autoexploración mamaria y el examen clínico de las mamas (ECM) realizado por un médico, aunque el ECM sigue siendo recomendado por algunas organizaciones internacionales como parte del procedimiento de detección del cáncer de mama.

La paciente pregunta qué factores aumentan su riesgo de cáncer de mama.

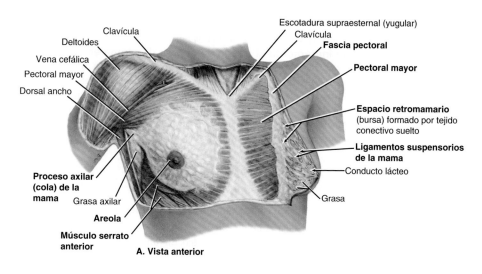

A. Vista anterior

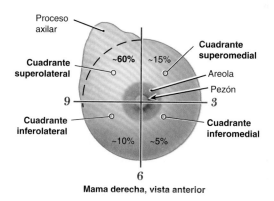

B. Cuadrantes de la mama: Porcentaje de tumores malignos

Figura 11-1. Anatomía de la mama, disección superficial, mujer. **A:** Disección. En el lado derecho del espécimen, se retira la piel; en el lado izquierdo, la mama se secciona de manera sagital. Dos tercios de la mama descansan sobre la fascia pectoral que cubre el pectoral mayor; el otro tercio descansa sobre la fascia que cubre el músculo serrato anterior. La región de tejido conectivo suelto entre la fascia pectoral y la superficie profunda de la mama, el espacio retromamario (bursa), permite que la mama se mueva sobre la fascia profunda. El cáncer puede propagarse por contigüidad (invasión del tejido adyacente). Cuando las células del cáncer de mama invaden el espacio retromamario, se adhieren o invaden la fascia pectoral que recubre el pectoral mayor, o hacen metástasis en los ganglios interpectorales, la mama se eleva cuando el músculo se contrae. Este movimiento es un signo clínico de cáncer de mama avanzado. **B:** Cuadrantes mamarios. Para la localización anatómica y la descripción de los tumores y quistes, la superficie de la mama se divide en cuatro cuadrantes. (**A:** De Agur AMR, Dalley AF. *Grant's Atlas of Anatomy*, 15th ed. Wolters Kluwer Health; 2020, Fig. 3-4. **B:** Modificado de Moore KL, Dalley AF, Agur AMR. *Clinically Oriented Anatomy*, 7th ed. Philadelphia: Wolters Kluwer; 2013).

P: ¿Qué debería responderse?

R: Las investigaciones demuestran que el cáncer de mama posee patrones hereditarios. **El factor más común que incrementa el riesgo de cáncer de mama es contar con uno o más familiares de primer grado que hayan tenido esta afección.** El cáncer de mama heredado puede estar asociado a mutaciones genéticas identificables, incluidas las mutaciones deletéreas en los genes *BRCA1* y *BRCA2*. Estos genes también están asociados al cáncer de ovario.

Hay otras condiciones que colocan a las mujeres en peligro importante de presentar cáncer de mama. Los factores de riesgo no modificables y modificables se describen en la tabla 11-1.

Con base en un historial cuidadoso que revela un familiar de primer grado con cáncer de mama, usted decide que esta paciente tiene un mayor riesgo de padecer cáncer de mama.

P: ¿Cómo puede cambiar esto su asesoramiento y tratamiento?

R: El aumento del riesgo debe provocar tanto una vigilancia más frecuente de alguna anomalía como un mayor grado de sospecha de cualquier hallazgo. En función del grado de riesgo, se han desarrollado directrices generales para el proceso de detección necesario.

La paciente pregunta de qué manera las pruebas de detección mejorarán sus posibilidades de supervivencia si se ve afectada por un cáncer de mama.

P: ¿Qué debe decírsele al paciente?

R: Varios estudios han demostrado que la **mamografía de detección detecta las lesiones cuando son más pequeñas, antes de resultar evidentes en la exploración física.** Este beneficio parece ser mayor en las mujeres de edades entre 50 y 64 años. La American Medical Association lo ha ampliado a aquellas entre 40 y 50 años. La mayoría de los estudios de detección del cáncer de mama se asocian a una reducción de la mortalidad de 30% o más en las mujeres mayores de 50 años.

El proceso de detección mamográfico debe comenzar **antes si existen marcados antecedentes familiares.** En las mujeres con familiares de primer grado que han tenido cáncer de mama, algunos médicos recomiendan comenzar la mamografía anual 10 años antes de la edad del familiar en el momento del diagnóstico de cáncer. Las mujeres con un riesgo superior a 20% de desarrollar un cáncer de mama a lo largo de su vida también deberían someterse a una detección con una resonancia magnética mamaria anual. Las mamografías

Tabla 11-1. Factores de riesgo para el desarrollo del cáncer de mama

No modificable	Modificable
Sexo femenino	Obesidad
Edad	Consumo de alcohol
Historia familiar	Edad de la paridad
Lesiones mamarias de alto riesgo	Estilo de vida sedentario
Radiación de la pared torácica	Estrógeno exógeno
Menarquia temprana	Tabaquismo
Densidad mamaria elevada	
Mutación heredada	

son fiables; sin embargo, **nunca es apropiado retrasar la biopsia de una lesión sospechosa en términos clínicos sólo porque la mamografía sea negativa.**

P: ¿Qué riesgos tienen las mamografías?

R: Los principales riesgos asociados a la mamografía son la exposición a la radiación y los resultados falsos negativos. La exposición a la radiación para la mayoría de las mamografías modernas es de 0.1-0.3 rad por estudio. En comparación, tal exposición a la radiación correspondiente a la radiografía de tórax es de 0.05 rad por estudio. Los expertos consideran que el riesgo de radiación de una mamografía es muy bajo. Las mejores estimaciones indican que tal vez se produzca una muerte secundaria al cáncer de mama por cada millón de mujeres al año como resultado de la exposición a la radiación. Las mamografías cuentan con una tasa de falsos negativos que oscila entre 7 y 20%. Esta tasa puede ser mayor en las mujeres más jóvenes y en las que tienen más tejido glandular y menos tejido graso y atrófico. La mamografía parece ser más precisa en las mujeres mayores cuyo tejido mamario glandular se ha vuelto atrófico y ha sido sustituido por grasa.

Caso 11.2 Evaluación de una anomalía mamográfica

Una mujer de 60 años de edad es referida por su médico de cabecera por una anomalía en su mamografía rutinaria. Tiene un historial negativo de cáncer de mama. Es G_3P_3, y desde que se sometió a una histerectomía hace 20 años, ha estado tomando terapia de reemplazo de estrógenos. La mamografía muestra una masa sólida de 1.5 cm en el cuadrante superior externo. El cirujano al que se remite la paciente confirma que no hay masas palpables en la mama. Las zonas axilar, supraclavicular y cervical son negativas en cuanto a los ganglios linfáticos.

P: ¿Cuáles son los distintos tipos de anomalías mamográficas?

R: Las anomalías mamográficas pueden clasificarse en general como combinaciones de las siguientes entidades:

1. **Masas**
2. **Asimetrías**
3. **Microcalcificaciones**

Cuando se detecta una anomalía en el proceso de detección, a menudo es conveniente realizar pruebas de imagen adicionales. La interpretación recibe la designación de categoría 0 ("necesita evaluación adicional") del Sistema de informes y registro de datos de imagen de mama (**BI-RADS®**, *breast imaging reporting and data system*). En el caso de las microcalcificaciones, suelen ser necesarias vistas mamográficas de aumento puntual (tabla 11-2 y fig. 11-2). Para las masas y la asimetría, con frecuencia se precisa complementar las vistas mamográficas adicionales con ecografía para obtener una evaluación final. La asimetría o las densidades asimétricas pueden ser el resultado de procedimientos quirúrgicos, radioterapia previa, infecciones anteriores, variación normal, otros procesos locales y cáncer.

Tras la realización de una mamografía diagnóstica y tal vez de una ecografía, es posible llevar a cabo una evaluación final (tabla 11-2). **La comparación con las imágenes antiguas y el examen clínico es fundamental.**

P: ¿Cómo deben interpretarse los hallazgos mamográficos?

R: Los hallazgos "probablemente benignos" (BI-RADS 3) justifican el seguimiento. El riesgo de malignidad es inferior a 2%. Es indispensable observar a las personas afectadas; este enfoque no incide de manera negativa en el pronóstico y el estadio de la enfermedad. La conformidad de la paciente es obligatoria para el seguimiento. La biopsia puede ser

Tabla 11-2. Categorías de mamografías según el Sistema de informes y registro de datos de imagen de mama (BI-RADS)

Categoría	Interpretación
0	Necesita una evaluación adicional
1	Normal
2	Hallazgos benignos, se recomienda el proceso de detección rutinario
3	Probablemente benigno, se recomienda un seguimiento inicial corto (6 meses)
4	Sospechoso, se debe considerar la biopsia
5	Altamente sugestivo de malignidad

Reproducido con autorización del American College of Radiology. *ACR BI-RADS Atlas*. 5th ed. Reston, VA: American College of Radiology; 2014.

esencial si las pacientes desean un embarazo, son candidatas a un trasplante o tienen otras lesiones sospechosas. A aquéllas que se muestren reticentes al seguimiento a corto plazo o que soliciten un diagnóstico tisular se les debe ofrecer la opción de una biopsia de mama.

Los hallazgos "sospechosos" justifican la biopsia. Sólo 15-35% de las lesiones recomendadas para biopsia resultan malignas. El diagnóstico inicial mediante biopsia con aguja gruesa es adecuado para la gran mayoría de las lesiones. Un resultado negativo puede obviar la necesidad de cirugía, mientras que uno positivo permite una planificación quirúrgica directiva.

Caso 11.3 Evaluación de las microcalcificaciones mamográficas

Una mujer de 44 años de edad se somete a una mamografía de detección que muestra un área de 1 cm de microcalcificaciones pleomórficas, sin masa asociada. Estos hallazgos son sospechosos de carcinoma ductal in situ (CDIS). La exploración de la mama es normal, sin anomalías palpables.

P: ¿Cuál es el siguiente paso?

R: Dado que no hay anomalías palpables, el radiólogo suele realizar una **mamografía diagnóstica**, que permite obtener vistas adicionales y una ampliación, si está indicada. La ecografía puede ser útil para las calcificaciones sospechosas; tiene el potencial para detectar una masa oculta hasta en un tercio de las pacientes. Tras una evaluación adicional, el radiólogo recomendará una biopsia con aguja gruesa guiada por estereotaxia (fig. 11-3) o, si la lesión es visible en la ecografía, una biopsia gruesa guiada por ecografía. Es posible tomar múltiples núcleos con una aguja de calibre 11 a 14.

La **aspiración con aguja fina (AAF) no es la técnica preferida** para efectuar una biopsia en este caso porque a menudo produce una muestra no diagnóstica. **La localización con aguja y la biopsia quirúrgica abierta quizá sean necesarias si no es viable biopsar una lesión con imágenes debido a su ubicación en la mama, la morfología de la misma o la fisonomía de la paciente** (fig. 11-4). Los resultados de la biopsia guiada por imágenes que no son concordantes (resultan inconsistentes con los hallazgos de las imágenes) o no son diagnósticos deben ser biopsiados por medios quirúrgicos.

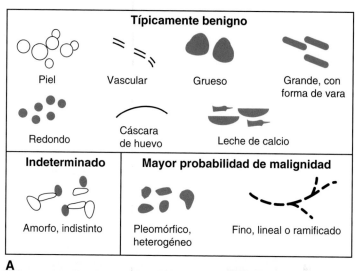

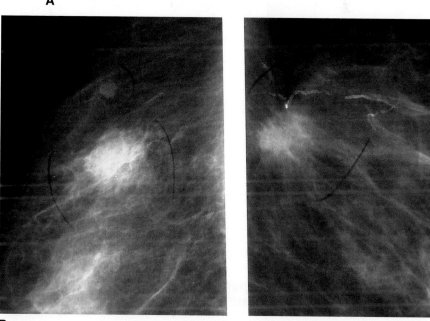

Figura 11-2. A: Diagrama que muestra la morfología de las calcificaciones típicamente benignas y las que tienen una mayor probabilidad de malignidad. **B:** Mamografía que muestra una masa espiculada en la mama que es positiva para carcinoma ductal infiltrante.

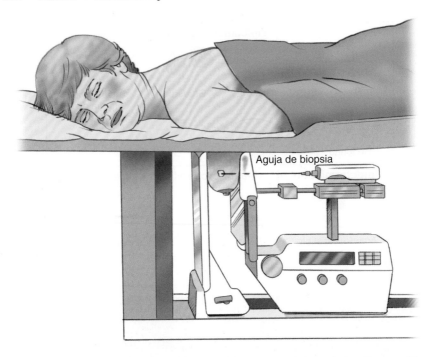

Figura 11-3. Posición de la paciente para la biopsia de mama estereotáctica. Para una biopsia de mama estereotáctica, la paciente se coloca en posición prona en una mesa especial y la mama que se va a biopsiar se comprime con firmeza entre dos placas de rayos X. (Del proyecto: LNA_2014_01_Febrero).

En la localización con aguja y en la biopsia quirúrgica abierta, el médico introduce una aguja o un alambre en la lesión demostrada por mamografía o ecografía bajo guía radiológica y la deja en el lugar mientras la paciente es transportada al quirófano. Mediante el uso de la aguja o el alambre como guía, el cirujano extirpa la lesión. A continuación, un radiólogo y el cirujano deben evaluar la muestra (radiografía de la muestra) para asegurarse de que se ha extirpado la lesión. De igual modo, es viable emplear la ecografía de forma intraoperatoria para localizar las lesiones detectadas por ecografía.

Caso 11.4   Resultados de la biopsia en lesiones visibles en la mamografía

Una mujer de 40 años de edad se somete a su primera mamografía, que revela calcificaciones amorfas en una mama. A continuación, se le realiza una biopsia estereotáctica.

P: ¿Qué evaluación y tratamiento son apropiados para los siguientes hallazgos patológicos?

Variación del caso 11.4.1. Carcinoma ductal in situ

◆ La figura 11-5 muestra la progresión del revestimiento del conducto mamario de normal a carcinoma *in situ*.

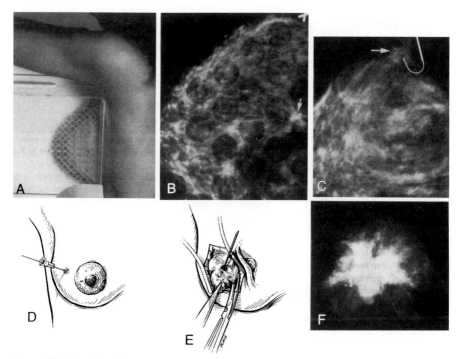

Figura 11-4. Localización mamográfica de la lesión no palpable con aguja antes de la biopsia. **A:** Se aplica una placa de orificios en la superficie de la mama más cercana a la lesión. **B:** Una mamografía identifica el orificio sobre la lesión estrellada no palpable que sugiere malignidad. **C y D:** Se inserta una guía metálica bajo dirección mamográfica. **E:** Escisión de la muestra a lo largo de la aguja. **F:** Demostración mediante mamografía de la muestra de que la lesión estrellada ha sido extraída para su evaluación. (Crédito: Charles RB Beckmann, Frank W, *et al. Obstetrics and Gynecology*, 5th ed. Philadelphia: Lippincott Williams & Wilkins; 2006).

♦ El CDIS a menudo se manifiesta como microcalcificaciones incidentales en la mamografía, aunque 5% de las pacientes pueden presentar una masa mamaria. **Se recomienda la cirugía** porque, si las lesiones no se tratan, o bien, se extirpan de forma incompleta, el riesgo de carcinoma invasivo a 10 años es de 30% o más. Además, tras la extirpación del CDIS, entre 10 y 20% de las lesiones tendrán un componente invasivo en el momento de la escisión; en consecuencia, es importante un examen cuidadoso y la ablación completa del tejido enfermo.

♦ En general, una extensión mayor de calcificaciones tiene un riesgo más elevado de albergar un componente invasivo oculto. El diagnóstico de CDIS aumenta el peligro de cáncer en cualquiera de las dos mamas: El riesgo de carcinoma invasivo contralateral es de 5% o menos en un periodo de 10 años.

♦ El CDIS puede ser multifocal. Tiene varios patrones histológicos, incluyendo comedón, micropapilar y cribiforme. **El patrón comedón tiene un mayor potencial de malignidad, con hasta 30% de carcinoma invasivo.** La metástasis axilar está presente en 4% de las pacientes con la variante comedo, pero es rara en aquéllas con otras variantes de CDIS y sin componente invasivo.

♦ **La mastectomía simple con o sin reconstrucción es el estándar de oro actual para el CDIS difuso y multicéntrico.**

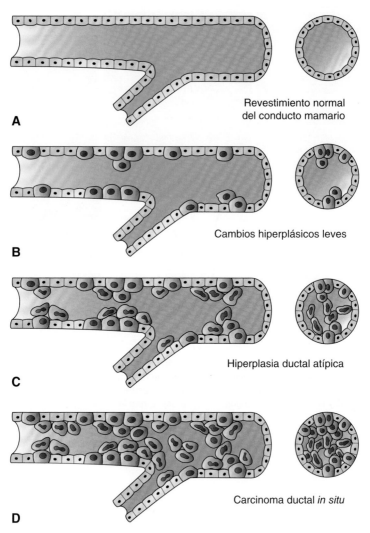

Figura 11-5. Progresión del revestimiento del conducto mamario de normal a carcinoma *in situ*. **A:** Normal. **B:** Cambios hiperplásicos leves. **C:** Hiperplasia ductal atípica. **D:** Carcinoma ductal *in situ*. En el conducto normal, hay dos capas de células con una capa externa mioepitelial y una capa epitelial en el interior. En la lesión hiperplásica habitual, hay una hiperplasia de la capa interna. En la hiperplasia ductal atípica se produce un puente secundario y una hipertrofia adicional de la capa epitelial. En el carcinoma *in situ*, hay una marcada proliferación con carcinoma limitado por la lámina basal.

◆ La escisión amplia (mastectomía parcial) y la radioterapia constituyen la alternativa preferida para las lesiones más pequeñas, aunque algunas pacientes con un foco aislado de CDIS pueden optar por una mastectomía sin radiación, que es un tratamiento igual de eficaz.

◆ **Si se lleva a cabo una escisión amplia, es importante documentar los márgenes libres de patología en la muestra.** La tasa de recurrencia local del CDIS disminuye a la mitad con la escisión amplia y la radiación; por tanto, la radiación adyuvante es el estándar de atención con el tratamiento de conservación de la mama para el CDIS.

♦ La **disección ganglionar no es necesaria** porque las metástasis ganglionares son raras, excepto en la variante comedo. En el caso de esta última, la toma de muestras de los ganglios axilares (mediante el abordaje del ganglio centinela) puede ser apropiada.

Variación del caso 11.4.2. *Carcinoma lobular in situ*

♦ El carcinoma lobular *in situ* (CLIS) suele ser un hallazgo incidental en la histopatología. Las pacientes rara vez se presentan con una masa, y es posible que el CLIS no sea evidente en la mamografía. Cuando se encuentra adyacente a una masa benigna, **conviene una vigilancia estrecha, ya que el CLIS confiere un mayor riesgo de cáncer en ambas mamas. La escisión del CLIS es controvertida porque la probabilidad de encontrar un cáncer invasivo o un CDIS con la escisión es variable en la literatura (4-25%). El CLIS pleomórfico debe ser extirpado.**

♦ El tratamiento del CLIS consiste en la extirpación o la **observación minuciosa**, con exámenes y mamografías cada 6 meses durante al menos los dos años siguientes. Las pacientes pueden tomar medicamentos que bloquean los estrógenos a fin de reducir el riesgo de desarrollar cáncer de mama en el futuro.

Variación del caso 11.4.3. *Adenosis esclerosante*

♦ La adenosis esclerosante a menudo se manifiesta como microcalcificaciones agrupadas en la mamografía. Puede verse similar al carcinoma tubular invasivo desde el punto de vista histopatológico. Es posible que el riesgo de cáncer asociado sea un tanto superior (alrededor de 1.5-2×).

♦ El seguimiento rutinario es apropiado tras un diagnóstico de adenosis esclerosante en la biopsia de núcleo, siempre que haya una coincidencia con la apariencia mamográfica de la lesión objetivo (concordancia).

Variación del caso 11.4.4. *Hiperplasia ductal atípica*

♦ En las lesiones mamarias puede observarse una hiperplasia atípica de los conductos o lobulillos. Esta afección es similar en términos radiológicos al CDIS, y ambas entidades suelen estar intercaladas (fig. 11-5). **El riesgo asociado de cáncer es de 4 a 5 veces mayor.**

♦ Cuando los resultados de la biopsia de núcleo demuestran una hiperplasia ductal atípica, la **localización con aguja y la escisión son adecuadas.** Entre 15 y 30% de los casos resultan malignos, dependiendo del volumen de tejido muestreado en un principio. El riesgo relativo de carcinoma invasivo puede determinarse con base en el examen histológico. A las pacientes con diagnóstico de hiperplasia ductal atípica se les debe ofrecer la reducción del riesgo con medicamentos bloqueadores de estrógenos.

Caso 11.5   Masa mamaria palpable

Una mujer de 60 años de edad presenta una masa en la mama derecha que fue palpada por su médico de atención primaria. Niega cualquier síntoma relacionado con la mama y nunca ha tenido otros problemas médicos. Sus antecedentes son significativos para las siguientes condiciones:

♦ Menarquia, a los 12 años de edad.
♦ G_2P_2, a los 23 y 25 años de edad.
♦ Menopausia, a los 50 años de edad.
♦ Antecedentes familiares negativos de cáncer.
♦ Historia social negativa para el consumo de alcohol y tabaco, pero positiva para el consumo diario de cafeína.

La exploración física es normal, excepto en la mama derecha, donde se halla una masa no sensible de 1.5 cm en el cuadrante superior externo que se mueve de forma libre, pero es firme. No se aprecian adenopatías axilares ni supraclaviculares.

P: ¿Qué plan de tratamiento es el adecuado?

R: El diagnóstico más probable es el de carcinoma. La paciente debe someterse a los siguientes procedimientos:

1. Una **mamografía** para caracterizar mejor la mama afectada y su(s) lesión(es), así como para examinar la mama contralateral en busca de lesiones sincrónicas
2. Una **biopsia de la masa**; este procedimiento establece el diagnóstico en 97% de los casos. Es conveniente realizar una biopsia central guiada por imagen. La AAF para citología, que por lo general no es suficiente para establecer un diagnóstico en 20% de los casos, es incapaz de distinguir los carcinomas *in situ* de los infiltrantes.

P: ¿Cómo cambiaría el plan de tratamiento en las siguientes pacientes con hallazgos físicos similares?

Variación del caso 11.5.1. Mujer de 40 años que menstrúa

♦ **En las mujeres cuya edad se encuentra entre los 35 y los 60 años, estas masas mamarias son cancerosas hasta que se demuestre lo contrario.** No hay ninguna diferencia en la rutina para este grupo de edad.

Variación del caso 11.5.2. Mujer de 28 años de edad

♦ **El manejo puede ser diferente para las pacientes menores de 30 años porque las mujeres más jóvenes tienen una mayor incidencia de lesiones benignas y un riesgo más elevado de radiación por la mamografía.** Sin embargo, la sospecha de carcinoma es siempre adecuada, incluso en pacientes jóvenes.

♦ Un estudio ecográfico y una mamografía son apropiados en mujeres mayores de 25 años de edad. Si la lesión fuera un simple quiste, el tratamiento consistiría en la observación o la simple aspiración, en el supuesto de que la masa desapareciera por completo tras la aspiración. Si la lesión fuera sólida y típica de un fibroadenoma, es conveniente efectuar una biopsia central para confirmar el diagnóstico. La paciente puede optar por la extirpación quirúrgica del fibroadenoma o por la observación.

♦ La observación puede estar indicada para algunas mujeres jóvenes en las que la nodularidad o los bultos mamarios parecen fisiológicos. El médico tiene la posibilidad de observar a las pacientes durante uno o dos ciclos menstruales y luego darles seguimiento si no hay cambios en los hallazgos físicos. Es importante señalar que ésta es una norma de atención aceptable sólo en mujeres jóvenes de bajo riesgo (menores de 30 años).

♦ En las mujeres de edad avanzada o con mayor riesgo de cáncer de mama, es necesario un diagnóstico definitivo. La ecografía está justificada para la evaluación de las masas que se desarrollan en jóvenes embarazadas, y es necesario un seguimiento estrecho. **La biopsia con aguja gruesa es apropiada si la masa persiste, se agranda o parece sospechosa, porque el riesgo de cáncer es significativo.**

Caso 11.6 Senos "abultados"

Una mujer de 35 años de edad tiene los pechos sensibles antes de la menstruación. Se queja de pechos "abultados".

P: ¿Qué evaluación y manejo son adecuados?

R: Las **mamas fibroquísticas**, la causa más probable de la densidad mamaria heterogénea con dolor mamario cíclico, constituyen un diagnóstico patológico que incluye quistes, fibrosis, adenosis esclerosante, cambio apocrino e hiperplasia. Este trastorno es poco frecuente antes de la adolescencia y después de la menopausia. Suele ser bilateral y se caracteriza por mamas abultadas y sensibilidad premenstrual. Las posibles causas son el aumento de la susceptibilidad a los estrógenos o la disminución de la actividad de la progesterona.

La mamografía o la ecografía pueden estar justificadas para evaluar las mamas fibroquísticas. Si hay un quiste discreto y doloroso, la aspiración sería un tratamiento terapéutico y adecuado siempre que el quiste desaparezca por completo. Algunos médicos recomiendan la eliminación de la cafeína de la dieta y el uso de un suplemento de vitamina E. El seguimiento en 3 a 6 meses también es apropiado. En caso de haber una masa o componentes sólidos sospechosos en el quiste, por lo regular se aconseja una biopsia.

La enfermedad fibroquística de la mama no se asocia a un mayor riesgo de cáncer, pero éste aumenta si hay atipia en la biopsia de las lesiones fibroquísticas.

Caso 11.7 Masa mamaria en una mujer joven

Una mujer de 20 años de edad presenta una masa en la mama. Dicha masa tiene 1.5 cm de diámetro y es firme, elástica, no sensible y se mueve de forma libre. La mama y la axila opuestas son normales.

P: ¿Qué evaluación y tratamiento son adecuados?

R: El **fibroadenoma** es el tumor mamario más común en las mujeres menores de 25 años. Esta lesión benigna, más frecuente en las afroestadounidenses, es una lesión firme, elástica, indolora, móvil y bien circunscrita. La biopsia establece el diagnóstico. La observación puede ser apropiada para las lesiones pequeñas, pero muchas pacientes desean la escisión. Se recomienda la extirpación de las lesiones más grandes o en crecimiento.

Variación del caso 11.7.1 Lesión de 14 cm de diámetro. ¿Cómo cambiaría el plan de tratamiento?

◆ El diagnóstico de sospecha es un **tumor filoide** (cistosarcoma filoide, fibroadenomas de células gigantes), una masa grande y voluminosa de potencial maligno variable. Los factores que determinan la malignidad son: **1) el comportamiento del tumor** y, **2) un mayor número de mitosis** por campo de alta potencia en comparación con los tumores filoides benignos (en la histología).

◆ El tratamiento consiste en la escisión local con márgenes generosos que estén patológicamente libres de enfermedad. Los fibroadenomas también pueden infartarse y agrandarse de forma aguda, lo cual crea un cuadro similar.

Caso 11.8 Descarga del pezón

Una mujer de 34 años de edad acude a usted por una secreción del pezón. Ha estado sana y ha tenido dos embarazos sin problemas. El resto de su historia no es destacable. En la exploración física, las mamas no presentan masas ni sensibilidad. Se observa una pequeña gota de sangre en el pezón derecho.

P: ¿Qué tratamiento es el adecuado?

R: En las mujeres no lactantes, la secreción no lechosa del pezón es significativa y amerita investigación. **Las variables importantes son si la secreción es unilateral o bilateral, si contiene sangre, si afecta a uno o varios conductos y si es espontánea o requiere estimulación. Es esencial determinar si hay una masa y si existe una anomalía mamográfica o ecográfica.**

Si se palpa una masa o se aprecia una anomalía en la mamografía o la ecografía, las pacientes deben ser evaluadas como se describe en los casos anteriores (*véanse* los casos 11.2 y 11.5). De no haber masa aparente, la secreción sanguinolenta del pezón suele tratarse con una exploración de conductos y la escisión quirúrgica del conducto anormal. La **causa más**

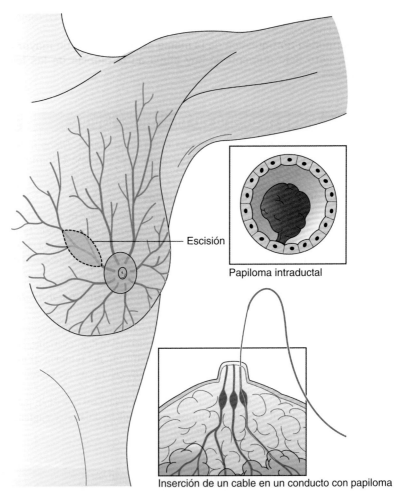

Figura 11-6. Papiloma intraductal. Como se observa en el corte transversal, el sistema ductal está orientado en forma radial y se comunica con el pezón. Se coloca una sonda fina en el conducto que exuda sangre, y la sonda se utiliza como guía para la escisión de ese sistema ductal. (Redibujada a partir de Silen W. *Atlas of Techniques in Breast Surgery*. Philadelphia: Lippincott-Raven; 1996:14; Greenfield LJ, Mulholland MW, Oldham KT, *et al*., eds. *Surgery: Scientific Principles and Practice*, 2nd ed. Philadelphia: Lippincott Williams & Wilkins; 1997:1374).

común de **secreción sanguinolenta es un papiloma intraductal** que puede producir una secreción de este tipo o serosanguínea.

La presencia de una secreción clara de un solo conducto también puede ser un signo de cáncer y ha de evaluarse igual que la secreción sanguinolenta. Sin embargo, la secreción clara del pezón procedente de múltiples conductos suele estar relacionada con una enfermedad fibroquística (mastopatía quística) en mujeres jóvenes o con una ectasia del conducto subareolar en mujeres mayores. Se justifica la observación.

Un ductograma, que coloca un tinte radiográfico en el conducto con un pequeño catéter, es un método para definir mejor el conducto, aunque ya no se realiza de manera habitual. Como alternativa, puede ser útil la cateterización con una pequeña sonda (del conducto lagrimal). Esto permite localizar el conducto y definir la extensión del proceso dentro de la mama. Una vez ubicado, el área debe ser **extirpada en forma quirúrgica** (fig. 11-6). El diagnóstico habitual es el de papiloma intraductal.

La secreción sanguinolenta de un solo conducto requiere una biopsia quirúrgica. Tras canular el conducto para identificar la lesión, el cirujano extirpa el conducto y el sistema ductal. Estas lesiones pueden tener un pequeño aumento del riesgo de carcinoma. La secreción sanguinolenta, sobre todo en mujeres de edad avanzada, conlleva **amenaza de carcinoma (4-13% en la mayoría de los estudios).** Dado que estos cánceres por lo general son ocultos y a menudo aparecen como lesiones intraductales tempranas, las pacientes afectadas han de someterse a **una mamografía** para examinar otras anomalías mamarias y a un **examen minucioso** de la zona que rodea la secreción para definir un único conducto que sea el origen de la secreción sanguinolenta.

Caso 11.9   Estadificación y pronóstico del carcinoma ductal infiltrante

Una mujer de 57 años de edad se somete a una biopsia con aguja gruesa de una masa mamaria. El diagnóstico patológico es de carcinoma ductal infiltrante de mama.

P: ¿Qué implica la estadificación de este cáncer?

R: Los primeros pasos en la estadificación del cáncer implican la determinación de la extensión del tumor local, la afectación de los ganglios linfáticos regionales y la posibilidad de diseminación a distancia. **La mamografía es necesaria para evaluar otras lesiones en la misma mama y en la opuesta.** La estadificación del cáncer se basa en el sistema de clasificación tumor-ganglio (nódulo)-metástasis (TNM) (tablas 11-3 y 11-4).

El pronóstico es peor en las siguientes circunstancias:
♦ Los ganglios linfáticos axilares contienen metástasis.
♦ El número de ganglios comprometidos con el tumor supera los cuatro.
♦ El tumor primario es grande.
♦ Hay metástasis distantes.

La enfermedad local se refiere al tamaño del tumor primario y a la extensión directa a la pared torácica o a la piel.

La **metástasis a distancia** se evalúa mediante varias modalidades en los pacientes con enfermedad avanzada conocida, en los que se está siguiendo un tratamiento neoadyuvante y en aquéllos con signos o síntomas relacionados con la metástasis. La evaluación estándar de la metástasis incluye pruebas de laboratorio (hemograma completo y panel metabólico completo, gammagrafía ósea, tomografía computarizada [TC] de tórax, abdomen o pelvis, o tomografía por emisión de positrones/TC con fluorodeoxiglucosa [FDG]).

El American Joint Committee on Cancer (AJCC) incluye un estadio anatómico basado en el sistema TNM, tal y como se ha hecho de forma tradicional la estadificación, y un estadio pronóstico que comprende características histopatológicas (estrógeno, progesterona, estado del receptor Her-2 y grado histológico) en combinación con el sistema TNM.

Tabla 11-3. Clasificación tumor-nódulo-metástasis (TNM) del cáncer de mama

T	Tamaño del tumor	N	Metástasis en los nódulos o ganglios	M	Metástasis a distancia
T0	*In situ*	N0	Ninguno	M0	Ninguno
T1	≤ 2 cm	Nmi	Microscópico < 2 mm	M1	Cualquiera
T2	> 2 a ≤ 5 cm	N1	Móvil en el nivel I y II de la axila		
T3	> 5 cm	N2	Fijado en el nivel I y II de la axila		
T4	Extensión directa a la pared/piel torácica/	N3	Nivel III axilar, mamario interno, supra/infra clavicular		

Tabla 11-4. Estadificación del cáncer de mama

Estadio 0	Enfermedad *in situ*	M0
Estadio 1	T1N0, T0-T1Nmi	M0
Estadio 2	T2N0, T3N0, T1N1, T2N1	M0
Estadio 3	T3N1, cualquier T4, cualquier N2, cualquier N3	M0
Estadio 4	Cualquier T cualquier N	M1

P: ¿Hay otros factores importantes en el pronóstico?

R: Otros factores relacionados con las características de la paciente, la patología de la lesión y los estudios moleculares son importantes en el pronóstico. Ciertos tipos histológicos y factores moleculares también tienen implicaciones pronósticas (tabla 11-5).

Caso 11.10   Factores clínicos seleccionados que afectan al pronóstico

Una mujer de 49 años de edad presenta una masa mamaria. Usted está examinando la mama afectada.

P: ¿Cómo incidirían los siguientes hallazgos clínicos en el pronóstico de la paciente?

Variación del caso 11.10.1. Mama roja edematosa con una masa subyacente

◆ Este hallazgo es típico de un **carcinoma inflamatorio**, que tiene peor pronóstico que el carcinoma ductal infiltrante habitual.

Variación del caso 11.10.2. Edema de la piel que recubre la masa

◆ Esta afección se denomina **piel de naranja** (*peau d'orange*) porque su aspecto es similar al de la cáscara de una naranja. La invasión tumoral asociada de los linfáticos dérmicos locales empeora el pronóstico.

Variación del caso 11.10.3. Edema extenso de la mama

◆ Este hallazgo, que es similar a la *peau d'orange*, sugiere un carcinoma inflamatorio. También puede haber edema mamario secundario a la invasión ganglionar y a la obstrucción de los linfáticos axilares.

Tabla 11-5. Indicadores de pronóstico en el cáncer de mama

Indicador de pronóstico	Descripción
Tipos histológicos favorables	♦ Carcinoma tubular ♦ Carcinoma papilar ♦ Carcinoma mucinoso (coloide) ♦ Enfermedad de Paget de la mama
Tipos histológicos menos favorables	♦ Carcinoma ductal infiltrante (tipo más común) ♦ Carcinoma lobular infiltrante (a menudo multicéntrico o bilateral) ♦ Carcinoma medular ♦ Mejor pronóstico que en el carcinoma ductal invasivo pero peor que en el carcinoma lobular ♦ Carcinoma inflamatorio
Pronóstico muy pobre	♦ Receptores de estrógeno y progesterona ♦ Presencia de receptores ♦ Mejor pronóstico
Ploidía del ADN	♦ Tumores aneuploides (tumores con una cantidad anormal de ADN por célula) ♦ Peor pronóstico que los tumores diploides, en los que la metástasis puede ser más lenta y las mutaciones resistentes a los fármacos serían menos comunes
Fracción alta de la fase S (fase sintética de la mitosis)	♦ Ki-67, una proteína nuclear asociada a la mitosis, se correlaciona con la fracción de la fase S y el índice mitótico. ♦ Peor pronóstico; los tumores tienen un mayor componente proliferativo. ♦ Oncogén *HER-2/neu* (también conocido como ERBB2, relacionado con el receptor del factor de crecimiento epidérmico). ♦ Peor pronóstico; el aumento de la expresión del producto génico se asocia con un menor tiempo de recaída y una menor tasa de supervivencia en los pacientes con ganglios positivos.

Observe que cualquiera de estos hallazgos (véanse las Variaciones del caso 11.10.1 y 11.10.2) también podría ser compatible con una celulitis o un absceso mamario, y es necesario interpretarlos en función de cada paciente. Sin embargo, cuando se presentan estos descubrimientos, es necesario descartar el cáncer.

Variación del caso 11.10.4. Retracción de la piel que recubre la masa

♦ Este hallazgo sugiere la invasión de las estructuras de soporte de la mama y los linfáticos con el tumor. Empeora el pronóstico.

Variación del caso 11.10.5. Retracción del pezón

Este hallazgo es similar a la retracción de la piel (véase la Variación del caso 11.10.4). Sin embargo, los cánceres superficiales cercanos al pezón pueden causar retracción del pezón y aún así representar un cáncer en fase inicial.

Variación del caso 11.10.6. Dos aspiraciones previas de líquido de la masa quística con rápida reaparición de la masa

♦ Para descartar un cáncer, es necesario extirpar los quistes que han sido aspirados pero que reaparecen. El pronóstico depende de la patología.

Variación del caso 11.10.7. Masa de 1.5 cm fijada a los tejidos más profundos

✦ La fijación a la pared torácica indica invasión de estructuras externas a la mama. Este hallazgo empeora el pronóstico.

Variación del caso 11.10.8. Ganglio linfático palpable en la zona supraclavicular

✦ Un ganglio en esta localización representa una enfermedad ganglionar más avanzada y la paciente tiene una **enfermedad en estadio III**. El tratamiento de primera línea debe ser sistémico.

Variación del caso 11.10.9. Ganglio linfático duro y fijo en la axila ipsilateral

✦ Este hallazgo sugiere la presencia de un conglomerado de ganglios con metástasis, lo cual también representa una enfermedad ganglionar más avanzada que los ganglios axilares solitarios y móviles.

Variación del caso 11.10.10. Ganglio linfático blando en la axila ipsilateral

✦ Podría tratarse de un nódulo inflamatorio o de una metástasis; se recomienda efectuar una resonancia magnética y una biopsia para confirmar la metástasis.

Variación del caso 11.10.11. Pequeños nódulos en la piel de la mama

✦ Pueden ser nódulos satélites de carcinoma en la piel. La biopsia está justificada; si los depósitos son malignos, empeora el pronóstico.

Variación del caso 11.10.12. Edema del brazo en la presentación

✦ Este hallazgo sugiere una obstrucción de los linfáticos axilares y empeora el pronóstico.

Caso 11.11 Lesión del pezón

Una mujer de 61 años de edad presenta una lesión costrosa en el pezón de la mama derecha. Usted está examinando esta lesión.

P: ¿Qué evaluación y manejo son adecuados?

R: Una lesión eccematoide crónica del pezón **puede ser benigna**, pero es necesario descartar la posibilidad de una **enfermedad de Paget** de la mama. Un 95% de las pacientes con enfermedad de Paget tienen una patología subyacente, como carcinoma ductal infiltrante o CDIS. Es esencial realizar un examen para detectar una masa subareolar y una mamografía. Si existe una masa, debe evaluarse como cualquier masa, con una biopsia.

Las masas asociadas están presentes en alrededor de 50% de los casos; estas pacientes deben someterse a una escisión central (mastectomía parcial, que incluye el pezón y la areola) seguida de radiación o mastectomía. Si no hay masa, es conveniente efectuar una biopsia de la lesión del pezón. La presencia de células de Paget hace sospechar que se trata de un cáncer y debe tratarse con una mastectomía parcial central y radiación o mastectomía.

P: ¿Cómo afectaría el hallazgo de una masa subareolar al plan de tratamiento?

R: La evaluación de una masa subareolar es similar a la de cualquier otra masa (véase el caso 11.5).

Caso 11.12 Manejo quirúrgico del cáncer de mama

Usted está pasando visita con el cirujano a cargo, quien le pregunta cuáles cree que son los principios quirúrgicos más importantes en el tratamiento del cáncer de mama.

P: ¿Cómo respondería?

R: En el cáncer de mama, es esencial **establecer un diagnóstico y determinar si los ganglios regionales u otras zonas distantes están involucrados por metástasis.** Los procedimientos de diagnóstico se describen en otros casos y no se detallan aquí (véanse los casos 11.2, 11.3 y 11.5). Al tratar el tumor primario, es importante recordar que el tejido mamario restante y la mama contralateral también requieren una evaluación cuidadosa. La tasa de incidencia de la enfermedad multifocal y multicéntrica (hasta 60% de los casos) y de los procesos bilaterales (hasta 9% de los casos) es significativa, y su reconocimiento es fundamental.

La escisión amplia (también llamada tumorectomía o mastectomía parcial) con radioterapia puede ser suficiente para un tumor localizado si se consigue un buen resultado cosmético y unos márgenes adecuados. En el caso de un tumor multicéntrico o de mayor tamaño, a menudo se recomienda una mastectomía. La toma de muestras de los ganglios axilares con una biopsia del ganglio centinela es indispensable para una estadificación precisa; el examen clínico por sí solo no es suficiente. El estado histológico de los ganglios axilares de nivel I y II y el número de ganglios afectados siguen siendo los mejores marcadores del comportamiento de la enfermedad y del resultado final. **Existe una disminución lineal de la supervivencia con el aumento del número de ganglios afectados; más de 10 constituyen un indicador de muy mal pronóstico.** Además, los estudios han demostrado con claridad que la terapia adyuvante sistémica administrada a pacientes con ganglios axilares afectados reduce el riesgo de recidiva del cáncer de mama hasta en 30%.

A continuación, el cirujano tratante le pide que le describa los procedimientos quirúrgicos que se realizan de manera habitual para extirpar un cáncer de mama.

P: ¿Cómo describiría estos métodos quirúrgicos?

R: La **mastectomía radical modificada** consiste en la extirpación del tejido mamario, del complejo areola-pezón y de los ganglios linfáticos axilares, sin afectar al músculo pectoral mayor (fig. 11-7). La radioterapia no suele ser necesaria con el procedimiento modificado. Sin embargo, la radioterapia local después de la mastectomía está indicada para las pacientes que tienen tumores de más de 5 cm de diámetro que afectan al margen de resección o que invaden la fascia pectoral o el músculo. La radiación axilar sería adecuada para pacientes con más de tres ganglios linfáticos afectados.

La **mastectomía radical** (procedimiento de Halsted) tiene una gran importancia histórica. El cirujano extirpa el tejido mamario, la piel del complejo areola-pezón, los músculos pectoral mayor y menor, así como los ganglios linfáticos axilares. Hoy día, rara vez se llevan a cabo mastectomías radicales; los primeros estudios no encontraron diferencias en la supervivencia cuando las pacientes fueron tratadas con mastectomía radical modificada en comparación con la mastectomía radical.

La **mastectomía simple** entraña la extirpación del tejido mamario, el complejo areola-pezón y la piel.

La **mastectomía con preservación de la piel** implica la extirpación del tejido mamario y el complejo areola-pezón, con la conservación de la mayor cantidad de piel subyacente posible, mientras que la **mastectomía con preservación del pezón** supone la extirpación

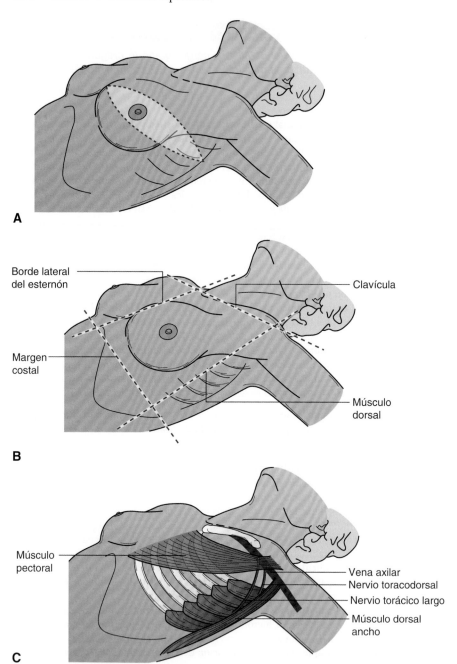

Figura 11-7. Procedimientos quirúrgicos para el carcinoma de mama. **A:** La mastectomía suele comenzar con una incisión transversal. **B:** Límites de la disección. **C:** Disección axilar.

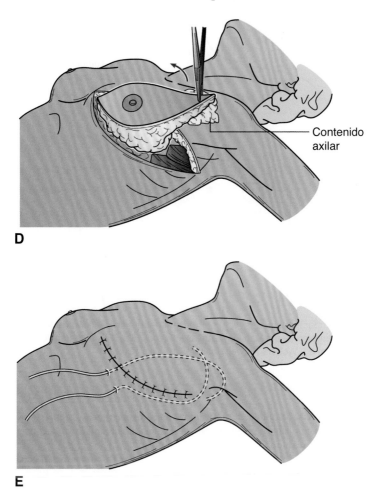

D

E

Figura 11-7. *(continuación)* **D:** Pecho extraído de la pared torácica, medialmente desde la axila. Se toma la fascia pectoral y se deja el músculo pectoral. **E:** Se colocan drenajes debajo de los colgajos de piel y se cierra el tejido sobre la pared torácica. (Modificada de Lawrence PF, Bilbao M, Bell RM, *et al.*, eds. *Essentials of General Surgery*. Baltimore: Lippincott Williams & Wilkins; 1988:277).

del tejido mamario con el resguardo del complejo areola-pezón y la piel subyacente. Estos procedimientos a menudo se ejecutan junto con la reconstrucción inmediata; no todas las pacientes son candidatas debido a su fisonomía o a las características del tumor, por lo que es primordial realizar una selección cuidadosa.

La **lumpectomía/mastectomía parcial** forma parte de la terapia de conservación de la mama (fig. 11-8). **La tumorectomía consiste en la extirpación de la lesión primaria con márgenes macroscópicos e histológicos negativos, acompañada de un muestreo de los ganglios axilares con una biopsia del ganglio centinela y seguida de radioterapia local en toda la mama.** Este procedimiento es apropiado para tratar un tumor solitario en una

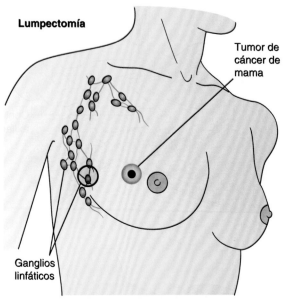

Figura 11-8. La lumpectomía extirpa el tumor más una pequeña cantidad de tejido sano que rodea al cáncer. También se evalúan los ganglios linfáticos. (De Lille S, Marshall W. *Mammographic Imaging*, 4th ed. Wolters Kluwer Health; 2018, Fig. 19-5).

paciente que es buena candidata para la radioterapia posoperatoria. Además, en ocasiones conlleva la irradiación de los ganglios axilares, los ganglios mamarios internos y los ganglios supraclaviculares si más de tres ganglios son positivos.

No hay diferencia de supervivencia con la mastectomía en comparación con la tumorectomía con radiación. **La radioterapia tras la tumorectomía reduce en gran medida la posibilidad de recidiva local.**

Caso 11.13   Opciones de tratamiento para el cáncer de mama en estadios I y II

Una mujer de 60 años de edad tiene cáncer de mama y se somete a una estadificación preliminar. La lesión cuenta con un diámetro de 1.5 cm y no se palpan ganglios axilares. Su tumor demuestra de manera sólida los receptores de estrógeno y progesterona; es Her-2 negativo y de grado 1.

P: ¿En qué fase se encuentra el cáncer de esta mujer?

R: Se trata de un cáncer clínicamente en estadio I. El estadio patológico final se basará en los resultados de la histología de sus ganglios linfáticos axilares, lo que requiere biopsia. Por tanto, es indispensable tomar una muestra de los ganglios y extirpar el tumor primario.

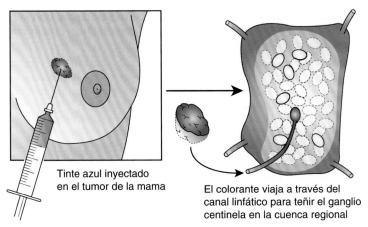

Tinte azul inyectado
en el tumor de la mama

El colorante viaja a través del
canal linfático para teñir el ganglio
centinela en la cuenca regional

Figura 11-9. Biopsia del ganglio centinela. Se inyecta un colorante azul o un trazador de radionúclidos alrededor de un tumor en la mama y éste se desplaza a la axila hasta el ganglio linfático centinela. Este ganglio, que puede identificarse quirúrgicamente por un radiodetector o por un cambio de color del ganglio a azul, se extrae entonces y se toma una muestra de manera cuidadosa en busca de evidencias tumorales.

P: ¿Cuáles son las opciones quirúrgicas de esta mujer, tanto para tomar muestras de los ganglios linfáticos como para tratar el tumor primario?

R: La **biopsia del ganglio centinela se utiliza para estadificar la axila**. Esta técnica supone que hay ganglios centinela que reciben de manera inicial el drenaje linfático del tumor primario (fig. 11-9). Si este ganglio es negativo para el tumor, el resto de los ganglios axilares son negativos (> 90% de los casos); por el contrario, si este ganglio es positivo, pueden existir más metástasis.

La evaluación del ganglio centinela se realiza mediante la inyección de un colorante vital azul (azul isosulfán) o un coloide de azufre marcado con tecnecio-99m (^{99m}Tc) (una radiosonda) en la mama. A continuación, el cirujano espera a que el tinte o el trazador se desplace hasta la axila. Enseguida, se realiza una incisión y se inspecciona la axila. El colorante vital tiñe de azul el ganglio linfático, lo que permite al cirujano distinguir de modo visual el ganglio, esto es, el ganglio centinela. Una sonda gamma manual identifica el ganglio que ha concentrado la radiosonda. El tratamiento del tumor primario por lo regular consiste en una mastectomía (que a menudo incluye la reconstrucción inmediata) o una mastectomía parcial con irradiación posoperatoria.

P: ¿Cómo se comparan los datos relativos a la eficacia de la mastectomía frente a la tumorectomía o la mastectomía parcial con radioterapia?

R: Varios estudios han comparado la mastectomía con la conservación de la mama o la mastectomía parcial con radiación. Estas investigaciones demuestran que los resultados de supervivencia son similares para la mastectomía parcial con radiación en comparación con la mastectomía para la enfermedad en estadios I y II. Además, la radioterapia después de la tumorectomía reduce en gran medida la posibilidad de recidiva local, como se observa en el protocolo del National Surgical Adjuvant Breast Project (NSABP). **En conclusión, la decisión de realizar una tumorectomía frente a una mastectomía en el tratamiento quirúrgico de la enfermedad local y regional para las pacientes en estadios I y II no determina su supervivencia.**

P: ¿Qué consideraciones técnicas y cuestiones relacionadas con la paciente son importantes a la hora de decidir si se debe efectuar una mastectomía o una mastectomía parcial con radiación?

R: El objetivo más importante en el tratamiento del tumor primario es la erradicación completa de la lesión primaria. Esto significa que es esencial obtener márgenes adecuados de tejido libre de tumor. El cirujano debe planificar una operación que minimice el riesgo de un margen positivo, teniendo en cuenta también el resultado de la apariencia final. En pacientes con mamas pequeñas y tumores grandes, la tumorectomía probablemente no produce un buen resultado estético.

A veces, es posible llevar a cabo procedimientos de cirugía plástica al mismo tiempo que una mastectomía parcial en una paciente cuando existe una preocupación por los posibles resultados estéticos. Estas acciones quizá incluyan un procedimiento de equilibrio contralateral (reducción de la mama en el lado no canceroso) y la reordenación del tejido en la mama sometida a la resección para mejorar la cosmética.

Otra consideración importante cuando se discuten las opciones quirúrgicas con las pacientes es si son candidatas a la radioterapia. Quienes tienen enfermedades del tejido conectivo o han pasado por radiación previa en el tórax o las mamas quizá no sean candidatas a la radioterapia y han de someterse a mastectomías.

Los grupos de apoyo al cáncer de mama son eficaces para ayudar a las mujeres con este padecimiento recién diagnosticado a decidir qué opción de tratamiento es la mejor para ellas. Una alternativa para las pacientes es hablar con mujeres que se han sometido a los distintos procedimientos para conocer los pros y los contras de primera mano.

Profundizando

Los senos y la cirugía mamaria evocan una respuesta emocional, y esta emoción debe tenerse en cuenta a la hora de decidir qué procedimientos y tratamientos se van a realizar.

Caso 11.14   Reconstrucción mamaria

Una mujer de 38 años de edad tiene programada una mastectomía y una biopsia del ganglio centinela. Está preocupada por su aspecto y le gustaría conocer sus opciones de reconstrucción mamaria.

P: ¿Qué alternativas debe ofrecerle?

R: La mayoría de las pacientes sometidas a una mastectomía son candidatas a la reconstrucción mamaria inmediata. **Tal reconstrucción inmediata ofrece el mayor número de opciones y conduce a excelentes resultados cosméticos, además de que no afecta los resultados oncológicos.**

Con base en las preferencias de la paciente, de la cantidad de piel y mama restante, y del tamaño de la persona, las técnicas de reconstrucción incluyen gel de silicona, prótesis rellenas de solución salina o colgajos vascularizados (fig. 11-10). Algunas pacientes se someten a la colocación de una prótesis temporal (expansor tisular) seguida de la reconstrucción definitiva en una fecha posterior, cuando el tratamiento del cáncer haya finalizado. Los colgajos no tienen tanto éxito en las personas con obesidad y en quienes fuman.

La mayoría de las mastectomías realizadas hoy día son curativas para los cánceres *in situ* y los cánceres en estadios I y II; en consecuencia, son susceptibles de reconstrucción. **Las contraindicaciones relativas son las lesiones primarias que afectan a la pared torácica, la enfermedad local o regional extensa o el cáncer en estadios III o IV.**

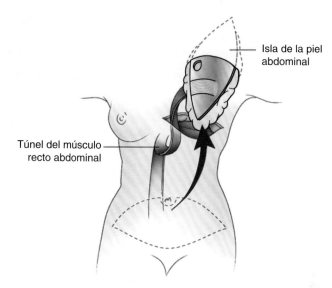

Figura 11-10. Reconstrucción de la mama con colgajo miocutáneo del recto abdominal transversal. Crédito: (Reimpresa con autorización de Mulholland MW, Lillemoe KD, Doherty GM, Maier RV, Simeone DM, Upchurch GR, eds. *Greenfield's Surgery: Scientific Principles and Practice*, 5th ed. Philadelphia: Lippincott Williams & Wilkins; 2011: Fig. 45.1).

Caso 11.15 Tratamiento médico del cáncer de mama

Usted ha extirpado con éxito el cáncer de mama primario de una mujer de 58 años de edad y ha tomado muestras de sus ganglios axilares. Determina el estadio de su cáncer. Una vez recuperada de la intervención, ella le pregunta sobre el tratamiento médico a largo plazo.

P: ¿Cuáles son sus opciones de tratamiento?

R: En general, alguna combinación de radioterapia, quimioterapia y tratamiento hormonal es eficaz (tabla 11-6). La quimioterapia es apropiada para la terapia adyuvante o la paliación de la enfermedad metastásica o recurrente; sin embargo, hay más toxicidad que con la terapia hormonal y puede ser mal tolerada en pacientes de edad avanzada.

Tabla 11-6. Terapia no quirúrgica para la enfermedad de la mama con ganglios negativos y positivos

Enfermedad con ganglios negativos	Tratamiento
Mujeres posmenopáusicas	
ER-positivo	Terapia hormonal (inhibidor de la aromatasa)
ER-negativo	Quimioterapia según la patología del tumor y el estado de rendimiento del paciente
Mujeres premenopáusicas	
ER-positivo	Tamoxifeno adyuvante ± quimioterapia
ER-negativo	Quimioterapia adyuvante y evaluación del riesgo individual

Tabla 11-6. Terapia no quirúrgica para la enfermedad de la mama con ganglios negativos y positivos (*continuación*)

Enfermedad con ganglios positivos	Tratamiento
Mujeres premenopáusicas	
ER-negativo	Quimioterapia
ER-positivo	Quimioterapia seguida de tamoxifeno durante 5 años
Mujeres posmenopáusicas	
ER-negativo	Quimioterapia (el beneficio para los pacientes mayores de 70 años no está claro)
ER-positivo	Inhibidor de la aromatasa y quimioterapia

ER, receptor de estrógeno.

Para los **cánceres en estadios 0 y I con tumores pequeños** (< 1 cm) (sin ganglios positivos), la lumpectomía, el muestreo axilar y la radioterapia son tratamientos aceptables. La terapia hormonal es apropiada para la patología con receptores de estrógeno y progesterona positivos. A veces se recomienda la quimioterapia para el cáncer de menor tamaño con receptores hormonales negativos en estadio I.

Para el **cáncer en estadio I con tumores de mayor tamaño** (1-2 cm) (sin ganglios positivos), el tratamiento es la tumorectomía, la biopsia del ganglio centinela y la radioterapia posoperatoria. La terapia adyuvante es beneficiosa en la mayoría de las pacientes. La elección del manejo se basa en los estrógenos, la progesterona, el estado de los receptores *Her2-neu*, la condición de la menopausia y la salud general de la paciente.

En el caso del **cáncer en estadio II** (lesiones primarias de mayor tamaño o enfermedad con ganglios positivos), el tratamiento quirúrgico de la lesión primaria es el mismo que el del estadio I. En las pacientes con metástasis ganglionares, los ganglios axilares se extirpan en forma quirúrgica (disección axilar). La terapia adyuvante es favorable; se basa en los estrógenos, la progesterona, el estado de los receptores *Her2-neu*, la condición de la menopausia y la salud general de la paciente.

P: ¿Qué vigilancia de seguimiento se recomienda?

R: Las pacientes con cáncer de mama deben acudir a su médico al menos dos veces al año. Quienes se han sometido a una lumpectomía con radiación tienen que sujetarse a una mamografía anual. El pronóstico para las mujeres con cáncer de mama en fase inicial es excelente, así como para aquellas con enfermedad en estadio I, con una supervivencia global a 5 años > 95% para la enfermedad localizada y > 80% para la enfermedad regional (cuando el cáncer se ha extendido a los ganglios linfáticos).

Caso 11.16 Tratamiento del cáncer de mama en estadios III y IV

Una mujer de 63 años de edad presenta una masa mamaria de 6 cm que ha sido diagnosticada como carcinoma ductal infiltrante de mama. Tiene ganglios linfáticos positivos en términos clínicos y conglomerado ganglionar en la axila ipsilateral.

P: ¿Qué medidas de evaluación y tratamiento son adecuadas?

R: Es necesario **establecer un estadio**. El cáncer está en estadio III si no hay metástasis a distancia o en estadio IV si éstas se identifican. Muchos centros hospitalarios recomiendan que la paciente reciba **una terapia neoadyuvante, que es la quimioterapia administrada antes del tratamiento quirúrgico de la enfermedad local en un intento de reducir el tamaño del tumor y evaluar la respuesta.**

Estos protocolos de tratamiento permiten una rápida evaluación de la respuesta del tumor, con la posibilidad de cambiar los regímenes de quimioterapia según sea necesario. Es factible sugerir regímenes de hasta 6 meses de quimioterapia. La resonancia magnética de las mamas antes y después del tratamiento se utiliza para evaluar con precisión el tamaño y la extensión del tumor y planificar la cirugía. A continuación, las pacientes se someten a una intervención quirúrgica seguida de quimioterapia en algunos casos, dependiendo de la respuesta del tumor, y de radiación, si está indicada. De haber enfermedad metastásica, se aplica la paliación con radiación y quimioterapia, y no se realiza ningún procedimiento quirúrgico a menos que el tumor primario sea doloroso o esté infectado.

En el caso del **cáncer en estadio III** (lesiones de más de 5 cm, ganglios fijos o lesiones inflamatorias), es preciso consultar a un oncólogo antes de la cirugía porque la quimioterapia preoperatoria (neoadyuvante) puede ser beneficiosa.

Para el **cáncer en estadio IV** (metástasis a distancia), la quimioterapia paliativa es apropiada. La radiación paliativa también puede desempeñar un papel en determinados casos. La cirugía se reserva de manera exclusiva para el control local del tumor primario con fines paliativos.

Caso 11.17   Masa mamaria con celulitis y edema

Una mujer de 38 años de edad se presenta con una historia de 3 meses de una masa mamaria que aumenta su tamaño en forma progresiva. En el momento en que usted la ve, tiene una masa fija de 6 × 7 cm, con eritema y edema en la parte superior y externa de la mama derecha. En términos clínicos, su axila es positiva con ganglios linfáticos agrandados y firmes.

P: ¿Cuál es el diagnóstico que se sospecha?

R: Esta paciente puede tener un carcinoma inflamatorio de mama. La valoración de cáncer inflamatorio es un diagnóstico clínico basado en los signos de inflamación, en el marco de un cáncer de mama, en la exploración física.

P: ¿Qué características histológicas son típicas de esta enfermedad?

R: La histopatología suele mostrar **células cancerosas que invaden los ganglios linfáticos y vasos dérmicos** con un gran componente inflamatorio.

Un cirujano identifica los hallazgos físicos y puede obtener una biopsia en sacabocados de la piel para confirmar el diagnóstico. La patología revela un carcinoma inflamatorio. Los receptores de estrógeno y progesterona son negativos.

P: ¿Cuál es el tratamiento recomendado?

R: El **tratamiento multimodal** es apropiado, y es necesaria la evaluación por un oncólogo médico y un oncólogo radiólogo. Se justifica un **estudio de estadificación** que incluya un hemograma completo, un panel metabólico completo, una TC del tórax, una gammagrafía ósea y una TC del hígado. Las pacientes reciben primero quimioterapia para reducir el tamaño del tumor primario y tratar cualquier posible micrometástasis a distancia.

Si el cáncer responde a la quimioterapia, son adecuados de 4 a 6 ciclos más. El tratamiento consiste entonces en una mastectomía radical modificada, quimioterapia adyuvante, terapia hormonal (para pacientes con receptores hormonales positivos) y radioterapia en el pecho y en las cuencas de los ganglios linfáticos regionales. Es posible que se aplique más quimioterapia. Si el cáncer no se reduce con ésta, puede precisarse un tratamiento local con cirugía o radioterapia en una fase más temprana para controlar la enfermedad local de la mama antes de aplicar más quimioterapia.

Caso 11.18 Eventos que ocurren más tarde en pacientes con cáncer de mama

Una mujer de 55 años de edad se somete a una mastectomía radical modificada por un carcinoma de mama en estadio II.

P: ¿Qué evaluación y manejo son apropiados para los siguientes eventos que ocurren más tarde en la vida de la mujer?

Variación del caso 11.18.1. Un nódulo pequeño y firme de 0.5 cm en la línea de sutura 5 años después de la cirugía.

♦ Se trata de una **recidiva local** hasta que se demuestre lo contrario. Está indicada una biopsia. **Es imprescindible efectuar una biopsia, ya sea quirúrgica o con aguja gruesa, de cualquier anomalía que se produzca en la zona quirúrgica de una mastectomía para descartar un cáncer.**

♦ En caso de que la lesión sea cancerosa, la paciente tiene que pasar a una estadificación para evaluar si hay enfermedad metastásica. La escisión local está justificada en ausencia de metástasis a distancia si la paciente se ha sometido a una mastectomía previa. Después de una lumpectomía y radioterapia previas, a menudo resulta acertado llevar a cabo una mastectomía.

Variación del caso 11.18.2. Anomalía mamográfica en la mama opuesta

♦ Quizá se trate de un **nuevo cáncer primario**. La evaluación de esta anomalía mamográfica debe proceder como cualquier otra.

Variación del caso 11.18.3. Estudios de la función hepática elevados

♦ La evaluación de una **metástasis en el hígado** es apropiada. La mayoría de los médicos recomiendan una TC del abdomen con contraste o una resonancia magnética con contraste de gadolinio.

Variación del caso 11.18.4. Fractura de fémur

♦ Una **fractura patológica** secundaria a una metástasis ósea debe ser motivo de preocupación. La reparación ortopédica es necesaria, con radiación posoperatoria para el control local del cáncer. Esto lo controla, pero no parece inhibir la unión de la fractura.

Variación del caso 11.18.5. Disminución de la sensibilidad y de la función motora en la pierna derecha, de nueva aparición

♦ Esta ocurrencia es una urgencia. Una **metástasis extradural en la columna vertebral** que puede estar incidiendo en la médula espinal resulta preocupante. El dolor de espalda localizado es un síntoma de presentación más temprano. El diagnóstico de la compresión de la médula requiere una resonancia magnética. A continuación, se justifican los esteroides, la descompresión de la médula y la radioterapia.

Variación del caso 11.18.6. Convulsiones de nueva aparición con hallazgos focales

♦ Esta presentación debe suscitar preocupación por una posible **metástasis en el cerebro**. Una TC o una resonancia magnética determinarían el diagnóstico. Lo procedente es la terapia urgente con esteroides para reducir la presión intracraneal, seguida de cirugía (si está indicada) o radiación.

*Variación del caso 11.18.7. **Presentación en el servicio de urgencias con coma o confusión y sin hallazgos focales***

> La **hipercalcemia aguda** *debida a una metástasis ósea y al péptido relacionado con la parathormona es uno de los muchos diagnósticos posibles.* **El desarrollo de un coma en cualquier paciente con antecedentes de cáncer de mama debe hacer sospechar una hipercalcemia.**

Caso 11.19   Problemas mamarios en el embarazo y el periodo periparto

Una mujer de 28 años de edad que lleva 3 semanas de posparto tras un parto normal presenta un pecho derecho doloroso. Está amamantando y tiene fiebre baja. La exploración revela una masa mamaria firme, roja, sensible e indurada. La axila está un tanto sensible; algunos ganglios linfáticos son palpables. La mama opuesta es normal.

P: **¿Qué evaluación y manejo son adecuados?**

R: La **mastitis** (celulitis) de la mama relacionada con la lactancia es el diagnóstico que se sospecha. Lo más probable es que sea secundaria a roturas de la piel en el pezón, lo que permite la entrada de bacterias. Lo procedente es examinar la mama en busca de los signos habituales de infección, incluida la formación de abscesos. El tratamiento habitual consiste en **compresas calientes** y **antibióticos** para tratar los organismos estafilocócicos y estreptocócicos. La mayoría de los médicos aconsejan continuar con la lactancia materna o el uso de un sacaleches para permitir la "bajada de la leche".

P: **¿Cómo cambiaría el manejo si hay un área de fluctuación en la zona inflamada sensible?**

R: La presencia de un **absceso** debe ser motivo de preocupación (fig. 11-11). Si está en definitiva presente, lo indicado es la aspiración o el **drenaje quirúrgico** abierto. En caso de haber dudas acerca del diagnóstico de absceso, sería necesario obtener una ecografía de la mama. La aspiración puede realizarse con o sin guía ecográfica.

> *En la visita inicial de la paciente, usted determina que tiene celulitis sin absceso y decide tratarla con antibióticos. Le da seguimiento estricto y no mejora ni siquiera tras un cambio de antibióticos. A las 3 semanas, la mama sigue sensible con una masa muy firme e inflamada.*

P: **¿Cambiaría el plan de tratamiento?**

R: Varias semanas de terapia con antibióticos sin ninguna mejora resultante deberían poner en duda el diagnóstico original. La condición de la paciente puede representar un carcinoma inflamatorio, no una simple celulitis. Se justifica una **biopsia** de la lesión que incluya un segmento de piel para examinar el carcinoma y quizá la afectación linfática dérmica.

P: **Si la mujer estuviera embarazada (primer, segundo o tercer trimestres) y tuviera una lesión mamaria de 2 cm, ¿cómo cambiaría el plan de tratamiento?**

R: El cáncer de mama puede aparecer durante el embarazo. **El pronóstico, que se basa en el estadio del cáncer de mama en el momento del diagnóstico, es similar para las mujeres embarazadas y no embarazadas.**

La ecografía y la biopsia son necesarias para investigar las masas sospechosas. Los planes de tratamiento reflejan los de las mujeres no embarazadas, pero tienen en cuenta el trimestre de embarazo. **La radioterapia está contraindicada durante el embarazo.** La quimioterapia puede administrarse a lo largo de la gravidez *después del primer trimestre*. Es posible

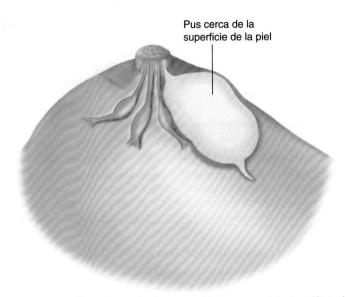

Pus cerca de la
superficie de la piel

Figura 11-11. Absceso subareolar mostrado en sección transversal. La incisión y el drenaje se realizan mejor en el margen areolar, donde la purulencia está más cerca de la superficie de la piel. (De Bland KI, Klimberg VS. *Master Techniques in Surgery: Breast Surgery,* 2nd ed. Wolters Kluwer Health; 2018, Fig. 3-10B).

efectuar una biopsia del ganglio centinela en mujeres gestantes con una radiosonda, aunque el colorante azul vital está contraindicado en estos casos. Una mastectomía o tumorectomía es segura durante el embarazo, con un riesgo aproximado de 1% de aborto espontáneo.

Para la enfermedad en **estadios I y II**, las consideraciones quirúrgicas son las mismas, pero deben tener en cuenta los tratamientos adyuvantes y su calendario. Con la mastectomía, la radiación no es necesaria para la enfermedad en estadio inicial. Después de una lumpectomía, hay que seguir administrando radiación a la mama restante tras el parto. Los médicos creen que retrasar la radioterapia hasta después del parto es seguro para la mayoría de las pacientes en su tercer trimestre; sin embargo, a **menudo se desaconseja la lumpectomía en las primeras etapas del embarazo debido a la necesidad de radiación**. Algunos regímenes de quimioterapia son seguros en el segundo o tercer trimestres y, por tanto, se puede utilizar tanto la quimioterapia adyuvante como la neoadyuvante para tratar a las pacientes embarazadas.

En los **estadios III y IV de la enfermedad**, es esencial un tratamiento rápido con quimioterapia.

Caso 11.20 Cáncer de mama en pacientes de edad avanzada y función disminuida

Una mujer de 92 años de edad con enfermedad de Alzheimer moderadamente avanzada se presenta con una masa mamaria. La masa tiene 3 cm de diámetro y es dura pero se mueve con libertad dentro de la mama. La mama opuesta es normal y no se palpan los ganglios axilares. Vive en una residencia de ancianos.

P: ¿Qué opciones debe presentar a la familia de la mujer?

R: Si la paciente tiene una discapacidad moderada o mayor, es aceptable hacer menos de lo que se sugeriría en alguien más joven o más sano. Las recomendaciones para el tratamiento del cáncer en octogenarios y nonagenarios suelen tener en cuenta el estado funcional del paciente, la esperanza de vida estimada y sus perspectivas de calidad frente a cantidad de vida. A menudo se celebra una reunión familiar para discutir las opciones, que van desde:
1. Observación sin diagnóstico.
2. Biopsia con aguja seguida de diagnóstico y observación.
3. Biopsia con aguja seguida de diagnóstico y lumpectomía o mastectomía simple.
4. Si el cáncer es positivo para los receptores de estrógeno o progesterona, la paciente puede ser tratada sólo con terapia hormonal.
5. Completar la estadificación y el tratamiento tradicional (es decir, similar a una persona más joven).

Caso 11.21 Masa mamaria en un hombre

Un hombre de 42 años de edad presenta un nódulo duro de 1 cm de diámetro debajo del pezón derecho. No es doloroso, pero está relativamente fijado al tejido circundante. La mama izquierda es normal y no se palpan adenopatías axilares.

P: ¿Qué evaluación y manejo son adecuados?

R: Es necesario obtener una mamografía bilateral, que permite diferenciar la ginecomastia del cáncer. El tratamiento suele consistir en una **mastectomía. Sin embargo, es importante ofrecer una mastectomía parcial con radioterapia posoperatoria, ya que algunos hombres elegirán esta opción.**

P: ¿Qué debe decirle al hombre sobre su pronóstico?

R: Aunque el cáncer de mama en los hombres es poco frecuente, sí se desarrolla, por lo regular después de los 60 años de edad. **La supervivencia de los hombres en cada estadio es similar a la de las mujeres.** Sin embargo, los hombres tienden a tener cánceres con receptores hormonales positivos.

Caso 11.22 Ginecomastia

La madre de un chico de 15 años de edad le trae a consulta por el aumento de tamaño de la mama izquierda. Es púber y está muy acomplejado.

P: ¿Cuál es el tratamiento adecuado?

R: La ginecomastia, que es la hipertrofia del tejido mamario en los hombres, se produce con mayor frecuencia en adolescentes y en adultos a los 40 a 50 años de edad. La afección **suele remitir de manera espontánea** en los adolescentes, **aunque no siempre.** La mastectomía subcutánea puede realizarse por razones de incomodidad, psicológicas o cosméticas.

P: ¿Cómo cambiarían los planes de tratamiento propuestos en los siguientes pacientes?

Variación del caso 11.22.1. Niña de 6 años de edad con una masa mamaria unilateral firme de 1 cm.

✦ Esta condición representa, con gran probabilidad, un **botón mamario** con desarrollo prematuro o asimétrico. Es necesaria la observación de la paciente aunada a reconfortar a los padres. La escisión o la biopsia están contraindicadas porque esto disminuiría o detendría el desarrollo de esa mama al eliminar el tejido mamario.

Variación del caso 11.22.2. Hombre de 50 años de edad

✦ En los hombres mayores, la hipertrofia mamaria se asocia por lo común con **medicamentos,** incluyendo diuréticos, estrógenos, isoniazida, marihuana, digoxina y abuso de alcohol. Las imágenes con mamografía y ecografía pueden ser útiles para diagnosticar la ginecomastia frente a una masa mamaria.

REFERENCIA A NMS. CIRUGÍA.

Para más información, consulte *NMS. Cirugía*, 7.ª ed, capítulo 16, Trastornos mamarios.

Parte III: Temas especiales

Traumatismos, quemaduras y sepsis

Bruce E. Jarrell • *Thomas Scalea* • *Molly Buzdon*

Alcanzar el objetivo

- Comience con el reconocimiento primario: vía aérea, respiración y circulación (ABC).
- El neumotórax simple suele aparecer con disnea y no constituye una urgencia, mientras que el neumotórax a tensión se presenta con hipotensión e hipoxia y requiere una descompresión impostergable.
- La hipovolemia es la causa más común de hipotensión en los traumatismos y se trata con reanimación con líquidos. Sin embargo, el neumotórax a tensión y el taponamiento cardiaco causan hipotensión, pero no se asocian a hipovolemia y no se abordan con reanimación con líquidos. Deben considerarse en una fase temprana de la reanimación.
- Los pacientes hemodinámicamente inestables no deben someterse a una tomografía computarizada (TC).
- Los traumatismos craneoencefálicos cerrados suelen estar asociados a la hipertensión, no a la hipotensión. La clave para un tratamiento óptimo es mantener buena oxigenación y perfusión tisular.
- La hemorragia abdominal con frecuencia requiere una laparotomía para su control, mientras que la fractura pélvica con hemorragia se evalúa en forma angiográfica y suele tratarse con embolización y estabilización de la fractura.
- La hipotermia se asocia a la coagulopatía y la hemorragia resultante tras un traumatismo. La sepsis temprana provoca pérdidas de líquidos en el tercer espacio y se trata con reanimación, antibióticos y control del foco infeccioso.
- La nutrición parenteral total (NPT) debe reservarse para los pacientes quirúrgicos que no toleran la alimentación oral y que presentan desnutrición preoperatoria, estados catabólicos graves o estados de disfunción gastrointestinal (GI) prolongados. La NPT se asocia a un riesgo significativo de sepsis generalizada secundaria a la sepsis del catéter. Cuando es posible, se prefiere la alimentación enteral.

Asociaciones de cirugía crítica

Si oye/ve...	Piense en...
Escala de Coma de Glasgow ≤ 8	Intubación
Lesión de cuello de la zona II	Exploración quirúrgica
Lesión de cuello de las zonas I/III	Intervención endovascular
Señal del cinturón de seguridad	Lesión de víscera hueca
Neumotórax simple	Tubo torácico
Neumotórax a tensión	Peligro de muerte; descompresión urgente
Sangre en el meato	Lesión uretral
Mediastino ensanchado	Lesión de la aorta torácica
Perfusión en la angiografía	Sangrado activo
Rotura de vejiga intraperitoneal	Reparación quirúrgica
Rotura extraperitoneal de la vejiga	Cateterismo de Foley
Narinas con quemaduras	Intubación para la quemadura de las vías respiratorias

Caso 12.1   Evaluación primaria y secundaria de las lesiones

Una persona de 24 años de edad que ha sufrido un accidente de tránsito es llevado al servicio de urgencias.

P: ¿Cómo debe proceder la evaluación?

R: El American College of Surgeons recomienda que los clínicos sigan una secuencia estable-cida para la evaluación de la mayoría de los pacientes traumatizados (tabla 12-1). Dicho or-den de prioridades se basa en el riesgo relativo de muerte; los individuos con los problemas más graves que ponen en peligro la vida deben recibir tratamiento antes que aquellos con problemas menos graves. Estas prioridades iniciales constituyen la **evaluación primaria** para los individuos con traumatismos. La mayoría de los médicos vuelven a evaluar a los sujetos antes de pasar a la **encuesta secundaria**. **La reevaluación continua es ne-cesaria mientras se trata a los pacientes traumatizados para identificar la inestabilidad cardiovascular y otros cambios significativos, en especial los neurológicos.**

Caso 12.2   Manejo inicial de la vía aérea

Usted es responsable de evaluar la vía aérea del paciente del caso 12.1.

P: ¿Cómo se realiza la evaluación inicial de la vía aérea?

R: En principio, **determine si la vía aérea está despejada u obstruida.**

  Si un paciente puede hablar, la vía aérea es permeable, al menos en ese momento. Los signos de obstrucción de las vías respiratorias son el estri-dor, la ronquera y la evidencia de una mayor resistencia de tales vías, como las retracciones respiratorias (es decir, la retracción de los tejidos blandos entre las costillas durante la inspiración) y el uso de los músculos respirato-rios accesorios.

Tabla 12-1. Prioridades en la evaluación de traumatismos

El curso de soporte vital avanzado para traumatismos (ATLS®, *advanced trauma life support*) impartido por el American College of Surgeons recomienda que un médico o un proveedor de servicios médicos de urgencia realice un reconocimiento primario con reanimación simultánea mediante la nemotecnia "ABCDE".

Mantenimiento de la vía **a**érea con restricción del movimiento de la columna cervical

Respiración (**b**reathing) y ventilación

Circulación con control de la hemorragia

Discapacidad (evaluación del estado neurológico)

Exposición/control ambiental

Evaluación inicial, incluyendo un historial "AMPLE".

Alergias

Medicamentos utilizados actualmente

Enfermedades **p**revias/embarazo

Última **l**ibación

Entorno en el que sucedió la lesión

- Los médicos deben resguardarse con una bata impermeable, guantes, gafas protectoras y mascarilla cuando evalúen a los pacientes traumatizados.
- Diagnostique de manera inmediata las lesiones que ponen en peligro la vida, seguido de un tratamiento rápido (reanimación, control de la hemorragia).
- Aplique los complementos adecuados al estudio primario (p. ej., electrocardiograma [ECG], gasometría arterial, estudios radiográficos).
- Reevalúe el estado del paciente y considerar la necesidad de trasladarlo a un nivel de atención superior.
- Realice un estudio secundario para identificar otras lesiones significativas, incluso de la cabeza a los pies, y considere la posibilidad de efectuar estudios complementarios adicionales.
- Brinde tratamiento definitivo, incluida la cirugía.

Examine con la vista la orofaringe en pacientes con alteración de la conciencia. La presencia de un reflejo nauseoso indica que lo más probable es que la vía aérea superior esté despejada. Si dicho reflejo nauseoso está ausente, hay que inspeccionar la vía aérea de manera digital en busca de cuerpos extraños, teniendo cuidado de proteger el dedo del examinador para que no sea mordido. Las lesiones en el cuello, como los traumatismos directos y los traumatismos penetrantes, pueden traspasar o seccionar la laringe o la tráquea. Estas lesiones requieren un reconocimiento rápido e intubación, cricotiroidotomía o traqueostomía.

Los traumatismos contundentes también es factible que provoquen **un edema laríngeo**. Aunque tal vez sea leve cuando el paciente ingresa por primera vez en el servicio de urgencias, puede empeorar con rapidez en los minutos u horas siguientes. La ronquera, el cambio de voz y el estridor son signos de esta condición. Si se sospecha de un edema laríngeo, es preciso intubar al paciente antes de que ocurra una obstrucción de las vías respiratorias.

P: ¿Qué otras indicaciones hay para la intubación?

R: Otras indicaciones de que la intubación es necesaria incluyen un esfuerzo respiratorio inadecuado, un estado mental deprimido de modo significativo, una puntuación de la Escala de Coma de Glasgow (ECG) < 8 (tabla 12-2), la incapacidad de proteger la vía aérea y una

Tabla 12-2. Escala de Coma de Glasgow*

Comportamiento	Respuesta	Puntuación
Apertura de ojos (eye) (E)	Espontánea	4
	Al sonido	3
	A la presión	2
	Ninguno	1
	No demostrable	ND
		E Total =
Respuesta verbal (V)	Orientado	5
	Confundido	4
	Palabras, pero no coherentes	3
	Sonidos, pero no palabras	2
	Ninguna	1
	No demostrable	ND
		V Total =
Respuesta motora (M)	Obedece órdenes	6
	Localiza	5
	Flexión normal	4
	Flexión anormal	3
	Extensión	2
	Ninguna	1
	No demostrable	ND
		M Total =
	Total de la Escala de Coma de Glasgow =	

* La puntuación compuesta es la suma de los tres dominios (E+V+M).

mecánica respiratoria muy comprometida (p. ej., como en el caso de las fracturas costales múltiples).

Caso 12.3 ♦ Manejo pulmonar inicial

Usted despeja las vías respiratorias del paciente del caso 12.1. Al evaluar los pulmones, se percibe una disminución de los ruidos respiratorios en el tórax derecho. El sujeto tiene una presión arterial (PA) de 120/80 mm Hg y una frecuencia cardiaca de 75 latidos por minuto. Usted habla con él, que parece no estar angustiado y hallarse bien oxigenado, pero con una leve falta de aire.

P: ¿Cuál es el siguiente paso?

R: El paciente está estable, por lo que es conveniente una evaluación ordenada de los pulmones. En este momento, también es necesario realizar una radiografía (Rx) de tórax y una pulsioximetría.

En la Rx de tórax se aprecia un neumotórax de tamaño moderado en el lado derecho (fig. 12-1).

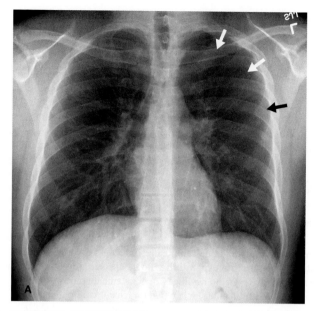

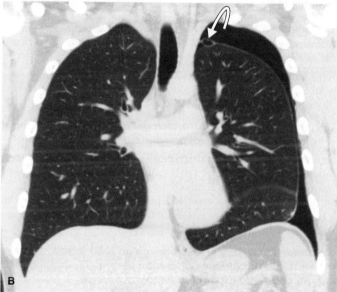

Figura 12-1. Neumotórax en radiografía y TC. **A:** Radiografía frontal de tórax en posición vertical que muestra un neumotórax izquierdo con una línea pleural visceral visible (flechas). **B:** La TC coronal muestra el neumotórax izquierdo y una ampolla apical izquierda (flecha curvada) que probablemente sea la responsable del neumotórax espontáneo. (De Klein J, Brant WE, Helms CA, Vinson EN. *Brant and Helms' Fundamentals of Diagnostic Radiology*, 5th ed. Wolters Kluwer Health; 2018, Fig. 10-36).

P: ¿Cuál es el siguiente paso?

R: Un neumotórax simple suele producirse por una fractura costal que lacera la pleura visceral y el parénquima pulmonar subyacente. En los pacientes traumatizados, el tratamiento consiste en la **inserción de un tubo torácico de gran diámetro** (fig. 12-2). Es importante **introducir un dedo** en el espacio pleural antes de insertar el tubo para asegurarse de que está en el espacio correcto. (Es posible entrar en la cavidad peritoneal por error, haciendo que el tubo torácico no sea eficaz).

Otras condiciones pueden complicar esta situación. Quizá haya una hernia diafragmática traumática que permita que diversas estructuras como el estómago, el bazo, el intestino u otros órganos abdominales se introduzcan en el espacio pleural. En este caso, una sonda torácica no reexpandirá el pulmón, y los pacientes deben ir a quirófano para reparar el defecto. El pulmón también podría estar unido a la pleura parietal con adherencias. La inserción del tubo torácico en el parénquima pulmonar es perjudicial y no resolvería el neumotórax.

P: ¿Qué tratamiento es adecuado para un paciente con una sonda torácica?

R: Colocar un sello de agua con succión para permitir la reexpansión del pulmón. Es necesario realizar varias Rx de tórax en serie. La retirada del tubo puede producirse **cuando el pulmón esté completamente expandido y no se aprecie ninguna otra fuga de aire.** Es importante asegurarse de que no hay fugas en el sistema de tubos y de que tampoco las hay en el punto en el que el tubo entra en la pared torácica.

P: ¿Cómo cambia el tratamiento propuesto en las siguientes situaciones?

Variación del caso 12.3.1. Examen más detallado que indica una laceración en la pared torácica que penetra hasta el pulmón y "succiona" el aire al entrar y salir durante la respiración.

◆ Se denomina **herida torácica por succión o neumotórax abierto**. Debe sellarse con un apósito oclusivo sólo en tres lados para evitar un efecto de válvula de Heimlich. El tubo torácico tiene que insertarse en un lugar diferente.

Variación del caso 12.3.2. Tras la inserción del tubo torácico y la repetición de la Rx de tórax, el pulmón no se expande por completo.

◆ El tubo torácico está en un **lugar equivocado o no funciona** de manera correcta. Los tubos pueden introducirse por equivocación en los tejidos subcutáneos, tener fugas de aire en sus conexiones o "engrumecerse" (es decir, ocluirse con residuos).

◆ El manejo depende del problema específico, pero incluye el reposicionamiento o la sustitución de la sonda o la inserción de una segunda sonda. El pulmón debería expandirse con rapidez con un tubo torácico bien insertado.

Variación del caso 12.3.3. Tras la inserción de un tubo torácico, una gran cantidad de aire continúa filtrándose por el tubo durante las siguientes 6 horas, y el pulmón permanece sólo expandido de forma parcial.

*Este problema indica que puede haber una lesión **importante de las vías respiratorias con interrupción de un bronquio** o de la tráquea (fig. 12-3). Esta condición, que a veces es evidente en la broncoscopia, requiere una toracotomía y una resección pulmonar parcial o la reparación de la lesión de la vía aérea.*

Variación del caso 12.3.4. En la Rx de tórax se aprecia un neumotórax muy pequeño. Su residente le pregunta si la simple observación sin la inserción de un tubo torácico será efectiva.

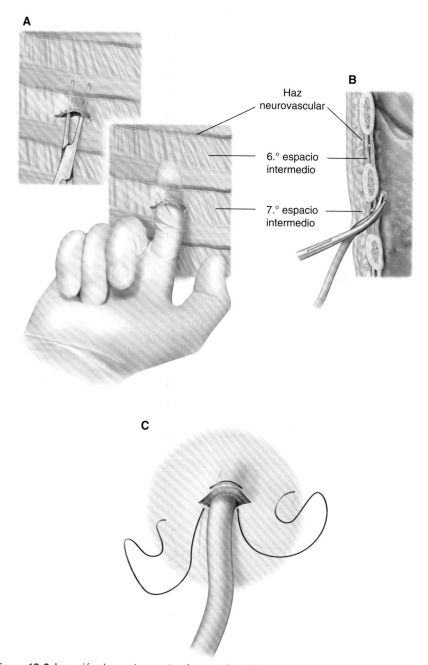

Figura 12-2. Inserción de una toracostomía con tubo. **A:** Incisión en la pared torácica con disección roma por encima de la costilla inferior en el espacio introducido para evitar el haz neurovascular. Se coloca un dedo en el espacio pleural para confirmar la ubicación correcta y asegurarse de que el pulmón no está adherido a la pared torácica. **B:** El tubo se coloca por encima de la costilla para evitar la lesión del haz neurovascular situado justo debajo de cada costilla. **C:** El tubo se asegura con una sutura. (De Britt LD, Peitzman AB, Barie PS, Jurkovich GJ. *Acute Care Surgery*. Wolters Kluwer Health; 2012, Fig. 64-7).

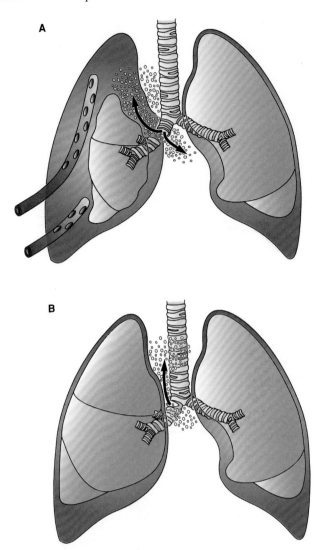

Figura 12-3. Rotura del bronquio que demuestra **(A)** un neumotórax con rotura intrapleural (De Greenfield LJ, Mulholland MW, Oldham KT, *et al.*, eds. *Surgery: Scientific Principles and Practice*, 2nd ed. Philadelphia: Lippincott Williams & Wilkins; 1997:327); **(B)** neumomediastino con rotura extrapleural. La rotura de un bronquio, que provoca una fuga de aire persistente y un neumotórax, suele requerir una resección pulmonar para su reparación. (De Greenfield LJ, Mulholland MW, Oldham KT, *et al.*, eds. *Surgery: Scientific Principles and Practice*, 2 ed. Philadelphia: Lippincott Williams & Wilkins; 1997:327).

◆ **La observación de un neumotórax pequeño y sin complicaciones es adecuada si: su tamaño no aumenta, no hay líquido libre en el espacio pleural (es decir, un hemotórax) y, el paciente está asintomático sin otras lesiones importantes, en especial torácicas.**

♦ La inserción de un tubo torácico es necesaria más allá del tamaño del neumotórax y de los síntomas si el paciente tiene una lesión como una fractura de fémur que requiere anestesia general en el quirófano. La anestesia general, la intubación endotraqueal y la **ventilación asistida colocan el árbol traqueobronquial a una presión positiva** de 20-40 mm Hg, lo que incrementa el riesgo de convertir un neumotórax pequeño en uno más grande o en un neumotórax a tensión.

Caso 12.4 Neumotórax en un paciente con hipotensión

Usted despeja las vías respiratorias del paciente del caso 12.1. Se observa la ausencia de ruidos respiratorios en el tórax derecho. El individuo tiene una presión arterial de 80/60 mm Hg. Las venas del cuello están distendidas.

P: ¿Qué tratamiento inicial es el adecuado?

R: Con la hipotensión y la ausencia de ruidos respiratorios, el problema que se sospecha es un neumotórax a tensión.

El neumotórax a tensión es un diagnóstico clínico (fig. 12-4). Es necesario realizar la aspiración con aguja y la toracostomía antes de la Rx de tórax, porque ésta tarda en completarse. El **tiempo es esencial** en los pacientes con hipotensión.

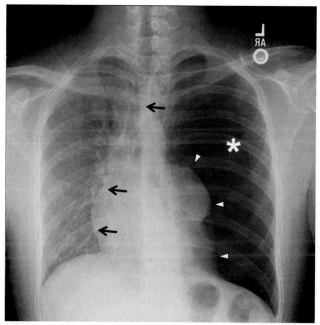

Figura 12-4. Neumotórax a tensión. Radiografía frontal de tórax que muestra que el pulmón izquierdo está colapsado y retraído hacia el mediastino. Note la línea pleural bien definida en la interfase pulmón-neumotórax (puntas de flecha). El hemitórax izquierdo es anormalmente lucente y exhibe una ausencia total de marcas pulmonares (asterisco), confirmando el diagnóstico de neumotórax. La desviación de la tráquea y el mediastino hacia el lado contralateral (flechas) es indicativa de un neumotórax a tensión. (De Gupta A, Jones DB. *Surgery Boot Camp Manual: A Multimedia Guide for Surgical Training.* Wolters Kluwer Health; 2019, Fig. 11-7).

La etiología habitual del neumotórax a tensión es una laceración pulmonar que actúa como una válvula unidireccional que permite la entrada de aire en el espacio pleural pero impide su salida. Esto crea una presión positiva que aumenta de forma progresiva en el espacio pleural. Cuando esta presión alcanza la presión venosa, el retorno venoso y el gasto cardiaco disminuyen, lo que provoca hipotensión y distensión de las venas del cuello. De no ser posible la inserción inmediata de un tubo torácico, es indispensable efectuar una **aspiración con aguja** del tórax izquierdo. Con el diagnóstico de neumotórax a tensión, el paciente debería experimentar una **mejoría inmediata de la PA**. La toracostomía con tubo ha de realizarse justo después de la aspiración con aguja.

Caso 12.5 Hipotensión y distensión venosa del cuello con ruidos respiratorios normales

Llega al servicio de urgencias un hombre de 42 años de edad quien ha sufrido un accidente de tránsito. Se despejan las vías respiratorias. Hay ruidos respiratorios normales bilaterales y parece estar ventilando y oxigenando bien. La evaluación inicial del sistema cardiovascular revela hipotensión con una PA de 80/60 mm Hg, una frecuencia cardiaca de 110 latidos por minuto y venas del cuello distendidas.

P: ¿Cuál es el siguiente paso?

R: Si el diagnóstico es taponamiento pericárdico, el paciente debe recuperar normotensión con rapidez después del drenaje. Lo mejor es un procedimiento abierto mediante un abordaje subxifoide, aunque algunos cirujanos prefieren la aspiración con aguja (fig. 12-5). Incluso pequeñas cantidades de sangre en el pericardio de forma aguda (< 50 mL) pueden limitar el flujo venoso al corazón y causar hipotensión.

Tras el drenaje inicial, el **paciente debe ir al quirófano** para que se le practique una ventana pericárdica y se examine el contenido del pericardio a fin de detener el origen de la hemorragia. La sangre en el pericardio puede proceder de diversas fuentes, como laceraciones miocárdicas, aórticas y pericárdicas, todas ellas lesiones graves y, en potencia. mortales. Otros signos de taponamiento pericárdico, como los ruidos cardiacos apagados, el pulso paradójico (una disminución de la PA sistólica de más de 10 mm Hg en la inspiración) y el signo de Kussmaul (un aumento de la presión venosa central [PVC] durante la inspiración en un paciente que respira de manera espontánea), con frecuencia no se detectan de forma fácil en los pacientes traumatizados.

Si no hay taponamiento, es posible que el paciente haya sufrido una contusión miocárdica; ésta no suele causar insuficiencia cardiaca, sino arritmias. Se sospecha con los cambios electrocardiográficos (ECG) agudos y se confirma con el análisis de las enzimas cardiacas y mediante imagenología cardiaca.

En ocasiones, los pacientes con una enfermedad cardiaca preexistente sufren un evento del corazón, como un infarto de miocardio (IM) mientras conducen, lo que provoca un error de su parte y el choque. En este caso, el fallo cardiaco primario podría ser la raíz de estos hallazgos.

Un neumotórax a tensión es la causa más común de hipotensión y distensión de las venas del cuello en los pacientes con traumatismos. Sin embargo, los ruidos respiratorios intactos significan que es menos probable que el individuo tenga un neumotórax a tensión. **La hipotensión con venas del cuello distendidas también puede ser secundaria a un taponamiento cardiaco. Es viable realizar una ecografía cardiaca para hacer el diagnóstico de taponamiento cardiaco, siempre que se pueda hacer de inmediato. Es preciso llevar a cabo una pericardiocentesis de urgencia o una ecografía pericárdica, si está disponible al instante en la unidad de reanimación de traumatismos.**

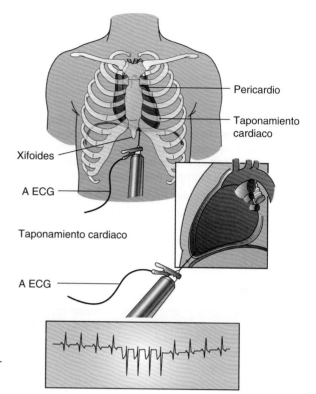

Figura 12-5. El taponamiento pericárdico puede diagnosticarse mediante una pericardiocentesis por vía subxifoidea. Si se aspira sangre pericárdica y la hemodinámica del paciente mejora, éste debe ser llevado a cirugía para controlar la hemorragia en el pericardio. (De Greenfield LJ, Mulholland MW, Oldham KT, *et al.*, eds. *Surgery: Scientific Principles and Practice*, 2nd ed. Philadelphia: Lippincott Williams & Wilkins; 1997:1579). ECG, electrocardiograma.

Caso 12.6 Hipotensión con ruidos respiratorios normales y sin distensión de las venas del cuello

Un individuo de 28 años de edad es llevado al servicio de urgencias tras un accidente de motocicleta. Después de despejar las vías respiratorias, se observa dificultad respiratoria y se intuba. Los ruidos respiratorios bilaterales y las venas del cuello son normales. Los signos vitales incluyen una presión arterial de 90/60 mm Hg y una frecuencia cardiaca de 125 latidos por minuto.

P: ¿Cuáles son los pasos adecuados en la reanimación inicial?

R: Se deben insertar dos líneas intravenosas (IV) de gran calibre (de preferencia, en las extremidades superiores) seguidas de una infusión rápida de al menos 1-2 L de cristaloide isotónico. La respuesta del paciente a los líquidos es apropiada, y se administran más soluciones hasta que su PA y pulso mejoren.

La hipovolemia es la causa más común de hipotensión en los pacientes traumatizados. Es esencial buscar con celeridad las lesiones evidentes que causan hemorragia, como las laceraciones profundas, las lesiones arteriales y las fracturas importantes de huesos largos (p. ej., las fracturas del eje femoral).

P: ¿Cómo se calcula la cantidad de pérdida de sangre según la presentación inicial del paciente?

R: El grado de hemorragia se agrupa por clases (tabla 12-3). Las pérdidas de sangre inferiores a 15% provocan pocos cambios fisiológicos, y las pérdidas de 15 a 30% causan modificaciones leves, como taquicardia y aumento de la presión del pulso. Las pérdidas de entre 31 y 40% ocasionan cambios graves en las constantes vitales, como hipotensión, taquicardia y disminución del estado mental.

En las personas sanas, deben perderse cantidades significativas de sangre antes de que fallen los mecanismos de compensación y cambien los signos vitales. Los pacientes que sufren pérdidas de sangre de 15 a 30% pueden requerir una transfusión sanguínea, y aquellos cuyas perdidas son > 30% casi siempre necesitan tal transfusión.

P: ¿Cómo se calcula la adecuación de la reanimación?

R: Otros cambios fisiológicos también son útiles para determinar la adecuación de la perfusión. Éstos incluyen la corrección del metabolismo anaeróbico, medida por la corrección de la **acidosis láctica** y la normalización de la **saturación venosa de oxígeno**.

Tabla 12-3. Signos y síntomas de hemorragia por clase

Parámetro	Clase I	Clase II (leve)	Clase III (moderada)	Clase IV (grave)
Pérdida de sangre aproximada	< 15%	15-30%	31-40%	> 40%
Frecuencia cardiaca	↔	↔/↑	↑	↑/↑↑
Presión arterial	↔	↔	↔/↓	↓
Presión del pulso	↔	↓	↓	↓
Frecuencia respiratoria	↔	↔	↔/↑	↑
Diuresis	↔	↔	↓	↓↓
Puntuación de la Escala de Coma de Glasgow	↔	↔	↓	↓
Déficit de base[a]	0 a –2 mEq/L	–2 a –6 mEq/L	–6 a –10 mEq/L	–10 mEq/L o más
Necesidad de productos sanguíneos	Monitoreo	Posible	Sí	Protocolo de transfusión masiva

[a] El exceso de base es la cantidad de base (HCO_3^-, en mEq/L) que está por encima o por debajo del rango normal en el organismo. Una cifra negativa se denomina déficit de base e indica acidosis metabólica.

Del American College of Surgeons. *Advanced Trauma Life Support Student Course Manual*, 10th ed. American College of Surgeons, 2018. *Datos de*: Mutschlera M, Nienaberb U, Brockampa T, *et al*. A critical reappraisal of the ATLS classification of hypovolaemic shock: does it really reflect clinical reality? *Resuscitation*. 2013,84:309-313.

Los signos de una reanimación inicial adecuada incluyen una diuresis aceptable y una mejoría en la frecuencia cardiaca, el estado mental y la PA. Se inicia la reanimación con líquidos y se coloca una sonda urinaria para controlar la diuresis del paciente. El paciente tiene una fractura femoral derecha, con un muslo grande e hinchado.

P: ¿Qué tratamiento adicional es necesario?

R: La hipotensión continuará, a pesar de la rápida reposición de líquidos y sangre. Las fracturas de fémur pueden asociarse a una **pérdida sanguínea** de varios **litros** en los tejidos. Para evitar una hemorragia continua, es necesario **estabilizar la fractura**. Quizá se requiera una transfusión. También es posible que haya una lesión vascular importante que amerite investigación.

Cuando un paciente continúa hipotenso e inestable a pesar de una reanimación adecuada con líquidos, la prioridad es la búsqueda de la causa subyacente. Probablemente esté indicada una laparotomía o una toracotomía urgentes.

P: ¿Es necesario tener un catéter venoso central o un catéter en la arteria pulmonar para manejar de manera correcta a este paciente?

R: La monitorización invasiva quizá retrase el tratamiento definitivo. Si no es posible obtener un acceso periférico de gran calibre, se puede insertar una vía central en el paciente con traumatismos graves en el momento de la reanimación inicial. Si hay oportunidad de efectuar este procedimiento con rapidez, es muy útil en pacientes inestables e hipotensos, ya que una vía central facilita la reanimación de gran volumen. En caso de haber un neumotórax, muchos cirujanos insertan la vía en el mismo lado porque el neumotórax es una complicación de la inserción de la vía central.

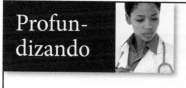

Profundizando

Existen lugares limitados en los que un paciente puede sufrir una hemorragia que provoque un choque hipovolémico. Entre ellos están el tórax y el mediastino; el abdomen, el retroperitoneo y la pelvis; los muslos; y el exterior.

Variación del caso 12.6.1. Continúa la hipotensión significativa a pesar de la reanimación, no hay lesiones torácicas y no se observan daños importantes claros en los huesos largos o en los tejidos blandos.

Las causas más probables de la hipotensión son una lesión intraabdominal o una fractura pélvica con una interrupción vascular importante.

Variación del caso 12.6.2. Continúa la hipotensión significativa a pesar de la reanimación, no hay lesiones torácicas y no se advierten daños de consideración patentes en los huesos largos o en los tejidos blandos, pero se nota una lesión craneal cerrada.

Un traumatismo craneal cerrado no suele causar hipotensión como resultado del reflejo de Cushing. *El reflejo de Cushing se produce en apariencia debido a la inflamación del cerebro y a la isquemia cerebral resultante. El cerebro isquémico envía un mensaje del sistema nervioso simpático a la circulación periférica para que se produzca una vasoconstricción, que mantiene una PA normal o aumentada y regula así la perfusión del cerebro.*

◆ También se genera **bradicardia** porque los nervios vagos no se ven afectados por este mensaje y responden al aumento de la PA con una estimulación parasimpática del corazón, lo que ocasiona la disminución de la frecuencia cardiaca.

Variación del caso 12.6.3. **La paciente es una mujer embarazada en su tercer trimestre.**

◆ Los efectos hemodinámicos del embarazo son consideraciones relevantes. La frecuencia cardiaca aumenta a lo largo del embarazo, con incrementos de más de 20 latidos por minuto en el tercer trimestre. Así, un alza de la frecuencia del pulso en una mujer embarazada tal vez no indique hipovolemia. La compresión uterina sobre la vena cava reduciría el retorno sanguíneo al corazón, y causaría hipotensión; por tanto, la evaluación de la mujer embarazada debe realizarse cuando esté sobre su lado izquierdo.

◆ Además, el volumen de plasma aumenta a lo largo del tercer trimestre, con un menor incremento del volumen de eritrocitos, lo que provoca una disminución del hematocrito. Al final del embarazo, un hematocrito de 31-35% es normal.

Variación del caso 12.6.4. **Al comenzar a insertar la sonda urinaria, observa sangre en el meato uretral.**

◆ La sangre en el meato uretral indica una posible **lesión uretral**. Otros motivos para sospechar este tipo de lesión en la exploración secundaria son una glándula prostática elevada en el tacto rectal y un hematoma peneano o escrotal. Antes de colocar una sonda en cualquier paciente masculino con traumatismo, es preciso llevar a cabo un examen rectal para buscar una lesión prostática. Los intentos de colocar una sonda vesical están contraindicados porque la sonda puede completar una uretra parcialmente transectada y empeorar el traumatismo.

◆ Se utiliza una **cistouretrografía retrógrada** para determinar si existe una lesión. La inserción de un catéter suprapúbico es apropiada si se ha producido una lesión.

Caso 12.7   Manejo inicial de la columna cervical

Un joven de 18 años de edad que ha sufrido un accidente de tránsito es llevado al servicio de urgencias. Usted es responsable de evaluar la columna cervical del paciente.

P: ¿Qué tratamiento es adecuado en las siguientes situaciones?

Variación del caso 12.7.1. **Paciente despierto y alerta.**

◆ Las **precauciones para la columna cervical** incluyen la inmovilización del cuello con un collarín y una tabla, como la que utilizan los paramédicos. Si no hay fijeza, es necesario mantener la **estabilización cervical en línea** hasta que el cuello no presente movimiento.

◆ **El siguiente paso es la palpación del cuello a lo largo de la cara posterior para detectar sensibilidad, deformidad u otras anomalías. Además, es necesario realizar una evaluación rápida de la función motora y sensorial básica de los brazos y las piernas.**

◆ Además, es preciso efectuar una radiografía **lateral de la columna cervical** para examinar si existen anomalías óseas evidentes. Si la evaluación inicial es negativa, un radiólogo debe revisar la serie de la columna cervical, incluidas las vistas anteriores y oblicuas (fig. 12-6), para asegurarse de que no hay alteraciones.

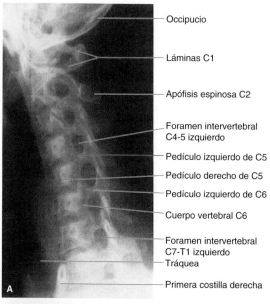

Occipucio

Láminas C1

Apófisis espinosa C2

Foramen intervertebral C4-5 izquierdo

Pedículo izquierdo de C5

Pedículo derecho de C5

Pedículo izquierdo de C6

Cuerpo vertebral C6

Foramen intervertebral C7-T1 izquierdo

Tráquea

Primera costilla derecha

Figura 12-6. Columna cervical normal. Vistas oblicuas derecha **(A)** e izquierda **(B)**. (De Farrell TA. *Radiology 101: The Basics and Fundamentals of Imaging*, 5th ed, 2019, Fig. 9-3).

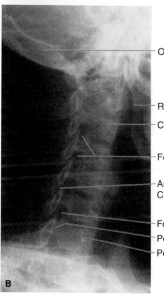

Occipucio

Rama mandibular

Cuerpo vertebral C3

Foramen intervertebral derecho

Articulación apofisaria C5-6 derecha

Foramen intervertebral C6-7 derecho

Pedículo derecho de C7

Pedículo izquierdo de C7

✦ También es factible realizar una TC de la columna cervical para identificar la fractura, sobre todo si el paciente necesita una TC de otra zona, como la cabeza.

✦ Las precauciones para la columna cervical pueden suspenderse con un examen radiológico normal en ese momento sólo si el paciente puede ser examinado de manera adecuada desde el punto de vista clínico.

Variación del caso 12.7.2. Paciente en coma.

✦ Un examinador **no puede despejar la columna cervical** en un paciente que está en coma, desorientado o combativo. Por consiguiente, las precauciones deben continuar hasta que el estado del individuo mejore. Algunos cirujanos obtienen una resonancia magnética de la columna cervical en pacientes que están en coma para evaluar si hay lesiones de ligamentos. Si no existen anomalías, el médico puede dar el alta al paciente.

Variación del caso 12.7.3. Paciente con pérdida de la función neurológica por debajo del cuello.

✦ Las radiografías negativas no descartan una lesión, sobre todo si hay síntomas neurológicos o sensibilidad en el cuello.

✦ **Si se presentan déficits neurológicos, anomalías radiológicas o sensibilidad de la columna cervical, se debe sospechar una lesión de ésta.**

✦ El tratamiento incluye la continuación de las precauciones para la columna cervical, una consulta neuroquirúrgica y una evaluación completa con imágenes. De necesitarse intubación traqueal, la cabeza no puede inclinarse; se requiere la intubación orofaríngea con tracción en línea para mantener la alineación de la columna vertebral o la intubación nasotraqueal (fig. 12-7).

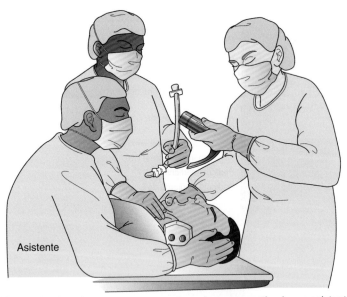

Figura 12-7. Para intubar de manera segura a un paciente traumatizado, un asistente debe mantener la estabilidad y la tracción en línea para evitar lesiones en la columna cervical potencialmente inestable. (De Peitzman AB, Rhodes M, Schwab CW, *et al.*, eds. *The Trauma Manual*, 2nd ed. Philadelphia: Lippincott Williams & Wilkins; 2002:90).

Variación del caso 12.7.4. Paciente con priapismo.

♦ El priapismo es un hallazgo en pacientes con una **lesión medular reciente**. Otros hallazgos son la pérdida del tono del esfínter anal, la pérdida del tono vasomotor y la bradicardia debida al deterioro de la actividad simpática periférica y al íleo intestinal.

Caso 12.8 Evaluación inicial de una lesión torácica

Una persona de 25 años de edad se presenta con una herida de arma blanca en el tórax izquierdo lateral al pezón. El paciente se queja de modo verbal de dolor. Las constantes vitales son las siguientes: PA 120/60 mm Hg, frecuencia cardiaca 90 y frecuencia respiratoria 20.

P: ¿Es necesaria alguna acción inmediata?

R: Es probable que el espacio pleural haya sido violado y que exista un hemoneumotórax. La inserción de un tubo torácico o una toracostomía con tubo debe realizarse en el lado izquierdo en el quinto espacio intercostal si existe un hemoneumotórax.

Usted efectúa una toracostomía con tubo.

P: ¿Qué tratamiento es adecuado en las siguientes situaciones?

Variación del caso 12.8.1. Inmediatamente se evacuan 1700 mL de sangre.

♦ La decisión de realizar una **toracotomía urgente** suele basarse en la localización de la herida de arma blanca (p. ej., cerca de una estructura vital como el corazón o los grandes vasos) y en el volumen inicial de sangre evacuado. Por lo general, si se ejecuta una toracostomía con tubo y se evacuan 1500 mL en poco tiempo, se debe hacer una toracotomía para evaluar si hay una lesión pulmonar hiliar o un daño en el corazón.

Variación del caso 12.8.2. Salida inicial de la sonda torácica de 1000 mL, pero el paciente aún presenta una fuerte pérdida de sangre por dicha sonda.

♦ **En las lesiones torácicas, la tasa de pérdida de sangre es tan importante como la pérdida de sangre inicial. Por lo general, una pérdida superior a 200 mL/h durante 3 horas requiere también una toracotomía para evaluar la lesión.**

Variación del caso 12.8.3. Paciente que presenta en principio hipotensión con una PA de 80/50 mm Hg.

♦ Resulta muy probable que la hipotensión en este contexto sea **secundaria a la pérdida de sangre en el tórax izquierdo** (fig. 12-8). Aunque un neumotórax a tensión es una posibilidad, se necesita la rápida colocación de un tubo torácico en el tórax izquierdo. Si la hipotensión no responde de manera pronta a la inserción de un tubo torácico y la hemorragia es demasiado rápida, está indicada la toracotomía urgente.

Variación del caso 12.8.4. La lesión se ubica inmediatamente inferior a la clavícula.

♦ Una **lesión arterial o venosa subclavia** con una herida de arma blanca por debajo de la clavícula es preocupante (fig. 12-9A). Si el paciente está estable, es necesario llevar a cabo una angiografía o una angiografía por TC para inspeccionar los vasos, ya que la evaluación quirúrgica de las estructuras en esta localización es difícil y requiere planificar el abordaje (fig. 12-9B). En caso de que el paciente no se encuentre estable, es preciso realizar una exploración urgente.

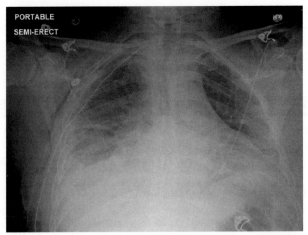

Figura 12-8. Después de un accidente automovilístico, se trató un hemotórax con una tora-costomía con tubo. La radiografía de tórax subsecuente demuestra una opacidad residual consistente con un hemotórax retenido. (De Britt LD, Peitzman AB, Barie PS, Jurkovich GJ. *Acute Care Surgery*, 2nd ed. Wolters Kluwer Health; 2018, Fig. 35-3A).

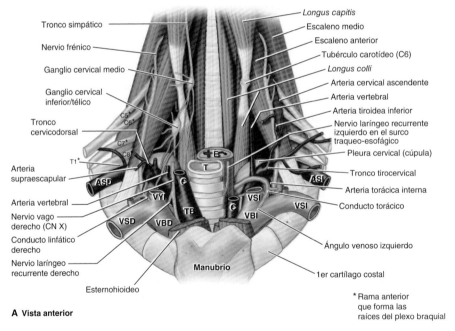

Figura 12-9. Raíz del cuello y región prevertebral. **A.** Se muestra una disección de la raíz del cuello. El plexo braquial y la tercera parte de la arteria subclavia emergen entre los músculos escaleno anterior y medio. Las venas braquiocefálicas, las primeras partes de las arterias subclavias y las arterias torácicas internas que surgen de las arterias subclavias están rela-cionadas de forma estrecha con la pleura cervical (cúpula). El conducto torácico termina en la raíz del cuello al entrar en el ángulo venoso izquierdo.

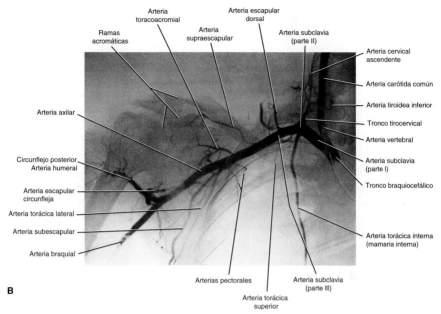

B

Figura 12-9. *(Continuación)* Clave: ASD, arteria subclavia derecha; ASI, arteria subclavia izquierda; C, carótida común; E, esófago; T, tráquea; TB, tronco braquiocefálico; VBD, vena braquiocefálica derecha; VBI, vena braquiocefálica izquierda; VSD, vena subclavia derecha; VSI, vena subclavia izquierda; VYI, vena yugular interna. (De Moore KL, Dalley AF, Agur AMR. *Clinically Oriented Anatomy*, 8th ed. Wolters Kluwer Health; 2017, Fig. 9-25A). **B.** Angiograma de las arterias subclavia, axilar y braquial derecha y sus ramas. (De Uflacker A, Guimaraes M. *Uflacker's Atlas of Vascular Anatomy: An Angiographic Approach*, 3rd ed. Wolters Kluwer Health; 2020, Fig. 15-2A).

Variación del caso 12.8.5. **La lesión se ubica por debajo del pezón en el lado izquierdo (fig. 12-10).**

♦ La sospecha de lesión del diafragma y de los órganos inferiores a éste se produce como consecuencia de heridas de entrada por arma de fuego y de heridas por arma blanca por debajo del pezón. Las **lesiones diafragmáticas** pueden pasar desapercibidas en el reconocimiento inicial porque la herniación del contenido intraabdominal hacia el tórax quizá no ocurra en el periodo inicial. Por esta razón, si la sospecha de una lesión diafragmática es sólida, conviene **explorar todo el abdomen** en busca de lesiones relacionadas, incluyendo el estómago, el intestino delgado, el colon, el páncreas y otros órganos viscerales.

♦ La toracoscopia y la laparoscopia son a veces útiles en este contexto si el paciente se encuentra estable.

Variación del caso 12.8.6. **Paciente con una herida de bala en el pecho. Dado que la trayectoria de una bala no es predecible, la exploración abdominal es esencial si la herida está cerca del abdomen. Es preciso señalar las heridas de entrada y salida con un marcador metálico y realizar una radiografía para determinar la ubicación actual de la bala.**

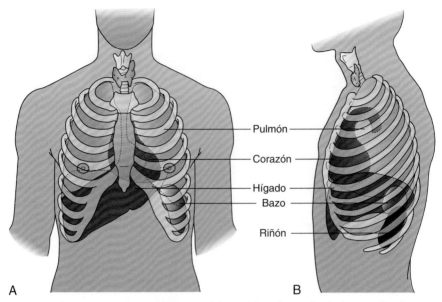

Figura 12-10. Las lesiones penetrantes por debajo del pezón pueden lesionar varios órganos abdominales. (Redibujado de Peitzman AB, Rhodes M, Schwab CW, *et al.*, eds. *The Trauma Manual*, 2nd ed. Philadelphia: Lippincott Williams & Wilkins; 2002:195).

◆ **La diferencia en el manejo entre las heridas de bala y las de arma blanca se relaciona con la trayectoria impredecible de las balas.**

Variación del caso 12.8.7. Paciente que presenta un traumatismo torácico. Se coloca un tubo torácico y se encuentra un hemoneumotórax y una importante salida de sangre.

◆ El manejo de esta situación sería similar al descrito para el paciente con herida de arma blanca (véase la Variación del caso 12.8.2).

Caso 12.9 Mediastino indistinto o ensanchado

Una persona de 46 años de edad que ha sufrido un accidente de tránsito es llevada al servicio de urgencias, donde es sometida a un reconocimiento inicial y a reanimación. En la Rx de tórax, el mediastino es más amplio en una placa anteroposterior portátil.

P: ¿Cómo debe interpretarse este descubrimiento?

R: La posibilidad de una **transección aórtica torácica** parcial o completa **es motivo de preocupación**. Una **Rx de tórax portátil anteroposterior no es fiable** para diagnosticar esta condición porque tiende a magnificar el mediastino. Una Rx de tórax un tanto rotada también puede distorsionar las estructuras mediastínicas.

El paciente está estable y no tiene otras lesiones importantes.

P: ¿Cuál es el siguiente paso?

R: Si el paciente está estable y normotenso, se justifica una **Rx de tórax posteroanterior**.

P: ¿Qué hallazgos se asocian a una disrupción aórtica?

R: Un mediastino ensanchado se ha asociado de modo tradicional con una lesión aórtica torácica (fig. 12-11). Sin embargo, los hallazgos más fiables son una perilla aórtica indistinta o una aorta descendente; se ligan a una alta incidencia de lesión aórtica. Además, es posible que los siguientes hallazgos también estén presentes:

♦ Obliteración de la perilla aórtica.
♦ Desviación de la tráquea hacia la derecha.
♦ Tapón pleural (es decir, líquido pleural en la parte superior de la cúpula pulmonar, sugestivo de hematoma).
♦ Obliteración de la ventana aórtico-pulmonar.
♦ Desviación del esófago hacia la derecha.
♦ Depresión del bronquio principal izquierdo o elevación del bronquio principal derecho.

Una transección aórtica también puede estar presente con una radiografía de tórax normal o con cualquiera de estos hallazgos.

La Rx de tórax posteroanterior muestra un mediastino ensanchado.

P: ¿Cuál es el siguiente paso?

R: Los métodos aceptados para establecer este diagnóstico son la angiografía aórtica (fig. 12-12) (el "estándar de oro") y la angiografía dinámica por tomografía computarizada (ATC) del tórax, que se ha convertido en la modalidad más común para estudiar la aorta.

En la ATC se aprecia una aorta parcialmente seccionada (fig. 12-13).

P: ¿Qué procede a continuación?

R: Es necesario determinar el grado de la lesión aórtica (tabla 12-4). Las lesiones de grado I y algunas de grado II se observan y manejan de forma médica. Las lesiones de grados III y IV se tratan de manera quirúrgica, en la mayoría de los casos con una reparación endovascular, si es posible en términos técnicos, o con una reparación abierta si no se puede efectuar la reparación endovascular.

Caso 12.10 Evaluación abdominal inicial basada en el mecanismo de la lesión

Un peatón de 40 años de edad fue atropellado por un automóvil y sufrió un traumatismo cerrado. Cuando es llevado al servicio de urgencias, el paciente está despierto y alerta, con una vía aérea permeable. La evaluación inicial revela una ventilación adecuada y una PA de 120/80 mm Hg. Usted es responsable de evaluar el abdomen y tomar decisiones de manejo.

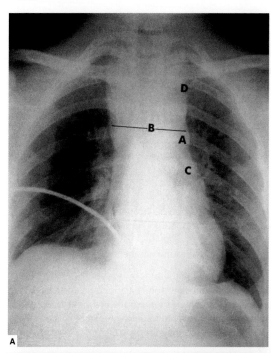

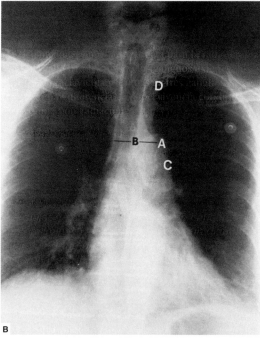

Figura 12-11. Radiografía posteroanterior de tórax de un hombre implicado como conductor en una colisión frontal de vehículos de motor (A) comparada con la de una persona sana (B). La primera radiografía presenta varias anomalías que sugieren una alteración de los grandes vasos. Pérdida de detalle del pomo aórtico con difuminación del contorno aórtico **A**. Mediastino ensanchado (relación anchura mediastínica/anchura torácica > 0.28) **B**. Opacificación del espacio libre entre la aorta y la arteria pulmonar (ventana aortopulmonar) **C**. Obliteración del aspecto medial del campo superior izquierdo **D**. El aortograma reveló rotura del arco aórtico. (Radiografías por cortesía del Departamento de Radiología, St. Luke's Hospital, Milwaukee, WI). (De Wolfson AB, Cloutier RL, Hendey GW, Ling LJ, Rosen CL, Schaider JJ. *Harwood-Nuss' Clinical Practice of Emergency Medicine*, 7th ed. Wolters Kluwer Health; 2020, Fig. 33-1).

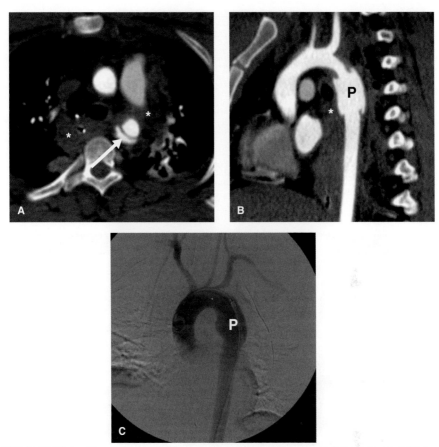

Figura 12-12. Lesión aórtica traumática aguda/seudoaneurisma traumático. Imagen axial de angiografía por tomografía axial computarizada a nivel del istmo aórtico (A) y reformateado parasagital (B) demuestra una transección completa de la aorta (flecha blanca, A) contenida por un gran seudoaneurisma (P, B) y un hematoma mediastínico circundante (*, A, B). La angiografía por catéter de urgencia refleja los hallazgos de la angiografía por tomografía axial computarizada con un seudoaneurisma (P) en el istmo aórtico. (De Klein J, Brant WE, Helms CA, Vinson EN. *Brant and Helms' Fundamentals of Diagnostic Radiology*, 5th ed. Wolters Kluwer Health; 2018, Fig. 30-48).

P: ¿Cómo influye el mecanismo de la lesión en el enfoque hacia el paciente?

R: Los pacientes traumatizados requieren una cuidadosa evaluación abdominal cuando existe una lesión evidente en esa zona. Este mecanismo de lesión se asocia con un **alto riesgo de daño o una reserva limitada para tolerar la lesión.** La lesión por un mecanismo descrito en la tabla 12-5 justifica la obtención de más imágenes abdominales.

Al interrogarle, usted descubre que el paciente fue atropellado por un automóvil que circulaba a una velocidad de 40.4 km/h (25 mph). La exploración física revela que no hay distensión abdominal y que el dolor a la palpación es mínimo. Las constantes vitales son estables y no cambian desde el ingreso.

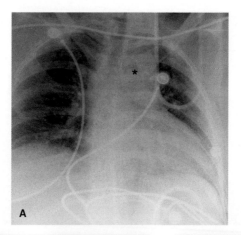

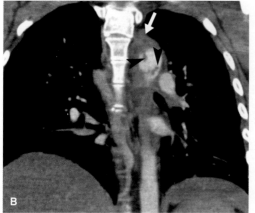
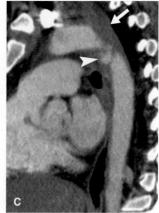

Figura 12-13. Lesión aórtica traumática aguda. La radiografía frontal de tórax (A) en una mujer de 42 años de edad demuestra un leve ensanchamiento mediastínico superior, que afecta sobre todo al contorno de la aorta (*). La imagen coronal de la tomografía computarizada (B) demuestra la disrupción de la aorta (cabezas de flecha) a lo largo del istmo aórtico con hematoma periaórtico adyacente (flecha). El reformateo sagital (C) muestra la irregularidad del istmo aórtico con una protuberancia anterior focal cerca de la unión esperada del ligamento arterioso (cabeza de flecha) con hematoma periaórtico circundante (flecha) consistente con una lesión aórtica traumática aguda. Esto no debe confundirse con la protuberancia fisiológica del ductus que también puede verse en esta localización. (De Klein J, Brant WE, Helms CA, Vinson EN. *Brant and Helms' Fundamentals of Diagnostic Radiology*, 5th ed. Wolters Kluwer Health; 2018, Fig. 30-47).

Tabla 12-4. Grados de lesión aórtica

Grado	Descripción
I	Desgarro interno o hematoma intramural
II	Seudoaneurisma pequeño (< 50% de la circunferencia aórtica)
III	Seudoaneurisma grande (> 50% de la circunferencia aórtica)
IV	Rotura o transección

Tabla 12-5. Lesiones que requieren una evaluación adicional basada sólo en el mecanismo de la lesión

Mecanismo de la lesión	Ejemplos
Traumatismo sin protección	• Peatones atropellados por vehículos motorizados • Accidentes de motocicleta • Accidentes de bicicleta • Agresiones con objetos

Traumatismos de alta energía	• Choque de vehículos de motor que involucran lo siguiente:
	  • Sin uso de cinturón
	  • Deformidades sustanciales
	  • Velocidades elevadas
	  • Muerte en el lugar de los hechos
	  • Daños vehiculares sustanciales
	• Caídas > 4.6 m (15 pies)

Traumatismos menores en pacientes con reserva limitada para tolerar lesiones	• Pacientes de edad avanzada • Pacientes con enfermedades crónicas debilitantes • Pacientes inmunodeprimidos

P: ¿Es necesario efectuar una evaluación abdominal adicional o basta con la simple observación?

R: Con base en el mecanismo de lesión ya descrito, la mayoría de los cirujanos traumatólogos haría una valoración más detallada de este paciente con una evaluación focalizada con ecografía para trauma (EFET) o una evaluación focalizada ampliada con ecografía para trauma (EFaET), que incluye un examen para neumotórax, a pesar de que no hay otros hallazgos presentes.

Variación del caso 12.10.1. Paciente que tiene una herida de bala en lugar de un traumatismo cerrado.

♦ **Las heridas de bala en el abdomen cuentan con una tasa de 80-90% de lesiones intraabdominales; por tanto, suele estar justificada la exploración agresiva tras las heridas por proyectil de arma de fuego. Si no hay certeza de que la bala haya entrado en el abdomen, una TC permite determinar si existe penetración intraabdominal y si es viable intentar un manejo selectivo.**

Caso 12.11 Evaluación inicial de una lesión abdominal

Un individuo de 28 años de edad que ha sufrido un accidente de tránsito, ha sido sometido a un estudio inicial de traumatología y se le está reanimando. La ventilación es buena. Usted es responsable de evaluar el abdomen del paciente.

P: ¿Cuáles son las opciones de evaluación?

R: Hay varias alternativas que permiten una evaluación más profunda. La TC requiere que los pacientes sean trasladados a la sala correspondiente y que se les administre un contraste por vía IV, lo que significa estar lejos de la unidad de reanimación y de los cuidados más sofisticados. **Este procedimiento debe evitarse en pacientes inestables o con lesiones graves.**

La exploración del abdomen está justificada en pacientes con lesiones penetrantes evidentes, como heridas de bala o laceraciones penetrantes profundas, así como en pacientes inestables con un abdomen que se expande con rapidez (distensión) o con dolor abdominal intenso.

Sin embargo, la exploración abdominal preventiva es difícil de justificar en la mayoría de los casos. Otras opciones son el lavado peritoneal diagnóstico (LPD) (fig. 12-14) y la exploración no invasiva del abdomen, que consiste en explorarlo primero con imágenes en vez de con cirugía. Los métodos más utilizados son la TC con contraste y la EFET (fig. 12-15).

El LPD es más útil en situaciones en las que el diagnóstico de lesión abdominal no está claro y hay inestabilidad hemodinámica. Las ventajas del LPD son la rapidez de realización, el bajo costo y la baja tasa de falsos negativos (1-2%). Sin embargo, **el LPD puede pasar por alto lesiones de estructuras retroperitoneales como el duodeno y el páncreas** si no hay comunicación entre la lesión y la cavidad peritoneal.

En el LPD, se efectúa una pequeña incisión en la línea media y se abre el peritoneo, o se realiza un abordaje percutáneo para acceder a la cavidad peritoneal. La vejiga urinaria debe vaciarse antes de esta prueba para evitar lesiones en la vejiga. Si al abrir el peritoneo se encuentran 10 mL o más de hemorragia macroscópica, la prueba es positiva y se cierra el abdomen.

Un LPD positivo es una indicación para la exploración. El LPD también es positivo si hay 100 000/mL o más de eritrocitos en el líquido de lavado. La aparición de materia vegetal o bilis al abrir el peritoneo es significativa; estos hallazgos son señales adicionales para la exploración. Si no se encuentra sangre, se colocan 1000 mL de solución salina en el abdomen para el lavado y luego se extraen para su análisis.

Las indicaciones de la EFaET son similares a las del LPD. La EFaET se ha convertido en algo mucho más común que el LPD debido al avance de la técnica y a su naturaleza menos invasiva. Para llevar a cabo la EFaET, es necesario hacer una ecografía de los cuatro cuadrantes del abdomen para comprobar la presencia de líquido. El líquido, presumiblemente sangre, indica que hay un órgano lesionado.

La interpretación de la EFaET es similar a la del LPD; la EFET también proporciona una respuesta de "sí o no" a la cuestión de la lesión. Sin embargo, la EFET es bastante inespecífica en cuanto al órgano lesionado. También se emplea para detectar un derrame pericárdico.

La TC se utiliza en pacientes estables con lesiones abdominales poco claras o con un mecanismo de lesión que amerita una mayor investigación.

P: ¿Cuál es el tratamiento adecuado para los pacientes con los siguientes hallazgos iniciales adicionales?

Variación del caso 12.11.1. Abdomen plano, no hipersensible, sin evidencia de lesión

♦ La observación quizá sea suficiente si no hay un mecanismo de lesión que justifique una evaluación adicional. La imagen abdominal es necesaria si existe tal mecanismo.

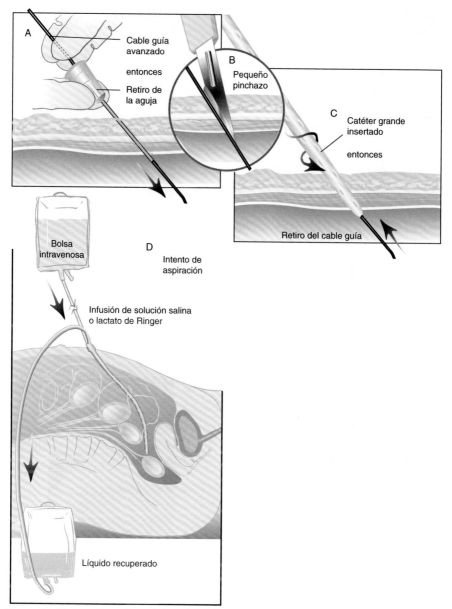

Figura 12-14. Lavado peritoneal diagnóstico. **A:** Avance del cable guía a través de la aguja. **B:** Pequeña punción con bisturí. **C:** Catéter de lavado introducido en la cavidad peritoneal sobre la aguja guía. **D:** Se hace un intento inicial de aspirar sangre de la cavidad peritoneal; se infunden de 10 a 15 mL/kg de solución salina normal o de lactato de Ringer a través del catéter de lavado; se deja caer la bolsa hasta un nivel por debajo del abdomen y el líquido se recupera por gravedad. (Crédito: VanDevander PL, Wagner DK. Lavado peritoneal diagnóstico. En: Henretig FM, King C , eds. *Textbook of Pediatric Emergency Procedures*. Philadelphia: Williams & Wilkins; 1997:362, con autorización).

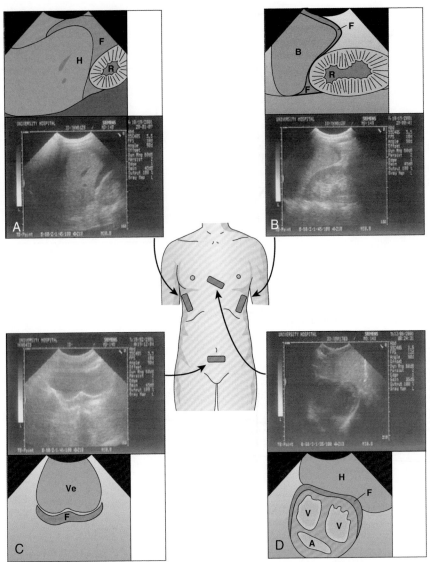

Figura 12-15. El examen EFET (evaluación focalizada con ecografía en trauma). A, aurícula; B, bazo; F, fluido/líquido; H, hígado; R, riñón; V, ventrículo; Ve, vejiga. (De Irwin RS, Lilly CM, Mayo, PH, Rippe, JM. *Irwin & Rippe's Intensive Care Medicine*, 8th ed. Wolters Kluwer Health; 2017, Fig. 25-2).

Variación del caso 12.11.2. Quejas de dolor abdominal intenso y difuso

◆ El dolor intenso, que es un signo de irritación importante del peritoneo por la sangre o el contenido intestinal, es una **indicación para la exploración** sin más pruebas, sobre todo con cualquier cambio hemodinámico. En los centros que disponen de ecografía EFaET o de TC en la unidad de recepción de traumatismos, la EFaET o la TC son métodos útiles para determinar si hay líquido en la cavidad peritoneal, lo que confirmaría una lesión.

Variación del caso 12.11.3. Marca de neumático en el abdomen

♦ Este hallazgo indica un **grave traumatismo directo** en el abdomen, lo que debe hacer sospechar de manera firme al médico de una lesión abdominal.

Variación del caso 12.11.4. Coma al ingreso

♦ No es posible hacer una exploración física útil del abdomen en un paciente comatoso. Se requiere obtener imágenes abdominales con uno de los métodos ya considerados (p. ej., LPD, TC, EFaET).

Variación del caso 12.11.5. Una Rx de tórax que muestra contenido abdominal en el tórax izquierdo (fig. 12-16)

♦ Este paciente tiene un **diafragma roto**, que debe ser reparado en el quirófano. Antes de la cirugía, es necesario efectuar una rápida evaluación de otras lesiones no abdominales importantes.

Variación del caso 12.11.6. Una Rx de tórax que exhibe aire libre en el abdomen

♦ El paciente tiene una **víscera perforada**. El tratamiento es similar al utilizado en la Variación del caso 12.11.5.

Variación del caso 12.11.7. Desarrollo de hipotensión, sin causa evidente de pérdida de sangre

♦ Este paciente es un **buen candidato para EFET o LPD** con el objetivo de diagnosticar una lesión abdominal. Si cualquiera de los dos procedimientos es positivo, el paciente debe pasar con urgencia al quirófano. Siempre es importante realizar un estudio inicial para valorar

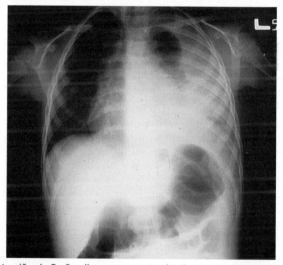

Figura 12-16. Este niño de 5 años iba en una moto de nieve cuando se estrelló contra un árbol. En un principio, no había dificultad respiratoria, pero al llegar al servicio de urgencias, el paciente se volvió taquipneico y requirió oxígeno. Los ruidos respiratorios eran normales. La radiografía de tórax mostró una hernia diafragmática del lado izquierdo. Esta lesión se reparó con cirugía en el quirófano. (Extraído de Bachur RG, Shaw KN, Chamberlain J, Lavelle J, Nagler J, Shook J. *Fleisher & Ludwig's Textbook of Pediatric Emergency Medicine*, 8th ed., Wolters Kluwer Health; 2020, Fig. 115-11).

otras lesiones graves. **Una TC es inapropiada porque el paciente está inestable.** Es muy peligroso transportar a un paciente inestable a la sala de TC, donde se niega o se limita el acceso directo a la atención del paciente.

Variación del caso 12.11.8. Desarrollo de hipotensión y abdomen distendido

♦ Lo más probable es que este paciente tenga una **lesión abdominal importante** y deba pasar de manera inmediata al quirófano.

Variación del caso 12.11.9. Desarrollo de hipotensión y una pelvis evidentemente fracturada

♦ **Una lesión vascular importante por fractura de la pelvis** debe ser motivo de preocupación (fig. 12-17A). Una forma de manejo involucra la evaluación rápida del abdomen en busca de líquido con la EFaET. Si hay presencia significativa de líquido, el paciente requiere primero una exploración abdominal. En caso de no haber líquido, la hemorragia pélvica es el principal problema.

♦ El manejo implica estabilizar la pelvis con una faja, trasladar al paciente a la sala de angiografía y efectuar una **angiografía pélvica** (fig. 12-17B). La mayoría de las salas de angiografía cuentan con equipo de monitorización invasivo y capacidad de reanimación, lo que permite atender a los pacientes con lesiones graves. Por lo común, se **evidencia una hemorragia significativa de una rama de la arteria iliaca interna, que se controla mediante embolización**. La reducción y la fijación externa de la pelvis fracturada es también un aspecto relevante en el control de la hemorragia en ciertos tipos de fracturas pélvicas.

Caso 12.12 Lesiones abdominales visibles en la TC

Una persona de 52 años de edad que ha sufrido un accidente de tránsito es llevada al servicio de urgencias. Tras el reconocimiento inicial y la reanimación, el paciente está estable. No hay lesiones abdominales evidentes, pero usted decide realizar una TC del abdomen con fundamento en el mecanismo de la lesión.

P: ¿Cuál es el tratamiento adecuado de los siguientes hallazgos en la TC?

Variación del caso 12.12.1. Laceración esplénica con líquido adyacente a la lesión (fig. 12-18)

♦ Este individuo tiene una rotura de bazo con un hematoma localizado. Los pacientes inestables deben ir al quirófano. Diferentes enfoques pueden ser útiles en pacientes estables como éste. Todas las modalidades de tratamiento tienen el siguiente principio en común: **preservar el bazo, si es posible,** para evitar la sepsis posplenectomía.

♦ La mayoría de los cirujanos también están de acuerdo con esta afirmación: **evite las transfusiones de sangre si los pacientes pueden ser manejados con seguridad sin ellas.** El tratamiento de las lesiones esplénicas representa un equilibrio entre estos dos principios.

♦ Una lesión esplénica en un sujeto inestable debe ser explorada. En pacientes estables, las lesiones esplénicas se clasifican con la TC según la extensión de la lesión (tabla 12-6). Para la mayoría de las lesiones de grado III y menor, la observación es segura y adecuada, con una tasa de éxito de 90%. Si la TC demuestra una perfusión o la persona presenta una lesión de alto grado con preocupación por una hemorragia activa, entonces la angiografía y la embolización tienen un gran éxito para detener la hemorragia.

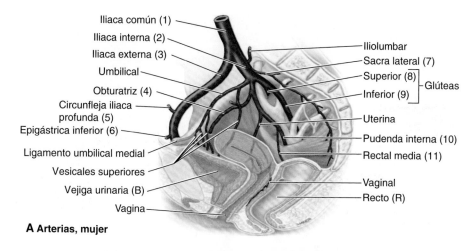

Iliaca común (1)
Iliaca interna (2)
Iliaca externa (3)
Umbilical
Obturatriz (4)
Circunfleja iliaca profunda (5)
Epigástrica inferior (6)
Ligamento umbilical medial
Vesicales superiores
Vejiga urinaria (B)
Vagina

Iliolumbar
Sacra lateral (7)
Superior (8) ⎤
Inferior (9) ⎦ Glúteas
Uterina
Pudenda interna (10)
Rectal media (11)
Vaginal
Recto (R)

A Arterias, mujer

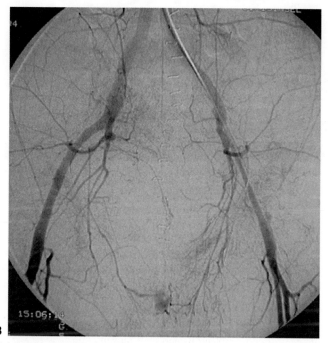

B

Figura 12-17. Irrigación arterial a la pelvis. **A.** Ilustración de las arterias de la pelvis. (De Agur AMR, Dalley AF. *Moore's Essential Clinical Anatomy*, 6th ed. Wolters Kluwer Health; 2019, Fig. 6-11A). **B.** Angiograma pélvico realizado para trazar la anatomía pélvica. Se identifica una perfusión arterial anormal en la base del pene. Con frecuencia es difícil evaluar en la angiografía pélvica inicial qué lado tiene la lesión arterial del vaso de alimentación. (De Uflacker A, Guimaraes M. *Uflacker's Atlas of Vascular Anatomy: An Angiographic Approach*, 3rd ed. Wolters Kluwer Health; 2020, Fig. 52-2A).

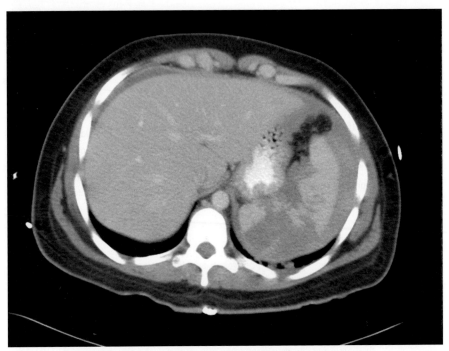

Figura 12-18. Tomografía computarizada de laceración esplénica.

Tabla 12-6. Grados de lesión esplénica

Grado		Descripción de la lesión
I	Hematoma	Subcapsular, sin expansión, < 10% de superficie
	Laceración	Desgarro capsular, no sangrante, < 1 cm de profundidad del parénquima
II	Hematoma	Subcapsular, sin expansión, 10-50% de superficie Intraparenquimatoso, sin expansión, < 2 cm de diámetro
	Laceración	Desgarro capsular, hemorragia activa; 1 a 3 cm de profundidad del parénquima, que no afecta al vaso trabecular
III	Hematoma	Subcapsular, > 50% de superficie o en expansión; hematoma subcapsular roto > 2 cm o en expansión; hematoma intraparenquimatoso > 2 cm o en expansión
	Laceración	> 3 cm de profundidad del parénquima o que afecten a los vasos trabeculares
IV	Hematoma	Hematoma intraparenquimatoso roto con hemorragia activa
	Laceración	Laceración que implique vasos segmentarios o hiliares que produzcan una desvascularización importante (> 25% del bazo)
V	Laceración	Bazo completamente destrozado
	Vascular	Lesión vascular hiliar, que desvasculariza el bazo; hematoma > 2 cm y en expansión

Datos de Wilson RF, ed. *Handbook of Trauma: Pitfalls and Pearls*. Philadelphia: Lippincott Williams & Wilkins; 1999:361.

◆ Si el bazo continúa sangrando, es necesario operar con una esplenectomía o esplenorrafia para controlar la hemorragia. El paciente debe estar lo bastante estable como para ser transportado y sometido a una angiografía. El infarto rara vez es un problema cuando se emboliza una porción del bazo gracias al rico flujo de sangre colateral de los cortos vasos gástricos. Todo paciente al que se le haya practicado una esplenectomía debe ser inmunizado con vacunas contra el estreptococo, el meningococo y el *Haemophilus*.

Variación del caso 12.12.2. *TC que muestra una lesión hepática (fig. 12-19).*

◆ La TC se utiliza para estadificar las lesiones hepáticas (tabla 12-7). **La exploración abdominal es necesaria –independientemente del grado– en los pacientes inestables, en particular en aquellos con lesiones de grados IV, V y VI.** En los pacientes estables, el esfuerzo de observación es la práctica habitual. La embolización angiográfica se utiliza para la extravasación constatada en la TC. El riesgo de hemorragia grave está relacionado con el grado.

Variación del caso 12.12.3. *Lesión del mesenterio*

◆ Las lesiones en la raíz del mesenterio requieren fuerzas de lesión que son muy grandes. Estas fuerzas **también pueden desgarrar o romper el intestino**. La fuga de intestino es, desde luego, una lesión grave que requiere una intervención quirúrgica. Es **especialmente difícil detectar estas lesiones en la TC**, así que debe sospecharse su presencia basándose en el mecanismo o en las lesiones asociadas observadas en la TC. El líquido libre en la TC en ausencia de una lesión de órgano sólido es sospechoso de una lesión en el intestino.

Profundizando

Debido al sistema venoso portal y al elevado flujo a través de las venas hepáticas, que se comunican de manera directa con la vena cava inferior que discurre por detrás del hígado, los pacientes pueden sangrar con gran celeridad por estos sistemas venosos. La angiografía no hará evidente la hemorragia venosa.

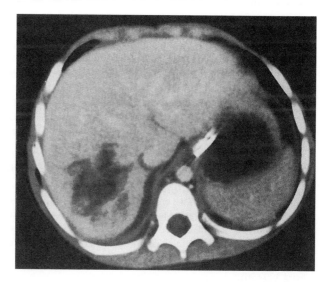

Figura 12-19. Tomografía computarizada que demuestra un hematoma hepático secundario a un traumatismo cerrado. (De Greenfield LJ, Mulholland MW, Oldham KT, *et al.*, eds. *Surgery: Scientific Principles and Practice*, 2nd ed. Philadelphia: Lippincott Williams & Wilkins; 1997:383.)

Tabla 12-7. Grados de lesión hepática

Grado		Descripción de la lesión
I	Hematoma	Subcapsular, sin expansión, < 10% de superficie
	Laceración	Desgarro capsular, no sangrante, < 1 cm de profundidad del parénquima
II	Hematoma	Subcapsular, sin expansión, 10-50% de superficie Intraparenquimatoso, sin expansión, < 2 cm de diámetro
	Laceración	Desgarro capsular, hemorragia activa; 1-3 cm de profundidad del parénquima, < 10 cm
III	Hematoma	Subcapsular, > 50% de superficie o en expansión Hematoma subcapsular roto con hemorragia activa Hematoma intraparenquimatoso > 2 cm o en expansión
	Laceración	> 3 cm de profundidad del parénquima
IV	Hematoma	Hematoma intraparenquimatoso roto con hemorragia activa
	Laceración	Destrucción del parénquima que afecta al 25-50% del lóbulo hepático
V	Laceración	Disrupción parenquimatosa que afecta a > 58% del lóbulo hepático
	Vascular	Lesiones venosas yuxtahepáticas (es decir, vena cava retrohepática/venas hepáticas principales)
VI	Vascular	Avulsión hepática

De Wilson RF, ed. *Handbook of Trauma: Pitfalls and Pearls*. Philadelphia: Lippincott Williams & Wilkins; 1999:342.

Variación del caso 12.12.4. Rotura del riñón izquierdo y hematoma retroperitoneal asociado alrededor del riñón

♦ **En los pacientes inestables, las roturas renales requieren una intervención quirúrgica,** aunque la mayoría de los sujetos están estables con fracturas renales aisladas. En el marco de una intervención quirúrgica urgente, es importante **documentar la presencia de dos riñones funcionales** antes de extraer el riñón lesionado. Un solo pielograma IV obtenido en el área de reanimación o en el quirófano puede determinarlo.

♦ **En pacientes estables**, es posible asignar un grado a la lesión. La **angiografía** es útil para el estudio de disrupciones de alto grado o desgarros de la íntima para examinar las lesiones vasculares mayores. Algunas lesiones vasculares justifican una reparación quirúrgica planificada. Un daño importante del sistema colector urinario puede requerir drenaje o reparación quirúrgica.

Variación del caso 12.12.5. Hematoma localizado de forma central en la zona de la arteria mesentérica superior

♦ Los hematomas localizados en el centro sugieren lesiones importantes en la **aorta abdominal superior o en las ramas aórticas principales, o bien, lesiones directas en el páncreas y el duodeno** (fig. 12-20). En pacientes inestables, es necesario realizar una exploración urgente. En aquéllos que se hallan estables, es conveniente efectuar una angiografía y una evaluación adicional antes de la exploración.

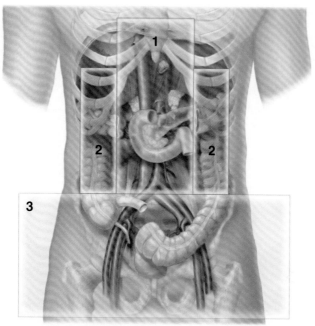

Figura 12-20. Zonas retroperitoneales. Una zona *1*, o hematoma central, es un hematoma retroperitoneal que puede implicar la lesión de una estructura vascular importante, y suele explorarse en quirófano. La zona *2*, o hematoma de flanco, a menudo es secundaria a una lesión del parénquima renal y puede verse en pacientes estables. Una zona *3*, o hematoma pélvico, se observa en pacientes estables; si hay hemorragia, se localiza mediante angiografía el lugar de la hemorragia y se emboliza. (Adaptado de Kudsk KA, Sheldon GF. Hematoma retroperitoneal. En: Blaisdell FW, Trunkey DD, eds. *Trauma Management: Abdominal Trauma.* New York, NY: Thieme; 1982:281, Fig. 14.2).

Variación del caso 12.12.6. **Transección parcial del páncreas (fig. 12-21)**

◆ Esta grave lesión requiere la exploración y evaluación del páncreas y el duodeno. El tratamiento de las lesiones pancreáticas depende de la localización del daño y de si hay disrupción ductal. Las contusiones y las lesiones menores pueden tratarse con drenaje para controlar la fuga de enzimas pancreáticas.

◆ La exploración quirúrgica, la TC, la colangiopancreatografía por resonancia magnética y la colangiopancreatografía retrógrada endoscópica pueden utilizarse para determinar si existe una lesión de conducto mayor. Las lesiones de conductos mayores en el cuerpo y la cola del páncreas con frecuencia requieren una resección pancreática distal, que a menudo incluye el bazo, y el cierre del conducto más proximal con drenaje.

◆ Una lesión en la cabeza del páncreas necesitará un drenaje. Una lesión grande en la cabeza del páncreas y el duodeno o la ampolla de Vater puede precisar de una pancreaticoduodenectomía formal.

Variación del caso 12.12.7. **Hematoma del duodeno, sin otras lesiones en el abdomen (fig. 12-22)**

◆ El hematoma duodenal es una lesión frecuente en los niños que se golpean el abdomen con el manillar de la bicicleta. Por lo común, se trata de un hematoma intramural que obstruye la luz duodenal y puede diagnosticarse en una serie gastrointestinal (GI) superior o quizá en una TC.

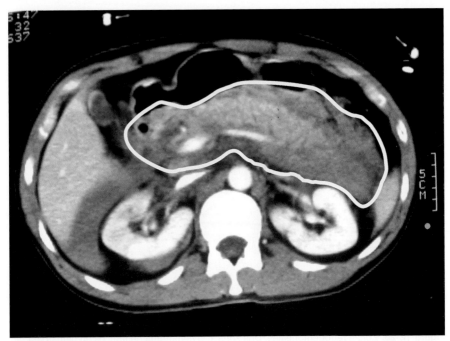

Figura 12-21. Lesión pancreática.

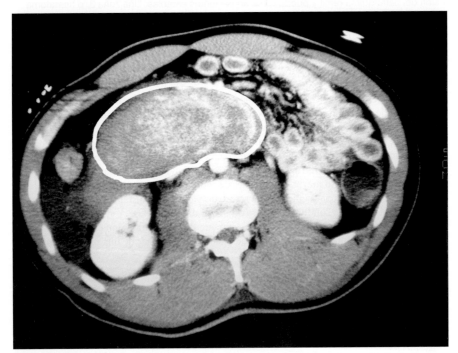

Figura 12-22. Hematoma duodenal.

◆ En el caso de una lesión aislada, el manejo comprende la observación y la no ingesta oral hasta que la obstrucción se resuelva, por lo general en 5 a 7 días. Si el hematoma persiste, la exploración y la evacuación del hematoma son adecuadas después de varias semanas.

Variación del caso 12.12.8. Gran hematoma pélvico (fig. 12-20)

◆ Las fracturas pélvicas se asocian a importantes lesiones vasculares y hematomas pélvicos. El primer paso para controlar la hemorragia de una fractura pélvica es reducir esta última mediante un dispositivo de compresión como una faja pélvica o una sábana entrecruzada sobre el paciente a nivel de los trocánteres mayores.

◆ Es factible llevar a cabo una angiografía y embolización de las arterias sangrantes o de los vasos hipogástricos para controlar la hemorragia. Es improbable que la exploración quirúrgica directa de estos pacientes controle la hemorragia. Sin embargo, para hacerlo se puede utilizar el taponamiento extraperitoneal, en el que se expone el retroperitoneo pélvico y se evacua el coágulo de sangre, con un apósito colocado contra el peritoneo para taponar la hemorragia.

◆ **La angiografía y la embolización son apropiadas en pacientes con hemorragia continua o inestabilidad.**

Variación del caso 12.12.9. Rotura del diafragma

◆ La rotura del diafragma requiere una **reparación quirúrgica**. Los órganos abdominales se devuelven al abdomen y el diafragma se restaura en primer lugar o se repara con una malla protésica.

Variación del caso 12.12.10. Líquido libre en la cavidad peritoneal y sin evidencia de lesión de órganos sólidos

◆ El líquido libre en este escenario podría ser **sangre o contenido intestinal**. Hay que sospechar una lesión intestinal y confirmarla mediante una exploración quirúrgica o con exámenes seriados e imágenes.

Caso 12.13   Hallazgos quirúrgicos con traumatismo abdominal

Usted está atendiendo a un individuo de 47 años de edad involucrado en un accidente automovilístico. La TC muestra una pequeña laceración hepática y una laceración esplénica de grado 3. Las constantes vitales del paciente siguen siendo estables y no hay otras lesiones importantes. Se opta por un tratamiento con observación estrecha. Treinta minutos después, el sujeto se deteriora, y se torna hipotenso y combativo.

P: ¿Cuál es el siguiente paso?

R: El tratamiento de los pacientes traumatizados se basa en la **evaluación continua** del estado clínico. La mayoría de quienes presentan lesiones importantes tienen un curso dinámico, con cambios a veces rápidos e inesperados. El tratamiento no quirúrgico ha fracasado en este caso, y se justifica la exploración abdominal quirúrgica urgente.

Al entrar en el peritoneo, hay una cantidad moderada de sangre.

P: ¿Cuáles deben ser los pasos básicos del plan quirúrgico?

R: Las lesiones se tratan por orden de gravedad, teniendo prioridad las más graves. **El paso inicial es detener la hemorragia lo más rápido posible, taponando los cuatro cuadrantes del abdomen con compresas de gasa.** Después de retirar una de las compresas, es preciso evaluar con prontitud la zona e intentar la hemostasia. Debe repetirse este procedimiento en los cuatro cuadrantes. Las lesiones hepáticas suelen tratarse taponando la laceración para lograr su control en vez de intentar suturar los vasos. Es posible controlar la hemorragia al taponar la laceración hepática y reparar la lesión esplénica.

P: ¿Cuál es el siguiente paso?

R: Una vez controlada la hemorragia, es preciso **inspeccionar el resto del contenido abdominal y restaurar las lesiones**. La reparación primaria es adecuada para las lesiones simples, como las del intestino delgado y el estómago. Sin embargo, muchas lesiones son complejas y requieren procedimientos más elaborados, como ocurre con las duodenales y pancreáticas. La restauración primaria de las lesiones colónicas de bajo riesgo sin colostomía es segura. Los pacientes con daños múltiples, hipotensión, hemorragia importante, lesión pancreática o retraso significativo en el tratamiento con contaminación peritoneal se consideran de alto riesgo de complicaciones, por lo que suele ser necesario el manejo con resección y colostomía. La inspección cuidadosa de las áreas duodenal y pancreática es esencial para la detección de lesiones.

No hay ninguna de las lesiones ya citadas, pero se encuentra un hematoma retroperitoneal.

P: ¿Cuál es el tratamiento adecuado?

R: Los hematomas retroperitoneales se clasifican en tres grupos (tabla 12-8, fig. 12-20). El manejo depende de la localización del hematoma y de la estabilidad del paciente.

Tabla 12-8. Clasificación y manejo de los hematomas retroperitoneales*

Clasificación	Tratamiento
Zona 1 (hematomas centrales)	**Por lo general, la exploración abdominal** es lo que procede porque las lesiones importantes de los grandes vasos, el páncreas y el duodeno podrían pasarse por alto de otro modo (pacientes con traumatismo abdominal cerrado). El angiograma preoperatorio es útil en función de la presentación clínica cuando es apropiado.
Zona 2 (suele implicar al riñón)	**No se justifica la exploración, a menos que el hematoma se esté expandiendo. La exploración suele ser apropiada** en pacientes inestables o en aquellos con **traumatismos penetrantes** para excluir lesiones vasculares importantes. Con la exploración, es deseable el control arterial proximal del riñón como primer paso, si es posible. También es preciso conocer la presencia de un riñón funcional contralateral.
Zona 3 (hematomas pélvicos)	**No se justifica la exploración en los traumatismos contusos. La exploración suele ser apropiada** en los pacientes con **traumatismos penetrantes** para excluir lesiones vasculares importantes. La **embolización angiográfica y la reducción de la fractura pélvica** son adecuadas, en especial en pacientes inestables tras haber evaluado otras fuentes de hemorragia.

* En los pacientes con **traumatismos penetrantes** se suelen **explorar** los hematomas de las zonas 1, 2 y 3 para excluir lesiones vasculares importantes.

Caso 12.14 Evaluación y manejo de lesiones neurológicas iniciales

Una persona de 18 años de edad parece haber sufrido un importante traumatismo craneal cerrado aislado en un accidente de motocicleta.

P: ¿Qué implica la evaluación inicial?

R: La valoración del traumatismo craneoencefálico debe comenzar siempre con una **evaluación primaria**: vía aérea, respiración y circulación (ABC). Una vez que se ha establecido una vía aérea adecuada y el paciente está ventilado de forma correcta, se pueden obtener los signos vitales. Si las constantes vitales son estables y la evaluación inicial no revela otras lesiones que requieran atención inmediata, es preciso valorar el estado neurológico del paciente. Se debe evaluar la columna cervical para ver si hay alguna lesión.

En paciente tiene signos vitales estables y una lesión en la cabeza, pero no hay evidencia de ninguna otra lesión.

P: ¿Qué implica la evaluación de la gravedad de la lesión neurológica?

R: También es necesario examinar la cabeza en busca de evidencia de traumatismo directo, como una fractura de cráneo deprimida o una laceración del cuero cabelludo. **Es conveniente realizar un examen neurológico rápido y evaluar las respuestas pupilares y otras funciones de los nervios craneales, la función motora y sensorial periférica, así como cualquier déficit o hallazgo focal, junto con el nivel de conciencia.** Si está disponible, es útil la información relativa al estado de conciencia del paciente en el lugar del accidente.

P: ¿Qué signos puede presentar una fractura basal de cráneo?

R: Una fractura basal de cráneo es una fractura en la base del cráneo donde se conecta con la columna vertebral. Las fracturas en este lugar pueden causar pérdida de conciencia, fracturas de los senos paranasales y hemorragia local. La sangre en esta ubicación puede migrar a sitios visibles para el cirujano, como el oído, el hueso mastoideo y las órbitas.

P: ¿Cómo se evalúa el nivel de conciencia?

R: La Escala de Coma de Glasgow proporciona una medida cuantitativa del nivel de conciencia del paciente (tabla 12-2).

En la exploración, el paciente responde a los estímulos verbales, mueve todas las extremidades con normalidad y tiene la sensibilidad intacta y sin hallazgos focales.

P: ¿Cuál es su puntuación en la Escala de Coma de Glasgow?

R: En este ejemplo, el paciente abre los ojos de manera espontánea (4 puntos), responde a estímulos verbales (5 puntos) y mueve todas las extremidades por propio impulso (6 puntos). Su puntuación en la Escala de Coma de Glasgow es de 15 (tabla 12-2).

P: ¿Cuál es el siguiente paso?

R: Es necesario hacer una historia clínica más completa y realizar una evaluación neurológica para confirmar que no hay otros hallazgos. Algunos médicos observarían a un paciente que ha sufrido una breve pérdida de conciencia (menos de 5 minutos) a lo largo de cierto tiempo (varias horas). Otros cirujanos llevarían a cabo una TC debido a la pérdida de conciencia. El cambio neurológico justifica una TC de la cabeza. De lo contrario, el paciente puede ser enviado a casa si alguien está allí para continuar la observación.

Una TC normal prácticamente elimina la posibilidad de una lesión craneal grave y hace que el alta hospitalaria sea muy segura. La decisión de ingresar a un paciente ha de basarse en la duración de la inconsciencia, la fiabilidad del individuo y la existencia de síntomas como náusea y vómito. Si un sujeto está intacto en términos neurológicos, no presenta síntomas, tiene una TC craneal normal y su situación en casa es segura, el riesgo de un evento neurológico posterior es muy bajo.

Caso 12.15   Otros problemas neurológicos

Usted se halla evaluando a un individuo de 38 años de edad en el servicio de urgencias, quien tiene un traumatismo craneal aislado y pérdida de conocimiento.

P: ¿Qué medidas terapéuticas debe considerar durante la evaluación?

R: El tratamiento inicial debe incluir una consulta neuroquirúrgica y el mantenimiento de una buena ventilación pulmonar y perfusión tisular.

La posibilidad de que un **traumatismo craneoencefálico grave provoque un edema cerebral, aumentando la presión intracraneal (PIC) y disminuyendo la presión de perfusión cerebral (PPC),** debe ser motivo de preocupación. La disminución de la perfusión conduce a una mayor isquemia, edema y, al final, hernia cerebral y muerte, si no se trata.

Una vez que se ha realizado una TC y una evaluación neurológica, muchos neurocirujanos recomiendan mantener al paciente en un estado normocárbico (detener la hiperventilación). La hiperventilación rutinaria ya no se practica y puede empeorar el resultado neurológico. **En general, la hiperventilación se reserva para pacientes con signos de hernia cerebral inminente, como el desarrollo de una pupila dilatada o signos de lateralización.**

Las maniobras que pueden disminuir la cantidad de edema cerebral cuando se ve al paciente por primera vez incluyen la elevación de la cabeza a 30°. El manitol también es útil porque deshidrata el cerebro en 15 a 20 minutos, lo que provoca una disminución de la PIC. La administración de manitol debe ser lenta ya que una infusión rápida puede causar asistolia. Es fundamental mantener la perfusión y la presión arterial media (PAM) con la reanimación adecuada y los vasopresores necesarios. La presión de perfusión cerebral es PAM-PIC. Para maximizar la PPC, el clínico debe conservar la PAM y minimizar la PIC.

P: ¿Cómo deben manejarse las siguientes distintas situaciones?

Variación del caso 12.15.1. Puntuación de la Escala de Coma de Glasgow de 3

◆ Se considera que el paciente está en coma (puntuación de la Escala de Coma de Glasgow < 8) (tabla 12-2). Es necesaria la intubación endotraqueal y se justifica una consulta de

Profundizando

La mejor manera de minimizar las lesiones secundarias en el cerebro después de un traumatismo es apoyar la perfusión al cerebro manteniendo la PAM con un apoyo adecuado de fluidos y de la circulación. Un exceso de líquido puede provocar un edema cerebral, pero una reanimación incorrecta de líquidos provoca una disminución de la PPC.

neurocirugía. Para minimizar el riesgo de edema cerebral, hay que elevar la cabecera de la cama 30° y limitar el volumen de líquidos. No es adecuado utilizar líquidos hiposmolares porque conducen a un aumento del edema cerebral en esta lesión grave.

◆ Es indispensable una TC craneal inmediata, y el paciente puede precisar de una operación urgente para evacuar la lesión. Tal vez este paciente tenga una lesión focal que requiera cirugía, pero también podría tratarse de una lesión axonal difusa, que ocurre en 45% de los traumatismos craneales que producen coma. La lesión axonal difusa está causada por una lesión microscópica que se distribuye por todo el cerebro. Un paciente afectado puede permanecer en coma profundo con una postura decorticada o descerebrada. Esta condición se asocia a una alta mortalidad que no mejora con la cirugía.

Las pupilas desiguales o un déficit motor lateralizado sugieren una gran lesión focal.

Variación del caso 12.15.2. Puntuación de la Escala de Coma de Glasgow de 10 y una pupila derecha dilatada que reacciona con lentitud a la luz

◆ Esto es un signo de desarrollo de una **lesión del sistema nervioso central que ocupa espacio**. Es necesario realizar de inmediato una TC y conviene una consulta neuroquirúrgica. Los signos y síntomas típicos del hematoma epidural incluyen una pérdida de conciencia seguida de un intervalo lúcido, una segunda pérdida de conciencia y una pupila dilatada y fija en el mismo lado de la lesión. El hematoma intracerebral del lóbulo temporal también causaría los mismos signos y síntomas, ya que de igual manera surge de una hernia tentorial. En cualquiera de los dos casos es necesaria la evacuación urgente del hematoma.

Variación del caso 12.15.3. Sangre detrás de la membrana timpánica

◆ La sangre detrás de la membrana timpánica indica una **fractura basal del cráneo**, al igual que las equimosis en la región mastoidea (signo de Battle) o alrededor de los ojos (ojos de mapache). El paciente también puede tener fugas de líquido cefalorraquídeo (LCR) por el oído (otorrea) o la nariz (rinorrea). Una fractura de cráneo es posible que evidencie un hematoma intracraneal subyacente.

◆ Los pacientes con fracturas de cráneo tal vez requieran ingreso para observación. Es conveniente concertar una consulta neuroquirúrgica. La mayoría de los cirujanos no administran antibióticos profilácticos a estos pacientes, pero cuando hay una fuga de LCR, algunos lo hacen.

◆ Si el paciente necesita una sonda nasogástrica (NG) o una sonda nasotraqueal para la ventilación, hay que extremar las precauciones para que la sonda no perfore los huesos del cráneo fracturados, en particular la placa cribiforme, y entre en el cerebro. Las alternativas más seguras son la sonda orogástrica y la sonda orotraqueal.

Variación del caso 12.15.4. Nivel de sodio de 125 mEq/L

◆ Las lesiones cerebrales pueden provocar el síndrome de secreción inadecuada de hormona antidiurética (SIADH, *syndrome of inappropriate antidiuretic hormone*), que se cree que es una respuesta directa a la estimulación de los osmorreceptores hipotalámicos. Esto produce un síndrome caracterizado por hiponatremia, orina concentrada, concentración elevada de sodio en la orina y un volumen de líquido extracelular normal o un tanto expandido. La hipotonicidad extracelular conduce a un edema intracelular, que podría causar un edema cerebral grave.

◆ Cuando la hiponatremia es de inicio agudo, ocasiona inquietud, irritabilidad, confusión y, al final, convulsiones o coma. El tratamiento es la **restricción de agua**. Si los síntomas son graves, resulta apropiado administrar una solución de cloruro de sodio al 3%, 200-300 mL, durante 3 a 4 horas.

Es importante no corregir la hiponatremia con demasiada rapidez, ya que esto puede provocar una mielinolisis central pontina. La recomendación general es rectificar la mitad del déficit de sodio en 24 horas.

Variación del caso 12.15.5. Nivel de sodio de 160 mEq/L

◆ Así como el traumatismo craneoencefálico, puede suscitar SIADH, el traumatismo craneoencefálico grave también se ha asociado a la diabetes insípida. Ésta es causada por un fallo en la liberación de la hormona antidiurética, lo que provoca poliuria, polidipsia y sed excesiva (si el paciente está consciente). Si los mecanismos de la sed se ven restringidos por la inconsciencia o por un acceso inadecuado al agua, es posible que ocurra una deshidratación, lo que ocasiona síntomas de debilidad, fiebre, alteraciones psíquicas y la muerte. Desde la perspectiva clínica, se produce un aumento de la osmolalidad sérica y de la concentración sérica de sodio, que puede superar los 175 mmol/L.

◆ La diabetes insípida puede diagnosticarse al medir la osmolalidad de la orina tras la deshidratación y después de la administración de la hormona antidiurética. El tratamiento consiste en proveer **vasopresina** subcutánea o desmopresina (vasopresina sintética, también llamada ddAVP) y suministrar **agua libre**.

Caso 12.16   Hemorragia continua

Una persona de 23 años de edad ha sufrido una lesión hepática en un accidente vial. La lesión es una gran fractura estrellada en la cúpula del lóbulo derecho, que sólo se puede controlar mediante el taponamiento de la lesión y el cierre del abdomen. Usted tiene previsto volver a explorar al paciente al día siguiente.

P: ¿Cuál es el tratamiento adecuado para las siguientes condiciones posoperatorias?

Variación del caso 12.16.1. Temperatura de 35 ºC (95 ºF)

◆ Los estudios han demostrado que la hipotermia es un factor que predice un mal pronóstico en los pacientes traumatizados. **La hipotermia provoca coagulopatía por disfunción plaquetaria y prolongación del tiempo de protrombina y del tiempo parcial de tromboplastina.**

◆ Es importante volver a calentar al paciente con mantas, almohadillas térmicas o lámparas de calor. En este caso, es difícil determinar si la coagulopatía es secundaria a una disfunción hepática, a una transfusión masiva o a la hipotermia. Una vez conseguido que el paciente tenga el calor apropiado, es posible descubrir la existencia de otras causas.

◆ Si la coagulopatía no se corrige con la normalización de la temperatura, el tratamiento es la administración de plasma fresco congelado para restaurar los factores de coagulación.

Variación del caso 12.16.2. Recuento de plaquetas de 30 000/mm³

◆ Una disminución del número de plaquetas hasta 30 000/mm³ puede ser el resultado de una sustitución inadecuada de las plaquetas circulantes, y empeora la coagulopatía general. También es posible que el descenso en la cantidad de plaquetas sea consecuencia de una coagulación intravascular diseminada (CID) por una reacción transfusional o una sepsis, que ocurriría a partir de la lisis de los productos sanguíneos. Debido a la gravedad de la lesión y al riesgo de hemorragia continua, son necesarias transfusiones de plaquetas para mantener su recuento por encima de 60 000/mm³.

Variación del caso 12.16.3. Acidosis metabólica

✦ La acidosis metabólica quizá sea consecuencia de la **hipotermia o la hipovolemia, y la subsiguiente hipoperfusión tisular.** Ambas condiciones requieren corrección.

Variación del caso 12.16.4. Desarrollo de distensión abdominal y oliguria

✦ La distensión abdominal y la oliguria podrían indicar una **hemorragia continua** del hígado y la acumulación de líquido y sangre intraabdominal. La causa de la oliguria tal vez sería la disminución del flujo sanguíneo renal resultante del aumento de la presión en el abdomen, el llamado síndrome compartimental abdominal. Del mismo modo, es posible que los pacientes afectados presenten dificultades con la ventilación debido al aumento de las presiones inspiratorias requeridas a consecuencia de la elevación del diafragma. En cualquiera de los casos, un hematocrito puede confirmar la continuidad de la hemorragia; de ser así, es preciso realizar una exploración urgente en el quirófano.

Caso 12.17 Problemas posoperatorios en pacientes traumatizados

Un sujeto de 25 años de edad se rompe el bazo en un accidente de motocicleta. La lesión requiere una esplenectomía, con una pérdida de sangre estimada de 500 mL en el quirófano. El paciente se encuentra en la sala de recuperación.

P: ¿Cuál es la evaluación y el tratamiento adecuados en cuanto a líquidos y electrolitos?

R: Es conveniente revisar la pérdida de sangre y la reposición de líquidos del paciente en el quirófano y evaluar si ha recibido una reposición apropiada. Cualquier déficit debe ser corregido. Las pérdidas de sangre tienen que restaurarse con eritrocitos envasados mililitro a mililitro o con solución salina normal al 0.9 (3 mL de solución salina por mililitro de pérdida de sangre). En ese momento, si la diuresis es adecuada (0.5-1 mL/kg/h), los signos vitales son estables y el paciente no parece tener una hemorragia; la reposición de líquidos de mantenimiento es correcta.

Variación del caso 12.17.1. Paciente con múltiples lesiones adicionales, incluyendo una contusión pulmonar y una fractura de fémur, además de la lesión en el bazo.

✦ Debido a las múltiples lesiones, el cuerpo ha sufrido más estrés y organizará una mayor respuesta inflamatoria. La pérdida adicional de líquidos en el tercer espacio requerirá una reposición mayor de líquidos. Sin embargo, los médicos han de evitar la administración en exceso agresiva de volumen en el contexto de una contusión pulmonar en la que el pulmón dañado es más susceptible al edema.

Usted repone las pérdidas de líquidos hasta un nivel adecuado y, desde entonces, el paciente se mantiene estable durante sus frecuentes visitas. Ve al sujeto 48 horas después de la operación y hay un cambio. La PA es de 105/60 mm Hg, y la diuresis ha sido de 10 mL/h en las últimas 4 horas.

P: ¿Cuál es el siguiente paso en su evaluación y tratamiento?

R: Lo más probable es que este paciente tenga grandes pérdidas de tercer espacio en razón de las múltiples lesiones, y casi seguro que esté de nuevo hipovolémico. Es necesaria una administración de fluidos con 1-2 L de solución salina normal o solución de lactato de Ringer.

Usted proporciona al paciente un bolo de líquido de 2 L y no ve respuesta en la diuresis o en la PA.

P: ¿Cuál es el siguiente paso?

R: Si el paciente no responde a un bolo de 2 L, es preciso medir su **PVC** para determinar si la hidratación es adecuada. La PVC provee un índice de la precarga del ventrículo derecho. Si la PVC está disminuida, esto indica hipovolemia, y la reposición de volumen adicional es apropiada.

La PVC del paciente es de 10 cm H_2O, y éste permanece oligúrico e hipotenso.

P: ¿Cuál es la acción a continuación?

R: El paciente parece estar hidratado de manera correcta según la medida de la PVC y, sin embargo, no responde a la administración de líquidos. Una explicación es un bajo gasto cardiaco debido a un funcionamiento anormal del corazón. Una segunda explicación, más probable, es que la PVC no es un reflejo correcto de las presiones de llenado del corazón izquierdo; el paciente todavía está agotado de volumen con una precarga disminuida, lo que resulta en un bajo gasto cardiaco.

El uso de la PVC sola tiene sus limitaciones. Una de ellas es la suposición de que la función del ventrículo derecho es paralela a la del ventrículo izquierdo, lo que suele ser cierto en individuos normales pero no por fuerza en pacientes enfermos. La disminución de la precarga del ventrículo izquierdo y del gasto cardiaco pueden estar presentes a pesar de una PVC normal.

Un **catéter de la arteria pulmonar** permite medir el gasto cardiaco, la presión de la aurícula derecha, la arteria pulmonar y la presión media de la arteria pulmonar (PMAP), al igual que la resistencia vascular sistémica (RVS). Estas mediciones hacen viable evaluar la función ventricular y guiar la administración de fluidos o medicamentos cardiacos diseñados para mejorar la función de la bomba.

Un ecocardiograma que examine la función cardiaca y el llenado de la vena cava también puede dar información acerca del estado del volumen intravascular. Si el ventrículo izquierdo no se llena o la vena cava se colapsa en la espiración, el paciente sigue siendo hipovolémico.

Usted decide que la colocación de un catéter en la arteria pulmonar para determinar las presiones de llenado a ambos lados del corazón es apropiada. Su residente le pide que describa un catéter de Swan-Ganz y el método para su inserción.

P: ¿Cómo debería responderle?

R: El catéter de Swan-Ganz brinda la oportunidad de medir la PVC y la presión arterial pulmonar (fig. 12-23). Cuando se infla el globo cerca de la punta, el extremo del catéter mide una presión de oclusión de la arteria pulmonar, o **presión media de la arteria pulmonar (PMAP),** que se correlaciona de forma estrecha con la presión de la aurícula izquierda al medir básicamente la presión diastólica final del ventrículo izquierdo. La PMAP puede interpretarse en la aurícula izquierda de forma similar a la PVC en la aurícula derecha. Si la **PMAP es baja, existe hipovolemia** y disminución de la precarga del corazón izquierdo. Si la PMAP es alta (en el rango de 20-25 mm Hg), hay edema pulmonar y sobrecarga de líquidos, causados por la insuficiencia cardiaca izquierda o la sobrehidratación.

El catéter de Swan-Ganz también cuenta con una sonda de temperatura muy sensible cerca de su punta, que permite realizar mediciones del gasto cardiaco. Existen catéteres más sofisticados que tienen la posibilidad de medir la saturación de oxígeno de la sangre venosa en la arteria pulmonar.

El catéter se introduce a través de una línea de acceso venoso central y se infla el globo, que tiende a arrastrar el catéter en la dirección del flujo sanguíneo a través del corazón. Durante el paso por la línea, es posible determinar la ubicación del catéter mediante la monitorización de las lecturas de presión en la punta del mismo. Cuando el catéter está en el ventrículo derecho, las arritmias son frecuentes y deben controlarse avanzando o retirando dicho catéter.

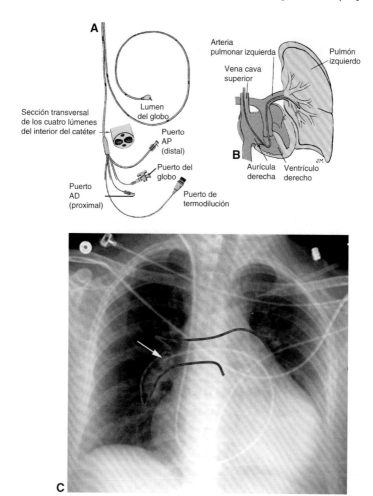

Figura 12-23. Catéter de Swan-Ganz que muestra **(A)** múltiples lúmenes y **(B)** la ubicación dentro del corazón. (De Nettina SM. *Lippincott Manual of Nursing Practice*, 11th ed. Wolters Kluwer Health; 2018, Fig. 12-5.) **(C)** Radiografía que muestra la posición correcta del catéter de Swan-Ganz. La punta del catéter (flecha) sobrepasa la sombra hiliar y está dentro de la arteria pulmonar interlobar derecha (delineada en rojo). (De Webb WR, Higgins CB. *Thoracic Imaging*, 3rd Wolters Kluwer Health; 2016, Fig. 11-39).

P: ¿Cuál es la RVS normal y qué condiciones modifican este valor?

R: La RVS normal debe ser de 800-1400 dina-segundo/cm^5; su elevación puede ocurrir en el choque cardiogénico, el choque hipovolémico, la hipertensión y la administración de vaso-constrictores. La reducción de la RVS se generaría en el choque séptico, el choque neurogé-nico y con la administración de vasodilatadores. La tabla 12-9 describe el cálculo de la RVS.

Usted mide la presión media de la arteria pulmonar y el gasto cardiaco del paciente.

Tabla 12-9. Cálculo de la resistencia vascular sistémica*

Ejemplo (véase el texto)	PMAP (mm Hg)	GC (L/min)	RVS (dina-segundo/cm^5)
1	3	2.5	2 000
2	20	2.0	2 400
3	15	9.5	300
4	20	15.0	300

* RVS = (PAM - PVC)/GC × 80.
GC, gasto cardiaco (L/min); PAM, presión arterial media; PMAP, presión media de la arteria pulmonar; PVC, presión venosa central; RVS, resistencia vascular sistémica.

P: ¿Cuál es la interpretación correcta de los resultados y el manejo adecuado del paciente en el ejemplo 1 de la tabla 12-9)?

R: En el ejemplo 1, la PMAP es baja, lo que indica hipovolemia, que da lugar a una disminución del retorno venoso, lo cual acaba reduciendo el gasto cardiaco. El bajo gasto cardiaco estimula el aumento de la RVS por vasoconstricción. El valor de 2.5 es lo bastante bajo como para sugerir que los tejidos no están siendo perfundidos de forma adecuada y que se necesita más volumen. El tratamiento consiste en restaurar el volumen circulatorio.

En el ejemplo 3 de la tabla 12-9.
Con base en estos datos, el individuo está hipovolémico, y la administración de fluidos IV hasta que la PMAP alcance 15 mm Hg sería apropiada. El paciente responde en un principio con una mejoría de la PA; sin embargo, en las siguientes 24 horas, vuelve a estar oligúrico e hipotenso. La medición de los parámetros hemodinámicos arroja los valores presentados en el ejemplo 3 de la tabla 12-9).

P: ¿Cuál es la interpretación correcta de los resultados del ejemplo 3?

R: En el ejemplo 3 de la tabla 12-9, el paciente se encuentra en un **estado hiperdinámico** porque el gasto cardiaco es alto; este hallazgo es característico del choque séptico de alto gasto. La RVS disminuye y el gasto cardiaco aumenta por dos razones: 1) el ventrículo izquierdo tiene poca resistencia contra la que bombear y, 2) se restablece una precarga adecuada.

La secuencia descrita aquí no es atípica de la sepsis. La sepsis temprana provoca un secuestro de líquidos (pérdidas en el tercer espacio) y una vasodilatación que ocasionan hipovolemia y una disminución de la precarga cardiaca, lo cual conduce a una reducción temprana del gasto cardiaco. Una vez que se repone el déficit de líquidos, aparece el cuadro de bajo RVS y alto gasto cardiaco.

P: ¿Qué tratamiento es el adecuado?

R: El tratamiento incluye **antibióticos y la eliminación del foco infeccioso**. En un paciente quirúrgico, la supresión del foco séptico a menudo conlleva un examen cuidadoso del paciente y la obtención de imágenes abdominales para localizar el foco. Si hay un absceso, se debe drenar de forma quirúrgica o por vía percutánea. Muchos pacientes mejoran tras este tratamiento si se aplica con rapidez. Si no se lleva a cabo, el sujeto podría evolucionar hacia una sepsis tardía y un choque séptico, caracterizado por una disminución del gasto cardiaco y una disminución continua de la RVS. La mortalidad aumenta de manera considerable en los pacientes que progresan a un choque séptico hipodinámico. La reanimación debe continuar; quizá sea necesario administrar un vasoconstrictor como la norepinefrina si la vasodilatación impide la perfusión de los órganos a pesar de una reanimación volumétrica adecuada.

Variación del caso 12.17.1. Su paciente tenía los hallazgos del ejemplo 2 de la tabla 12-9.

◆ El paciente podría estar sufriendo un choque cardiogénico, en el que la PVC o la PMAP están aumentadas y el gasto cardiaco se encuentra muy disminuido. La RVS está aumentada debido a un desbordamiento de los impulsos simpáticos. En esta situación, la Rx de tórax tal vez revelará un edema pulmonar; este tipo de choque no responde a los líquidos IV. La etiología de la insuficiencia cardiaca puede hallarse en una lesión traumática del miocardio o en una enfermedad miocárdica preexistente. Para atender al paciente de modo adecuado, es preciso determinar la causa exacta del problema.

Variación del caso 12.17.2. Su paciente tiene una lesión medular a nivel de C5.

◆ Considere los parámetros hemodinámicos previstos. La hipotensión secundaria a una lesión medular se denomina **choque neurogénico**. El deterioro del sistema nervioso simpático conduce a una vasodilatación sistémica y a una disminución de la fuerza contráctil del corazón. El diagnóstico suele hacerse en un paciente traumatizado hipotenso con un pulso normal o lento y evidencia de una lesión medular. Las mediciones del catéter de la arteria pulmonar con frecuencia demuestran una RVS, una PMAP y un gasto cardiaco bajos debido a la disminución de la precarga y la contractilidad cardiacas.

◆ El tratamiento consiste en la reposición apropiada del volumen intravascular con la adición de vasoconstrictores como la fenilefrina, o norepinefrina para aumentar la RVS, y pueden requerirse fármacos cardiacos para aumentar la frecuencia cardiaca.

Caso 12.18 Fístula arteriovenosa traumática

Una persona de 25 años de edad acude al servicio de urgencias por una insuficiencia respiratoria aguda que ha evolucionado en los últimos meses. Los antecedentes son significativos por una herida de arma blanca en la zona inguinal izquierda hace 5 años, que fue tratada con observación. No hay otras enfermedades. En la exploración física, el paciente presenta una PA de 120/80 mm Hg, una frecuencia cardiaca de 125 latidos por minuto, estertores bilaterales y distensión venosa yugular. La exploración cardiaca revela un soplo sistólico de eyección y un galope en S_3.

P: ¿Es posible que la herida de arma blanca del paciente de hace 5 años sea la causa de su problema actual?

R: El paciente podría tener una fístula arteriovenosa traumática no diagnosticada por la lesión. En el momento en que ocurrió, la fístula era pequeña, pero con el tiempo se ha agrandado y se ha vuelto significativa en términos hemodinámicos. Ahora se presenta una **insuficiencia cardiaca de alto gasto**.

P: ¿Cómo confirmaría este diagnóstico?

R: En la exploración física, lo más probable es que el paciente tenga un **estremecimiento palpable y un soplo audible sobre la fístula**. La oclusión de la fístula con presión directa conduce a una esperada importante disminución de la frecuencia cardiaca como resultado del aumento de la resistencia periférica. Un descenso de 10 latidos por minuto o más se considera significativo y se denomina **signo de Branham**. Un estudio dúplex o una angiografía también podrían confirmar el diagnóstico.

El paciente tiene una fístula arteriovenosa importante que le provoca insuficiencia cardiaca.

P: ¿Cuál es el siguiente paso?

R: La reparación quirúrgica de la fístula es necesaria, pero hasta que no mejore el estado cardiaco del paciente, no se debe realizar la reparación. Es preciso consultar a un cardiólogo y optimizar el estado cardiaco del paciente. El mejor tratamiento intraoperatorio quizás sea un catéter en la arteria pulmonar.

Se inserta un catéter en la arteria pulmonar.

P: ¿Qué valores espera encontrar?

R: Los valores esperados se presentan en el ejemplo 4 (tabla 12-10).

El paciente se somete a la reparación de la fístula.

P: ¿Cómo se repara la fístula?

R: Es necesario controlar la arteria y la vena proximal y distal a la fístula, cortar la conexión y reparar los vasos. Por lo común, la arteria está muy dilatada, tiene paredes finas y es difícil de manejar. El pinzamiento de la arteria habría de dar lugar a una rápida mejoría de la hemodinámica. La fístula también puede repararse con un enfoque endovascular.

P: ¿Se producen fístulas hemodinámicamente significativas en pacientes quirúrgicos en otras situaciones?

R: Esta condición se da de modo común en otras dos situaciones:

1. Los pacientes con insuficiencia renal crónica que están en hemodiálisis con una o más **fístulas arteriovenosas para el acceso a la diálisis**. Pueden producirse flujos sanguíneos muy altos (3-6 L/min) y ser significativos en términos hemodinámicos, sobre todo en presencia de la anemia de la insuficiencia renal.

Tabla 12-10. Presiones cardiovasculares normales

Ubicación	Presión (mm Hg sistólica/mm Hg diastólica)
Aurícula derecha	0-6
Ventrículo derecho	20-30/0-6
Arteria pulmonar	20-30/6-12
Media de la arteria pulmonar	12-18
PCAP	6-12
Aurícula izquierda	4-12
Ventrículo izquierdo	100-140/5-14
Arterias	100-140/60-80
Presión arterial media = 75-100 mm Hg Gasto cardiaco = 4-8 L/min RVS = 800-1 400 dinas-seg/cm^5	

PCAP, presión en cuña de la arteria pulmonar; RVS, resistencia vascular sistémica.

2. Pacientes con **un aneurisma de aorta abdominal que se rompe en la vena cava inferior.** Esto crea una gran fístula en un lapso muy breve que provoca una rápida descompensación del paciente y un edema pulmonar. Por lo general, no se produce una hemorragia en los tejidos circundantes.

Caso 12.19 Problemas pulmonares continuos

Un individuo de 30 años de edad es atropellado por un automóvil mientras cruza la calle. Sufre múltiples fracturas bilaterales de costillas, un neumotórax derecho y un gran número de contusiones graves en los tejidos blandos. Las vías respiratorias son permeables y el paciente ventila de manera adecuada. Usted realiza una toracostomía con tubo derecho (inserta un tubo torácico).

P: ¿Cuál es la interpretación y el tratamiento correcto de las siguientes situaciones?

Variación del caso 12.19.1. Dolor intenso en las costillas

♦ Lo más probable es que el dolor en las costillas del paciente sea secundario a **fracturas costales** y a la presencia de un tubo de toracostomía. Es importante administrar los analgésicos adecuados para evitar un entablillamiento excesivo, que provoca atelectasia, hipoxia y un mayor riesgo de neumonía.

Variación del caso 12.19.2. Oximetría de pulso de 90% y una frecuencia respiratoria de 28 respiraciones por minuto

♦ En este momento, el paciente muestra una **dificultad respiratoria moderada**, y es esencial reevaluar la permeabilidad de las vías respiratorias. Se necesita examinar el tórax y la respiración del paciente, en busca de la simetría del movimiento respiratorio, junto con la auscultación del tórax. Es importante enviar una gasometría arterial para determinar el estado ventilatorio del individuo, así como la oxigenación. La colocación de oxígeno para aumentar la saturación arterial de oxígeno a más de 95% también es apropiada. El paciente tiene que someterse a una Rx de tórax para confirmar la posición del tubo torácico y la expansión completa del pulmón.

♦ Un posible origen de la hipoxemia del sujeto es un neumotórax persistente relacionado con un problema (fuga o torcedura) en el sistema de toracostomía por tubo. Es preciso evaluar si la cámara Pleur-evac® burbujea de forma correcta y si está conectada a la aspiración de la pared. Otras causas de hipoxia son las férulas torácicas por dolor, la atelectasia y la contusión pulmonar.

Después de administrar al paciente una dosis de morfina, la saturación arterial de oxígeno baja de 92% a 85%, y la frecuencia respiratoria desciende de 32 a 10 respiraciones por minuto con respiraciones superficiales. Una gasometría arterial indica que la Pco_2 es de 55 mm Hg. La inspección y palpación de la pared torácica muestra una zona anterior grande y dolorosa que no se mueve ni se ensancha con la inspiración en la dirección normal de expansión, sino que se deprime.

P: ¿Cuál es el diagnóstico y el tratamiento?

R: El paciente tiene dos problemas, la **hipoventilación relacionada con la sobresedación** y, con bastante probabilidad, un **tórax en flecha**, que se produce cuando las fracturas de múltiples costillas dejan inestable un segmento de la pared torácica (fig. 12-24); esto provoca un movimiento paradójico de la pared torácica. El examinador quizá también perciba crepitación por encima de las costillas, y a menudo hay una lesión grave en el pulmón subyacente, que contribuye a la hipoxia.

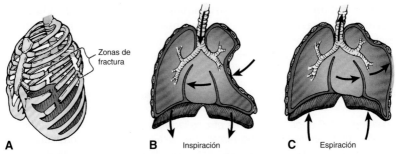

A   **B** Inspiración   **C** Espiración

Figura 12-24. Tórax en colgajo. **A:** Lesión de la pared torácica que puede producir la anomalía del tórax en colgajo; **B:** Inspiración: Pared torácica succionada y el mediastino se desplaza hacia el lado no afectado; **C:** Espiración: La pared torácica sobresale y el mediastino se desplaza hacia el lado afectado. (De Diepenbrock NH. *Quick Reference to Critical Care*, 6th ed. Wolters Kluwer Health; 2020, Fig. 3-12).

El tratamiento incluye una ventilación adecuada, la administración de oxígeno y un cuidadoso equilibrio de líquidos para evitar el edema pulmonar. Cuando el paciente no ventila de manera correcta, hay varias opciones de tratamiento. Una posibilidad es la **intubación**. Una segunda alternativa es la anestesia regional con un **catéter epidural torácico** para aliviar el dolor costal. Por lo general, se infunde bupivacaína, un anestésico local, y morfina en el espacio epidural para aliviar el dolor y mejorar la dinámica respiratoria. Si es eficaz, el narcótico puede eliminarse; los narcóticos tienen el potencial para causar sedación y otros efectos neurológicos indeseables en pacientes de edad avanzada y en aquellos que tienen el catéter a un nivel torácico alto. La anestesia epidural puede ser especialmente útil en los ancianos porque evitaría la ventilación mecánica, que conlleva una alta probabilidad de neumonía y otras complicaciones. Una tercera opción es la **analgesia controlada por el paciente**, que reduce los niveles máximos de narcóticos y quizá mejora la relación riesgo-beneficio.

El estado ventilatorio actual de este paciente requiere intubación y ventilación mecánica urgentes. Una observación más cuidadosa podría haber evitado la intubación.

Variación del caso 12.19.3. Lesión torácica que requiere un tubo torácico

♦ Usted está tratando a un paciente similar al descrito en la Variación del caso 12.19.2 que tiene una lesión de tórax que requiere un tubo torácico. La oximetría de pulso es de 86% con 4 L de oxígeno nasal y la frecuencia respiratoria es de 40 respiraciones por minuto.
♦ Este individuo tiene dificultad respiratoria grave y requiere tratamiento inmediato con **intubación urgente** para evitar una parada respiratoria. El paciente no puede mantener una frecuencia respiratoria de 40 respiraciones por minuto durante mucho tiempo.

Caso 12.20   Dificultad respiratoria

El paciente descrito en el caso 12.19 desarrolla más dificultad respiratoria y requiere intubación y ventilación mecánica. En la Rx de tórax, se aprecian infiltrados hiliares bilaterales y un infiltrado sobre la zona del tórax en flecha. La concentración fraccional de oxígeno en el gas inspirado (Fio_2) es de 40%, la saturación arterial de oxígeno es de 85% y la gasometría arterial revela una Pco_2 de 54 mm Hg.

P: ¿Cómo deben interpretarse y manejarse las siguientes condiciones?

Variación del caso 12.20.1. Pco_2 de 55 mm Hg

◆ El paciente está **subventilado**. Es necesario corregir esta condición mediante el incremento de la frecuencia o el volumen ventilatorios; esto también puede mejorar su hipoxia. La Rx de tórax indica una contusión pulmonar y la probabilidad de un síndrome de dificultad respiratoria aguda (SDRA) sugerida por los infiltrados hiliares.

Variación del caso 12.20.2. Pco_2 de 25 mm Hg

◆ La frecuencia **ventilatoria es excesiva**. Acercando la Pco_2 a 40 mm Hg, es posible disminuir dicha frecuencia. Aun así, tendrá que reevaluarse la oxigenación.

Variación del caso 12.20.3. Usted aumenta la Fio_2 a 60%, lo que no consigue elevar la oxigenación del paciente por encima de 56 mm Hg.

◆ Esto podría significar **un empeoramiento del SDRA, un tapón mucoso o una posible mala posición del tubo endotraqueal**. Es preciso repetir la Rx de tórax para determinar la colocación del tubo. Si la Rx de tórax muestra una atelectasia masiva en un lado, podría suponerse una subventilación importante de ese pulmón debido a la mala colocación del tubo, o a la oclusión de éste por un tapón mucoso.

◆ El tratamiento consiste en reposicionar o succionar la sonda. Si la aspiración no resuelve el problema, debe realizarse una broncoscopia para eliminar los tapones mucosos, obtener muestras de esputo y abrir las vías respiratorias ocluidas. La broncoscopia tiene que efectuarse siempre con precaución en pacientes hipóxicos por el riesgo de empeorar la hipoxia y provocar una parada cardiaca.

◆ Conviene seguir aumentando la Fio_2 para que la Po_2 supere los 60 mm Hg. Para conseguirlo, quizá sea necesario añadir presión positiva al final de la espiración (PPFE) al ventilador. La PPFE mantiene una presión basal constante en la vía aérea, lo que recluta más alvéolos para que permanezcan permeables y disponibles para el intercambio de gases.

Variación del caso 12.20.4. Se aumenta la Fio_2 a 80%, lo que sigue sin mejorar la oxigenación.

◆ En este punto, es necesario llevar la Fio_2 a 100% hasta que se determine la causa de la hipoxia. Debe añadirse PPFE al ventilador y comenzar a 10 cm H_2O. Tiene que colocarse una vía arterial tanto para monitorizar la PA como para permitir mediciones frecuentes de gases sanguíneos. Se requiere obtener una Rx de tórax para ayudar a identificar la causa de la hipoxia.

Usted decide que es necesario añadir PPFE para una oxigenación adecuada.

P: Ahora el paciente está en PPFE. ¿Cómo manejaría las siguientes situaciones?

Variación del caso 12.20.5. Al añadir 10 cm H_2O de PPFE, se produce un descenso de la PA de 120/80 mm Hg a 90/60 mm Hg.

◆ **La adición de 10 cm H_2O de PPFE hace que el gasto cardiaco descienda al perjudicar el retorno venoso al corazón.**

◆ Es posible que se precise de un catéter en la arteria pulmonar para controlar el gasto cardiaco y la precarga del paciente. Esto brinda la oportunidad al médico de contrarrestar los efectos cardiovasculares negativos de la PPFE alterando la precarga y la función cardiaca.

Variación del caso 12.20.6. Al añadir 10 cm H_2O de PPFE, se produce una disminución de la diuresis del paciente, que se mantiene en 10 mL/h.

◆ Asimismo, el alto nivel de PPFE está provocando la caída del gasto cardiaco, lo cual disminuye la perfusión al parénquima renal y provoca oliguria. El tratamiento es el mismo que en la Variación del caso 12.20.5.

La oxigenación y la hemodinámica del paciente se estabilizan con una PPFE de 10 cm H_2O. Durante las rondas vespertinas, la enfermera de la unidad de cuidados intensivos le llama con urgencia porque súbitamente el paciente se ha vuelto extremadamente hipóxico e hipotenso y no puede ser ventilado.

P: ¿Qué intervención es la adecuada?

R: Con hipoxia, hipotensión y dificultad para ventilar, es necesario determinar si el paciente tiene un **neumotórax a tensión**. Se trata de un diagnóstico de *urgencia*. En primer lugar, coloque al paciente con oxígeno a 100% e intente ventilarlo de forma manual. Es necesario escuchar los pulmones de ambos lados para comprobar si hay ruidos respiratorios. De no haberlos en un lado, es indispensable llevar a cabo una toracostomía con aguja con un angiocatéter en el segundo espacio intercostal en la línea medioclavicular. Si se oye un chorro de aire y se nota una mejoría en las constantes vitales del paciente, lo más probable es que esa acción haya resuelto el problema. En cualquier caso, debe colocarse un tubo de toracostomía en el quinto espacio intercostal en la línea axilar media y luego obtener una Rx de tórax vertical.

Caso 12.21 Herida de arma blanca en el cuello

Un sujeto de 25 años de edad es llevado a urgencias con una herida de arma blanca en el cuello. No hay otras lesiones aparentes.

P: ¿Cuáles son los pasos iniciales del tratamiento?

R: El primer paso es la evaluación de las vías respiratorias. Con las lesiones en el cuello, la posibilidad de problemas en aquéllas, incluyendo una lesión directa como una transección de la tráquea en el cuello, es significativa. Los daños en otras estructuras también pueden comprometer las vías respiratorias por compresión y distorsión de las mismas, como podría ocurrir con un hematoma en expansión, que ejerce presión sobre la tráquea flexible.

Si hay indicación de lesión del tracto respiratorio, es preferible la intubación electiva temprana a la intubación o traqueotomía de urgencia. En caso de haber una hemorragia activa de la herida, también es conveniente una evaluación rápida de la lesión y la aplicación de presión digital directa para controlar dicha hemorragia.

El paciente puede hablar con normalidad. La evaluación de las vías respiratorias indica que son permeables y que la ventilación es buena. No hay otras lesiones aparentes en otras partes. Las constantes vitales son estables, con una PA normal y una frecuencia cardiaca de 80 latidos por minuto.

P: ¿Cuál es el siguiente paso en la evaluación del cuello del paciente?

R: Es necesario realizar un examen cuidadoso del cuello para identificar qué estructuras están lesionadas según la palpación. Las siguientes son estructuras importantes a revisar en una herida de arma blanca en el cuello:

♦ Estructuras de las vías respiratorias: sensibilidad, movilidad, distorsión o desplazamiento, aire en los tejidos blandos, burbujeo de la herida, calidad de la voz (p. ej., ronquera).

♦ Estructuras vasculares: evidencia de hemorragia activa o reciente, hematoma estable o en expansión.

♦ Glándulas salivales: proximidad de la lesión a las glándulas salivales mayores o menores.

♦ Esófago: dolor o dificultad al tragar, saliva en la herida.

♦ Sistema nervioso: déficits neurológicos.

♦ Pulmones: ruidos respiratorios en la cúpula pulmonar, radiografía de tórax.

◆ Estructuras musculares: grado de penetración del platisma, posición en relación con el músculo esternocleidomastoideo (anterior o posterior).

Además, debe comprobarse si hay un hematoma y, en caso afirmativo, si se está expandiendo y amenazando las vías respiratorias.

La exploración indica que la lesión, que se encuentra en el triángulo anterior del cuello a nivel del cartílago tiroides, penetra en el platisma. Hay un hematoma de 4 cm de diámetro que parece aumentar de tamaño. Una pequeña cantidad de sangre sale de la herida. Los signos vitales del paciente permanecen estables.

P: ¿Cuál es el siguiente paso?

R: La exploración del cuello es necesaria porque el paciente tiene evidencia de una lesión vascular en la zona II (fig. 12-25). Durante la intubación, se justifica el examen de las cuerdas vocales para determinar si se ha producido una lesión.

La exploración indica una lesión en la vena yugular interna, que se repara.

P: ¿Qué otras características del cuello deben examinarse?

R: El cirujano debe seguir la trayectoria del arma blanca y examinar todas las estructuras cercanas. Es preciso explorar la arteria carótida y el nervio vago. Además, la tráquea y el esófago también pueden ameritar inspección si el trayecto de la puñalada está cerca de esas estructuras.

Se completa la exploración y se cierra la herida. El paciente vuelve a piso. Esa tarde, la enfermera le llama para que vea al paciente porque hay algo de sangre en el apósito. Al examinarlo, usted observa un hematoma de 3 cm de diámetro debajo de la incisión que no estaba presente al final del procedimiento. El paciente le dice que siente una opresión en el cuello y que le cuesta hacer respiraciones profundas.

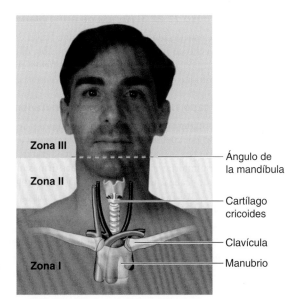

Figura 12-25. Zonas del cuello. (De Mulholland MW. *Greenfield's Surgery*, 6th ed. Wolters Kluwer Health; 2016, Fig. 23-1).

P: ¿Cuál es el siguiente paso?

R: El compromiso de las vías respiratorias por un hematoma posoperatorio en el cuello constituye una preocupación. Esta situación requiere una intervención urgente. La retirada de varias suturas de la incisión del cuello y la liberación del hematoma tendrían que aliviar la presión sobre la tráquea y mejorar la respiración del paciente: luego se requiere intubación urgente. En cualquier caso, el paciente debe volver al quirófano para el control de la vía aérea y la evacuación del hematoma y la hemostasia.

Caso 12.22   Otras lesiones en el cuello

Usted está atendiendo a una persona de 51 años de edad con una lesión traumática en el cuello.

P: ¿Cómo influyen los siguientes descubrimientos en la toma de decisiones?

Variación del caso 12.22.1. Herida de bala en el cuello, con una PA de 80/60 mm Hg

◆ Un paciente que esté hipotenso debe ir de inmediato al quirófano para su reanimación y la exploración simultánea de la herida del cuello. Además, es más probable que las heridas de bala tengan lesiones asociadas importantes debido al efecto expansivo del proyectil.

Variación del caso 12.22.2. Herida de arma blanca en la zona I (fig. 12-25)

◆ Las lesiones de la zona I pueden causar afectaciones en estructuras como los vasos subclavios que, en términos técnicos, son difíciles de exponer y reparar de forma quirúrgica. Si los pacientes están hemodinámicamente estables, es muy útil una TC preoperatoria para definir la localización de una lesión y permitir la planificación del abordaje quirúrgico. Si los pacientes se encuentran inestables, deben pasar en directo al quirófano para una reparación abierta o endovascular. Es necesario recordar que la salida torácica forma parte de la zona I, por lo que también pueden producirse lesiones en el pulmón y el plexo braquial.

Variación del caso 12.22.3. Herida de arma blanca en la zona III

◆ El manejo de esta herida es similar al de una lesión en la zona I; una TC preoperatoria es de gran provecho en pacientes estables. Es posible que haya daño de la arteria carótida; el control quirúrgico y la reparación son muy difíciles en esta localización, y tiene que considerarse un enfoque endovascular para las lesiones vasculares aisladas.

Variación del caso 12.22.4. Enfisema subcutáneo en el cuello

◆ Este hallazgo sugiere que hay una lesión esofágica o de las vías respiratorias, y está indicada la exploración del cuello. Otros hallazgos asociados a daño de las vías respiratorias son el burbujeo de aire en la herida y una deformidad traqueal evidente. Si se sospecha una lesión de las vías respiratorias, pero no hay pruebas firmes ni otra señal para explorar al paciente, sería apropiado realizar una broncoscopia y una laringoscopia para descartar una lesión.

Variación del caso 12.22.5. Dificultad para tragar

◆ Este hallazgo sugiere una afectación en el esófago. Esta situación se trataría de forma similar a la lesión de la Variación del caso 12.22.4, con el uso de esofagoscopia o un estudio de deglución para descartar la lesión si no hay otra indicación clara de cirugía.

Variación del caso 12.22.6. Ronquera

✦ Es posible que la ronquera represente una lesión de la vía aérea similar a otras afectaciones de la misma, pero también podría indicar un traumatismo laríngeo directo, una dislocación laríngea o un daño del nervio laríngeo recurrente. Es necesario realizar una laringoscopia directa y una broncoscopia, y la exploración quirúrgica y la posible traqueotomía están indicadas en función de los hallazgos de la endoscopia.

Variación del caso 12.22.7. Hemiparesia

✦ Una lesión o trombosis de la arteria carótida debe ser motivo de preocupación. El paciente ha de someterse a una TC o una angiografía para definir la lesión, y basar el tratamiento en los hallazgos específicos en consulta con un cirujano vascular o un neurocirujano.

Variación del caso 12.22.8. Traumatismo romo en el cuello

✦ La extensión marcada del cuello o el traumatismo directo con objeto contundente pueden dar lugar a disrupciones de la íntima y a la disección de la arteria carótida, lo que tiene el potencial para causar trombosis carotídea y déficit neurológicos. El tratamiento de las lesiones y trombosis carotídeas asintomáticas por lo regular consiste en la anticoagulación.

✦ El tratamiento de las oclusiones carotídeas sintomáticas es controvertido. Algunos cirujanos intentarían llevar a cabo una trombectomía si la trombosis tiene menos de varias horas y se asocia a déficits neurológicos significativos. Otros cirujanos recomiendan sólo la anticoagulación.

✦ La decisión de reparar una lesión carotídea o una trombosis debe tomarse tras consultar a un cirujano experimentado, ya que estas lesiones suelen repercutir en la arteria carótida donde entra en la base del cráneo. Esto hace que la exposición quirúrgica sea muy difícil y aumenta la complejidad del procedimiento.

Variación del caso 12.22.9. Herida de arma blanca de zona II sin síntomas, sin otros hallazgos físicos y con signos vitales estables

✦ El manejo varía en esta situación. Aunque la exploración rutinaria del cuello del paciente era habitual, ahora la evaluación diagnóstica mediante una TC es la tendencia en cuanto a enfoque inicial. La exploración selectiva o la evaluación diagnóstica con broncoscopia y esofagoscopia se basan en el examen clínico y los hallazgos de la TC.

Caso 12.23   Quemadura

Un individuo de 22 años de edad que llega al servicio de urgencias con grandes quemaduras está consciente y respira. La historia clínica revela que la persona estaba atrapada en el remolque de una casa cuando se incendió. No hay otros problemas médicos conocidos.

P: ¿Cuáles son los primeros pasos de la evaluación y el tratamiento?

R: Al comienzo, los criterios básicos del tratamiento de los traumatismos son la evaluación ABC. **La mayoría de los pacientes con quemaduras no mueren como consecuencia de tales lesiones, sino por complicaciones posteriores.** Es necesario retirar la ropa y detener cualquier otra afectación por quemadura. El enfriamiento de las zonas lesionadas es apropiado, pero si se prolonga puede causar hipotermia central. El paciente debe ser colocado sobre sábanas limpias. Las quemaduras que se producen en espacios cerrados tienen más probabilidades de estar asociadas a quemaduras de las vías respiratorias.

En la evaluación inicial de la vía aérea, es preciso determinar si es probable una quemadura de la vía aérea. Los factores sugerentes son el esputo
carbonoso, la quemadura facial, las quemaduras del vello facial o nasal, la
ronquera, la baja saturación de oxígeno o la disnea.

P: ¿Qué implica la evaluación de las quemaduras del paciente?

R: Esta evaluación se realiza con mayor facilidad en tres pasos.

La **"regla de los 9"** es la forma más común de estimar la superficie corporal quemada. Con esta regla, las diferentes partes del cuerpo representan ciertos porcentajes, y la suma de estos valores refleja el área total quemada. Es indispensable tener en cuenta que esta regla no se utiliza en los niños porque sus cabezas ocupan un porcentaje mayor de su superficie corporal. Existen tablas de quemaduras separadas para ellos a fin de precisar el porcentaje de quemadura de la superficie corporal. Es posible obtener otra buena estimación de la superficie corporal al medir el tamaño de la quemadura utilizando el tamaño de la mano del paciente como muestra de 1% de la superficie corporal.

1. Determine la **profundidad de la quemadura** (tabla 12-11).
2. Identifique la **clase de quemadura.** Los tipos más comunes son las quemaduras por llama, quemaduras por contacto con un objeto caliente, quemaduras por escaldadura con un líquido caliente y quemaduras por vapor.
3. Calcule el porcentaje de superficie corporal **quemada, mediante la regla de los 9** (fig. 12-26). El área de una herida por quemadura se expresa como un porcentaje de la superficie corporal total (tabla 12-12).

P: ¿En qué condiciones sería necesario trasladar al paciente a un centro de quemados?

R: En general, se aceptan varias razones para el traslado, entre ellas las siguientes:
♦ Quemadura de espesor total > 5% de la superficie corporal.
♦ Quemadura de espesor parcial > 20% de la superficie corporal.
♦ Edad inferior a 5 años o superior a 50 años.
♦ Quemaduras en cara, manos, pies, genitales, perineo o sobre las articulaciones principales.
♦ Lesión por inhalación.
♦ Quemaduras circunferenciales del tórax o de las extremidades.
♦ Quemaduras químicas o eléctricas.
♦ Niños quemados sin especialistas pediátricos cualificados.

El peso estimado es de 70 kg, y el paciente parece haber sufrido quemaduras profundas de segundo y tercer grados por llama en 30% de la superficie corporal.

P: ¿Cómo se calcula la cantidad de reposición de líquidos?

R: La estrategia general de reanimación de quemados tiene como **objetivo devolver el volumen plasmático a la normalidad y mantener una perfusión adecuada de los tejidos.** La evidencia apoya la necesidad de soluciones cristaloides y coloides. La fórmula de Parkland ha sido adoptada en muchos centros de quemados para proporcionar pautas específicas de reposición; es factible emplearla para calcular el volumen de solución necesario en las primeras 24 horas después de la quemadura.

♦ Volumen total de solución de lactato de Ringer = % superficie corporal quemada × peso (kg) × 4 mL/kg.

La mitad de la solución se administra en las primeras 8 horas y el resto, en las 16 horas subsecuentes. **En las siguientes 24 horas,** también es necesario dar D_5W para reponer la pérdida de agua por evaporación y mantener el sodio sérico en 140 mEq/L, así como suministrar 0.5 mL de albúmina al 5% o plasma fresco congelado/porcentaje de superficie corporal quemada durante 8 horas para mantener la presión oncótica coloide.

Las soluciones cristaloides se utilizan para expandir los volúmenes plasmáticos y extracelulares agotados lo antes posible, lo que ayuda a devolver el gasto cardiaco a la normalidad.

El coloide no se administra en las primeras 24 horas porque los capilares son "permeables" y la mayor parte del líquido se filtrará al espacio extracelular con gran rapidez. **El coloide es más eficaz para devolver el volumen intravascular/plasmático a la normalidad sin añadir edema.**

Tabla 12-11. Tipos de quemaduras y descripciones

Tipo de quemadura	Descripción
Quemaduras de primer grado	• Destrucción microscópica de la capa superficial de la epidermis (eritema de la piel, como se observa en las quemaduras solares). • De poca importancia clínica porque la barrera de agua de la piel permanece inalterada. • El dolor suele ser el síntoma principal; por lo regular se resuelve en 48 a 72 horas. • El epitelio dañado se desprende en pequeñas escamas al cabo de 5 a10 días, sin dejar cicatriz.
Quemaduras de segundo grado	• El daño se extiende a través de la epidermis hasta la dermis. • Se denominan quemaduras de espesor parcial porque puede producirse una regeneración epitelial. • Quizá haya ampollas; cuando las quemaduras son superficiales, las ampollas se curan en 10 a14 días, si no se infectan. • Puede darse una forma más grave, que quema más profundamente en la dermis; se observa una capa de dermis blanca e inviable. • Las quemaduras profundas de segundo grado pueden convertirse con facilidad en quemaduras de tercer grado si no se manejan de manera adecuada para evitar la infección de la superficie.
Quemaduras de tercer grado	• Involucra todo el espesor de la piel hasta el tejido subcutáneo. • Destrucción total e irreversible de toda la piel, apéndices dérmicos y elementos epiteliales. • Se caracteriza por su aspecto blanco y ceroso, falta de sensibilidad, falta de relleno capilar y textura coriácea. • Requiere injerto de piel para la reparación. • Las quemaduras profundas de segundo y tercer grado son de igual modo importantes desde el punto de vista fisiológico, y es posible estimar la cobertura mediante la "regla de los 9".

P: ¿Cuál es el tratamiento adecuado en las siguientes situaciones?

Variación del caso 12.23.1. Necesidad de tratamiento tópico de las quemaduras

◆ Es importante proporcionar un entorno aséptico para el cuidado tópico de las heridas en los pacientes quemados con el objetivo de prevenir las infecciones. Aunque las quemaduras superficiales no requieren antibióticos tópicos, las heridas más profundas, sí. La **sulfadiazina de plata**, la mafenida y las pomadas de povidona yodada son algunos de los antibióticos tópicos disponibles para su uso.

◆ Los apósitos oclusivos se utilizan para minimizar la exposición al aire, aumentar la tasa de epitelización y disminuir el dolor. Es necesario cambiar los apósitos al menos dos veces al día para inhibir el crecimiento bacteriano. Las quemaduras de tercer grado también pueden

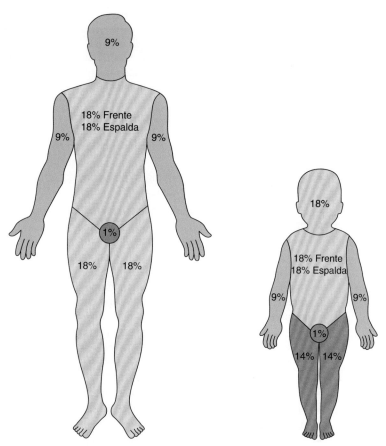

Figura 12-26. Diagrama de la regla de los 9 para quemaduras en adultos y niños. El porcentaje de superficie corporal total para las lesiones por quemaduras puede estimarse a partir de las cifras específicas de edad de las áreas superficiales porcentuales para diferentes regiones anatómicas. (De Barash PG, Cullen BF, Stoelting RK, Cahalan MK, Stock MC, Ortega R y Sharar SR. *Clinical Anesthesia Fundamentals*. Wolters Kluwer Health; 2015, Fig. 32-5).

Tabla 12-12. "Regla de los 9" utilizada para determinar el porcentaje de superficie quemada en adultos

Área anatómica	% de superficie corporal
Cabeza	9
Extremidad superior derecha	9
Extremidad superior izquierda	9
Extremidad inferior derecha	18
Extremidad inferior izquierda	18
Tronco anterior	18
Tronco posterior	18
Cuello	1

requerir un desbridamiento regular del tejido necrótico hasta que se coloque un apósito biológico, de preferencia, un injerto de piel de espesor parcial de la propia piel del paciente.

◆ Los **antibióticos sistémicos profilácticos no se emplean** porque seleccionan organismos resistentes. Deben usarse sólo para infecciones que estén documentadas con claridad. Las infecciones más comunes son por *Staphylococcus aureus, Pseudomonas, Streptococcus* y *Candida*.

Variación del caso 12.23.2. Orina oscura que es positiva para sangre

◆ Es necesario el análisis microscópico de la orina. Si no se observan eritrocitos, el paciente tiene **mioglobinuria** y corre el riesgo de sufrir una **necrosis tubular aguda** si esta afección no se reconoce y no se trata de manera apropiada. Deben administrarse **líquidos** para garantizar una producción de orina 2 o 3 veces superior a la normal. La **alcalinización** de la orina y los diuréticos osmóticos (p. ej., el manitol) también pueden utilizarse en casos graves.

◆ Si hay eritrocitos en la orina, el estudio tiene que incluir la investigación de las causas traumáticas de la hematuria. Además, las lesiones eléctricas tienen el potencial para causar hemólisis.

Variación del caso 12.23.3. Esputo carbonoso y ronquera

◆ Es esencial que se reconozcan estos signos de **lesión por inhalación** porque son indicios de edema laríngeo y de lesión pulmonar. Otros signos de lesión por inhalación son el vello facial chamuscado, las partículas de carbón en la orofaringe y los antecedentes de quemaduras en un espacio cerrado. Algunas instituciones realizan una laringoscopia en el momento de la presentación para determinar la necesidad de intubación. El umbral para la intubación debe ser bajo.

◆ La **intoxicación por monóxido de carbono** debe considerarse en todo paciente en quien se sospeche una lesión por inhalación. Niveles de carboxihemoglobina superiores a 5% en no fumadores o a 10% en fumadores indican intoxicación por monóxido de carbono. Si esto ha ocurrido, es preciso administrar oxígeno al 100% hasta que el nivel de carboxihemoglobina vuelva a ser normal y los síntomas se resuelvan. También se emplean cámaras de oxígeno hiperbárico para eliminar con rapidez el monóxido de carbono de la sangre.

Profundizando

Siempre es mejor intubar a un paciente demasiado pronto que demasiado tarde.

Variación del caso 12.23.4. Metahemoglobinemia

◆ La metahemoglobina es la hemoglobina con el hierro oxidado a la forma férrica (Fe^{3+}) en lugar del estado ferroso (Fe^{2+}) reducido normal. La forma férrica es incapaz de unir o transportar oxígeno. Los incendios en espacios cerrados pueden causar una acumulación de este producto, lo que resulta en un desplazamiento de la curva de disociación de la oxihemoglobina hacia la izquierda.

◆ Los síntomas de la metahemoglobinemia van desde un aspecto marrón chocolate de la sangre y cianosis central del tronco y las extremidades proximales hasta convulsiones generalizadas, coma y arritmias cardiacas. La **pulsioximetría no es fiable como medida de la saturación de oxígeno** porque no puede diferenciar entre metahemoglobina y hemoglobina. En su lugar, deben tomarse lecturas de gasometría arterial. Si el paciente está asintomático, el oxígeno suplementario es suficiente como tratamiento; la metahemoglobina se reducirá a hemoglobina normal en un plazo de 24 a 72 horas. La terapia específica para la metahemoglobinemia es la administración de azul de metileno IV (1-2 mg/kg). En casos extremos, si se produce una hemólisis masiva, se necesitaría oxigenoterapia hiperbárica o exanguinotransfusión.

Variación del caso 12.23.5. **Deterioro temprano de la evaluación ABC con retención de CO$_2$**

♦ Con el deterioro precoz de las lecturas de la gasometría y la retención de CO$_2$, **es probable que haya una obstrucción de las vías respiratorias**. Esta condición justifica una rápida intubación endotraqueal y soporte ventilatorio mecánico. La presión positiva añadida ayuda a prevenir la atelectasia y el cierre de las unidades pulmonares distales a las vías respiratorias inflamadas.

Variación del caso 12.23.6. **Quemadura circunferencial de tercer grado en el tórax**

♦ Las quemaduras circunferenciales se engrosan y contraen rápidamente, lo cual limita el movimiento y el flujo sanguíneo. En el tórax, esto puede perjudicar de manera importante la ventilación, mientras que en las extremidades puede crear isquemia y necrosis de los músculos. Una **escarotomía** ayuda a evitar este problema (fig. 12-27).

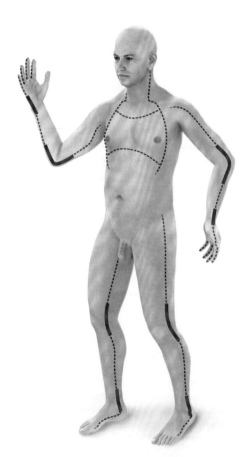

Figura 12-27. Las líneas discontinuas indican los lugares preferidos para la escarotomía de las quemaduras circunferenciales de las extremidades, el tronco y otras partes del cuerpo. Las áreas engrosadas en esas líneas denotan la importancia de extender las incisiones de escarotomía a través de las articulaciones involucradas. (De Britt LD, Peitzman AB, Barie PS, Jurkovich GJ. *Acute Care Surgery.* Wolters Kluwer Health; 2012, Fig. 32-5).

Variación del caso 12.23.7. *Quemadura eléctrica*

♦ Las quemaduras eléctricas parecen benignas en la superficie, pero pueden estar asociadas a grandes **daños interiores en músculos, nervios y vasos**. Es preciso examinar al paciente en busca de sitios de entrada y salida y evaluar con un ECG y enzimas cardiacas para descartar la sospecha de lesión de corazón. El músculo necrótico produce mioglobinuria, que es posible que ocasione insuficiencia renal aguda. El mantenimiento de una elevada diuresis y la alcalinización de la orina pueden prevenir dicha insuficiencia renal.

Caso 12.24 Nutrición parenteral total

Una persona de 50 años de edad que ha sufrido un accidente vehicular es sometida a exploración por una lesión abdominal. El paciente presenta una importante contusión en el intestino delgado con hematomas intramurales y varias zonas de perforación. El intestino se repara, pero está muy edematizado. Después de la intervención quirúrgica, usted decide que la alimentación enteral no es segura y que la nutrición parenteral total (NPT) es adecuada durante el periodo posoperatorio.

P: ¿Cuál es el paso inicial para determinar las necesidades nutricionales de este paciente?

R: Los nutrientes pueden administrarse por NPT cuando el tracto gastrointestinal no está disponible o no funciona. La NPT proporciona calorías, aminoácidos, electrolitos, vitaminas, oligoelementos y ácidos grasos a través de un catéter venoso central. Para cada paciente que requiere NPT, es necesario determinar el estado nutricional.

Los pacientes "no agotados" (aquellos con un buen estado nutricional) se encuentran en una condición catabólica menor. Los pacientes agotados se hallaban desnutridos antes de la cirugía. Los pacientes hipermetabólicos se encuentran en un estado catabólico grave (p. ej., debido a un traumatismo, una quemadura, una sepsis o un cáncer).

Los requerimientos de proteínas y energía varían según el estado nutricional del paciente. Las necesidades proteicas de quienes se consideran **no agotados** son de alrededor de 1.0 g/kg/día, con un total de calorías diarias de 20% por encima del **gasto energético basal**. Las necesidades proteicas y calóricas de los sujetos **agotados se encuentran** en una zona intermedia. Por lo que toca a los pacientes **hipermetabólicos** sus requerimientos proteicos

Tabla 12-13. **Estimación de las necesidades metabólicas diarias de referencia**

Fórmula de Weir para la determinación del **gasto energético en reposo** (kcal/min)*
$3.9(VO_2) + 1.1(VCO_2) - 2.2$ (nitrógeno urinario [g/min]), donde VO_2 es el consumo de oxígeno y VCO_2 es la producción de dióxido de carbono.

Ecuación de Harris-Benedict para la determinación del **gasto energético basal** (kcal/24 h)[†]
Hombres 66 + (13.7 × peso [kg]) + (5 × altura [cm]) − (6.7 × edad [años])
Mujeres 665 + (9.6 × peso [kg]) + (1.8 × altura [cm]) − (4.7 × edad [años])

* Requiere carro metabólico para la medición.
[†] Estimación basada en la edad, el peso, la altura y el sexo. El gasto energético basal puede estimarse en alrededor de 1400-1800 kcal/día (30 kcal/kg/día) para las necesidades de base (hasta 3000 kcal/día en pacientes muy estresados).

pueden ser de 2.0-2.5 g/kg/día, con un total de calorías diarias de 50-100% por encima del gasto energético basal.

Este paciente parece estar en una condición no agotada, en un estado catabólico menor.

P: ¿Cuál es el gasto energético diario estimado?

R: El gasto energético diario de un paciente puede medirse por diversos métodos. El más preciso es la calorimetría indirecta, que implica el cálculo del consumo de O_2 (VO_2) y CO_2 (VCO_2) a partir de la recogida volumétrica cronometrada de O_2, CO_2 y nitrógeno urinario espirados (tabla 12-13). Debido a que la calorimetría indirecta precisa de mediciones de los volúmenes de gas por medio de un equipo sofisticado (carro metabólico), no se realiza con frecuencia.

Si se supone que este individuo estaba bien alimentado antes de la cirugía y es el paciente habitual de 70 kg, las necesidades calóricas diarias de referencia son de unas 30 kcal/kg/día × 70 kg = 2100 kcal/día.

Tabla 12-14. Composición de una solución venosa central habitual

Requisitos básicos para la nutrición parenteral total estándar		
Grasa	9 kcal/g	
Carbohidratos	3.4 kcal/g	
Proteína	4 kcal/g	
Volumen		
Solución de aminoácidos al 10%	500 mL	
Solución de dextrosa al 50%	500 mL	
Emulsión grasa	—	
Electrolitos	~50 mL	
Volumen total	~1050 mL	
Composición		
Aminoácidos	50 g	
Dextrosa	250 g	
Potasio total	8.0 g (50 ÷ 6.25)	
Dextrosa kcal	840 kcal (250 g × 3.4 kcal/g)	
mOsm/L	~2000	
Electrolitos añadidos a las soluciones de NPT	Concentración habitual (mEq/L)	Rango de concentraciones (mEq/L)
Sodio	60	0-150
Potasio	40	0-80
Acetato	50	50-150
Cloruro	50	0-150
Fosfato	15	0-30
Calcio*	4.5	0-20
Magnesio	5	5-15

* El calcio se añade por lo general como gluconato de calcio o cloruro de calcio. Una ampolla de gluconato de calcio = 1 g de calcio = 4.5 mEq.
NPT, nutrición parenteral total.

Tabla 12-15. Cálculo de calorías en la solución habitual de nutrición parenteral total en adultos

$D_{50}W$ contiene 500 g/L de glucosa.
500 g × 3.4 kcal/g = 1700 kcal/L
Una emulsión con 10% de grasa representa 1.1 kcal/mL de grasa; por tanto, 500 mL contienen 550 kcal.
Una solución de aminoácidos al 4.25% contiene 4.25 g/100 mL de aminoácidos o 42.5 g/L. 42.5 g × 4 kcal/g = 170 kcal (no debe utilizarse para el cálculo calórico)

P: Teniendo en cuenta esta estimación calórica, ¿cómo elegiría el tipo de solución de NPT?

R: Las proteínas no deben servir como fuente de calorías cuando se determina el tipo de NPT. En cambio, son necesarias para reemplazar los aminoácidos que se reciclan de manera constante en el cuerpo. Las calorías se derivan de un sistema de sustrato energético mixto, con alrededor de 70% de las calorías suministradas como dextrosa y 30% como grasa (tabla 12-14).

En este paciente, podría administrarse una fórmula de NPT estabecida, que es una solución de dextrosa al 50% con 4.25% de aminoácidos. La grasa suele suministrarse en forma de emulsión al 10% o al 20%, separada de la bolsa de NPT. A menudo se provee una única infusión de 500 mL durante 10 a 12 horas. Las concentraciones séricas de triglicéridos en suero han de ser vigilados para evitar niveles altos. Si se produce una hipertrigliceridemia, es necesario reducir la cantidad de lípidos administrados.

A fin de determinar las calorías en 1 L de solución estándar de NPT, consulte la tabla 12-15. Si se proporcionan 1000 mL de $D_{50}W$ y 500 mL de emulsión grasa durante un periodo de 24 horas, el total de calorías no proteicas infundidas es de 1700 + 550 = 2250 kcal.

P: ¿Cómo se determinan las necesidades diarias de nitrógeno?

R: Un paciente que está enfermo de gravedad y en NPT debe tener un balance de nitrógeno positivo como meta, en particular con un peso corporal que está 10% o más por debajo del nivel ideal. El balance de nitrógeno se define como la ingesta de nitrógeno menos la excreción de nitrógeno. La ingesta de nitrógeno en un paciente con NPT se calcula a partir del contenido de la solución. La proteína en la NPT es de manera típica 4.25%, lo que significa que hay 4.25 g de proteína por litro. Para calcular el contenido de nitrógeno del mismo litro de solución de NPT descrito en la tabla 12-14, tiene que utilizarse la siguiente fórmula: gramos de nitrógeno = gramos de proteína ÷ 6.25. Este cálculo da como resultado 4.25 g de proteína ÷ 6.25 = 0.68 g de nitrógeno por litro de NPT.

Es posible medir y estimar la excreción de nitrógeno de modo parcial. Hasta 90% de dicha excreción se produce en forma de urea en la orina. Las pérdidas de nitrógeno en las heces son de alrededor de 1 g/24 horas en los pacientes que comen, y mucho menos en

Tabla 12-16. Necesidades diarias de aminoácidos para un hombre de 70 kg

Condición	Aminoácidos necesarios (g/kg/día)	Estado catabólico
Evolución posoperatoria sin complicaciones	1.0-1.5	Leve
Sepsis o lesiones de leves a moderadas	1.5-2.0	Moderado
Sepsis o quemaduras graves	2.0-3.0	Grave

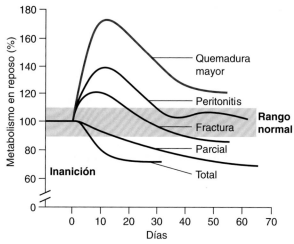

Figura 12-28. Respuesta metabólica al estrés quirúrgico y a la inanición. Las quemaduras importantes representan el mayor requerimiento metabólico al que se enfrenta el ser humano. (De Wilson RF, ed. *Handbook of Trauma: Pitfalls and Pearls*. Philadelphia: Lippincott Williams & Wilkins; 1999:578. A continuación de Long CL, Schaffel N. Metabolic response to injury and illness: estimation of energy and protein needs from indirect calorimetry and nitrogen balance. *JPEN J Parenter Enteral Nutr.* 1979;3:425).

aquellos que están en regímenes de ayuno. La recolecta de orina de 24 horas y la medición de la urea permiten medir la mayor parte de la excreción de nitrógeno en la orina. Para convertir los gramos de urea en gramos de proteínas, es necesario multiplicar la urea por 0.50. Hay una pérdida de 15% adicional de proteínas en la orina a partir de compuestos no ureicos, incluyendo la creatinina y el amoniaco.

Una vez que se ha determinado el balance de nitrógeno, es conveniente ajustar la velocidad de infusión de la solución establecida de NPT para mantener un equilibrio positivo.

La respuesta al hambre extrema en individuos normales es utilizar las cetonas para obtener energía, lo que evita que las proteínas se metabolicen. Durante la inanición, la tasa metabólica general también disminuye. En las lesiones graves, no se produce la adaptación al metabolismo de las cetonas, por lo que se usan las proteínas como fuente de gluconeogénesis (tabla 12-16); esto crea un estado catabólico significativo. Además, el estado metabólico en reposo aumenta con las lesiones graves, lo que también incrementa la necesidad de energía y, por tanto, el estado catabólico. La tasa metabólica se altera en respuesta a varias enfermedades (fig. 12-28).

Cuanto más grave sea la lesión, más grave será el estado catabólico y mayores serán las necesidades de aminoácidos.

P: ¿Qué otras moléculas hay también en la solución de NPT?

R: La composición común de las soluciones de NPT se muestra en la tabla 12-14.

El paciente lleva dos semanas con NPT y sigue sin tolerar la alimentación enteral.

P: ¿Cuál es la evaluación y el tratamiento adecuados para los siguientes problemas relacionados con la NPT?

Variación del caso 12.24.1. Fiebre

◆ Un pico de temperatura superior a 38 °C (101 °F) podría indicar un **catéter infectado**, entre otras causas. Los pacientes deben someterse a una evaluación completa de todas las posibles fuentes de infección. El médico tiene que examinar el lugar del catéter en busca de eritema, sensibilidad o purulencia y obtener cultivos tanto periféricos como en forma directa del catéter. Si los cultivos son positivos o la fiebre persiste, es necesario seleccionar un nuevo lugar para el catéter e iniciar los antibióticos.

Variación del caso 12.24.2. Coma metabólico

◆ El **coma hiperglucémico, hiperosmolar y no cetósico** es una causa común de coma en pacientes con NPT. Esta condición es **secundaria a la deshidratación tras una diuresis excesiva debida a la hiperglucemia.** Esta situación justifica interrumpir la NPT, administrar insulina y vigilar de manera muy estrecha la glucosa y los electrolitos.

Variación del caso 12.24.3. Bilirrubina y enzimas hepáticas elevadas

◆ Las pruebas de la función hepática llegan a ser anormales hasta en 30% de los pacientes que reciben NPT. Durante las primeras dos semanas, las transaminasas se elevan y se produce un aumento gradual de la fosfatasa alcalina. El incremento de las concentraciones séricas de enzimas por lo común responde a una modesta reducción de la tasa de infusión. Si las enzimas séricas no se estabilizan o vuelven a la normalidad en un plazo de 7 a 14 días, se sugeriría otra etiología. El hígado graso y el daño hepático estructural pueden ser inducidos por la NPT; cuando la NPT es prolongada puede causar cirrosis, pero esto suele ocurrir sólo después de años de NPT.

Variación del caso 12.24.4. Piel seca y escamosa

◆ Esta condición es indicativa de una deficiencia de ácidos grasos libres. La administración de lípidos debería corregir el problema.

REFERENCIA A NMS. CIRUGÍA.
Para más información, consulte *NMS. Cirugía*, 7.ª ed, capítulo 19, Traumatismos y quemaduras.

Trastornos quirúrgicos pediátricos

Clint D. Cappiello • *Eric D. Strauch* • *Bruce E. Jarrell*

Alcanzar el objetivo

- La emesis biliosa en un recién nacido es malrotación y vólvulo del intestino medio hasta que se demuestre lo contrario. En caso de que el paciente tenga peritonitis o aire libre, se le lleva de urgencia a cirugía. Si el examen abdominal es benigno, debe obtenerse de forma impostergable una serie gastrointestinal superior (SGS).

- En los pacientes con hernia diafragmática congénita (HDC), la ventilación con la menor presión posible a ambos pulmones es crucial. Una presión de ventilación elevada provoca un barotraumatismo, que puede ser letal en un paciente con hipoplasia pulmonar.

- La morbilidad y la mortalidad asociadas a la atresia esofágica (AE) y a la fístula traqueoesofágica (FTE) suelen estar relacionadas con comorbilidades como la prematuridad y la cardiopatía congénita compleja.

- La elevada mortalidad de los pacientes con onfaloceles con frecuencia se halla vinculada a las anomalías cromosómicas y las cardiopatías congénitas complejas.

- La mortalidad en los pacientes con gastrosquisis está relacionada con la lesión intestinal provocada por la gastrosquisis que da lugar a la sepsis o al síndrome del intestino corto.

- Al evaluar a un neonato con una obstrucción intestinal, es útil determinar si ésta es proximal en el tracto gastrointestinal (GI) o en el intestino delgado o el colon distal. El diagnóstico diferencial es distinto y el enfoque del tratamiento también. Las obstrucciones proximales se diagnostican mejor con una radiografía abdominal y una evaluación del tracto gastrointestinal y a menudo requieren una intervención quirúrgica. Las obstrucciones distales se diagnostican mejor con un estudio gastrointestinal inferior (GII) y, en el caso del íleo meconial y el tapón de meconio, pueden tratarse con un estudio GII.

- La invaginación ileocólica idiopática en niños se diferencia de la invaginación del intestino delgado en varios aspectos. El colon está implicado; por lo común, no hay un punto de referencia; la invaginación puede reducirse con un enema de aire o de contraste y la cirugía se reserva para el fracaso del tratamiento no operativo.

- La estenosis pilórica provoca una alcalosis metabólica hipopotasémica e hipoclorémica debido a la emesis y a la pérdida de volumen. Aunque se pierde ácido por el vómito, la alcalosis se perpetúa por la retención de sodio para mantener el volumen intravascular mediante el intercambio de iones de potasio e hidrógeno por iones de sodio en el riñón. La clave para corregir la alcalosis metabólica hipopotasémica e hipoclorémica es la repleción de sodio y volumen.

Asociaciones de cirugía crítica

Si oye/ve...	Piense en...
Detorsión del vólvulo	Rotación inversa (en sentido contrario a las manecillas del reloj)
Abdomen sin gas, incapacidad de pasar la sonda nasogástrica	Atresia esofágica
Defecto de la pared abdominal-gastrosquisis	No hay anomalías asociadas, operar
Defecto de la pared abdominal-onfalocele	Anomalías asociadas, abordaje primero
Heces de gelatina de grosella	Invaginación, reducir con enema
Vómito no biliosos, oliva palpable	Estenosis pilórica, reponer electrolitos y luego operar
Vómito biliosos, dolor abdominal	Malrotación
Signo de doble burbuja	Atresia duodenal
No hay meconio en 24 horas	Enfermedad de Hirschsprung

Caso 13.1   Dificultad respiratoria aguda

Un recién nacido a término presenta una dificultad respiratoria aguda. El paciente estaba taquipneico de manera significativa, con una frecuencia respiratoria de 90 respiraciones por minuto y una saturación de oxígeno de 70% con oxígeno insuflado. La exploración física mostró ausencia de ruidos respiratorios en el hemitórax izquierdo, ruidos cardiacos desplazados hacia la derecha y un abdomen escafoide. El paciente fue intubado de urgencia y conectado a un ventilador. Se obtuvo una radiografía (Rx) de tórax (fig. 13-1).

P: ¿Cuál es el diagnóstico más probable?

R: El diagnóstico diferencial incluye: hernia diafragmática congénita (HDC); malformación congénita de las vías respiratorias pulmonares, también denominada malformación adenoidea quística congénita); secuestro broncopulmonar; malformación broncopulmonar del intestino anterior; quistes broncogénicos; quistes entéricos; y teratoma. Esta Rx de tórax es consistente con una HDC.

P: ¿Cuál es el tratamiento inicial?

R: El tratamiento de principio abarca lo siguiente:

1. Intubación y apoyo con ventilación suave, de baja presión y alta frecuencia.
2. Descompresión nasogástrica (NG) para evitar la descompresión gástrica e intestinal.
3. Colocación de la línea arterial.
4. Medición de la saturación de oxígeno proximal y distal al conducto arterioso.
5. Realización de ecocardiograma para identificar cualquier anomalía cardiaca congénita e hipertensión pulmonar.

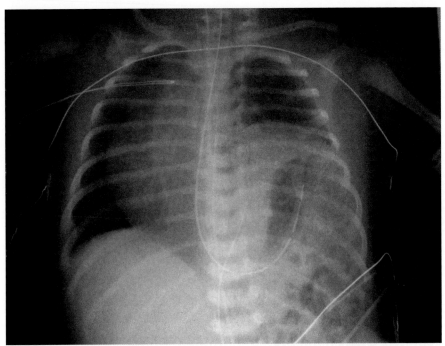

Figura 13-1. Paciente con hernia diafragmática congénita (HDC) izquierda. Intestinos y estómago con la sonda nasogástrica colocada en el hemitórax izquierdo. (Fotografía por cortesía de Dr. Eric D. Strauch).

P: ¿Qué haría si el paciente mejora con esta terapia?

R: Si el paciente puede ser oxigenado y ventilado de forma adecuada, con una buena perfusión a los tejidos sin acidosis, hay que mantenerlo en observación y estabilizarlo hasta que se repare la HDC. Llevar al bebé a la sala de operaciones de forma precipitada puede provocar una hipertensión pulmonar en potencia mortal y una circulación fetal persistente. Esto da lugar a la derivación de sangre no oxigenada de la circulación del lado derecho a la del lado izquierdo, lo que ocasiona más hipoxia y acidosis. Tal situación, a su vez, provoca más hipertensión pulmonar y crea un círculo vicioso.

P: ¿Qué tratamiento se puede utilizar para la hipertensión pulmonar?

R: La acidosis hace que la vasculatura pulmonar se contraiga, lo que disminuye el flujo sanguíneo al pulmón y aumenta la derivación de derecha a izquierda. Por consiguiente, es crucial mantener la perfusión y la ventilación adecuada para prevenir la acidosis. Es posible emplear presores para mantener la presión sistémica y minimizar la derivación derecha-izquierda. Para la hipoxemia persistente y la hipercapnia, se usa la ventilación oscilatoria de alta frecuencia (VOAF). El óxido nítrico (NO) inhalado, un potente vasodilatador pulmonar, puede mejorar la hipoxemia al tratar la hipertensión pulmonar.

P: ¿Qué intervención se puede hacer si falla la terapia convencional para la hipertensión pulmonar?

R: Si la acidosis con hipoxemia persiste a pesar del soporte máximo, debe considerarse la oxigenación por membrana extracorpórea (OMEC). La OMEC requiere anticoagulación y conlleva el riesgo de hemorragia, en especial intracraneal.

P: ¿Cómo se repara la HDC?

R: El tratamiento quirúrgico se basa en los siguientes principios:
- El contenido herniado se reduce de forma quirúrgica de vuelta al abdomen con una incisión subcostal o una toracotomía. La corrección también puede realizarse mediante un abordaje toracoscópico, aunque la tasa de recidiva es mayor que en las reparaciones abiertas.
- El defecto de la hernia se arregla de forma primaria o con un parche protésico.
- El equilibrio ácido-base y la función respiratoria del bebé se monitorizan de manera cuidadosa, y se continúa el apoyo agresivo por medio de presores, VOAF, NO y OMEC, según sea necesario.
- La pérdida de control abdominal puede dificultar la reparación primaria. Se coloca un silo o parche abdominal con el objetivo de prevenir el síndrome compartimental intraabdominal, de ser preciso.

P: ¿Cuál es el pronóstico de los pacientes con HDC?

R: Las tasas de supervivencia son de 60-90% debido a la mejora de las estrategias de tratamiento perioperatorio y operatorio. Los pulmones son casi siempre hipoplásicos al haber una hernia diafragmática. La función pulmonar se aproxima a la normalidad cuando los supervivientes llegan a la edad adulta. Los estudios han demostrado que los supervivientes de HDC desarrollan una tolerancia al ejercicio adecuada incluso cuando las pruebas de función pulmonar señalan algún grado de deterioro.

Caso 13.2 Dificultad respiratoria con ingesta oral

Un recién nacido a término sin problemas respiratorios al nacer presenta una dificultad respiratoria aguda y se ahoga durante la primera toma de alimento. El paciente estaba taquipneico de manera importante con una frecuencia respiratoria de 70 respiraciones por minuto justo después del intento de alimentación. La exploración física revela ruidos respiratorios gruesos bilaterales. El paciente mejoró tras un episodio de tos.

P: ¿Cuál es el tratamiento inicial de este paciente?

R: Intentar colocar una sonda nasogástrica y obtener una Rx de tórax y una radiografía Rx abdominal (fig. 13-2). El paciente tiene una atresia esofágica (bolsa proximal) con una fístula traqueoesofágica distal (FTE), que es el tipo más común de atresia esofágica (AE); entre los pacientes con esta afección, 85% presenta este tipo.

P: ¿Qué otra evaluación diagnóstica es necesaria para este paciente?

R: El diagnóstico de atresia esofágica se realiza por la incapacidad de pasar una sonda nasogástrica al estómago. El tipo de atresia esofágica se determina por la presencia de gas en el tracto gastrointestinal (GI). Los pacientes que tienen aire en el tracto gastrointestinal presentan una fístula distal en la que el esófago distal se comunica con la tráquea.

A continuación se muestran cinco tipos de atresia esofágica (fig. 13-3):

1. Bolsa proximal con FTE distal (tipo más común; tipo bruto "C").
2. AE sin FTE (5%).
3. FTE sin AE (< 5%).
4. AE con FTE proximal y distal (raro).
5. FTE proximal y bolsa distal (raro).

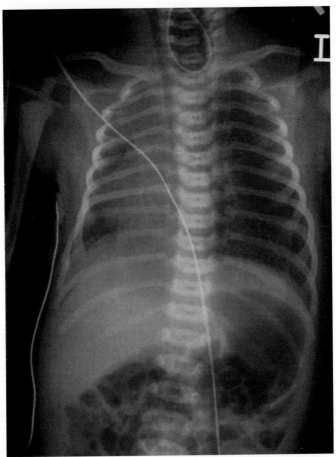

Figura 13-2. Atresia esofágica con fístula traqueoesofágica (FTE) distal. Observe la sonda nasogástrica curvada en la bolsa esofágica proximal que no puede pasar más distalmente al esófago debido a la atresia esofágica proximal. El aire en el sistema gastrointestinal es indicativo de un FTE distal. (Fotografía por cortesía de Dr. Eric D. Strauch).

Las **anomalías congénitas asociadas** se producen en alrededor de 50-70% de los bebés con atresia esofágica, y a menudo afectan a múltiples sistemas orgánicos. **Es indispensable evaluar la asociación VACTERL, un complejo de anomalías bien conocido que incluye anomalías vertebrales, defectos anales, anomalías cardiacas, atresia y fístula traqueoesofágica, y displasia renal y de las extremidades.**

Las **anomalías cardiovasculares** son las más comunes; entre ellas, los defectos septales ventriculares y la tetralogía de Fallot son los más frecuentes. Es necesario realizar un ecocardiograma en el preoperatorio para evaluar la presencia de cualquier anomalía cardiaca, que, de existir, puede afectar la anestesia y los cuidados quirúrgicos. Tiene que efectuarse una ecografía renal y un cistouretrograma miccional para evaluar la presencia de anomalías renales, pero no es necesario hacerlo antes de la atención quirúrgica. Una exploración física completa permite evaluar la presencia de cualquier malformación anal o de las extremidades.

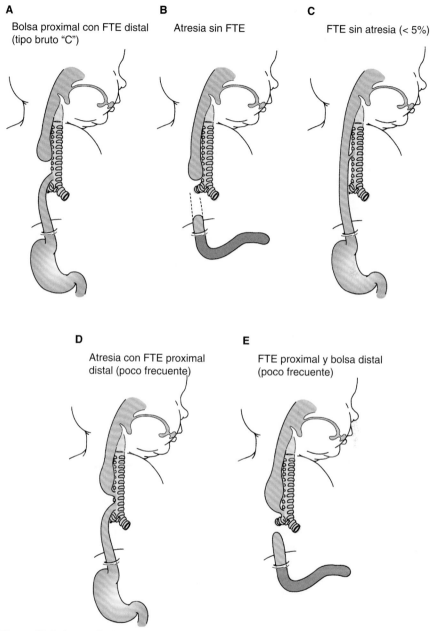

Figura 13-3. Anatomía de las variantes de atresia esofágica y fístula traqueoesofágica (FTE). **A:** Bolsa proximal con FTE distal (el tipo más común que ocurre en 85% de los pacientes; tipo bruto "C"). **B:** Atresia esofágica sin FTE (5%). **C:** FTE sin atresia esofágica (< 5%). **D:** Atresia esofágica con FTE proximal y distal (poco frecuente). **E:** FTE proximal y bolsa distal (raro). (De Mulholland MW. *Greenfield's Surgery*, 6th ed. Wolters Kluwer Health; 2016, Fig. 102-11).

La FTE también está asociada a otros síndromes genéticos, como el síndrome de Down, el síndrome de DiGeorge y la trisomía 18.

P: ¿Cuáles son los cuidados preoperatorios adecuados para este paciente?

R: El manejo preoperatorio comprende lo siguiente:

1. Descomprimir la bolsa proximal mediante un tubo de sumidero (tubo Replogle) con succión continua baja.
2. Mantener una posición vertical para ayudar a prevenir la aspiración del contenido gástrico refluido a través de la FTE hacia los pulmones.
3. Lograr la reducción de la acidez, por lo regular, con un bloqueador H_2 para minimizar el daño pulmonar si se produce la aspiración.
4. Administrar hidratación intravenosa (IV) y antibióticos.

P: ¿Cuál es el cuidado quirúrgico adecuado para este paciente?

R: La reparación suele llevarse a cabo a través del tórax derecho siempre que la aorta se encuentre en su posición anatómica normal en el lado izquierdo. Algunos cirujanos reparan el defecto por toracoscopia si el bebé es grande y normal en términos fisiológicos. En caso contrario, se realiza una toracotomía. La fístula se liga en la tráquea, con cuidado de no estrecharla. El esófago distal se anastomosa a la bolsa esofágica proximal. Es factible dejar un drenaje en el espacio pleural derecho para vaciar cualquier posible fuga anastomótica.

P: ¿Cuál sería el siguiente paso si hay saliva procedente del drenaje torácico?

R: Esto significa que se ha producido una fuga anastomótica. Es posible que lo anterior obedezca a una tensión excesiva en la anastomosis y a la isquemia de los extremos del esófago; 95% de las fugas se cierran de modo espontáneo con un drenaje adecuado mediante un tubo pleural y soporte nutricional. Si la fuga persiste y es grande, se ha producido una interrupción de la anastomosis, y ésta debe rehacerse, o bien, efectuar una esofagostomía cervical.

P: ¿Cómo procedería si el bebé tuviera emesis de fórmula durante cada toma?

R: El paciente podría tener reflujo gastroesofágico, que es la complicación más común tras la reparación de la FTE, que se registra en alrededor de 40-70% de los pacientes. La estenosis anastomótica también puede presentarse de esta manera y es una complicación temprana frecuente después de la corrección de la FTE.

P: ¿Cómo diferenciaría una estenosis anastomótica del reflujo?

R: Una serie gastrointestinal superior (SGS) permite diagnosticar estenosis. Las estenosis suelen tratarse con dilataciones seriadas y reducción de la acidez, ya que se ven exacerbadas por la enfermedad por reflujo gastroesofágico.

Caso 13.3   Emesis biliosa

Un recién nacido a término presenta una emesis biliosa. En la exploración física, el abdomen del bebé está ligeramente distendido.

P: ¿Cuál es la prueba diagnóstica inicial?

R: Obtenga una Rx abdominal; si la Rx abdominal muestra una obstrucción intestinal completa o aire extraluminal o libre, llevar al bebé a la sala de operaciones para una laparotomía.

P: ¿Cuál es la siguiente prueba diagnóstica?

R: La emesis biliosa, en particular en un recién nacido, es el primer signo de alerta de malrotación intestinal y vólvulo. El paciente puede tener un vólvulo del intestino medio, en el que éste desde la tercera porción del duodeno hasta el colon transverso distal se retuerce alrededor de los vasos mesentéricos superiores. El vólvulo del intestino medio provoca isquemia y la posible muerte del intestino medio en tan solo 6 horas; por tanto, este diagnóstico debe hacerse de inmediato para salvar al niño. Si el bebé tiene peritonitis o está enfermo, hay que llevar a cabo una laparotomía de urgencia.

Si el paciente está estable, ha de realizarse un estudio SGS (fig. 13-4). La Rx abdominal en un bebé con malrotación suele ser normal a menos que haya un vólvulo con intestino isquémico o muerto. Una vez efectuado el diagnóstico de malrotación del intestino medio, se debe trasladar al bebé de forma urgente a la sala de operaciones para corregir la torsión del intestino y hacer un procedimiento de Ladd.

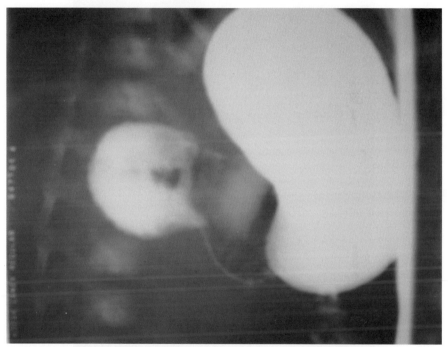

Figura 13-4. Una serie gastrointestinal superior en un paciente con malrotación y vólvulo del intestino medio. El contraste se detiene de forma abrupta en la tercera porción del duodeno con una apariencia de pico de pájaro consistente con un vólvulo del intestino medio. (Fotografía por cortesía de Dr. Eric D. Strauch).

P: ¿Qué es el procedimiento Ladd?

R: Este procedimiento consiste en liberar las bandas adhesivas y movilizar el duodeno. El objetivo es ampliar al máximo el mesenterio del intestino y separar el duodeno y el colon ascendente. Además, se extirpa el apéndice, ya que se encuentra en el cuadrante superior izquierdo, lo que dificulta el diagnóstico de apendicitis aguda.

P: Si el bebé no tiene malrotación, ¿cuál es el diagnóstico?

R: Hay otras causas de obstrucción intestinal en los recién nacidos. El bebé podría tener atresia duodenal, que suele presentarse con emesis biliosa. Es posible sospechar la existencia de atresia duodenal en la ecografía prenatal si se observa un estómago y un duodeno dilatados.

Variación del caso 13.3.1. Atresia duodenal

◆ El diagnóstico de atresia duodenal se hace cuando las radiografías abdominales muestran el clásico **signo de la doble burbuja** (fig. 13-5), que implica aire en el estómago y un duodeno dilatado de manera proximal. La ausencia de gas distal sugiere una obstrucción completa.

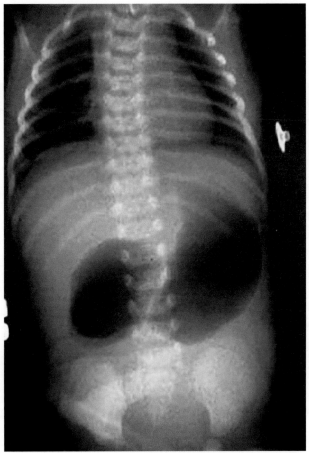

Figura 13-5. Rx abdominal que muestra el signo de la doble burbuja. El estómago y el duodeno proximal están dilatados y llenos de aire, y no hay gas distal; esto es indicativo de una atresia duodenal. (Fotografía por cortesía de Dr. Eric D. Strauch).

P: ¿Cómo se trata la atresia duodenal?

R: El manejo preoperatorio abarca lo siguiente:

1. Realice la descompresión gástrica y la reanimación con líquidos, según sea necesario.
2. Administre antibióticos preoperatorios.
3. Evalúe las anomalías asociadas.

La trisomía 21 se da en 30% de los bebés con malformaciones duodenales. Las lesiones cardiacas están presentes en muchos bebés (~25%). Debe ejecutarse un ecocardiograma antes de la cirugía.

Puede haber un páncreas anular (~25%), con el páncreas formando un anillo alrededor del duodeno. Esta anomalía se debe a que la yema pancreática ventral no gira por completo en sentido dorsal. Aunque el páncreas anular puede causar una compresión extrínseca, una red o estenosis subyacente es la verdadera causa de la obstrucción.

P: ¿Cómo se trata la atresia duodenal?

R: La reparación quirúrgica se lleva a acabo al derivar la obstrucción mediante una duodenoduodenostomía. Si hay una membrana, es necesario abrir el duodeno en el lugar de la obstrucción, extirpar la membrana y cerrar el duodeno de manera transversal. Es preciso tener cuidado de identificar la ampolla de Vater, ya que también se encuentra en el lado mesentérico de la red.

Si hay un páncreas anular, la reparación es la misma, el páncreas se deja intacto y la obstrucción se sortea con una duodenoduodenostomía. En ningún caso se divide el páncreas, porque las estructuras de los conductos discurren por este tejido y la transección daría lugar a una fuga pancreática persistente.

*Variación del caso 13.3.2. **La Rx abdominal muestra un intestino delgado dilatado sin gas distal causado por una obstrucción yeyunal, que suele deberse a una atresia yeyunal (fig. 13-6).***

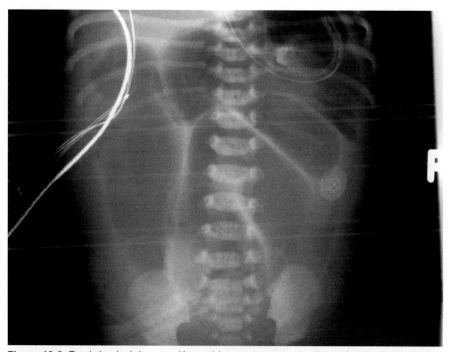

Figura 13-6. Rx abdominal de un recién nacido que muestra una dilatación significativa del intestino delgado sin aire distal, indicativa de una atresia yeyunal. (Fotografía por cortesía de Dr. Eric D. Strauch).

◆ Las atresias yeyunales, ileales y colónicas están causadas por accidentes vasculares *in utero* que provocan la isquemia de un segmento del intestino, con la consiguiente estenosis (5%) o atresia (95%). Las atresias yeyunoileales se reparten por igual entre el yeyuno y el íleon, y el colon se ve afectado con poca frecuencia. La gravedad de la lesión se halla relacionada con el tamaño de la arcada vascular afectada en el útero. La reparación se efectúa cuando el bebé está estable.

◆ Otras anomalías son infrecuentes, pero existe un mayor riesgo (10%) de fibrosis quística.

Se realiza un examen abdominal exhaustivo para detectar atresias múltiples.

P: ¿Qué otros estudios deben hacerse si hay una obstrucción en el intestino delgado?

R: Los **estudios de contraste** suelen ser útiles tanto en el diagnóstico como en el manejo. Si la obstrucción está en el yeyuno proximal, entonces un estudio de contraste añade poco. En caso de que la obstrucción se encuentre en el intestino delgado distal o el colon, entonces un estudio de contraste es más provechoso. Un enema con contraste revelará lesiones colónicas y quizá lesiones ileales distales. Un microcolon sugiere que la atresia se desarrolló en una etapa temprana de la gestación. La enfermedad de Hirschsprung, el íleo meconial y otros trastornos congénitos también pueden descartarse, lo cual hace que el diagnóstico de la atresia sea más seguro.

P: ¿Cómo se corrige de forma quirúrgica una atresia intestinal?

R: El **procedimiento de elección** actual es una anastomosis intestinal de extremo a extremo. Este tratamiento quizá sea difícil de efectuar a causa de la marcada disparidad de tamaño entre el intestino proximal a la atresia y el intestino distal a la misma (fig. 13-7). Es posible realizar un estrechamiento del intestino proximal dilatado para ayudar a corregir la discrepancia de tamaño.

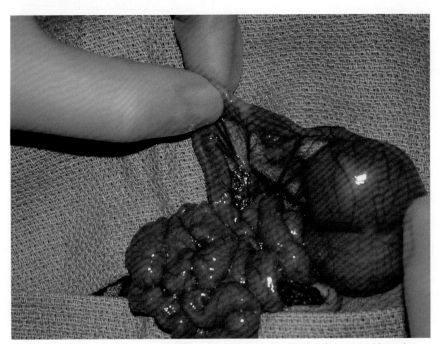

Figura 13-7. Atresia yeyunal con una disparidad de tamaño significativa entre el intestino proximal a la atresia y el intestino distal a la atresia. (Fotografía por cortesía de Dr. Eric D. Strauch).

*Variación del caso 13.3.3. **Obstrucción que está en el íleon distal o en el colon***

Si el bebé tiene una obstrucción intestinal distal, los diagnósticos diferenciales incluyen los siguientes:

- ✦ Atresia ileal.
- ✦ Atresia colónica.
- ✦ Íleo de meconio.
- ✦ Tapón de meconio.
- ✦ Enfermedad de Hirschsprung.
- ✦ Ano imperforado.
- ✦ Íleo.

Profundi-zando

Cuando se atiende a un neonato con una obstrucción intestinal, la primera decisión que hay que tomar es si la obstrucción es proximal o distal. El diagnóstico diferencial y el enfoque varían para cada una de ellas.

- ✦ Una serie gastrointestinal inferior (GII) puede ayudar a determinar el diagnóstico.
- ✦ Una atresia ileal o colónica se trata más bien como una atresia yeyunal proximal con una anastomosis intestinal de extremo a extremo.
- ✦ **El ano imperforado debe diagnosticarse mediante la exploración física y no un enema de contraste.**

*Variación del caso 13.3.4. **Un estudio GII que muestra meconio espeso en el íleon terminal (fig. 13-8)***

- ✦ El tratamiento del íleo meconial consiste en intentar lavar el meconio espeso con un enema de contraste hidrosoluble, *N*-acetilcisteína o solución salina. Si los lavados no tienen éxito, debe efectuarse la evacuación quirúrgica del meconio espeso con o sin ileostomía.

*Variación del caso 13.3.5 **Una serie GII que expone meconio espeso en el colon***

- ✦ Este hallazgo indica el síndrome del tapón de meconio, en el que el colon está obstruido por el meconio espeso. Esta afección puede tratarse con una irrigación colónica con solución salina para lavar dicho meconio espeso. El síndrome del tapón de meconio se asocia con enfermedad de Hirschsprung, fibrosis quística y diabetes materna. Debe realizarse una evaluación de la enfermedad de Hirschsprung y de la fibrosis quística.

*Variación del caso 13.3.6. **Una serie GII muestra una zona de transición (fig. 13-9)***

- ✦ La causa de la enfermedad de Hirschsprung es la ausencia congénita de células ganglionares en el plexo mientérico y submucoso del intestino. Como resultado, el segmento afectado del intestino (segmento agangliónico) es incapaz de relajarse y permitir que se produzca un peristaltismo eficaz, al actuar como una obstrucción funcional. La enfermedad de Hirschsprung suele perjudicar al recto y se extiende en sentido proximal en distintas longitudes, y afecta con mayor frecuencia a la región rectosigmoidea. Los recién nacidos con enfermedad de Hirschsprung a menudo presentan una historia de retraso en el paso del meconio y distensión abdominal. Una serie GII mostrará una zona de transición donde el colon está más dilatado que el recto distal.

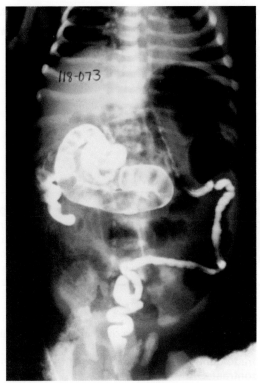

Figura 13-8. Íleo meconial. Se aprecia una vista anteroposterior de un enema de contraste realizado en un niño con obstrucción intestinal en el periodo neonatal. El microcolon, que puede ocurrir tanto en el íleo meconial como en la atresia intestinal, es evidente. A diferencia de la atresia ileal, hay tapones obstructivos de meconio espeso dentro de la luz del íleon terminal de este paciente, un hallazgo que sugiere un íleo meconial. (De McMillan JA, Feigin RD, DeAngelis C, Jones D. *Oski's Solution*. Wolters Kluwer Health; 2006, Fig. 55-6).

P: ¿Cómo se diagnostica la enfermedad de Hirschsprung?

R: Si el estudio GII exhibe una zona de transición, entonces se efectúa una biopsia rectal por succión, que incluye la submucosa. Las muestras de biopsia exponen ausencia de células ganglionares parasimpáticas y presencia de troncos nerviosos hipertrofiados en la pared intestinal cuando existe enfermedad de Hirschsprung. La falta de inmunoexpresión de calretinina en las fibras nerviosas afectadas también es indicativa de la enfermedad de Hirschsprung.

P: ¿Cuál es el tratamiento de la enfermedad de Hirschsprung?

R: Hay una variedad de enfoques operativos para la enfermedad de Hirschsprung. El preferido en los pacientes con esta condición es un procedimiento primario de extracción (una fase). Sin embargo, algunos niños requieren una colostomía de derivación inicial (procedimiento en dos fases) antes de su operación definitiva debido a la enterocolitis o a la marcada dilatación del colon normal proximal.

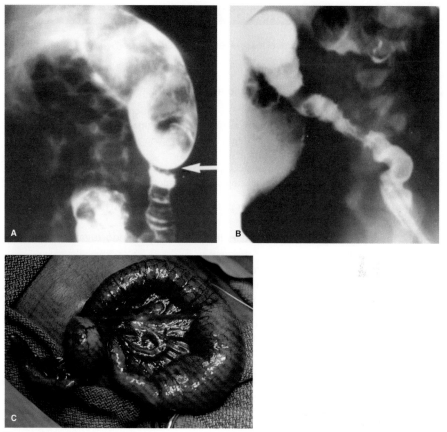

Figura 13-9. Enfermedad de Hirschsprung. **A:** Enema con contraste que demuestra una zona de transición rectosigmoidea clásica (flecha) en la enfermedad de Hirschsprung. **B:** Vista lateral del recto que ilustra el típico espasmo distal del recto. **C:** Fotografía quirúrgica de la zona de transición rectosigmoidea. (De Mulholland MW. *Greenfield's Surgery*, 6th ed. Wolters Kluwer Health; 2016, Fig. 103-31).

Aunque existen diferentes procedimientos operativos para la reparación definitiva, todos tienen tres objetivos en común:

1. Resecar el intestino aganglónico afectado.
2. Restablecer un tracto gastrointestinal funcional llevando el intestino ganglionar normal al ano.
3. Preservar la función del esfínter.

La enterocolitis es la presentación clínica inicial de algunos niños con enfermedad de Hirschsprung. Los pacientes tienen diarrea profusa, distensión abdominal y fiebre. La enterocolitis se desarrolla debido a la estasis intestinal proximal al segmento agangliónico del intestino, lo que da lugar a un sobrecrecimiento y translocación bacteriana. El tratamiento incluye irrigaciones rectales seriadas y antibióticos intravenosos. Si el paciente no mejora con la terapia médica, se requiere una colostomía de urgencia.

La enfermedad de Hirschsprung también puede presentarse más tarde en la vida con una enterocolitis en potencia letal.

Caso 13.4 Ano imperforado

Un recién nacido a término presenta una leve distensión abdominal. La enfermera no logra tomar la temperatura rectal.

P: ¿Y si el paciente no tiene un orificio anal normal?

R: La terminación anormal del anorrecto tiene un espectro clínico que va desde una abertura fistulosa en la zona perineal, o fístula rectouretral, hasta una terminación por completo ciega del recto, o cloaca común, en la que la uretra, la vagina y el recto se abren en un canal común.

Aunque se han propuesto muchas clasificaciones para el ano imperforado, la división más sencilla se basa en el sexo y la relación con el elevador del ano:

1. **Tipo infraelevador (bajo):** El recto pasa a través del cabestrillo puborrectal, por lo general, con una fístula al perineo.
2. **Intermedio:** Este tipo es más frecuente en las niñas, dando lugar a una fístula rectovestibular.
3. **Tipo supraelevador (alto):** El recto no pasa por el cabestrillo puborrectal. Esta clase es más frecuente en los niños; ocasiona una fístula rectouretral o una cloaca común (abertura común para el recto, la vagina y la uretra en las niñas).

Las **anomalías asociadas** son frecuentes en los pacientes con ano imperforado, y este defecto congénito se asocia al síndrome VACTERL; entre 50 y 60% de los pacientes con una malformación anorrectal tendrán una anomalía de otro sistema. Por tanto, debe realizarse un estudio de VACTERL con ecocardiograma, ecografía renal, placas y ecografía de la columna vertebral, paso de una sonda nasogástrica y una exploración física exhaustiva.

El diagnóstico de un ano imperforado parece sencillo, sin embargo, la determinación de la extensión de la lesión es fundamental para el manejo.

P: ¿Cuál es el siguiente paso si el paciente tiene una fístula perineal?

R: El primer paso es un examen exhaustivo del perineo y, en las niñas, del introito. Si se encuentra una fístula en la zona perineal, es preciso dilatar la fístula y realizar una anoplastia electiva, por lo común, sin colostomía.

P: ¿Cuál es el siguiente paso si el paciente tiene una fístula dentro del vestíbulo?

R: La fístula vestibular se encuentra dentro de los labios mayores pero fuera de los labios menores; como tal, no es una fístula a la vagina, pero comparte una pared común con la vagina. Algunos cirujanos realizan una colostomía antes de la reparación, mientras que otros restauran sin colostomía. Si la reconstrucción se rompe o se produce una infección, debe efectuarse una colostomía para evitar que sigan saliendo heces en la reparación y permitir la curación.

P: ¿Cuál es el siguiente paso si el paciente no tiene una fístula visible?

R: La evaluación radiográfica debe realizarse aproximadamente entre 12 y 24 horas después del nacimiento; de lo contrario, el recto puede parecer más alto de lo que en realidad es. Esto también hace posible llevar a cabo estudios adicionales para descartar otras malformaciones. Si no se identifica ninguna fístula externa, el cirujano tiene que determinar si el recto ha atravesado el cabestrillo puborrectal. Mediante una ecografía o un invertograma (una radiografía con el niño invertido y el perineo marcado), el cirujano puede identificar la longitud del recto al visualizar la extensión distal del aire intraluminal. Si el recto está cerca de la piel, es viable operar sin colostomía. Si se encuentra una lesión alta, entonces el niño tendrá una fístula en la vía urinaria, por lo general, a la uretra.

Si las niñas no tienen una fístula, a menudo presentan un canal común o cloaca, en el que la uretra, el recto y la vagina se abren al mismo canal.

P: ¿Cómo se trata una lesión alta?

R: El tratamiento para el tipo de ano imperforado supraelevador comienza con la formación de una colostomía, seguida de la creación de un neorecto y un ano. La anorrectoplastia sagital posterior (o procedimiento de Peña) puede utilizarse para la reconstrucción de todos los niveles de ano imperforado. El objetivo es bajar el recto hasta el perineo dentro del complejo del esfínter para intentar maximizar la continencia. Es factible emplear la laparoscopia para movilizar el recto intraabdominal. En todos los pacientes, hay que dilatar el neoano para evitar la estenosis.

Caso 13.5 Vómito en un bebé de 2 semanas de edad

El paciente es un neonato de 2 semanas de edad con vómito en proyectil no bilioso.

P: ¿Cuál es el diagnóstico más probable?

R: La **estenosis pilórica hipertrófica (EPH) infantil** es una causa común de obstrucción de la salida gástrica en los lactantes debido a la hipertrofia de la capa muscular del píloro, que de manera típica, causa vómito de proyectil no bilioso. La EPH es una enfermedad de predominio masculino con una proporción hombre-mujer de 4:1. La descendencia de una mujer con antecedentes de estenosis pilórica tiene una probabilidad 10 veces mayor de desarrollar esta afección, mientras que en la descendencia de un varón con antecedentes de estenosis pilórica tiene una probabilidad es cuatro veces mayor. Entre los factores ambientales asociados a la EPH se encuentran la lactancia materna, la variabilidad estacional y la exposición a la eritromicina.

P: ¿Cómo se lleva a cabo el diagnóstico de la estenosis pilórica?

R: La palpación del píloro agrandado, también llamado "la aceituna", en la parte media del epigastrio puede ser diagnóstica de estenosis pilórica. La paciencia y la persistencia en la exploración física con el bebé en posición supina y con las piernas flexionadas para relajar los músculos de la pared abdominal son esenciales para palpar el píloro agrandado.

La evacuación completa del estómago mediante una sonda nasogástrica puede ayudar a encontrar la masa. La ecografía es la técnica de imagen inicial estándar para ayudar a detectar la EPH, pero no sustituye a una exploración física completa para este propósito (fig. 13-10). Un estudio positivo que confirma el diagnóstico de estenosis pilórica se define como una longitud del canal pilórico de ≥ 16 mm y un grosor del músculo pilórico de ≥ 4 mm.

El estudio SGS ayuda a diagnosticar la EPH cuando los resultados de la ecografía son equívocos (fig. 13-11). Los hallazgos incluyen un canal pilórico alargado con un signo de "cuerda" o de "vía férrea" (uno o dos tractos delgados de bario, respectivamente, a través del píloro). El vaciado gástrico del contraste es lento.

P: ¿Cómo se trata la estenosis pilórica?

R: Antes de la anestesia y de la corrección quirúrgica de la estenosis pilórica, es esencial remediar la alcalosis metabólica hipopotasémica e hipoclorémica, con la intención de disminuir

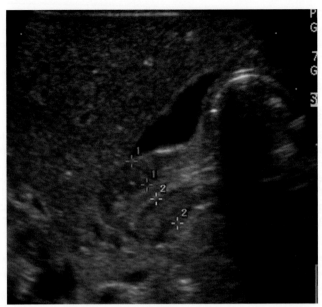

Figura 13-10. Estenosis pilórica hipertrófica (EPH). La imagen de ultrasonido del estómago revela una pared pilórica engrosada y un canal pilórico alargado consistente con EPH. El grosor normal de la pared pilórica es de < 3 mm, y su longitud, < 15 mm. (De White AJ. *The Washington Manual of Pediatrics*, 2nd ed. Wolters Kluwer Health; 2016, Fig. 25-14).

el nivel de bicarbonato sérico a < 30 mEq/L. La reanimación óptima se consigue mediante la administración IV de bolos de solución salina normal y de dextrosa al 5% en solución salina normal al 0.45 que contiene 20 mEq de cloruro de potasio a 1.5-2 veces la tasa de mantenimiento normal. La alcalosis se corrige por medio de la repleción de sodio y la reanimación de volumen. Así, cuando la alcalosis se resuelve, la repleción de sodio y volumen se completa. **La cirugía no debe efectuarse hasta que los electrolitos sean normales.**

El procedimiento quirúrgico de elección es la piloromiotomía de Ramstedt. Este tratamiento implica una incisión de la serosa a lo largo del píloro agrandado hasta la profundidad de la mucosa. Se demuestra una miotomía completa por el abombamiento de la submucosa a través del músculo hipertrofiado dividido. Entonces se ejecuta una prueba de fuga intraoperatoria para descartar cualquier perforación. La piloromiotomía puede realizarse por vía abierta o laparoscópica. Los estudios han demostrado que la eficacia y las tasas de complicaciones son iguales, por lo que la mayoría de los centros llevan a cabo el procedimiento por vía laparoscópica. La tasa de complicaciones es muy baja e incluye una perforación del píloro o una miotomía incompleta; ambas ocurren alrededor del 1% de las veces. La alimentación se progresa según se tolere en el posoperatorio.

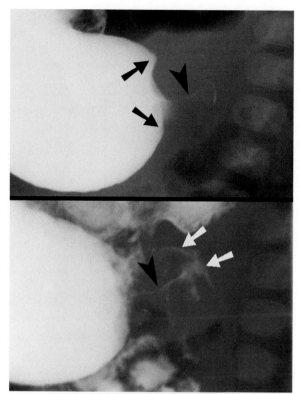

Figura 13-11. Estenosis pilórica hipertrófica. Una serie gastrointestinal superior demuestra el estrechamiento del canal pilórico (signo de la cuerda; punta de flecha) con hombros proximales (signo del hombro; flechas negras) y distales (signo del hongo; flechas blancas). (De Singh A. *Gastrointestinal Imaging: The Essentials*. Wolters Kluwer Health; 2016, Fig. 3-13B).

Caso 13.6　Defectos de la pared abdominal

Un neonato presenta un defecto abdominal y el intestino fuera de la pared abdominal.

P: ¿Cuál es el hallazgo físico inicial más importante?

R: ¿Está cubierto el intestino? Si el contenido abdominal herniado se halla cubierto, entonces la anomalía es un onfalocele, que es un defecto de la pared abdominal central situado en el ombligo que oscila entre 2 y 12 cm (onfaloceles gigantes).

La mayoría de los onfaloceles son imperfecciones del pliegue lateral que siempre se producen en el ombligo y están cubiertos por un saco (fig. 13-12). Siempre hay un saco que tapa el contenido visceral que se extruye. Si el onfalocele se ha roto, será visible un resto de saco; el saco suele contener el hígado, el intestino medio y, con frecuencia, otros órganos como el estómago, el colon, el bazo y las gónadas.

Alrededor de 50 a 60% de los bebés con onfalocele tienen una o más anomalías asociadas.

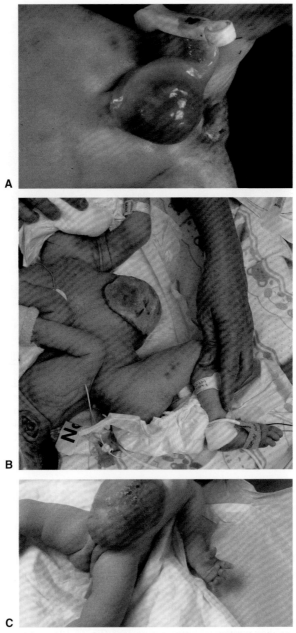

Figura 13-12. Onfalocele. **A:** Una membrana translúcida cubre los órganos abdominales, que sobresalen a través de un defecto de la pared abdominal en este recién nacido. Note la inserción del ombligo en el centro del saco del onfalocele. (De Husain AN, Stocker JT, Dehner LP. *Stocker and Dehner's Pediatric Pathology*, 4th ed. Wolters Kluwer Health; 2015, Fig. 14-14). **B:** Un onfalocele en un conjunto de gemelos unidos que afecta a la pared abdominal compartida de los gemelos. El saco ha sido tratado con antibiótico tópico y ahora se ha engrosado y desarrollado una escara. El saco intacto ayuda a evitar la pérdida de calor y líquido y protege el contenido abdominal de la infección y la desecación. (Fotografía por cortesía de Dr. Eric D. Strauch.) **C:** Onfalocele gigante con epitelización del saco para su reparación tardía a año 1 de edad. (Fotografía por cortesía de Dr. Eric D. Strauch).

P: ¿Cuál es el tratamiento inicial para un neonato con un onfalocele?

R: Mientras la bolsa esté intacta, no hay necesidad de una intervención quirúrgica urgente. Se debe realizar una descompresión nasogátrica, reanimación con líquidos intravenosos y cuidado de la herida local. Evaluar las anomalías asociadas, en especial con un ecocardiograma para identificar cualquier deficiencia cardiaca congénita y una ecografía renal para detectar anormalidades renales. Es indispensable efectuar una evaluación genética para buscar anomalías cromosómicas.

P: ¿Cómo se trata el defecto del onfalocele?

R: El **tratamiento quirúrgico** de los onfaloceles puede variar mucho en función del tamaño del defecto y de si el saco está intacto o roto. La elección de los procedimientos comprende el cierre primario, la reparación por etapas o, en el caso de un onfalocele no roto, el tratamiento inicial no quirúrgico.

La **reparación primaria** puede resultar problemática en los onfaloceles más grandes debido al tamaño del defecto, la desproporción visceroabdominal y la presencia de otras anomalías congénitas y comorbilidades médicas. Si se intenta la reparación primaria, es esencial vigilar la hipertensión intraabdominal, porque el crecimiento de la cavidad abdominal se rige por la presencia del contenido abdominal. Si éste se encuentra fuera del abdomen, es posible que la cavidad correspondiente no haya desarrollado un espacio adecuado para el contenido herniado, y volver a introducir este contenido con demasiada presión podría provocar un síndrome compartimental abdominal.

La reparación por etapas comprende lo siguiente:

1. En la reparación pueden emplearse láminas de Silastic o bolsas de silo preconstruidas. Al mantener la tensión en el saco protésico mediante reducciones rutinarias a pie de cama, la lámina de Silastic estira la pared abdominal lo suficiente como para acomodar la víscera herniada.

2. Es posible utilizar un material protésico, como una malla biológica o protésica, para cerrar el defecto.

3. Al igual que con la reparación por etapas de la gastrosquisis, el cierre suele efectuarse en 10 días. Un método alternativo de tratamiento es cubrir el defecto con colgajos de piel, dejando que la hernia ventral resultante se repare más adelante. Un exceso de tensión con este método de cierre también podría provocar un síndrome compartimental abdominal.

El **tratamiento no quirúrgico** es una alternativa en los pacientes con hipoplasia pulmonar y anomalías cardiacas asociadas que pueden no tolerar la reducción de un silo. El manejo no quirúrgico inicial sirve de puente para el cierre diferido cuando el niño está más estable. El saco se recubre con sulfadiazina de plata o con un apósito estéril impregnado de plata. Se forma una escara con posterior cobertura de tejido de granulación; la hernia ventral resultante puede repararse después.

Los riesgos asociados a este método son la rotura de la bolsa, que requiere una reparación subsecuente en una zona infectada; la sepsis y la hospitalización prolongada.

P: ¿Y si el defecto no tiene saco?

R: Entonces se trata de una **gastrosquisis**, que es una abertura en la pared abdominal, inmediatamente adyacente a la derecha del ombligo, que se encuentra en la posición normal. Durante el desarrollo fetal, la pared abdominal está por completo formada, pero la cavidad peritoneal se encuentra subdesarrollada a causa de las vísceras que sobresalen, que suelen ser el intestino delgado, el estómago y el colon.

El intestino está edematoso, semirrígido, coriáceo y enmarañado como resultado de una peritonitis química (fig. 13-13).

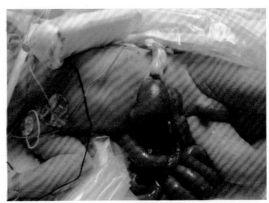

Figura 13-13. La gastrosquisis se presenta con un defecto en la pared abdominal sin una membrana que cubra los intestinos extruidos. (De Chung KC, Gosain AK. *Operative Techniques in Pediatric Plastic and Reconstructive Surgery.* Wolters Kluwer Health; 2019, Fig. 65-1B).

Las anomalías y síndromes asociados son raros, siendo la atresia intestinal la anomalía más frecuente (10-15% de los casos).

P: ¿Cómo se trata la gastrosquisis?

R: El cierre es urgente, ya que no hay una cubierta sobre el tracto gastrointestinal para evitar las pérdidas de calor y líquido. El cierre primario consiste en descomprimir el tracto gastrointestinal y estirar la pared abdominal sobre el defecto.

P: ¿Qué ocurre si el cierre es demasiado estrecho?

R: Se producirá un síndrome compartimental abdominal, lo que provocará una alteración de la ventilación y del flujo de sangre a la pared abdominal y al contenido abdominal, así como una congestión venosa de las extremidades inferiores. Para evitar esta complicación, es necesario cubrir de manera temporal los órganos expuestos con materiales protésicos. Existen bolsas de silicona preconstruidas para defectos de la pared ventral que se pueden cerrar por

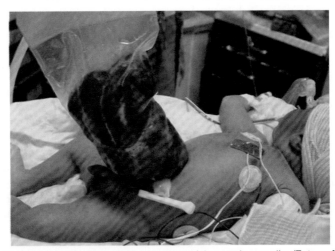

Figura 13-14. Gastrosquisis. Neonato con gastrosquisis tratado con silo. (Fotografía cortesía de George Drugas, MD, Seattle, Washington). (De Iyer RS, Chapman T. *Pediatric Imaging: The Essentials.* Wolters Kluwer Health; 2015, Fig. 14-5C).

etapas, lo que reduce el contenido herniado 1-2 veces al día (fig. 13-14). La reducción puede completarse por lo regular en los días 5-7, minimizando así el riesgo de infección.

Caso 13.7   Dolor abdominal en un niño de 1 año de edad

Un niño de 1 año de edad, por lo demás sano, se presenta con una historia de 12 horas de intranquilidad intermitente, disminución del apetito, letargo y ataques de llanto cada 20 minutos mientras lleva las rodillas hacia el pecho. El abdomen no está distendido y no presenta signos de peritonitis.

P: ¿Cuál es el diagnóstico más probable?

R: El dolor abdominal intermitente, el letargo y la elevación de las rodillas hacia el pecho son clásicos de la invaginación ileocólica o colocólica idiopática.

P: ¿A qué edad suele producirse la invaginación intestinal idiopática?

R: La invaginación intestinal idiopática por lo común ocurre en niños de 6 meses a 3 años de edad y afecta al colon. Se diferencia de las invaginaciones del intestino delgado, que a menudo se hallan relacionadas con un punto de referencia (es decir, una masa intraluminal que es el instigador de la invaginación), implican sólo el intestino delgado y con frecuencia ocurren en pacientes de mayor edad.

P: ¿Cuál es el siguiente paso?

R: El siguiente paso sería la realización de Rx abdominal en busca de aire extraluminal o libre y de signos de obstrucción intestinal. Si las Rx abdominal no muestran aire extraluminal, entonces se efectúa una ecografía en busca de un signo objetivo indicativo de una invaginación (fig. 13-5).

P: ¿Cómo se trata una invaginación intestinal idiopática?

R: Tras la colocación de una vía IV y la reanimación, la invaginación se maneja mediante reducción. En la mayoría de los pacientes es posible reducir su invaginación con un enema de contraste de aire bajo fluoroscopia. Se insufla aire en el recto y el colon hasta 120 cm de presión en un intento de reducir por completo la invaginación.

P: ¿Qué pasa si la invaginación no se puede reducir con un enema de contraste de aire?

R: El paciente es llevado a cirugía para la reducción quirúrgica de la invaginación. Esto puede hacerse por laparoscopia o mediante una técnica abierta. La invaginación se reduce con una tracción suave, y se efectúa una evaluación de un punto guía (5% de incidencia).

P: ¿Qué información deben recibir los padres en cuanto a la recurrencia?

R: Que hay una tasa de recurrencia de aproximadamente el 7% después de la reducción de una invaginación.

P: ¿Y si la invaginación no puede reducirse de forma quirúrgica?

R: La resección quirúrgica del intestino afectado es necesaria si la reducción fracasa porque el intestino invaginado es demasiado edematoso para reducirlo o ya está necrótico. Por lo general, es seguro efectuar una anastomosis primaria; la ostomía se reserva para los niños que son inestables.

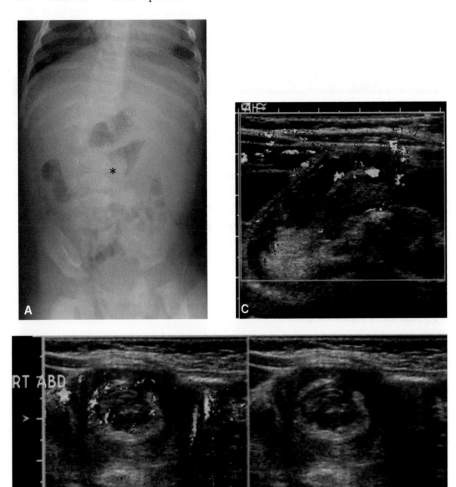

Figura 13-15. Invaginación. Un niño pequeño con dolor abdominal, vómito y letargo.
A: Hay preocupación clínica por invaginación con un patrón anormal de gases intestinales y una masa de tejido blando (asterisco) en el centro del abdomen vista en la serie obstructiva. No se observa neumoperitoneo. **B:** La ecografía dirigida del abdomen demuestra la invaginación ileocólica del cuadrante superior derecho. En las imágenes ecográficas transversales, se observa la serosa ecogénica del segmento proximal del segmento intestinal invaginado dentro del lumen del segmento contiguo distal del intestino, dando lugar a un signo de diana o signo de la dona a través de la invaginación. El flujo sanguíneo en el Doppler color se expone dentro de las paredes de las asas intestinales. **C:** La imagen longitudinal a través de la invaginación muestra un signo del seudorriñón. Se observa una pequeña cantidad de líquido peritoneal libre. (De Shaffner DH, Nichols DG. *Rogers' Textbook of Pediatric Intensive Care*, 5th ed. Wolters Kluwer Health; 2015, Fig. 102-38).

REFERENCIA A NMS. CIRUGÍA.
Para más información, consulte *NMS. Cirugía*, 7.ª ed, capítulo 20, Cirugía pediátrica.

Índice alfabético de materias